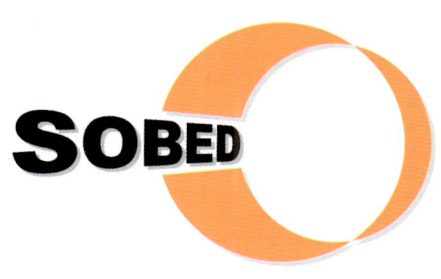

Intestino Delgado

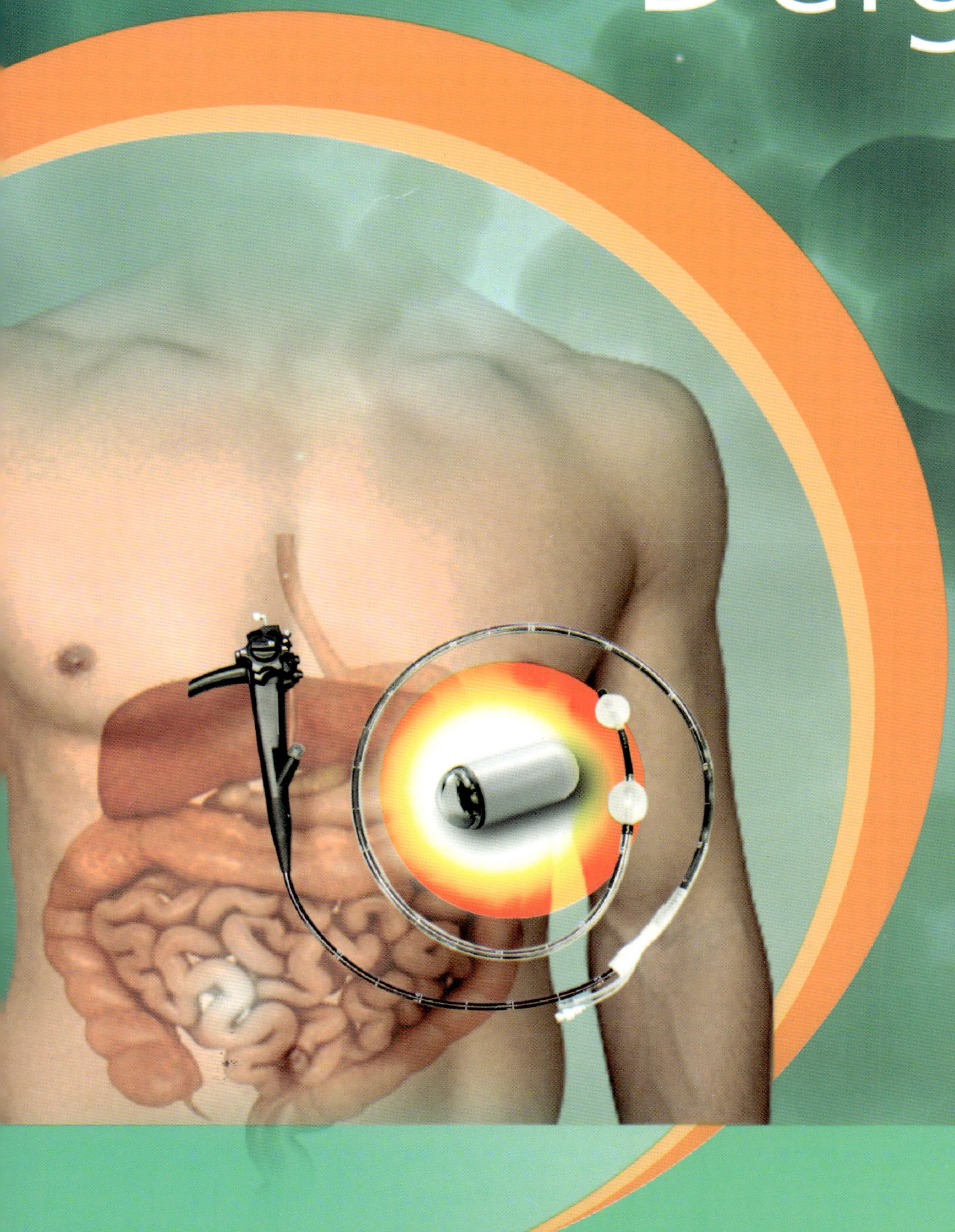

Sociedade Brasileira de Endoscopia Digestiva
Gestão 2012-2014
Presidente – JOÃO CARLOS ANDREOLI
Vice-Presidente – RAMIRO R. F. MASCARENHAS
Primeiro-Secretário – JAIRO SILVA ALVES
Segundo-Secretário – SILVANA DAGOSTIM
Primeiro-Tesoureiro – DALTON MARQUES CHAVES
Segundo-Tesoureiro – LUÍS FERNANDO TÚLIO

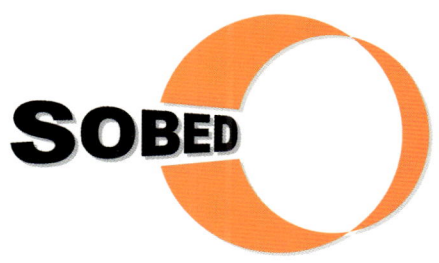

Intestino Delgado

Cápsula Endoscópica e Enteroscopia

Artur Adolfo Parada
Coordenador do Serviço de Endoscopia Digestiva do Hospital 9 de Julho – São Paulo, SP
Presidente da SOBED – Gestão 2006-2008
Coordenador do Centro de Diagnóstico e Terapêutica Endoscópica Artur Parada – São Paulo, SP

Paula Bechara Poletti
Diretora do Serviço de Gastroenterologia Clínica do Hospital do Servidor Público Estadual de São Paulo, SP
Assistente do Serviço de Endoscopia Digestiva do Hospital 9 de Julho – São Paulo, SP
Especialista em Endoscopia Digestiva pela SOBED

Thiago Festa Secchi
Médico-Assistente do Serviço de Endoscopia Gastrointestinal do
Hospital 9 de Julho e do Serviço de Endoscopia do Hospital Ipiranga – São Paulo, SP
Ex-Presidente da Regional de São Paulo da SOBED

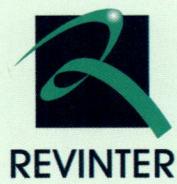

REVINTER

Intestino Delgado – Cápsula Endoscópica e Enteroscopia
Copyright © 2015 by Livraria e Editora Revinter Ltda.

ISBN 978-85-372-0624-9

Todos os direitos reservados.
É expressamente proibida a reprodução
deste livro, no seu todo ou em parte,
por quaisquer meios, sem o consentimento,
por escrito, da Editora.

Contato com os autores:
Artur A. Parada
artur@arturparada.com.br

Paula B. Poletti
pbpoletti@uol.com.br

Thiago F. Secchi
secchiago@uol.com.br

CIP-BRASIL. CATALOGAÇÃO NA FONTE
SINDICATO NACIONAL DOS EDITORES DE LIVROS, RJ

P237i

Parada, Artur A.
    Intestino delgado : cápsula endoscópica e enteroscopia/Artur A. Parada, Paula B. Poletti, Thiago F. Secchi. - 1. ed. - Rio de Janeiro : Revinter, 2015.
    : il.

Inclui bibliografia e índice
ISBN 978-85-372-0624-9

1. Endoscopia. 2. Endoscopia digestiva. I. Poletti, Paula B. II. Secchi, Thiago F. III. Título.

14-17240   CDD: 616.3307545
                                    CDU: 616-072.1

A precisão das indicações, as reações adversas e as relações de dosagem para as drogas citadas nesta obra podem sofrer alterações.
Solicitamos que o leitor reveja a farmacologia dos medicamentos aqui mencionados.
A responsabilidade civil e criminal, perante terceiros e perante a Editora Revinter, sobre o conteúdo total desta obra, incluindo as ilustrações e autorizações/créditos correspondentes, é do(s) autor(es) da mesma.

Livraria e Editora REVINTER Ltda.
Rua do Matoso, 170 – Tijuca
20270-135 – Rio de Janeiro – RJ
Tel.: (21) 2563-9700 – Fax: (21) 2563-9701
livraria@revinter.com.br – www.revinter.com.br

Este livro é dedicado a todos os médicos do Brasil, que fazem de sua profissão um instrumento para melhorar a qualidade de vida dos nossos pacientes.

Artur A. Parada
Paula B. Poletti
Thiago F. Secchi

AGRADECIMENTOS

Em nome da nossa comissão organizadora do livro da SOBED, gostaríamos de agradecer a Camila de Lima Jacinto e toda a equipe da Editora Revinter pelo excelente trabalho e pela grande dedicação e competência demonstradas em todo o nosso relacionamento para a confecção deste livro.

Artur A. Parada
Paula B. Poletti
Thiago F. Secchi

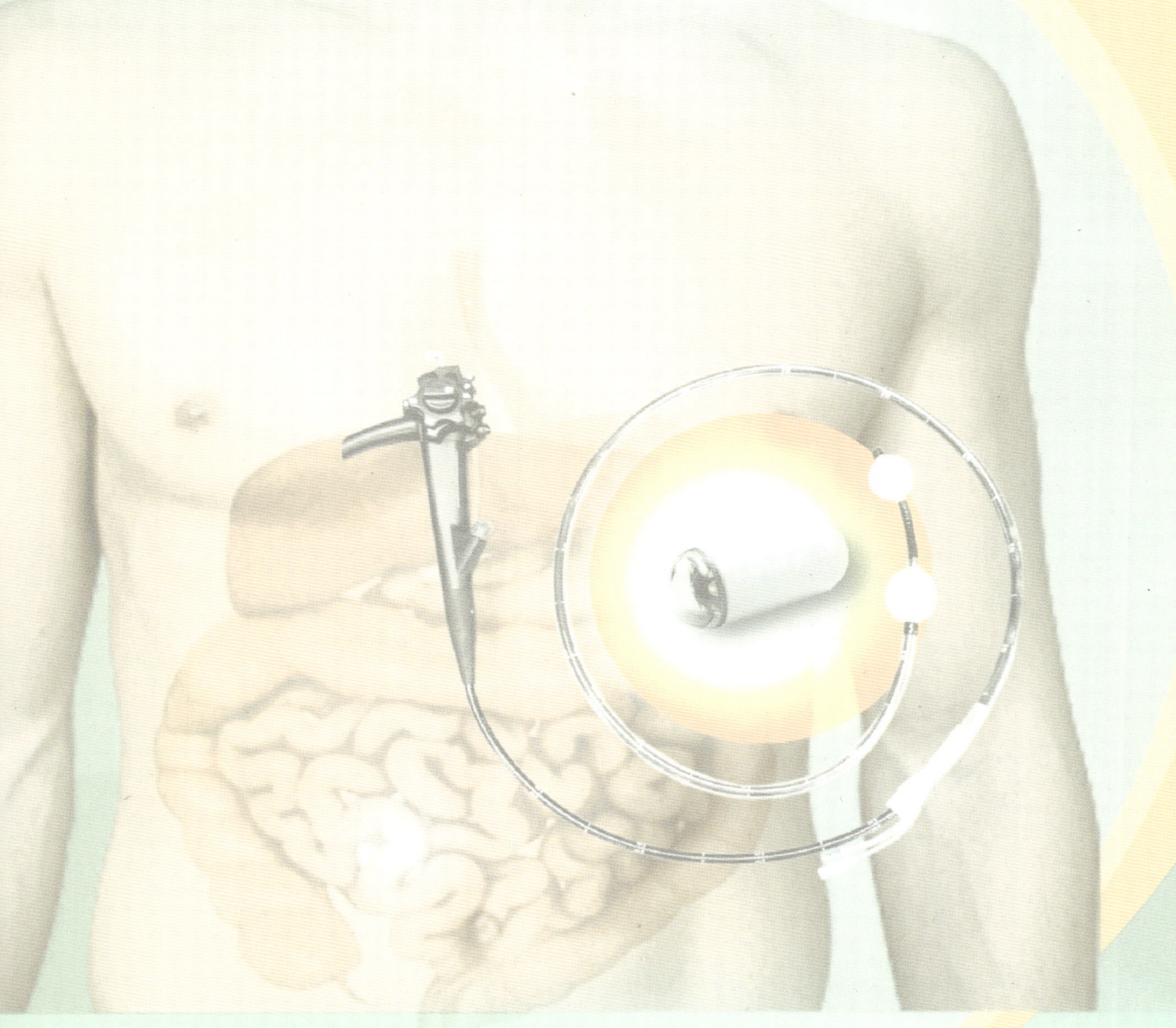

PREFÁCIO

É com enorme satisfação que organizamos este livro em nome da SOBED; esta grande, ativa e democrática sociedade que nos representa e que nos agrega nas nossas diversas necessidades. Com muito orgulho participo da nossa Sociedade desde os seus primórdios e desde o início da minha carreira como endoscopista, chegando a ser Presidente da SOBED, nos anos de 2006 a 2008, quando lançamos o livro *Endoscopia Gastrointestinal Terapêutica*, com 221 capítulos e com centenas de colaboradores, que veio somar-se a várias outras excelentes publicações anteriores.

A cada dia que passa, a SOBED avança em suas atividades: Congressos, Seminários Internacionais, Centros de Treinamento, Residências, Livros, Cursos, Provas de Título de Especialista, Oficinas, Cursos *Hands-On*, Rede SOBED, SOBED em Casa, SOBED *Online*, Revista SOBED, Portal da SOBED etc. Aprimora constantemente a sua administração, com uma bela Sede Nacional, Sedes Regionais, e amplia a sua representação, agregando cada vez mais endoscopistas em seus quadros associativos e em sua estrutura de poder: Comissões, Regionais, Conselho Deliberativo e uma Assembleia Geral muito concorrida.

Assumimos agora o desafio de criar o Núcleo do Intestino Delgado da SOBED e de organizar o livro *Intestino Delgado – Cápsula Endoscópica e Enteroscopia*. Convidamos vários especialistas nestes assuntos e desde já lhes agradecemos profundamente, pois sabemos das dificuldades que enfrentamos quando temos a incumbência de escrever artigos de alto nível científico.

O intestino delgado representou uma das últimas fronteiras para a exploração endoscópica, com uma série de dificuldades: de acesso, de diagnóstico, de manipulação e para a terapêutica, seja endoscópica, clínica ou cirúrgica. As condutas, principalmente nas hemorragias digestivas, nas doenças inflamatórias e nos tumores, frequentemente podem ser controversas, e a condução dos casos requer muita dedicação dos médicos, muita compreensão por parte dos pacientes e um aprofundamento da relação médico-paciente.

Com certeza, este livro contribuirá significativamente para a aquisição de conhecimentos necessários para oferecermos o melhor diagnóstico e a terapêutica mais segura de que dispomos.

Boa leitura a todos !!!
Artur A. Parada

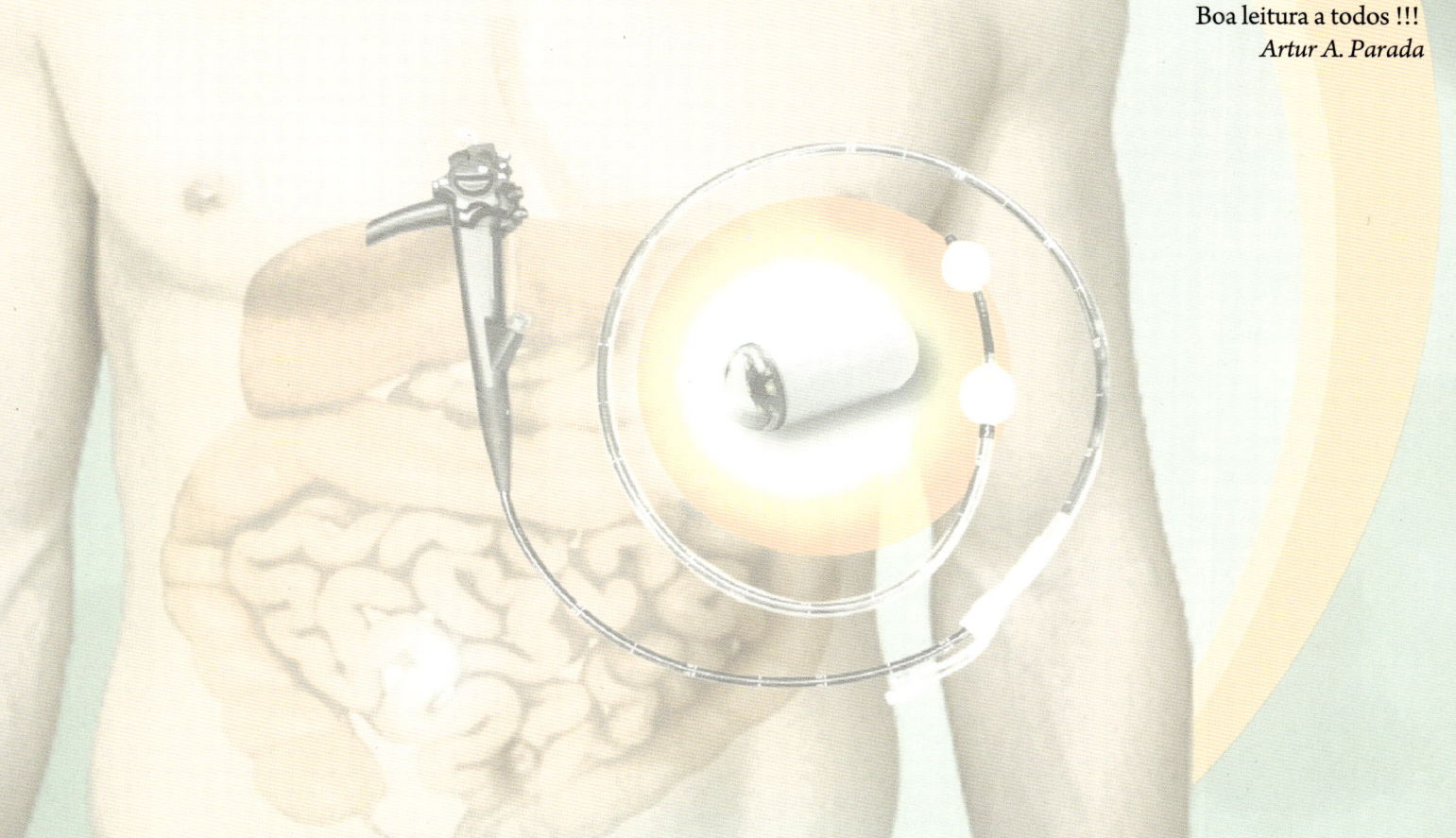

COLABORADORES

Admar Borges da Costa Junior
Coordenador do Serviço, da Residência e do CET/SOBED
Hospital da Restauração – Recife, PE

Adriana Costa Genzini
Membro Titular da SOBED
Coordenadora do Serviço de Endoscopia Gastrointestinal do Hospital Santa Helena e do Hospital Bandeirantes – São Paulo, SP

Adriana Vaz Safatle-Ribeiro
Professora Livre-Docente em Cirurgia do Sistema Digestivo pela Faculdade de Medicina da Universidade de São Paulo
Médica-Assistente do Serviço de Endoscopia do Hospital das Clínicas e do Instituto do Câncer da Faculdade de Medicina da Universidade de São Paulo
Médica-Assistente do Serviço de Endoscopia do Hospital Sírio-Libanês – São Paulo, SP

Afonso Celso de S. Paredes
Membro Titular da SOBED
Ex-Presidente da SOBED Regional do Rio de Janeiro

Airton Mota Moreira
Membro do Serviço de Radiologia Intervencionista do HCFMUSP

Alberte Vieira
Membro do Serviço de Endoscopia do Hospital 9 de Julho – São Paulo, SP
Membro Titular da SOBED

Alexandre Pelosi
Membro Titular da SOBED
Staff do Serviço de Endoscopia Digestiva do Hospital Federal de Ipanema – Rio de Janeiro, RJ

Aline Cristine Barbosa Santos Cavalcante
Membro do Serviço de Radiologia Intervencionista do HCFMUSP

Alvaro Augusto Guimarães Freire
Especialista em Endoscopia Digestiva pela SOBED
Médico Aposentado do Serviço de Gastroenterologia e Endoscopia Digestiva do Hospital Central da Aeronáutica
Médico da Clínica Gastroendo de Endoscopia Digestiva – Rio de Janeiro, RJ

Ana Botler Wilheim
Membro Titular de Endoscopia pela SOBED e de Gastroenterologia pela FBG
Preceptoria de Gastroenterologia da Universidade de Pernambuco (UPE) – Recife, PE

Ana Carolina Neves Santaella
Médica-Residente do Serviço de Endoscopia do Hospital 9 de Julho – São Paulo, SP

André Moreira de Assis
Membro do Serviço de Radiologia Intervencionista do HCFMUSP

Arnaldo José Ganc
Livre-Docente em Gastroenterologia
Diretor do Instituto de Gastroenterologia e Endoscopia Digestiva (IGED)

Artur Adolfo Parada
Coordenador do Serviço de Endoscopia Digestiva do Hospital 9 de Julho – São Paulo, SP
Presidente da SOBED – Gestão 2006-2008
Coordenador do Centro de Diagnóstico e Terapêutica Endoscópica Artur Parada – São Paulo, SP

Cândida A. Lima Leitão Guerra
Médica-Residente em Gastroenterologia do Complexo Hospitalar Universitário Professor Edgard Santos (C-HUPES) – Salvador, BA

Carla Rachel Ono
Médica do HCFMUSP e do Hospital 9 de Julho – São Paulo, SP
Especialista em Medicina Nuclear pelo Colégio Brasileiro de Radiologia
Doutorado em Ciências da Saúde pela Faculdade de Medicina da USP

Carlos Eduardo Oliveira dos Santos
Membro Titular da SOBED
Presidente da SOBED (Regional Rio Grande do Sul) – Gestão 2014-2016

Carlos Kiyoshi Furuya Júnior
Mestrado em Ciências pelo Departamento de Gastroenterologia do HCFMUSP
Médico-Assistente do Serviço de Endoscopia Gastrointestinal do HCFMUSP
Médico-Endoscopista do Hospital Alemão Oswaldo Cruz – São Paulo, SP

Carlos Saul
Doutorado e Mestrado em Gastroenterologia pela
Faculdade de Medicina da Universidade Federal do
Rio Grande do Sul (UFRGS)
Titular da SOBED
Professor de Gastroenterologia do Departamento de
Clínica Médica da Faculdade de Medicina da
Universidade Federal de Pelotas, RS

Cecilia H. Tamer Langen
Médica-Assistente do Serviço de Diagnóstico por Imagem do
Hospital 9 de Julho – São Paulo, SP
Especialista em Radiologia Geral e Diagnostico por
Imagem pelo Colégio Brasileiro de Radiologia e
Diagnóstico por Imagem/MB

Christiane Soares Poncinelli
Endoscopista do Hospital da Polícia Militar e da
Clínica Biogastro – Rio de Janeiro, RJ
Presidente da SOBED-MG (Capítulo de Minas Gerais)
Membro Titular da SOBED

Columbano Junqueira Neto
Chefe da Unidade de Gastroenterologia do
Hospital de Base do Distrito Federal (HBDF)
Preceptoria de Residência Médica do HBDF
Escola Superior de Ciências da Saúde do GDF
Titular da SOBED e da FBG

Danielle Maia Minini
Médica do Serviço de Endoscopia Gastrointestinal do
Hospital Santa Helena e do Hospital Bandeirantes – São Paulo, SP

David Corrêa Alves de Lima
Membro Titular da SOBED
Diretor e Endoscopista da Clínica Biogastro do Núcleo de
Gastroenterologia e Videoendoscopia Digestiva – Belo
Horizonte, MG
Diretor e Endoscopista do Serviço de Endoscopia Digestiva da
Clínica Afonso Pena – Belo Horizonte, MG
Membro da *American Society of Gastrointestinal Endoscopy* (ASGE)
Ex-Presidente da SOBED-MG (Capítulo de Minas Gerais)

Debora Azeredo de Castro Pacheco
Médica-Residente do Serviço de Endoscopia do
Hospital 9 de Julho – São Paulo, SP

Diogo Peral Caetano
Médico-Residente do Serviço de Endoscopia Gastrointestinal do
Hospital 9 de Julho – São Paulo, SP

Evandro Andersen Pinheiro
Cirurgião do Aparelho Digestivo do Hospital 9 de Julho –
São Paulo, SP

Fabio Rosa Moraes
Médico-Residente do Serviço de Endoscopia do
Hospital 9 de Julho – São Paulo, SP

Fauze Maluf Filho
Professor Livre-Docente em Cirurgia do Sistema Digestivo pela
Faculdade de Medicina da Universidade de São Paulo
Coordenador do Serviço de Endoscopia do
Instituto do Câncer da Faculdade de Medicina da
Universidade de São Paulo

Filadelfio E. Venço
Médico-Patologista do Laboratório Diagnóstika – São Paulo, SP

Flávio Antonio Quilici
Professor Titular da Disciplina de Gastroenterologia e
Cirurgia Digestiva da Faculdade de Medicina da PUC-Campinas
Mestrado e Doutorado em Cirurgia pela FCM da UNICAMP
Ex-Presidente da Sociedade Brasileira de Coloproctologia (SBCP)
Ex-Presidente da SOBED
Presidente Eleito da Sociedade de Gastroenterologia de
São Paulo, SP
TFBG, TSBCP, TSOBED, TCBC, TCBCD, TALACP,
FISUCRS, FASCRS

Flávio Hayato Ejima
Presidente da Comissão de Título de Especialista da SOBED
Membro Titular da SOBED
Médico-Gastroenterologista da Secretaria de Saúde do
Distrito Federal, DF

Francisco César Carnevale
Chefe do Serviço de Radiologia Intervencionista do
HCFMUSP

Genoile Oliveira Santana Silva
Coordenadora do Ambulatório de Doença Inflamatória
Intestinal do Complexo Hospitalar Universitário Professor
Edgard Santos (C-HUPES) – Salvador, BA
Médica-Endoscopista do Serviço de Endoscopia do
C-HUPES e do Itaigara Memorial – Salvador, BA
Mestrado e Doutorado em Medicina e Saúde pela
Universidade Federal da Bahia (UFBA)
Membro Titular da SOBED, FBG e GEDIIB

Glaciomar Machado
Professor Titular de Gastroenterologia da Faculdade de Medicina da
Universidade Federal do Rio de Janeiro (UFRJ)
Membro Titular da Academia Nacional de Medicina (Cadeira 18)
Presidente Honorário da *World Endoscopy Organization*
Membro Honorário e Ex-Presidente da SOBED e SIED

Gregorio Feldman
Membro da Sociedade Americana de Gastroenterologia e
Endoscopia Digestiva
Especialista em Endoscopia Digestiva pela SOBED
Médico da Clínica Gastroendo de Endoscopia Digestiva –
Rio de Janeiro, RJ

Gustavo Werneck Ejima
Acadêmico de Medicina da Faculdade de Medicina –
UniCeub, DF

Colaboradores

Gutemberg Correia da Silva
Mestrado em Gastroenterologia pela UFRJ
Especialista em Endoscopia Digestiva pela SOBED
Membro da Sociedade Americana de Gastroenterologia e
Endoscopia Digestiva

Heitor Naoki Sado
Médico do HCFMUSP e do Hospital 9 de Julho – São Paulo, SP
Especialista em Medicina Nuclear e Radiologia e
Diagnóstico por Imagem pelo
Colégio Brasileiro de Radiologia
Mestrado e Doutorado em Ciências da Saúde pela
Universidade Federal do Paraná

Hugo Leonardo Carvalho Jerônimo
Residência em Gastroenterologia pelo
Hospital Oswaldo Cruz – Recife, PE

Humberto Kishi
Médico-Patologista do Laboratório Diagnóstika de São Paulo e
da Divisão de Anatomia Patológica do HCFMUSP

Isabela Klautau Leite Chaves Borges
Médica-Residente do Serviço de Endoscopia Gastrointestinal do
Hospital 9 de Julho – São Paulo, SP

José Celso Ardengh
Livre-Docente da Universidade de São Paulo
Médico-Assistente do Setor de Endoscopia e Ecoendoscopia do
Hospital 9 de Julho – São Paulo, SP
Médico-Assistente e Responsável pelo Setor de Ecoendoscopia
do Hospital das Clínicas da Faculdade de Medicina de
Ribeirão Preto – Universidade de São Paulo e do
Hospital Ipiranga – São Paulo, SP

Jose Inácio Vieira Sanseverino
Chefe do Serviço de Endoscopia da Santa Casa de
Misericórdia de Porto Alegre, RS

José Mauro Teixeira
Médico Aposentado do Serviço de Gastroenterologia e
Endoscopia Digestiva do Hospital de Força Aérea do Galeão
Médico da Clínica Gastroendo de Endoscopia Digestiva –
Rio de Janeiro, RJ

Luciano de Souza Hybner
Médico-Residente do Serviço de Endoscopia do
Hospital 9 de Julho – São Paulo, SP

Luiz Leite Luna
Chefe do Serviço de Endoscopia Digestiva do Hospital São
Vicente de Paulo – Rio de Janeiro, RJ
Fellowship em Gastroenterologia da *Lahey Clinic Foundation* –
Boston, EUA
Membro Fundador, Honorário e Titular Especialista da SOBED

Luiz Ronaldo Alberti
Professor Adjunto da Faculdade de Medicina da UFMG
Mestrado e Doutorado em Medicina pela UFMG
Endoscopista da Clínica Biogastro, do Instituto Alfa de
Gastroenterologia do HCUFMG, do
Hospital Felício Rocho – Belo Horizonte, MG
Membro Titular da FBG e da SOBED

Maiza da Silva Costa
Médica-Residente do Serviço de Endoscopia Gastrointestinal do
Hospital 9 de Julho – São Paulo, SP

Marcela Fortunato
Médica-Residente do Serviço de Endoscopia do
Hospital 9 de Julho – São Paulo, SP

Maria Juliana Loriggio Cavalca
Médica-Residente do Serviço de Endoscopia Gastrointestinal do
Hospital 9 de Julho – São Paulo, SP

Mariana Potrich Maymone
Médica-Residente do Serviço de Endoscopia do
Hospital 9 de Julho – São Paulo, SP

Matheus Degiovani
Membro do Serviço de Endoscopia do
Hospital 9 de Julho – São Paulo, SP
Membro Titular da SOBED

Milena Perez Moreira
Médica-Residente do Serviço de Endoscopia do
Hospital 9 de Julho – São Paulo, SP

Neogelia Pereira de Almeida
Coordenadora do Ambulatório de Doença Inflamatória
Intestinal do Hospital Geral Roberto Santos (HGRS) –
Salvador, BA
Médica-Endoscopista do Serviço de Endoscopia do
Hospital Geral Roberto Santos (HGRS) e do Itaigara Memorial –
Salvador, BA
Mestrado em Medicina e Saúde pela Universidade Federal da
Bahia (UFBA)

Newton Teixeira dos Santos
Médico-Chefe do Serviço de Endoscopia Digestiva do
Hospital Estadual Adão Pereira Nunes – Duque de Caxias, RJ
Médico da Clínica Gastroendo de Endoscopia Digestiva –
Rio de Janeiro, RJ

Patrícia Abrantes Luna
Serviço de Gastroenterologia do Hospital Federal dos
Servidores do Estado – Rio de Janeiro, RJ
Staff do Serviço de Endoscopia Digestiva do
Hospital Geral de Bonsucesso – Rio de Janeiro, RJ
Staff do Serviço de Endoscopia Digestiva do
Hospital São Vicente de Paulo – Rio de Janeiro, RJ
Membro Titular Especialista da SOBED

Paula Bechara Poletti
Diretora do Serviço de Gastroenterologia Clínica do
Hospital do Servidor Público Estadual de São Paulo, SP
Assistente do Serviço de Endoscopia Digestiva do
Hospital 9 de Julho – São Paulo, SP
Especialista em Endoscopia Digestiva pela SOBED

Paula Peruzzi Elia
Médica Responsável pelo Serviço de Endoscopia Digestiva
Pediátrica do Instituto Fernandes Figueira – Fiocruz
Mestrado em Gastroenterologia pela UFRJ
Especialista em Endoscopia Digestiva pela SOBED

Renato Abrantes Luna
Titular do Colégio Brasileiro de Cirurgiões (CBC)
Cirurgião da Terceira Enfermaria do Hospital Gaffrée e Guinle,
Unirio – Rio de Janeiro, RJ

Ricardo Leite Ganc
Médico-Assistente Voluntário do Serviço de Endoscopia da
Santa Casa de São Paulo
Endoscopista do Hospital Israelita Albert Einstein e do
Instituto de Gastroenterologia e Endoscopia Digestiva

Roberto El Ibrahim
Médico-Patologista do Laboratório Diagnóstika – São Paulo, SP

Roberto Menoli
Especialista em Endoscopia Digestiva pela SOBED
Especialista em Gastroenterologia pela
Federação Brasileira de Gastroenterologia
Médico em Londrina, PR

Rogério Kuga
Mestrado em Ciências pelo Departamento de
Gastroenterologia do HCFMUSP
Médico-Assistente do Serviço de Endoscopia Gastrointestinal do
HCFMUSP
Médico-Endoscopista do Hospital Alemão Oswaldo Cruz (São
Paulo) e do Fleury Medicina e Saúde (Rio de Janeiro)

Thiago Festa Secchi
Médico-Assistente do Serviço de Endoscopia Gastrointestinal do
Hospital 9 de Julho e do Serviço de Endoscopia do
Hospital Ipiranga – São Paulo, SP
Ex-Presidente da Regional de São Paulo da SOBED

Wagner K. Takahashi
Membro Titular da SOBED
Médico do Serviço de Endoscopia Gastrointestinal do
Hospital Santa Helena e do Hospital Bandeirantes – São Paulo, SP

Wallace Acioli Freire de Góis
Membro Titular da SOBED
Médico-Endoscopista do Hospital da Criança José de Alencar –
Brasília, DF
Mestrando do Hospital Sírio-Libânes – São Paulo, SP

Ying S. Tung
Médico-Endoscopista do Serviço de Endoscopia
Gastrointestinal do Hospital 9 de Julho – São Paulo, SP
Membro Titular da SOBED

SUMÁRIO

1 CÁPSULA ENDOSCÓPICA – VISÃO GERAL 1
Artur Adolfo Parada ▪ Thiago Festa Secchi

2 CÁPSULA ENTÉRICA NA HEMORRAGIA DE ORIGEM OBSCURA 11
Paula Bechara Poletti ▪ Artur Adolfo Parada ▪ Thiago Festa Secchi

3 HEMORRAGIA DIGESTIVA INTERMEDIÁRIA E HEMORRAGIA DIGESTIVA DE ORIGEM OBSCURA – CONCEITOS E CONSIDERAÇÕES GERAIS 25
David Corrêa Alves de Lima ▪ Luiz Ronaldo Alberti ▪ Christiane Soares Poncinelli

4 A CÁPSULA ENDOSCÓPICA NA HEMORRAGIA DIGESTIVA OBSCURA ABERTA ("CÁPSULA DE EMERGÊNCIA") – ESTÁ INDICADA? 31
Carlos Saul

5 CÁPSULA ENDOSCÓPICA EM PACIENTES PEDIÁTRICOS 37
Paula Bechara Poletti ▪ Artur Adolfo Parada ▪ Thiago Festa Secchi

6 CÁPSULA ENDOSCÓPICA EM GERIATRIA 43
Carlos Saul

7 CÁPSULA DE CÓLON 49
Artur Adolfo Parada ▪ Matheus Degiovani
Carlos Eduardo Oliveira dos Santos ▪ Alberte Vieira

8 PREPARO PARA CÁPSULA DE CÓLON 59
Artur Adolfo Parada ▪ Maria Juliana Loriggio Cavalca ▪ Maiza da Silva Costa
Isabela Klautau Leite Chaves Borges ▪ Diogo Peral Caetano

9 CÁPSULA ENDOSCÓPICA E PANENDOSCOPIA 63
Paula Bechara Poletti ▪ Thiago Festa Secchi ▪ Ying S. Tung ▪ Artur Adolfo Parada

10 ENTEROSCOPIAS – VISÃO GERAL 73
Artur Adolfo Parada

11 ENTEROSCOPIA – INÍCIO DE UMA NOVA FASE 81
Luiz Leite Luna ▪ Patrícia Abrantes Luna ▪ Renato Abrantes Luna

12 ASPECTOS TÉCNICOS DA ENTEROSCOPIA DE DUPLO-BALÃO 97
Roberto Menoli

13 ENTEROSCOPIA – ONDE ESTAMOS? 101
Luiz Leite Luna ▪ Renato Abrantes Luna ▪ Patrícia Abrantes Luna ▪
Alexandre Pelosi

14 ENTEROSCOPIA DE MONOBALÃO 111
Adriana Costa Genzini ▪ Wagner K. Takahashi

15 ENTEROSCOPIA EM ESPIRAL 117
Admar Borges da Costa Junior

16 ENTEROSCOPIA – PÓLIPOS E POLIPOSES 121
Adriana Costa Genzini ▪ Wagner K. Takahashi ▪ Danielle Maia Minini

17 HEMORRAGIA DIGESTIVA ALTA APÓS CIRURGIA DE CAPELLA .. 125
Ricardo Leite Ganc ▪ Arnaldo José Ganc

18 ALTERAÇÕES VASCULARES DO INTESTINO DELGADO 129
Artur Adolfo Parada ▪ Luciano de Souza Hybner ▪ Mariana Potrich Maymone
Fabio Rosa Moraes ▪ Evandro Andersen Pinheiro

19 ENTEROSCOPIA EM PACIENTES COM CIRURGIA PRÉVIA 139
Rogério Kuga ▪ Carlos Kiyoshi Furuya Júnior

20 ENTEROSCOPIA POR BALÃO PARA COLANGIOPANCREATOGRAFIA ENDOSCÓPICA RETRÓGRADA EM PACIENTES COM ANATOMIA ALTERADA CIRURGICAMENTE 143
Flávio Hayato Ejima ▪ Wallace Acioli Freire de Góis ▪ Gustavo Werneck Ejima

21 ENTEROSCOPIA ASSISTIDA POR BALÃO – COMPLICAÇÕES E PRECAUÇÕES 151
Afonso Celso da S. Paredes

22 ENTEROGRAFIAS: ENTEROTOMOGRAFIA E ENTERORRESSONÂNCIA – MÉTODOS DE EXAME DE IMAGEM NÃO INVASIVOS, COM BOA ACURÁCIA PARA DIAGNÓSTICO E CONTROLE DE TRATAMENTO DAS PATOLOGIAS DO INTESTINO DELGADO 153
Cecilia H. Tamer Langen

23 PAPEL DA ARTERIOGRAFIA E EMBOLIZAÇÃO NAS HEMORRAGIAS DO INTESTINO DELGADO 157
Aline Cristine Barbosa Santos Cavalcante ▪ Airton Mota Moreira
André Moreira de Assis ▪ Francisco César Carnevale

24 CINTILOGRAFIA EM SANGRAMENTO INTESTINAL 161
Heitor Naoki Sado ▪ Carla Rachel Ono

25 DOENÇA INFLAMATÓRIA INTESTINAL NO INTESTINO DELGADO ... 165
Paula Bechara Poletti ▪ Ana Carolina Neves Santaella
Debora Azeredo de Castro Pacheco

26 PAPEL DA CÁPSULA ENDOSCÓPICA NA DOENÇA INFLAMATÓRIA INTESTINAL 169
Paula Bechara Poletti ▪ Artur Adolfo Parada ▪ Thiago Festa Secchi
Maiza da Silva Costa ▪ Maria Juliana Loriggio Cavalca

27 PAPEL DA CÁPSULA ENDOSCÓPICA NO MANEJO DA DOENÇA DE CROHN DE INTESTINO DELGADO 181
Genoile Oliveira Santana Silva ▪ Neogelia Pereira de Almeida
Cândida A. Lima Leitão Guerra

28 O PAPEL DA CÁPSULA ENDOSCÓPICA NA DOENÇA DE CROHN 189
Ana Botler Wilheim ▪ Hugo Leonardo Carvalho Jerônimo

29 DOENÇAS INFLAMATÓRIAS INTESTINAIS – QUAL O MÍNIMO REQUERIDO PARA O DIAGNÓSTICO DA DOENÇA INFLAMATÓRIA INTESTINAL? 195
Flávio Antonio Quilici

30 DOENÇA INFLAMATÓRIA INTESTINAL – VISÃO DO PATOLOGISTA ... 199
Humberto Kishi ▪ Roberto El Ibrahim ▪ Filadelfio E. Venco

31 DOENÇA INFLAMATÓRIA INTESTINAL – ENTEROCOLITE INFECCIOSA AGUDA E A ENTEROCOLITE DA DOENÇA INFLAMATÓRIA INTESTINAL .. 203
Columbano Junqueira Neto

32 ENTEROSCOPIA E DOENÇA INFLAMATÓRIA INTESTINAL 207
Jose Inácio Vieira Sanseverino

33 DOENÇA CELÍACA 211
Paula Bechara Poletti ▪ Milena Perez Moreira ▪ Marcela Fortunato

34 CÁPSULA ENDOSCÓPICA NOS PÓLIPOS, TUMORES E POLIPOSES DO INTESTINO DELGADO 217
Gregorio Feldman ▪ Paula Peruzzi Elia ▪ Gutemberg Correia da Silva
Alvaro Augusto Guimarães Freire ▪ José Mauro Teixeira
Newton Teixeira dos Santos

35 LESÕES POLIPOIDES DO INTESTINO DELGADO E A ENTEROSCOPIA ENDOSCÓPICA 225
Jose Inácio Vieira Sanseverino

36 TUMORES NEUROENDÓCRINOS 227
José Celso Ardengh

37 ENTEROSCOPIA EM TUMORES DO INTESTINO DELGADO 237
Adriana Vaz Safatle-Ribeiro ▪ Fauze Maluf Filho

38 CÁPSULA ENDOSCÓPICA × ENTEROSCOPIA 245
Glaciomar Machado

ÍNDICE REMISSIVO 257

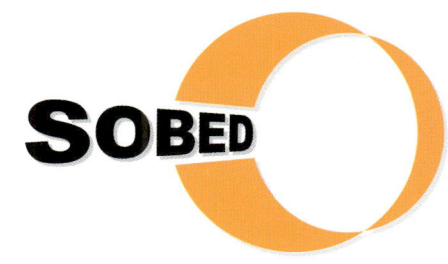

Intestino Delgado

CÁPSULA ENDOSCÓPICA – VISÃO GERAL

Artur Adolfo Parada ■ Thiago Festa Secchi

INTRODUÇÃO

A cápsula endoscópica (CE) é um sonho que se transformou em realidade. É praticamente uma câmera fotográfica digital, com sistema de iluminação e de transmissão de imagens do tipo sem fio *(wireless)* para um sistema computadorizado compacto, portátil, de arquivo das imagens *(Data Recorder)*, que depois transfere as imagens para um computador central com o *software* que permite a leitura, anotações, confecção do relatório, arquivo de fotografias e filme digital. É uma tecnologia não invasiva inicialmente destinada ao estudo do intestino delgado (Fig. 1-1).

Permite um exame endoscópico conhecido como "endoscopia fisiológica", uma vez que é impulsionada pelo próprio peristaltismo, sem insuflação dos órgãos por onde passa, com melhor visualização das arteríolas e vênulas (Fig. 1-2).

A partir de 2001, esta tecnologia transformou toda a investigação do intestino delgado e, já a partir de 2003, foi considerada uma ferramenta de primeira linha e o padrão ouro, pela agência americana, Food and Drugs Administration (FDA), no diagnóstico de patologias do intestino delgado, permitindo um exame detalhado do duodeno distal, jejuno e íleo.

No Brasil, introduzimos a cápsula endoscópica em dezembro de 2001, em um curso ao vivo, que organizamos, junto com o Dr. Seiji Nakakubo, em parceria do Serviço de Endoscopia Gastrointestinal do Hospital 9 de Julho com o Serviço de Endoscopia da Santa Casa de São Paulo.

Milhares de trabalhos já foram publicados sobre a CE, sua tecnologia, acurácia, sensibilidade, especificidade, indicações, contraindicações, comparação com outras tecnologias etc., firmando seu papel destacado quando se suspeita de doenças do intestino delgado.

As imagens captadas são hoje de excelente qualidade. A tecnologia continua a se expandir, ampliando cada vez mais o papel da cápsula endoscópica.

No início, em 1994, apareceu como um conceito de micromíssil, com base em transmissão de imagens por satélite.[1] Em 1997, dois grupos que trabalhavam independentemente, em Israel e em Londres, se uniram para desenvolver o "endoscópio sem fio" *(wireless endoscope)*. Três anos depois, em 2000, era apresentada na revista Nature, por Swain, Iddan, Meron e Glukhovsky, a primeira cápsula endoscópica.[2]

Posteriormente, a cápsula foi modificada e passou a contar com duas câmeras, sistema que economiza a bateria e com um aumento significativo da velocidade de captura das imagens, chegando hoje, com as cápsulas para o esôfago e cólon, a impressionantes 35 a 37 fotos por segundo.

A tecnologia evidentemente continua evoluindo, com inúmeras propostas e estudos de alterações na CE, em sua propulsão, capacidade de colher fragmentos de biópsias e possibilidades inclusive terapêuticas, com a injeção de drogas nas lesões ou na mucosa ou submucosa gastrointestinal. O sonho talvez seja construir um robozinho com capacidade de visualização, diagnóstico imediato, coleta de fragmentos de biópsia e terapêutica, com medicamentos, com *laser* ou outra forma de energia.[3-8]

TIPOS DE CÁPSULAS DISPONÍVEIS

Há 3 marcas de cápsulas mais difundidas: PillCam (Given Imaging), a EndoCapsule (Olympus) e a MiRoCam (coreana). Há também cápsulas para o esôfago (PillCam ESO) e para o cólon (PillCamCE), já bastante comercializadas na Europa, Estados Unidos e no Japão.

A FDA aprovou, como já afirmamos, a utilização da cápsula endoscópica da Given-Imaging para o intestino delgado, em 2001. Posteriormente, esta evoluiu para M2A (Mouth Two Anus) que depois passou a ser chamada de PillCam (PillCam Small Bowel). Agora já estamos com a sua terceira geração (PillCam SB3), que melhorou a resolução da imagem e que apresenta velocidade de

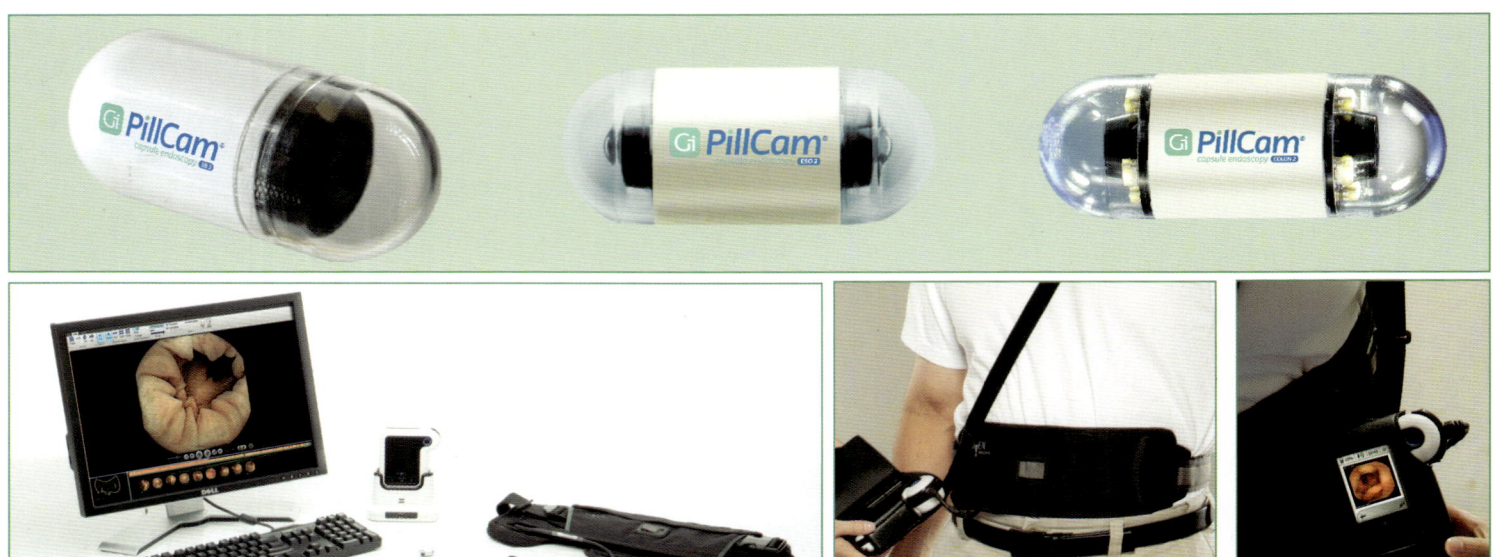

Fig. 1-1. Sistema da cápsula endoscópica – *Given Imaging*.

captura de 6 fotos por segundo quando em movimento rápido e de 2 fotos por segundo quando parada ou em movimento lento.

Em 2007, a FDA aprovou a EndoCapsule, da Olympus Corporation, que tem um CCD *(charge-coupled device)*, ao invés do CMOS *(complementary metal-oxide-semiconductor)*. Não tem sido comercializada no Brasil.

A cápsula para esôfago, segunda geração, com duas câmeras, com captura de até 37 fotos por segundo durante 30 minutos, tamanho de 11 × 26 mm, também foi aprovada, permitindo boa visualização de alterações da mucosa, como esofagites e esôfago de Barrett, e para varizes esofágicas, porém seu papel ainda não está muito bem-definido para patologias gastroduodenais.

A cápsula para cólon, segunda geração, com 11 × 31 mm, com até 35 fotos por segundo durante cerca de 12 horas, também com duas câmeras, foi aprovada para pacientes sintomáticos com colonoscopias incompletas ou com contraindicações para a colonoscopia. Em alguns países, tem sido utilizada, em alguns centros, em programas de rastreamento.

A MiRoCapsule (Miroview), coreana, já em uso em vários países, foi aprovada pelo FDA em 2013, e utiliza um sistema de condução de imagens pelos tecidos do corpo humano. Tem sido também utilizada no Brasil.

CÁPSULAS DISPONÍVEIS NO MERCADO

Veja adiante um resumo das cápsulas disponíveis atualmente para o intestino delgado, seus fabricantes e suas características:

- *Given Imaging:* Israel – PillCam SB3, bateria com 8 a 11 horas, 26 × 11 mm de tamanho, 156° de ângulo de visão e velocidade de até 6 fotos por segundo.
- *Olympus:* Japão – EndoCapsule, bateria de 8 horas, 26 × 11 mm, campo de visão com 145° e 2 fotos por segundo.
- *IntroMedic:* Coreia, MIRO Capsule, bateria com 9 a 11 horas, tamanho de 24 × 10,8 mm, campo de visão com 150° e 2 a 3 fotos por segundo.[9]
- *Chongqing Jinshan:* China, OMON Capsule, bateria de 8 horas, tamanho de 27,9 × 13 mm, campo de visão de 140° e 2 a 15 fotos por segundo.
- *CapsoVision:* EUA, CapsoCam IV-1, bateria de 15 horas, tamanho de 31 × 11,3 mm, campo de visão de 360° (visão lateral) e 20 fotos por segundo. Tem o inconveniente de que precisa ser recuperada após a evacuação para a transmissão de imagens *(download)* para a central de computador.

INDICAÇÕES DA CÁPSULA PARA O INTESTINO DELGADO

Resumidamente, listamos suas principais indicações, com alguns detalhes adiante:

- Sangramento gastrointestinal obscuro (oculto ou aparente) – inclui anemia ferropriva.
- Suspeita de doença de Crohn.
- Suspeita de tumores do intestino delgado.
- Avaliar lesões no intestino delgado em uso crônico de AINEs.
- Dores abdominais e diarreias não esclarecidas.
- Rastreamento de pólipos em síndromes polipoides, como Peutz-Jeghers e polipose adenomatosa familiar.
- Doença celíaca.

Sangramento Gastrointestinal Obscuro

A principal indicação da cápsula endoscópica é o sangramento gastrointestinal obscuro (oculto ou aparente) ou anemia ferropriva, após endoscopia digestiva alta e colonoscopia que não tenham indicado a provável causa da perda de sangue. Nestes casos, a cápsula identifica patologias em 46 a 60% dos casos.

É evidente que os métodos endoscópicos são praticamente os únicos que permitem diagnósticos de pequenas lesões vasculares ao nível da mucosa e submucosa e em muito menor escala as angiografias (Fig. 1-3).

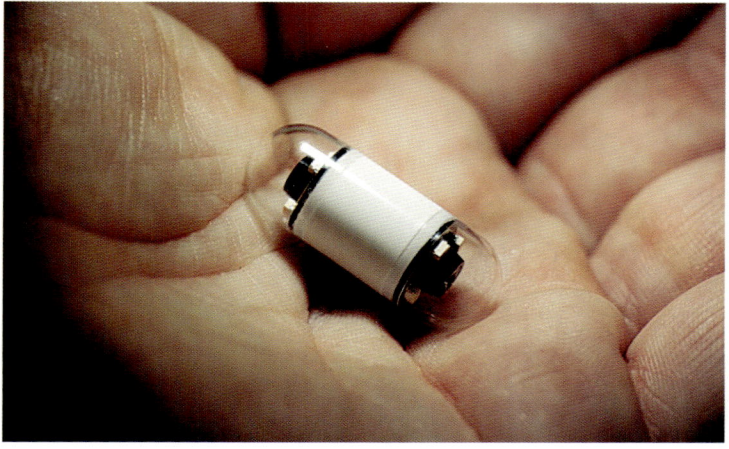
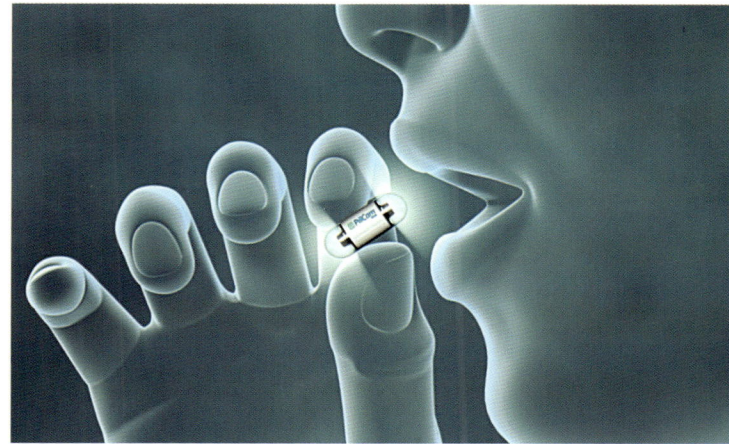
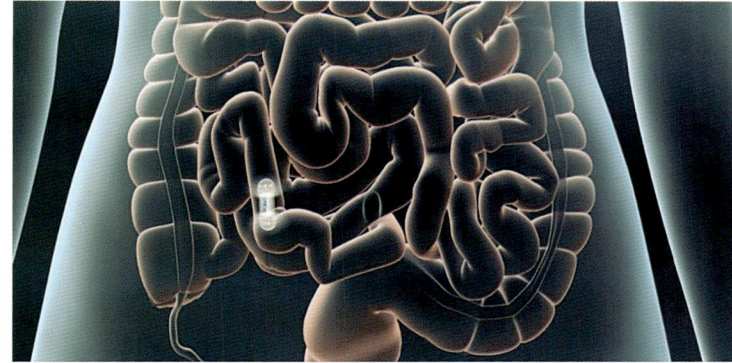

Fig. 1-2. Tamanho e esquemas ilustrativos.

Doença de Crohn

A cápsula endoscópica apresenta maior sensibilidade para evidenciar lesões na mucosa e submucosa do intestino delgado, que sejam sugestivas de doença de Crohn do que as radiografias contrastadas, colonoscopias com ileoscopias, *push* enteroscopias e enterografias computadorizadas quando se suspeita ou quando já se tem o diagnóstico de doença de Crohn.[10-13]

É também melhor do que a enterografia por ressonância magnética (MRE) na avaliação da mucosa e submucosa, enquanto a MRE é superior na avaliação das paredes e de lesões perimurais e extramurais.[14,15]

Com os riscos de retenção da CE relativamente altos nestes casos, a MRE deve ser indicada inicialmente, ficando a cápsula endoscópica reservada para os casos de dúvidas de diagnóstico, ou para avaliar atividade ou cicatrização das lesões nos casos não complicados. Nesta situação, utilizamos sempre a cápsula de patência.[16,17]

As lesões sugestivas de doença de Crohn ao exame endoscópico ou com a cápsula incluem eritema, edema, granulações, erosões, ulcerações e estenoses. As erosões podem estar presentes em até 12% de indivíduos normais e em até 66% dos que utilizam cronicamente AINEs. Nestes casos, ocorrem petéquias, perda de vilosidades, erosões e úlceras arredondadas ou ovaladas, dificultando muito o diagnóstico diferencial.[18,19] Se ocorrerem 3 ou mais úlceras em paciente que não faça uso de AINEs, que não tenha antecedente de radioterapia, e que não apresente enteropatia isquêmica ou eosinofílica, o diagnóstico mais provável deve ser de doença de Crohn, porém temos que excluir também infecções oportunistas em doentes imunodeprimidos, tuberculose, doença de Behçet e mais remotamente, linfoma.

A presença de estenoses concêntricas e do tipo diafragmáticas são consideradas patognomônicas de lesões por AINEs.[20]

Atualmente, a doença de Crohn ou sua suspeita é a segunda indicação mais comum de CE no adulto e a principal indicação nas crianças. Permite diagnosticar a doença do intestino delgado, monitorar a atividade e resposta ao tratamento, avaliar a recorrência no pós-operatório e analisar o intestino delgado nas DII não classificadas (Figs. 1-4 a 1-6).

Doença Celíaca

A doença celíaca já estabelecida causa atrofia de vilosidades. As alterações endoscópicas características, porém não exclusivas da doença celíaca, são superfície serrilhada, aspecto em mosaico, granulações finas ou um pouco mais grosseiras, redução ou perda de pregas, edema, achatamento, fissuras, fendas e aumento de visualização dos vasos submucosos. A CE apresenta sensibilidade de 89% e especificidade de 95%, como relatado em metanálise recente.[21]

As biópsias duodenais permanecem como padrão ouro para o diagnóstico da doença celíaca. A CE pode ser utilizada em pacientes com anticorpos positivos e sem condições clínicas de realizar endoscopia digestiva alta e em pacientes com anticorpos negativos, biópsias negativas e suspeitas clínicas de enteropatias.[22]

Outra importante indicação seria nos casos com doença celíaca refratária ao tratamento com dieta sem glúten ou com sintomas de alarme, para excluir complicações, como ulcerações ou neoplasias, como o linfoma (Fig. 1-7).[23,24]

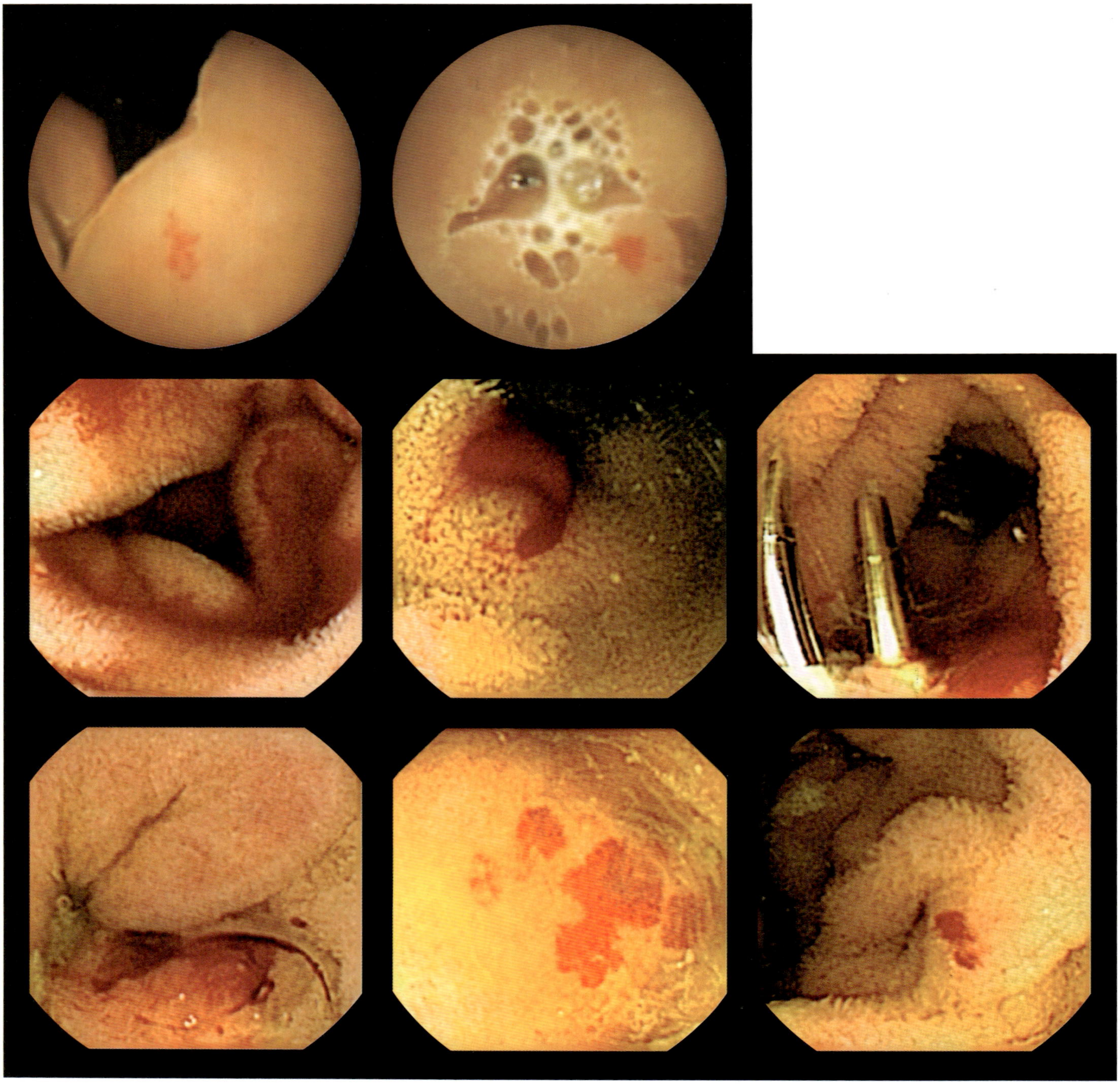

Fig. 1-3. Angiectasias planas – IB – de jejuno – J. F. Rey (Endocapsule – Olympus).

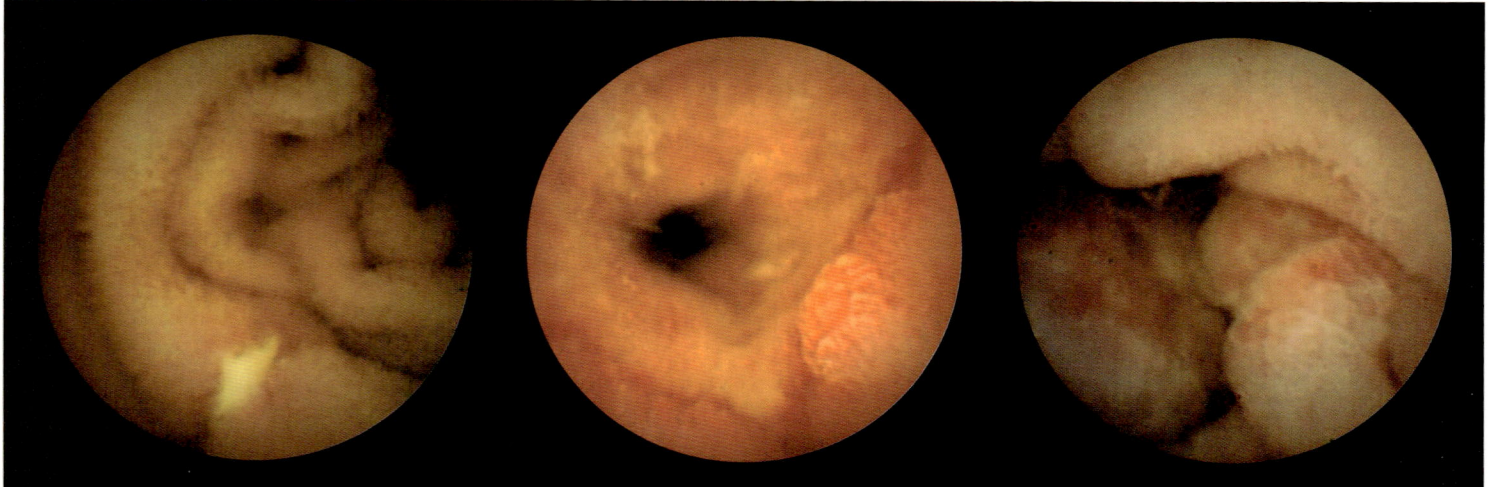

Fig. 1-4. Doença de Crohn.

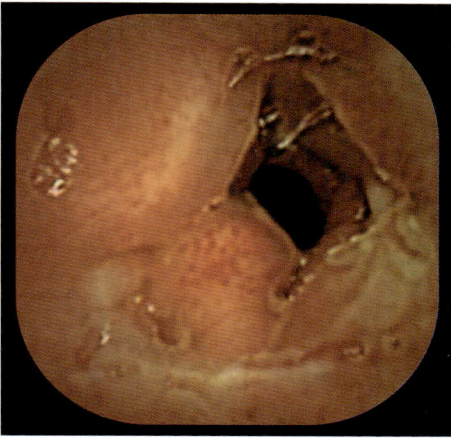

Fig. 1-5. Úlcera em cicatrização em área com fibrose (permitiu passagem da cápsula).

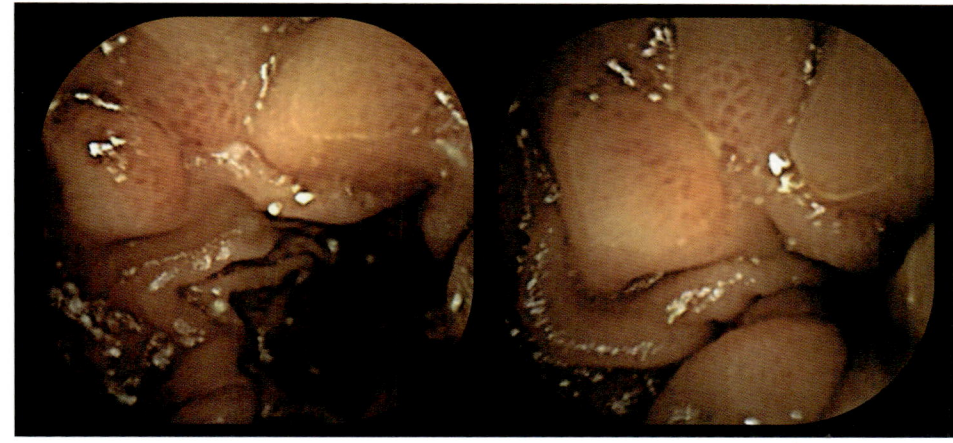

Fig. 1-6. Úlcera em final de cicatrização.

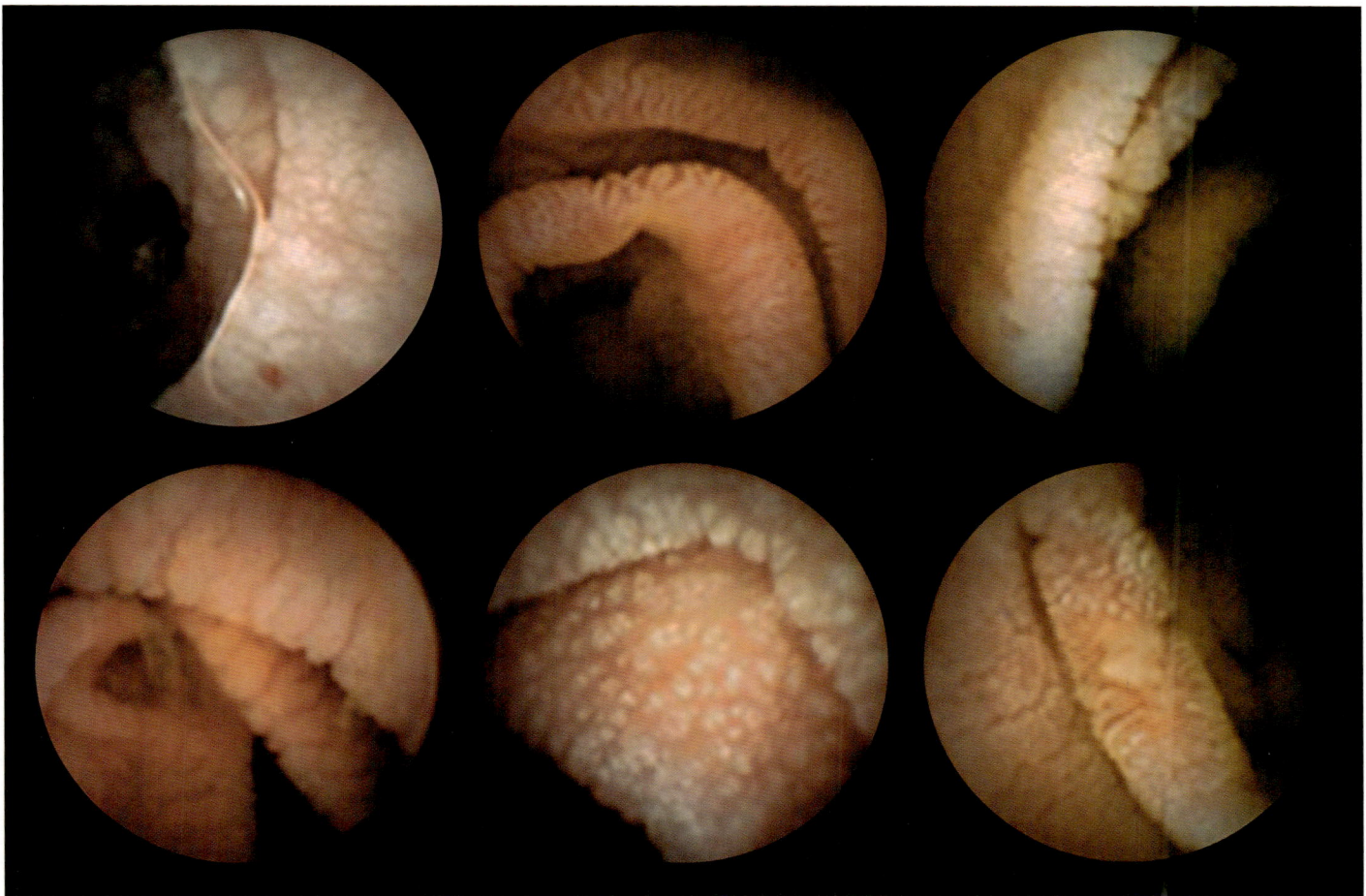

Fig. 1-7. Doença celíaca.

Tumores do Intestino Delgado

A maioria dos tumores do intestino delgado evolui de forma assintomática e lentamente. São diagnosticados frequentemente em fases avançadas. Em geral, se manifestam por anemia ou sangramento obscuro e mais raramente com dores abdominais ou perda de peso (Fig. 1-8).

A investigação cada vez mais frequente do intestino delgado, seja com a cápsula endoscópica ou com enteroscopias mais profundas, tem permitido se diagnosticar mais tumores do intestino delgado, como os adenocarcinomas, seguidos pelos tumores neuroendócrinos, linfomas, GISTs, metástases, metástases de melanomas, sarcomas, adenomas e hamartomas (Figs. 1-9 e 1-10).[25,26]

A cápsula endoscópica e a enteroscopia de duplo-balão (EDB) são comparáveis para a detecção de tumores do intestino delgado. A CE permite mais frequentemente o exame de todo o intestino delgado e de forma não invasiva, ao passo que a EDB tem a grande vantagem de realizar biópsias e, eventualmente, terapêutica com ressecções, descompressões ou passagens de próteses. Outra vantagem é que a localização da lesão é mais precisa e que a tatuagem orienta melhor a abordagem cirúrgica.[27] Nas investigações de suspeitas de neoplasias, iniciamos com a CE e nos pacientes com sintomatologia exuberante, com diagnósticos por métodos de imagem ou subocluídos, indicamos as enteroscopias.

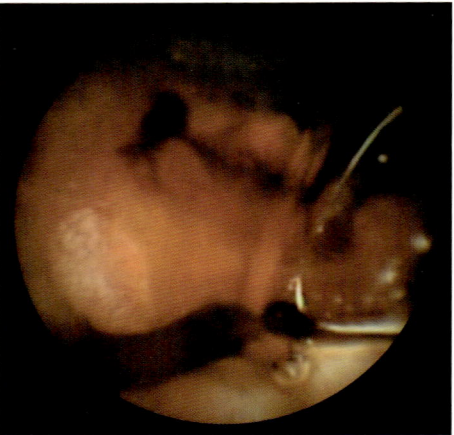

Fig. 1-8. Adenocarcinoma de Íleo sangramento ativo.

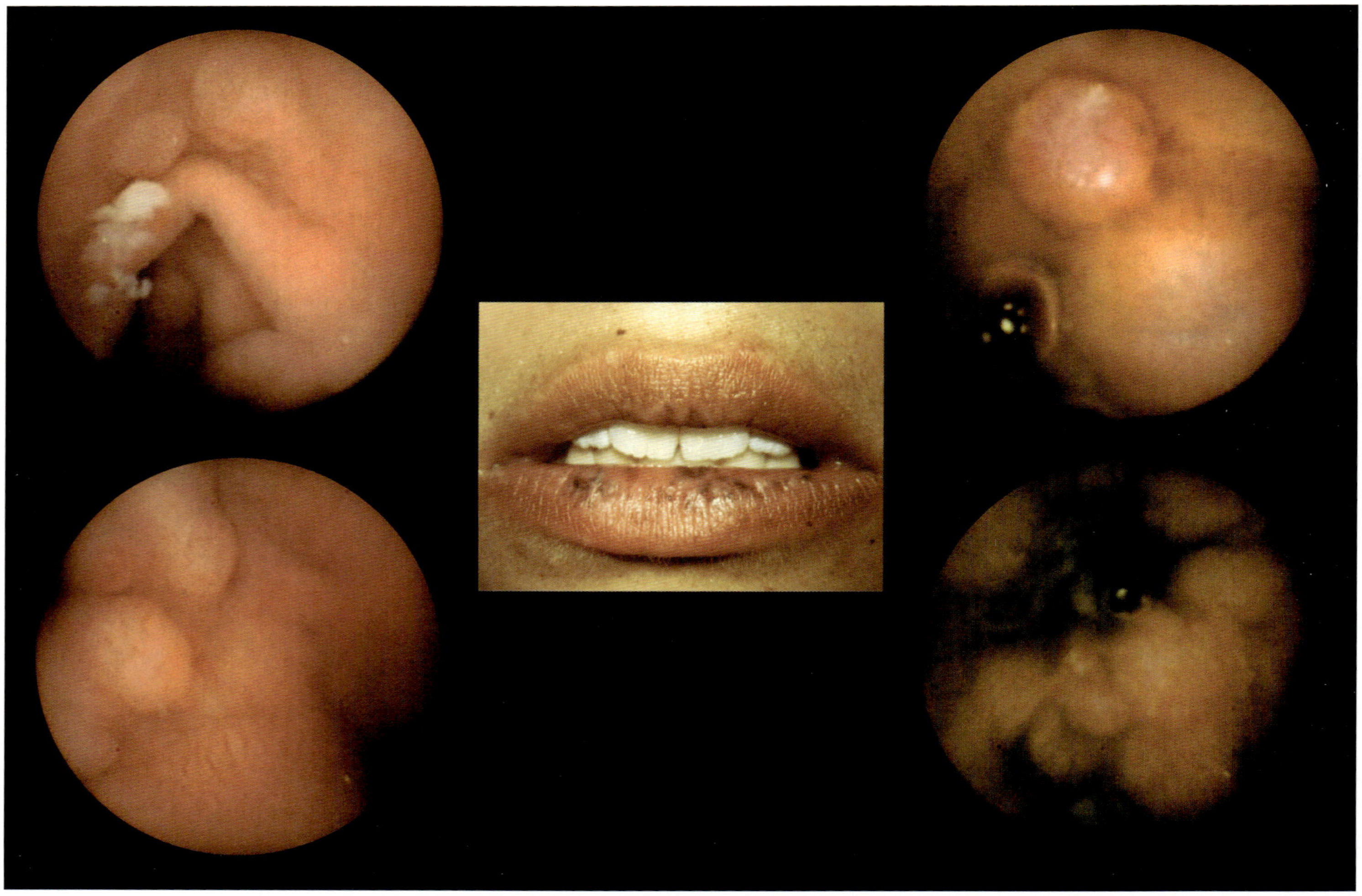

Fig. 1-9. Síndrome de Peutz-Jeghers.

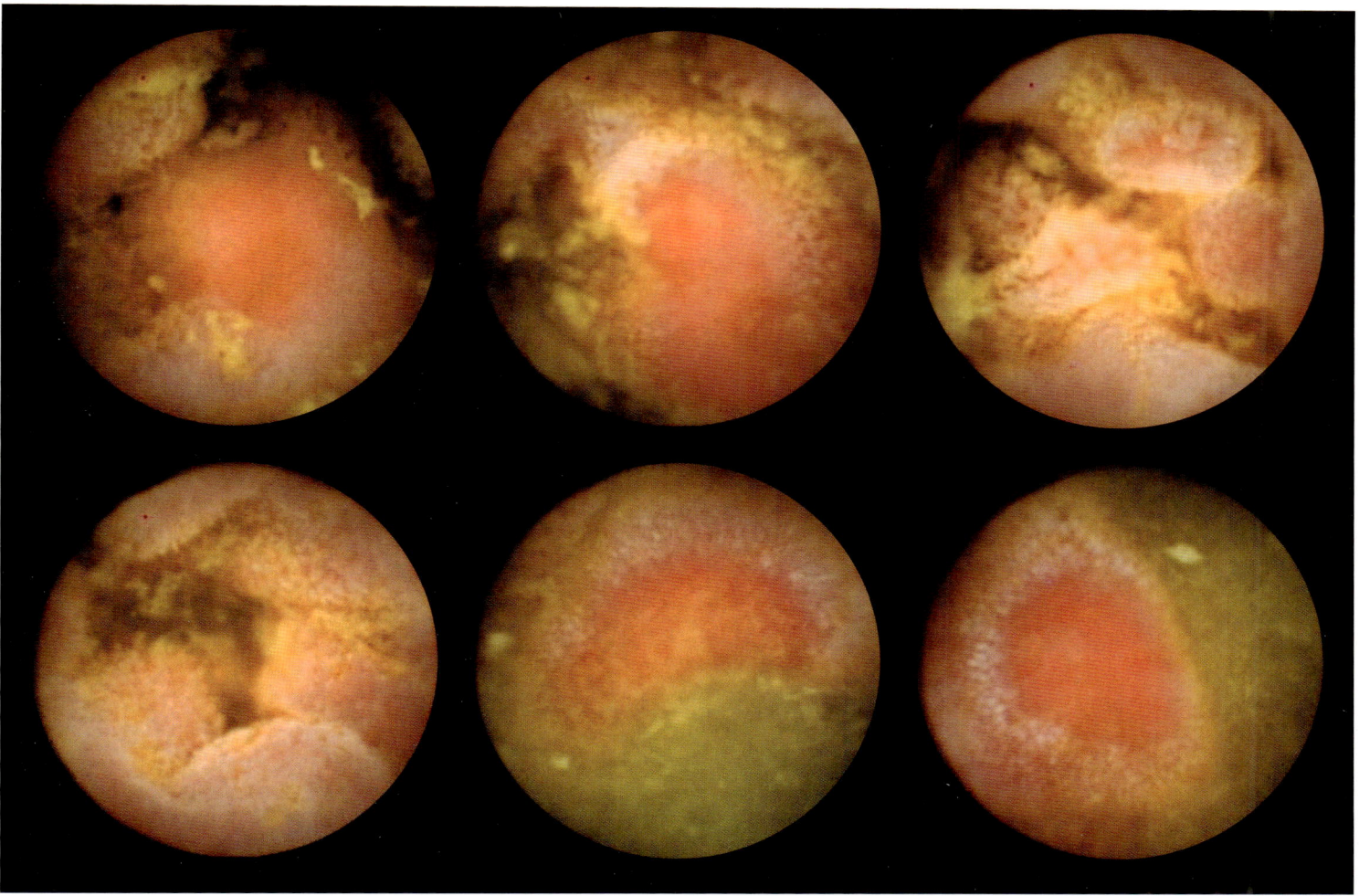

Fig. 1-10. Linfoma de intestino delgado.

CÁPSULA EM CRIANÇAS

Há uma experiência crescente de utilização da cápsula em crianças.[28] Foi aprovada pelo FDA para crianças com mais de 10 anos em 2004 e para crianças com mais de 2 anos, em 2009.

PREPARO PARA O EXAME DE CÁPSULA ENDOSCÓPICA PARA O INTESTINO DELGADO

O mais importante é o jejum na véspera do exame, de cerca de 10 a 12 horas. É evidente que devem ser avaliadas as condições clínicas do paciente, como procedemos para a realização de endoscopia digestiva alta.

Alguns autores recomendam dieta líquida na véspera ou até mesmo a ingestão de 2 a 4 litros de polietilenoglicol (PEG) ou de 1 litro de manitol a 10%. Temos utilizado de rotina uma sopa batida no liquidificador entre 17 e 18 horas da véspera e ingestão de 1 litro de água com 150 gotas de simeticona entre 21 e 22 horas. Jejum a seguir. No dia do exame, a partir de 6:30 horas, ingestão de mais 1 litro de água com simeticona. Exame às 8:30 horas.

RISCOS DA CÁPSULA

A cápsula endoscópica é um exame com baixíssimos riscos, desde que se observem algumas precauções e após avaliação clínica adequada do paciente. Ainda não foi descrito nenhum óbito diretamente relacionado com o método, embora já tenham sido realizados mais de 2 milhões de exames em todo o mundo.

O risco de broncoaspiração seria o mais temido, porém raramente acontece desde que tomemos os cuidados necessários em pacientes com disfagias, divertículos e estenoses faringoesofágicas, em pacientes psicopatas, muito idosos, com cirurgias ou radioterapias em região cervical prévias, em crianças ou naqueles que achem que não conseguem engolir a cápsula. Nestes casos, podemos utilizar *overtube* posicionando-o no esôfago com o endoscópio ou anestesia geral com intubação orotraqueal e introdução da cápsula para o esôfago, estômago ou duodeno com o Advance (acessório especialmente confeccionado para este fim), alça de polipectomia ou cestas *(baskets),* tipo Roth Net.

Outro risco é a retenção da cápsula, definida como a presença da cápsula no paciente após 2 semanas e confirmada por estudo radiológico. As taxas de retenção são variáveis. No total, atualmente, em torno de 2%. Em pacientes saudáveis, praticamente 0%; nos com suspeita de doença de Crohn, 1,5%, nos sangramentos Gastrointestinais ocultos, 1,5% e nos com doença de Crohn confirmada em, no mínimo, 4 a 5%.[29,30]

Nestes casos de retenção, como regra geral, o paciente permanece assintomático, até mesmo por meses e anos.[31,32] Há necessidade de confirmação radiológica, pois, em alguns casos, o paciente já evacuou a cápsula, mas não percebeu. Nestas situações, devemos evitar a ressonância magnética pois poderia causar danos ao trato gastrointestinal.

Após o diagnóstico, se ocorrerem cólicas abdominais, a cápsula pode estar passando ou ficando impactada na estenose. Nestes casos, o paciente deve ser internado e mantido em jejum e sob observação. Se ocorrer distensão abdominal importante, a cápsula deve ser retirada por enteroscopia (*push*, monobalão, duplo-balão ou com espiral, dependendo da localização), por enteroscopia intraoperatória ou cirurgicamente.

CÁPSULA DE PATÊNCIA

O sistema Ágile da Given Imaging, emprega uma cápsula de patência, biodegradável, de tamanho igual ao da cápsula para intestino delgado (11 × 26 mm), que após 30 horas vai se deformando e desintegrando (Fig. 1-11). Possui um marcador de radiofrequência, metálico, que permite que seja localizado por um *scanner* e também por raios X simples de abdome. Quando a cápsula é eliminada dentro de 30 horas (ou até um pouco mais), sem deformação, o exame pode ser realizado com grande segurança. Se o paciente apresentar dor ou distensão abdominal, com a cápsula de patência, o exame não deve ser realizado. Não existe nenhum exame ou método que garanta com antecedência que não ocorrerá a retenção da CE.

Na suspeita ou confirmação de doença de Crohn de delgado, estenoses, tumores ou suboclusões ou em pacientes com dores abdominais não esclarecidas, utilização crônica de AINEs, suspeitas de enteropatias isquêmicas ou antecedente de radioterapia ou cirurgias abdominais que envolvam o intestino delgado ou cirurgias múltiplas ou complexas, devemos realizar sempre estudo radiológico contrastado e cápsula de patência,[33-35] ou indicar direto a enteroscopia, que deve ser realizada com extrema cautela nos casos mais complexos.

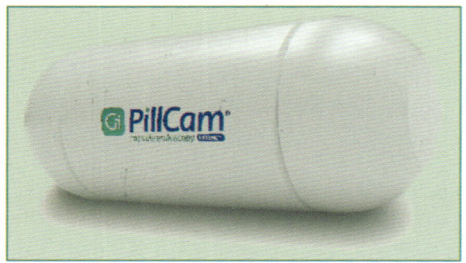

Fig. 1-11. Cápsula de patência.

OUTROS PROBLEMAS

Limitações

A CE não examina 100% da mucosa intestinal. Além disto, a leitura do exame é um pouco monótona, com imagens semelhantes sendo repetidas durante muito tempo, e extremamente examinador-dependente. Existe evidentemente um risco de lesões não serem diagnosticadas. Quanto maior a velocidade de leitura do filme, maior a chance de não visualização de lesões. Precisamos realizar sempre uma revisão do exame e, em casos de dúvidas ou de preparos não adequados, repeti-lo em melhores condições ou realizar enteroscopias.

Uma das principais limitações da CE é a avaliação das porções iniciais do duodeno, principalmente da segunda porção duodenal e da região peripapilar e da papila duodenal, que, frequentemente, não são bem visualizadas. A velocidade de leitura do filme digital precisa ser bem menor nesta região e, eventualmente, fazer uma análise quadro a quadro para diminuir ao máximo o risco de perder lesões.

Retenção no Esôfago ou Estômago

Eventualmente, a cápsula pode ficar retida no esôfago e no estômago como consequência de alterações na motilidade, como em pacientes com megaesôfago, com bandas gástricas, válvulas antirrefluxo, diabéticos, com vagotomias, muito idosos, antecedentes de úlceras gástricas ou duodenais com deformidades antropilóricas ou bulbares, etc. Nestes casos, devemos acompanhar a cápsula no tempo real e se ocorrerem retenções mais prolongadas do que o habitual, introduzi-la por via endoscópica até a segunda ou terceira porção duodenal. Se não se dispuser deste recurso visual, é melhor já programar a passagem da cápsula do esôfago ou do estômago para o duodeno, por via endoscópica, após a deglutição normal da mesma. Pode-se recomendar, nestes casos, acessórios especiais,[36] porém utilizamos uma alça de polipectomia, sem maiores dificuldades.

Marca-Passo

Na teoria, poderia ocorrer uma interferência da cápsula com os marca-passos, porém, na prática, isto nunca ocorreu em vários casos apresentados na literatura e nos casos que realizamos o exame em pacientes com marca-passo. A interferência do marca-passo com a CE também poderia ocorrer, mas não tem sido descrita de forma significativa.[37,38]

Gravidez

Teoricamente, não haveria contraindicação para a realização do exame em pacientes grávidas, porém tem sido citada na literatura como contraindicação.

Tempo de Leitura do Exame

O tempo de leitura do exame ainda é muito grande e precisa ser reduzido. Esforços estão sendo dispendidos neste sentido com modificações nas cápsulas e sobretudo nos programas das cápsulas (*softwares*). Já afirmamos acima que o tempo de leitura da CE influencia muito nos diagnósticos. Quanto mais rápida a leitura do filme digital, maior a chance de se perder lesões. É evidente que aqui leva-se em conta também a experiência do examinador.

RESUMO

A CE é um excelente método para a avaliação e detecção de anormalidades no intestino delgado desde 2001 e reconhecido pelo FDA, desde 2003, como padrão ouro e ferramenta de primeira linha nesta investigação.

Há algumas marcas disponíveis no mercado, sendo que, no Brasil, atuam a Given Imaging (PillCam) e a MiroCam.

As principais indicações para a CE de intestino delgado são: sangramento gastrointestinal obscuro, suspeita de doença de Crohn e suspeita de tumor de intestino delgado. Está sendo utilizada também para detectar lesões em usuários de AINEs.

Outras indicações, menos comuns, seriam no diagnóstico e suspeita de complicações da doença celíaca, enteropatias pós-transplantes e seguimento de síndromes polipoides.

Pacientes com dores abdominais e diarreias crônicas não esclarecidas também podem ser investigados com CE, porém os com dores abdominais representam um grupo com baixa contribuição da cápsula endoscópica.

A Given Imaging desenvolveu também a cápsula de esôfago e a cápsula de cólon.

A cápsula de esôfago não foi aprovada pelo FDA para o rastreamento de esôfago de Barrett, mas o foi para o rastreamento de varizes esofágicas e diagnóstico de esofagite.[39]

A cápsula de cólon foi aprovada pelo FDA para pacientes com colonoscopias incompletas ou contraindicações para colonoscopias. Pode ser utilizada também na investigação de lesões de cólon e reto em pacientes com baixo risco para neoplasias, não podendo substituir a colonoscopia em pacientes de alto risco (história familiar de neoplasias ou antecedentes de tumores colorretais). Pode ser utilizada como método de rastreamento, com custo comparado ao da pesquisa de sangue oculto nas fezes.

A cápsula endoscópica é uma tecnologia que apresenta novidades a cada ano. Já tem sido proposta como um método que realiza panendoscopia, com boas imagens do esôfago, estômago, duodeno, jejuno, íleo e do cólon e reto em um único exame. No futuro, talvez mais um sonho se transforme em realidade e se disponha de um sistema de microrrobótica que identifique as lesões, com diagnóstico próximo do exame histopatológico, com coleta de fragmentos e com capacidade terapêutica (Figs. 1-12 e 1-13).

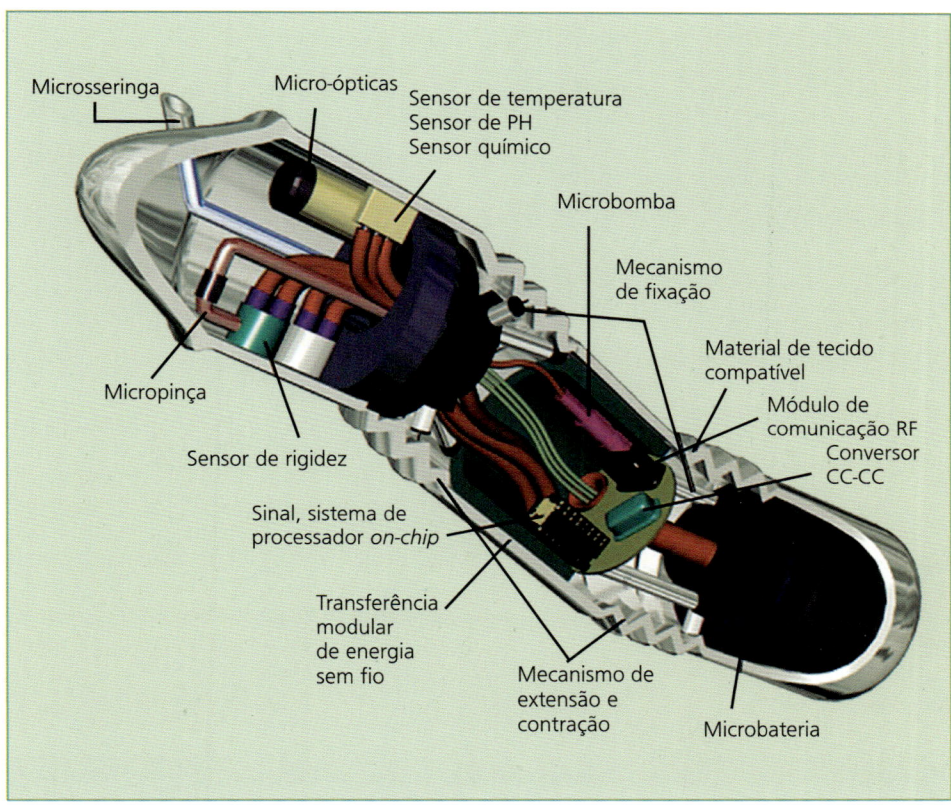

Fig. 1-12. Microendoscópio – 20 mm (R & D Scope).

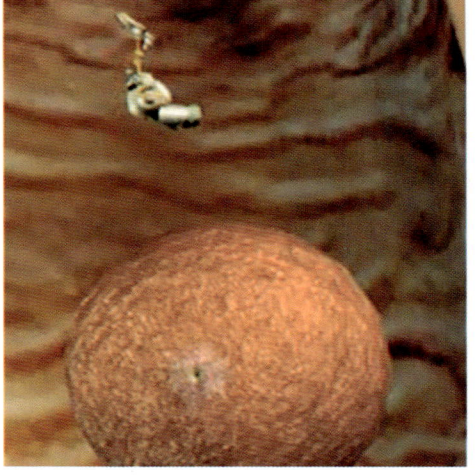 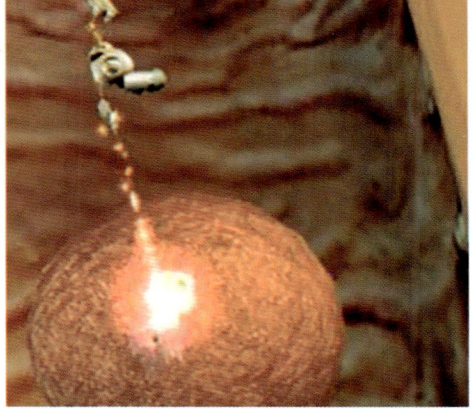

Fig. 1-13. Microrrobótica (no futuro).

REFERÊNCIAS BIBLIOGRÁFICAS

1. Gong F, Swain CP, Mills TN. An endorobot for gastrointestinal endoscopy. *Gut* 1994;35:S52.
2. Iddan G, Meron G, Glukhovsky A et al. Wireless capsule endoscopy. *Nature* 2000;405:417.
3. Glass P, Cheung E, Sitti M. A legged anchoring mechanism for capsule endoscopes using micropatterned adhesives. *IEEE Trans Biomed Eng* 2008;55:2759-67.
4. Gao M, Hu C, Chen Z et al. Design and fabrication of a magnetic propulsion system for self-propelled capsule endoscope. *IEEE Trans Biomed Eng* 2010;57:2891-902.
5. Valdastri P, Quaglia C, Buselli E et al. A magnetic internal mechanism for precise orientation of the camera in wireless endoluminal applications. *Endoscopy* 2010;42:481-86.
6. Morita E, Ohtsuka N, Shindo Y et al. In vivo trial of a driving system for a self-propelling capsule endoscope using a magnetic field (with video). *Gastrointest Endosc* 2010;72:836-40.
7. Kong K, Yim S, Choi S et al. A robotic biopsy device for capsule endoscopy. *J Med Devices* 2012:6.
8. Woods SP, Constandinou TG. Wireless capsule endoscope for targeted drug delivery: mechanics and design considerations. *IEEE Trans Biomed Eng* 2013;60:945-53.
9. Bang S, Park JY, Jeong S et al. First clinical trial of the "MiRo" capsule endoscope by using a novel transmission technology: electric-field propagation. *Gastrointest Endosc* 2009;69:253-59.
10. Triester SL, Leighton JA, Leontiadis GI et al. A meta-analysis of the yield of capsule endoscopy compared to other diagnostic modalities in patients with obscure gastrointestinal bleeding. *Am J Gastroenterol* 2005;100:2407-18.
11. Triester SL, Leighton JA, Leontiadis GI et al. A meta-analysis of the yield of capsule endoscopy compared to other diagnostic modalities in patients with non-stricturing small bowel Crohn's disease. *Am J Gastroenterol* 2006;101:954-64.
12. Dionisio PM, Gurudu SR, Leighton JA et al. Capsule endoscopy has a significantly higher diagnostic yield in patients with suspected and established small-bowel Crohn's disease: a meta-analysis. *Am J Gastroenterol* 2010;105:1240-48; quiz 1249.
13. Chong AK, Taylor A, Miller A et al. Capsule endoscopy vs. push enteroscopy and enteroclysis in suspected small-bowel Crohn's disease. *Gastrointest Endosc* 2005;61:255-61.
14. Crook DW, Knuesel PR, Froehlich JM et al. Comparison of magnetic resonance enterography and video capsule endoscopy in evaluating small bowel disease. *Eur J Gastroenterol Hepatol* 2009;21:54-65.
15. Tillack C, Seiderer J, Brand S et al. Correlation of magnetic resonance enteroclysis (MRE) and wireless capsule endoscopy (CE) in the diagnosis of small bowel lesions in Crohn's disease. *Inflamm Bowel Dis* 2008;14:1219-28.
16. Rondonotti E, Herrerias JM, Pennazio M et al. Complications, limitations, and failures of capsule endoscopy: a review of 733 cases. *Gastrointest Endosc* 2005;62:712-76; quiz 752, 754.
17. Caunedo-Alvarez A, Romero-Vazquez J, Herrerias-Gutierrez JM. Patency and Agile capsules. *World J Gastroenterol* 2008;14:5269-73.
18. Sidhu R, Brunt LK, Morley SR et al. Undisclosed use of nonsteroidal anti-inflammatory drugs may underlie small-bowel injury observed by capsule endoscopy. *Clin Gastroenterol Hepatol* 2010;8:992-95.
19. Endo H, Hosono K, Inamori M et al. Characteristics of small bowel injury in symptomatic chronic low-dose aspirin users: the experience of two medical centers in capsule endoscopy. *J Gastroenterol* 2009;44:544-49.
20. Lang J, Price AB, Levi AJ et al. Diaphragm disease: pathology of disease of the small intestine induced by non-steroidal anti-inflammatory drugs. *J Clin Pathol* 1988;41:516-26.
21. Rokkas T, Niv Y. The role of video capsule endoscopy in the diagnosis of celiac disease: a meta-analysis. *Eur J Gastroenterol Hepatol* 2012;24:303-8.
22. Kurien M, Evans KE, Aziz I et al. Capsule endoscopy in adult celiac disease: a potential role in equivocal cases of celiac disease? *Gastrointest Endosc* 2013;77:227-32.
23. Atlas DS, Rubio-Tapia A, Van Dyke CT et al. Capsule endoscopy in nonresponsive celiac disease. *Gastrointest Endosc* 2011;74:1315-22.
24. Culliford A, Daly J, Diamond B et al. The value of wireless capsule endoscopy in patients with complicated celiac disease. *Gastrointest Endosc* 2005;62:55-61.
25. Chen WG, Shan GD, Zhang H et al. Double-balloon enteroscopy in small bowel tumors: a Chinese single-center study. *World J Gastroenterol* 2013;19:3665-71.
26. Talamonti MS, Goetz LH, Rao S et al. Primary cancers of the small bowel: analysis of prognostic factors and results of surgical management. *Arch Surg* 2002;137:564-70; discussion 570-71.
27. Chen WG, Shan GD, Zhang H et al. Double-balloon enteroscopy in small bowel tumors: a Chinese single-center study. *World J Gastroenterol* 2013;19:3665-71.
28. Guilhon de Araujo Sant'Anna AM, Dubois J, Miron MC et al. Wireless capsule endoscopy for obscure small-bowel disorders: final results of the first pediatric controlled trial. *Clin Gastroenterol Hepatol* 2005;3:264.
29. Ho KK, Joyce AM. Complications of capsule endoscopy. *Gastrointest Endosc Clin N Am.* 2007;17:169-178, viii-ix.
30. Liao Z, Gao R, Xu C et al. Indications and detection, completion, and retention rates of small-bowel capsule endoscopy: a systematic review. *Gastrointest Endosc* 2010;71:280-86.
31. Cheifetz AS, Lewis BS. Capsule endoscopy retention: is it a complication? *J Clin Gastroenterol* 2006;40:688-91.
32. Li F, Gurudu SR, De Petris G et al. Retention of the capsule endoscope: a single-center experience of 1000 capsule endoscopy procedures. *Gastrointest Endosc* 2008;68:174-80.
33. Boysen M, Ritter M. Small bowel obstruction from capsule endoscopy. *West J Emerg Med* 2010;11:71-73.
34. Cheon JH, Kim YS, Lee IS et al. Can we predict spontaneous capsule passage after retention? A nationwide study to evaluate the incidence and clinical outcomes of capsule retention. *Endoscopy* 2007;39:1046-52.
35. Baichi MM, Arifuddin RM, Mantry PS. What we have learned from 5 cases of permanent capsule retention. *Gastrointest Endosc* 2006;64:283-87.
36. Carey EJ, Heigh RI, Fleischer DE. Endoscopic capsule endoscope delivery for patients with dysphagia, anatomical abnormalities, or gastroparesis. *Gastrointest Endosc* 2004;59:423-26.
37. Payeras G, Piqueras J, Moreno VJ et al. Effects of capsule endoscopy on cardiac pacemakers. *Endoscopy* 2005;37:1181-85.
38. Harris LA, Hansel SL, Rajan E et al. Capsule endoscopy in patients with implantable electromedical devices is safe. *Gastroenterol Res Pract* 2013;2013:959234.
39. Cave D. Wireless video capsule endoscopy. UpToDate, 2014.

Cápsula Entérica na Hemorragia de Origem Obscura

Paula Bechara Poletti ▪ Artur Adolfo Parada ▪ Thiago Festa Secchi

INTRODUÇÃO

O sangramento de origem obscura (SOO) é definido como o sangramento do trato gastrointestinal de origem desconhecida, o qual persiste ou recorre, expresso por anemia ferropriva com sangue oculto positivo e/ou sangramento visível, após a investigação primária negativa por meio da endoscopia digestiva alta e colonoscopia. (AGA) Classificado de acordo com a forma de apresentação clínica em: oculto: manifestado por anemia ferropriva e sangue oculto; positivo e visível: manifesto por diferentes formas de eliminação sanguínea do trato gastrointestinal; enterorragia, melena e/ou hematoquezia: compreende uma grande diversidade de quadros clínicos, assim como de fatores etiológicos. Apesar de corresponder, nas diferentes casuísticas, a cerca de 5 a 10% das hemorragias digestivas, o SOO permanece um importante desafio à equipe médica em decorrência, não só da extensa superfície do trato digestório a ser avaliada, quanto da diversidade de fatores etiológicos que podem estar implicados em sua origem.[1]

São possíveis causas do SOO lesões não diagnosticadas do esôfago, estômago, duodeno, reto e cólon, mas, em cerca de 75% dos casos, o fator etiológico do SOO corresponde a lesões localizadas no intestino delgado.[1] Esta predominância de lesões do Intestino delgado reflete, provavelmente, as características anatômicas deste: seu comprimento, extensa superfície e facilidade de formação de alças e a grande dificuldade técnica para seu adequado estudo e completa avaliação endoscópica.[1,2]

Como demonstrado por Prakash e Zuckerman, os pacientes portadores de sangramento digestivo com origem no intestino delgado caracterizam-se por requerer maior nº de procedimentos diagnósticos ($p < 0,001$), maior nº de transfusões sanguíneas ($p < 0,001$), maior nº de dias de internação hospitalar ($p < 0,05$), maior custo de internação hospitalar ($p < 0,001$) e pior prognóstico (mortalidade de 10%) quando comparados aos de pacientes com Sangramentos digestivos originados no esôfago, estômago, duodeno, cólon e reto refletindo a dificuldade diagnóstica das lesões localizadas no delgado (Figs. 2-1 a 2-3).[2]

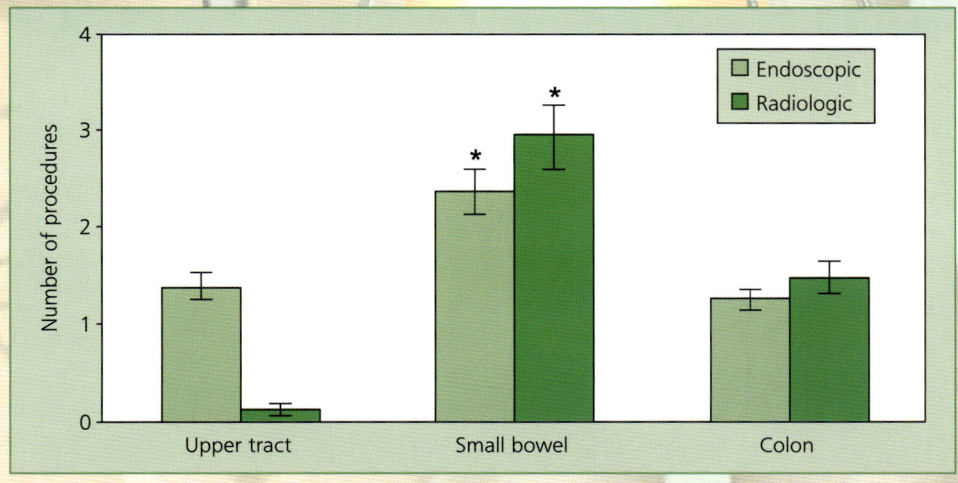

Fig. 2-1.

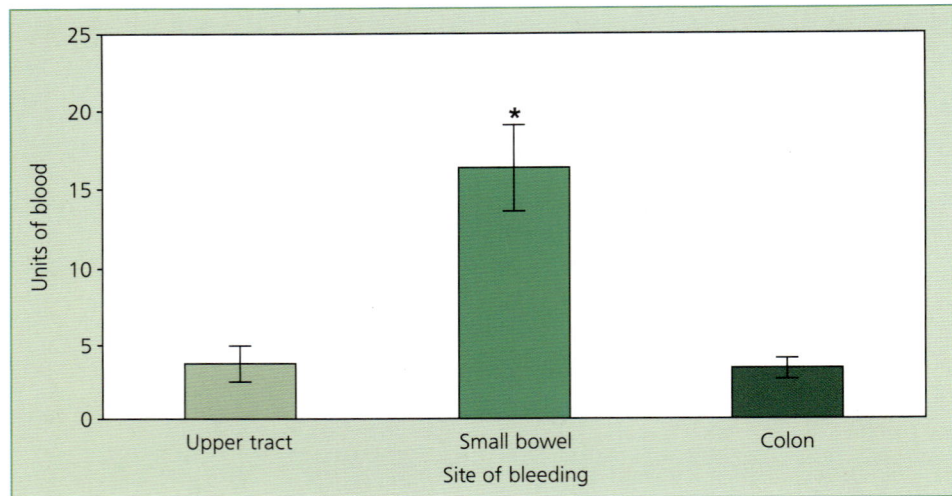
Fig. 2-2.

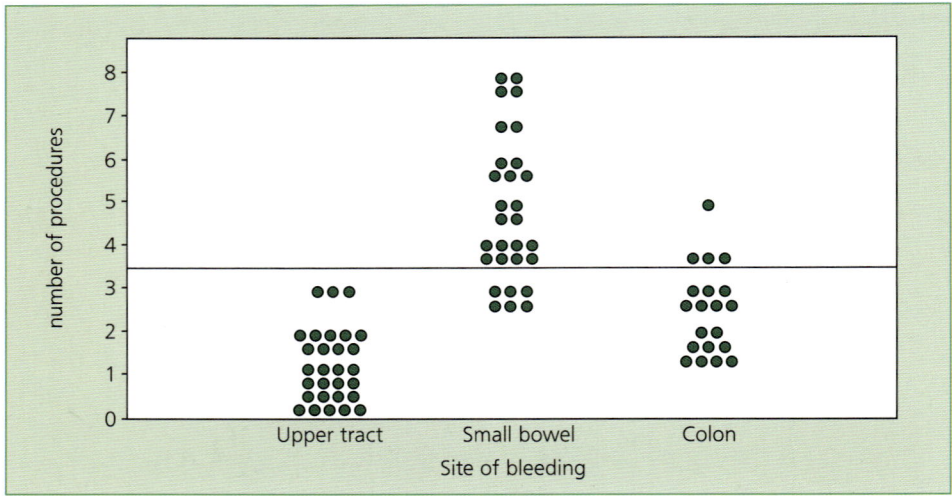
Fig. 2-3.

Estes dados somados às novas metodologias e equipamentos endoscópicos que passaram a permitir a avaliação endoscópica do intestino delgado em toda sua extensão levaram a uma reclassificação das hemorragias digestivas em:

- *Hemorragia digestiva alta:* sangramentos originados proximalmente à papila de Vater (avaliada por meio da EDA).
- *Hemorragia digestiva média:* sangramentos originados entre a papila de Vater e a válvula ileocecal (avaliada através da cápsula endoscópica e/ou enteroscópios *device guided*).
- *Hemorragia digestiva baixa:* sangramentos originados entre a válvula ileocecal e o canal anal (avaliada pela colonoscopia).[1]

Muito do diagnóstico e do tratamento das patologias do intestino delgado têm sido discutido e estudado na última década desde a introdução da cápsula endoscópica na prática médica. Esta importante inovação tecnológica possibilitou o rompimento da última fronteira endoscópica do trato digestório permitindo o acesso endoscópico a toda a extensão do intestino delgado, o qual permanecia acessível somente à enteroscopia intraoperatória, que, pelas características e morbidade inerentes ao método, era reservada apenas a casos extremos.

O desenvolvimento da cápsula endoscópica teve início na década de 1980, e após a superação dos inúmeros desafios tecnológicos, em maio de 2000, na Digestive Disease Week (DDW) Dr. Swain apresentou os estudos iniciais com o protótipo do Sistema da cápsula endoscópica. Em 2001, após resultados satisfatórios em estudos clínicos, o sistema obteve aprovação do FDA nos Estados Unidos e o CE Mark Certification na Europa para utilização em seres humanos na pesquisa do sangramento gastrointestinal de origem obscura.[3-6]

Em 2 de julho de 2003, o FDA, com base na análise de 32 estudos totalizando 691 pacientes, que compararam a cápsula endoscópica com os demais exames em uso corrente para avaliação do intestino delgado (transito intestinal, *push* enteroscopia, CT abdominal, cintilografia e enteroscopia intraoperatória) evidenciando acurácia de 71 contra 41%, respectivamente, estabeleceu que: a cápsula endoscópica passa a ser método diagnóstico de primeira linha para a avaliação e a detecção de anormalidades do intestino delgado (Fig. 2-4).[7]

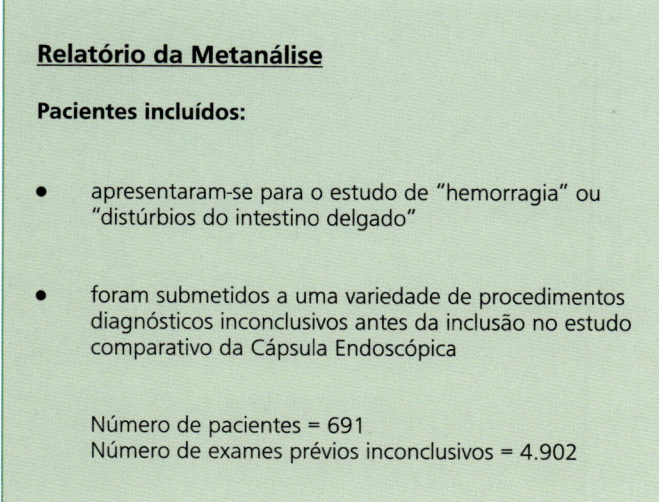
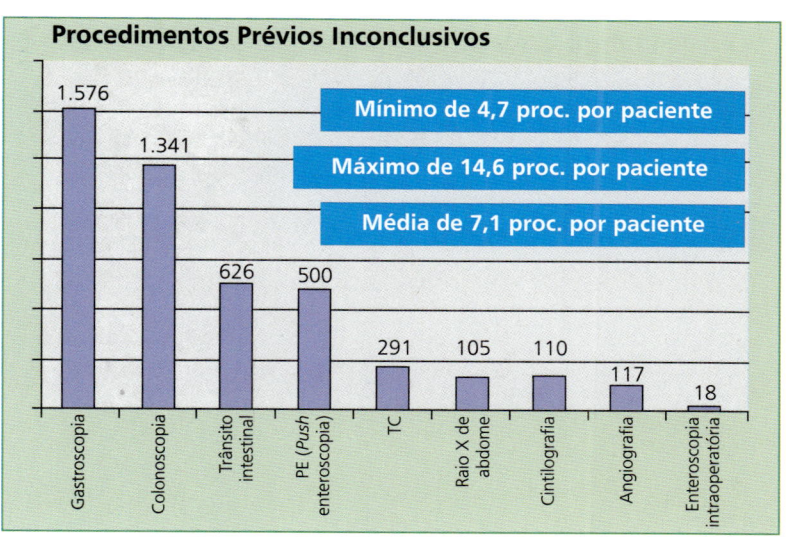
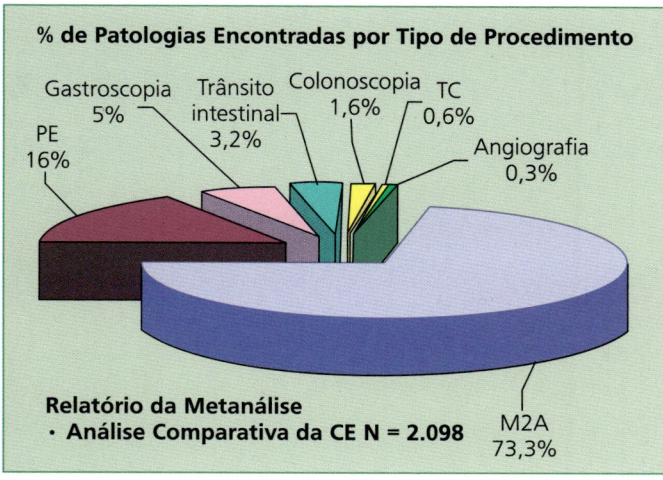
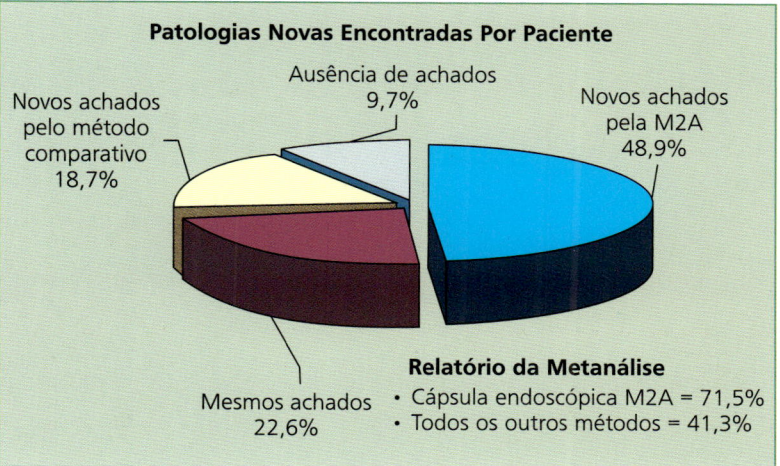

Fig. 2-4. Metanálise avaliada pelo FDA.[7]

Desde 2001, a cápsula endoscópica vem sendo aplicada na prática clínica em diversos centros em todo o mundo, assim como no Brasil, onde a introduzimos em dezembro de 2001. Atualmente, já se realizaram mais de 2 milhões de exames em todo o mundo, contribuindo de forma decisiva para o melhor entendimento das patologias do intestino delgado e, sem dúvida, beneficiando grande número de pacientes.

SISTEMA DA CÁPSULA ENDOSCÓPICA

O sistema da cápsula endoscópica é composto por:

1. **Cápsula:** formato cilíndrico, com medidas variando de 11 × 27 mm a 11 × 31 mm, pesa cerca de 3,7 g, dependendo da marca e do modelo, é recoberta por material biocompatível, resistente à ação da secreção digestiva e não absorvível. É composta por um sistema óptico: doma óptica (de formato convexo, que previne a reflexão da luz) e uma ou duas lentes esféricas, que captam as imagens e as focam, respectivamente; um sistema de iluminação: "Light Emitting Diodes" que fornecem luz branca para a obtenção das imagens; um sistema de baterias que consiste de 2 baterias de óxido de prata, as quais fornecem energia para todo o sistema durante cerca de 9 a 10 horas; um sistema de captação de imagens, CMOS (Complementary Metal Oxide Silicon), ou CCD (Charged Coupled Device) e um sistema de transmissão: ASIC (radiotransmissor telemétrico VHF de frequência ultra-alta) composto por uma antena que emite os sinais e os transmite por radiofrequência para os sensores ou HBC (Human body communication) que transmite as imagens através dos tecidos do corpo humano. As imagens obtidas pela cápsula têm um campo visual de 140 a 160°, com magnificação de 1:8, com alcance de profundidade variando de 1 a 30 mm e uma capacidade de detecção de lesões de tamanho igual ou superior a 1 mm de diâmetro (Fig. 2-5).

    Cápsula entérica – tamanho: 11 × 26,5 mm, peso: 3,7 g, uma doma óptica, campo de visão: 140 a 156°, magnificação de imagem: 1:8, tempo de duração da bateria: 8 a 11 horas, fornece cerca de 2 a 6 imagens por segundo, cerca de 50.000 a 100.000 imagens durante o exame (Quadro 2-1 e Fig. 2-6).

    A Given Imaging lançou recentemente a PillCam SB3, com velocidade de captura de imagens de 2 a 6 fotos por segundo, de acordo com a velocidade de progressão da cápsula e com modificações no *software* permitindo uma leitura mais rápida do exame e melhor qualidade de imagens. Há também uma cápsula com visão lateral da Capso Vision que está sendo lançada e que permite captura de imagens em 360°.

2. **Sensores:** que ajustados ao abdome do paciente captam os sinais de radiofrequência ou transmitidos pelo sistema HBC e os transferem para o *Recorder*.

3. ***Recorder*:** um microcomputador que fica na cintura acondicionado no cinturão e que recebe os sinais das imagens captadas pela cápsula e as armazena. Alguns modelos de *Recorder*

contam com sistema que permite a visualização da imagem que está sendo capturada pela cápsula em tempo real *(real time)*, permitindo assegurar que a cápsula atingiu o intestino delgado.

4. **"Work Station":** computador e programa que processam as imagens obtidas pela cápsula e transmitidas ao *Recorder* e as transformam em um filme digital o qual será analisado. Estes programas contam com vários recursos que auxiliam na análise das imagens obtidas pela cápsula e já permitem a emissão de laudos com videoendofotografias e filmes digitais. Nos programas mais recentes, já é possível a cromoscopia digital e ferramentas que permitem avaliação aproximada do tamanho da lesão (Fig. 2-8).

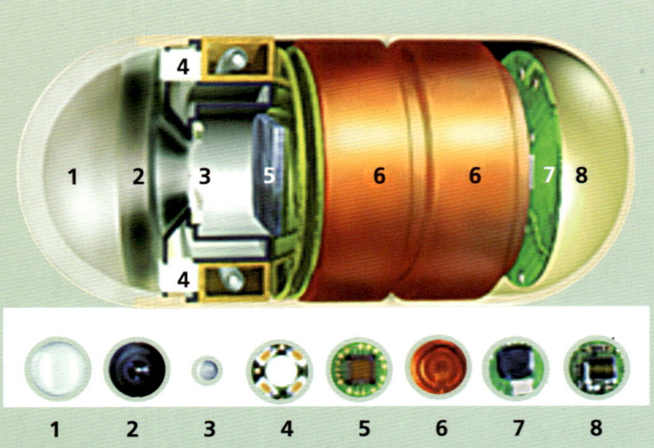

PREPARO DO EXAME

Não há, até o presente momento, consenso a respeito do preparo ideal para a realização dos exames de cápsula entérica: como recomendação principal para o exame do intestino delgado permanece apenas o jejum de 8 a 12 horas. Alguns estudos avaliaram a utilização de preparo com soluções purgativas como polietilenoglicol e o fosfato de sódio, mas estes não demonstraram resultados conclusivos quando comparados à dieta com líquidos claros quando se avalia a taxa de exames completos, assim como o tempo de esvaziamento gástrico e do tempo de trânsito intestinal, apesar de parecer melhorar a visualização da mucosa. O emprego de procinéticos e simeticona também não se mostrou significativamente superior.[8,9] Temos recomendado dieta líquida na véspera, laxante às 14 horas e 1 litro de água com 150 gotas de simeticona das 19 às 21 horas. A seguir, jejum até 8 horas da manhã, quando realizamos o exame.

TÉCNICA DO EXAME

Após a instalação dos sensores na superfície abdominal ou torácica do paciente, de acordo com o exame a ser realizado, e a conexão destes ao *Recorder*, a cápsula endoscópica é deglutida com um copo de água. Recomenda-se que, alguns minutos antes do início do exame (ingestão da cápsula) o paciente tome 100 gotas de um surfac-

Estrutura Interna da Cápsula M2A

1 . Extremidade óptica
2 . Suporte da lente
3 . Lente
4 . LEDs (diodos emissores de luz) de iluminação
5 . Imagem CMOS (Semicondutor de Óxido Metálico Complementar)
6 . Bateria
7 . Transmissor ASIC (Circuito Integrado de Aplicação Específica)
8 . Antena

Fig. 2-5. Cápsula.

QUADRO 2-1. Características das diferentes cápsulas entéricas[9]

	PillCam SB2	EndoCapsule	MiroCam	OMOM capsule
Comprimento, mm	26	26	24	27,9
Diâmetro, mm	11	11	11	13
Peso	3,4	3,8	3,4	6
nº disparos/segundos	2	2	3	0,5-2
Sensor de imagem	CMOS*	CCD*	CCD	CCD
Campo de visão	156°	145°	150°	140°
Iluminação	6 LEDs* brancos	6 LEDs brancos	6 LEDs brancos	NA*
Antenas *(body leads)*, nº	8	8	9	14
Visão em tempo real	Visualizador em TR	Visualizador VE-1	Mirovisualizador	Monitoramento em TR
Tempo de gravação, horas	8	9	11	7-9

*CMOS, semicondutor de óxido metálico complementar; CCD, charge-coupiend device; LED, diodo emissor de luz; NA, não aplicável.

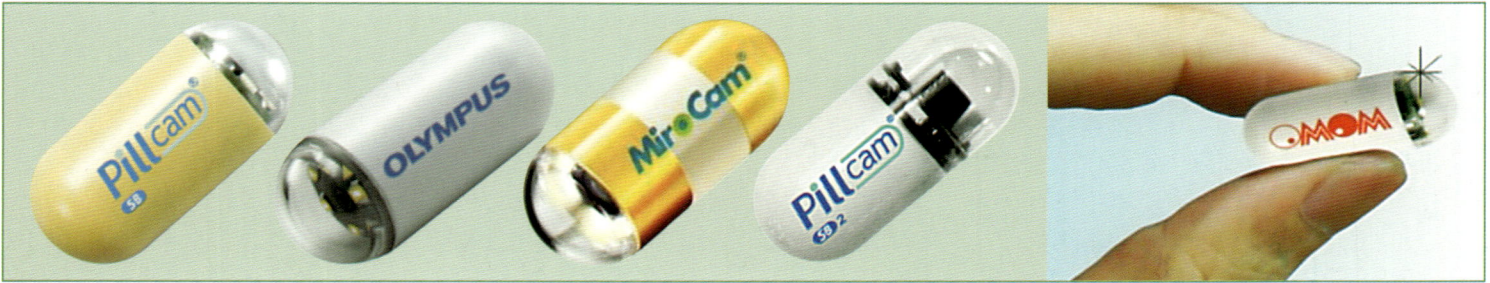

Fig. 2-6. Cápsulas entéricas.

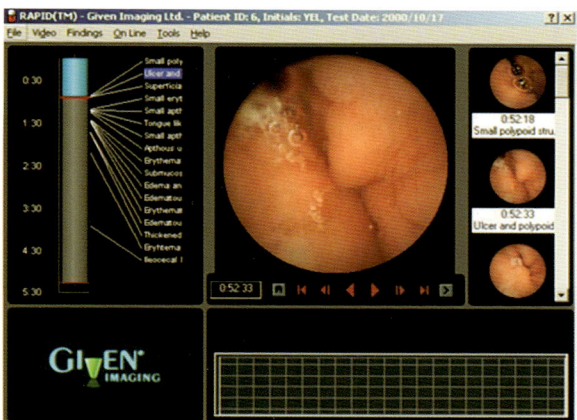

Fig. 2-7. Tela do Programa de Laudo.

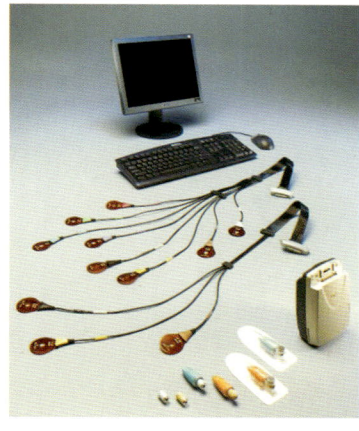

Fig. 2-8. Recorder, Work Station e Sensores.

tante com 50 mL de água para a eliminação de bolhas nas secreções gastrointestinais, no entanto, vários estudos randomizados não demonstraram que esta prática seja efetiva na melhora da visualização da mucosa do intestino delgado.[3,9]

Logo que a cápsula é retirada de seu invólucro protetor dá-se início a captação de imagens (2 até 6 imagens por segundo com a PillCam SB3) até o final da capacidade de suas baterias, ou seja, de 8 a 12 horas, conforme o modelo de cápsula em questão, fornecendo cerca de 50.000 a 260.000 imagens adquiridas em sua passagem pelo tubo digestivo.

Para a avaliação do intestino delgado, após a ingestão da cápsula, o paciente é orientado a manter suas atividades habituais, podendo ingerir líquidos claros após 2 horas e após 4 horas, fazer uma dieta leve e clara. Decorridas 8 a 12 horas do exame, o paciente retorna ao centro médico, para a retirada dos sensores e do *Recorder*. Como o tempo médio de esvaziamento gástrico varia de 10 a 319 minutos (média de 63 minutos) e o tempo de trânsito do delgado, de 70 a 322 minutos (média de 194 minutos), em mais de 90% dos casos, a cápsula atinge o cólon antes do término das baterias, fornecendo frequentemente visualização completa do delgado.[4,5,8,9]

A análise das imagens será realizada após a transmissão dos dados do *Recorder* para a *Work Station*, que as processa e transforma em um filme digital com duração variável e que poderá ser assistido em diferentes velocidades, em geral 1 a 2 horas, dependendo muito da experiência do examinador, da progressão da cápsula, do preparo e condições do exame e do caso investigado.

A cápsula é eliminada através das fezes, na grande maioria das vezes sem que o paciente perceba, não havendo necessidade de recuperá-la.[3-6,9-11]

ROTINA DO EXAME

Para a realização do exame de cápsula entérica, o paciente, após a instalação dos sensores, apenas ingere a cápsula com um copo de água e retorna após 12 horas para retirar os sensores e o *Recorder*. Após 2 horas do início do exame, pode ingerir líquidos claros e, após 4 horas, iniciar dieta leve (Fig. 2-9).

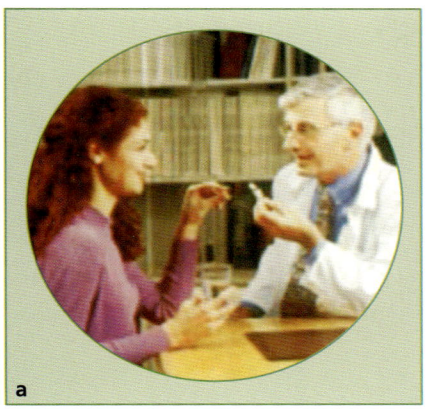
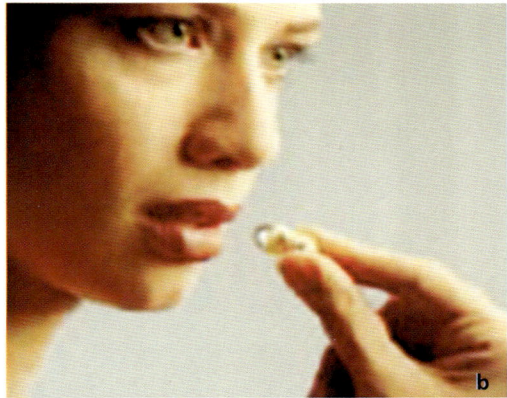
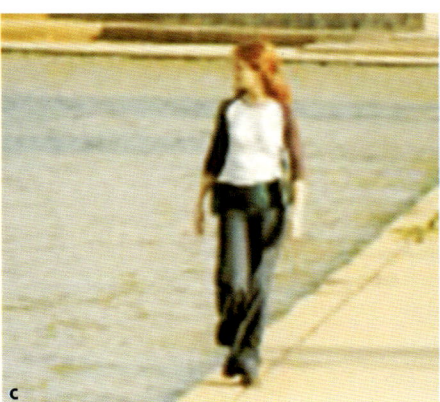
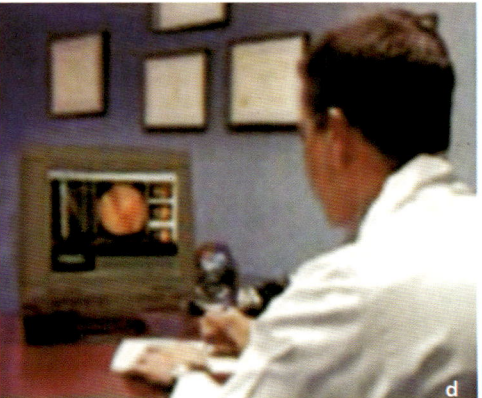

Fig. 2-9. Rotina do exame.

CÁPSULA ENDOSCÓPICA: ENDOSCOPIA FISIOLÓGICA

Há diferenças substanciais entre a endoscopia tradicional e o exame realizado pela cápsula que introduzem um novo conceito de modalidade endoscópica: endoscopia fisiológica.

A *push* enteroscopia, assim como os demais exames endoscópicos, para sua adequada realização, geralmente, são executados sob sedação (que por si só é responsável por alterações nas condições fisiológicas básicas do trato gastrointestinal) e com insuflação de ar, para facilitar a visualização de todas as paredes do órgão e permitir a progressão do aparelho. Além disso, a própria introdução do endoscópio também implica em alterações nas condições fisiológicas de motilidade, secreção e pressão intraluminar. Outra importante diferença entre os dois métodos consiste na potência de luz necessária. A endoscopia tradicional requer a utilização de potentes fontes de iluminação, pois parte dos raios de luz emitidos pelo aparelho incidem sobre a parede em ângulos praticamente paralelos a esta, e, portanto, não são refletidos e devolvidos à lente do endoscópio, tornando a iluminação menos efetiva.[3]

No exame da cápsula, o estudo do tubo digestivo se faz sem alterações de sua motilidade e secreção, pois o paciente não faz uso de nenhuma medicação (sedação), não há necessidade de insuflação, e a sua análise se faz durante longo período e não em apenas um determinado momento, durante as atividades habituais do paciente. Outra importante diferença consiste no seu sistema de iluminação, como não há insuflação, este se torna mais efetivo, pois o ângulo de incidência da luz emitida pela cápsula é praticamente perpendicular à parede do intestino, o que permite o retorno de praticamente todos os raios de luz ao sistema de captação de imagens. Este detalhe, viabiliza que a energia necessária para a iluminação adequada, muito inferior à dos endoscópios tradicionais, seja fornecida pelas minúsculas baterias contidas na cápsula.[3]

A progressão da cápsula se faz com a peristalse, ao contrário dos exames endoscópicos clássicos. A observação do trajeto seguido pela mesma (acompanhado por meio de um sistema de GPS, que permite a visualização deste pelos diferentes quadrantes do abdome), permite a execução de um traçado de acompanhamento de sua passagem pelo tubo digestivo, o qual vai aparecendo na tela, concomitantemente com as imagens captadas naquele mesmo momento. Assim sendo, é possível, ainda que discutível, como no trânsito intestinal, se evidenciar a distribuição das alças do delgado no abdome, evidenciar pontos de dificuldade de passagem da cápsula, sua correspondência com os diferentes quadrantes do abdome e a correspondência ou não com lesões ou alterações da mucosa. Além disso, obtém a análise do tempo de passagem pelo piloro e do tempo do trânsito intestinal.

Outro fator de importância crucial para a análise dos achados da Cápsula é a ausência de insuflação, que não só não eleva a pressão intraluminar, como não induz a alterações da motilidade intestinal. A pressão das arteríolas da parede intestinal varia de 40 a 80 mmHg, das vênulas, de 15 a 30 mmHg e dos capilares, de 20 a 40 mmHg, assim sendo, se a pressão intraluminar do órgão estudado for superior a 15 mmHg, já pode ocorrer alteração do enchimento destes, ou seja, sob pressões superiores a 15 mmHg, é possível que pequenas má-formações vasculares (MAV) tenham seu enchimento comprometido e passem despercebidas. A pressão intraluminar durante um exame de endoscopia convencional pode atingir valores superiores a 300 mmHg, o que pode impedir a visualização destas, que consistem em importante causa de sangramento de origem obscura.

Dessa maneira, com este novo método introduz-se um novo conceito: o da endoscopia fisiológica.[3,4,9]

No entanto, é evidente que as imagens obtidas pelos videoendoscópios são superiores, além de permitir o direcionamento do aparelho, assim como a execução de manobras para tentativa de total avaliação da superfície mucosa e de prováveis lesões e alterações da mesma. Além disso, a cápsula não possibilita a coleta de biópsias ou secreções, assim como a realização de procedimentos terapêuticos.[3,9]

CONTRAINDICAÇÕES DOS EXAMES DE CÁPSULA ENDOSCÓPICA

- *Absolutas:* quadros obstrutivos ou suboclusões gastrointestinais e gestação.
- *Relativas:* alterações de motilidade intestinal (gastroparesia), suspeita de aderências ou fístulas, presença de marca-passo ou desfibriladores implantados, grandes ou numerosos divertículos de delgado, divertículo de Zenker, distúrbios da deglutição e doença de Crohn de delgado extensa com sintomas sugestivos de quadro subestenosante.[8,9]

Marca-Passo

Recentemente, vários estudos têm demonstrado que a realização do estudo do intestino delgado através da cápsula endoscópica é segura, não havendo registros de interferências no funcionamento do marca-passo ou desfibrilador implantados ou na captação de imagens pela cápsula, questionando-se, então, a manutenção deste item como contraindicação para a realização do exame.[5,12,13]

Gestantes

Há dois relatos na literatura de emprego da cápsula em pacientes gestantes no primeiro trimestre gestacional que apresentavam sangramentos digestivos com risco de vida materno, mas esta condição permanece como contraindicação em virtude das ondas de radiofrequência emitidas pela cápsula.[14,15]

Impactação da Cápsula

Há relatos de caso de impactação da cápsula endoscópica, tanto em áreas de subestenoses não diagnosticadas ou suspeitadas anteriormente, como em áreas de estreitamentos anatômicos (cricofaríngeo entre outros), ou ainda, por alterações de motilidade.

Retenção da Cápsula

A retenção da cápsula é a principal complicação deste novo método endoscópico sendo definida como a presença comprovada da cápsula através de raios X simples do abdome após 2 semanas da ingestão da mesma. Este período de 2 semanas foi estabelecido porque em até 20% dos casos podem ocorrer exames incompletos em virtude do trânsito intestinal lento.[16,17]

As taxas de retenção da cápsula variam de acordo com a indicação do exame: em voluntários saudáveis, estas não ocorreram (0%); em pacientes com suspeita de doença de Crohn do delgado, ocorreram em 1%; nos pacientes portadores de doença de Crohn, em 4 a 5%; nos pacientes em investigação para Sangramento de origem obscura, em até 1,5% e, em pacientes com quadros suspeitos de suboclusão, em até 21%.[16,18] Também, são pacientes mais susceptíveis a esta complicação, usuários crônicos de anti-inflamatórios não hormonais, pacientes submetidos à radioterapia abdominal, pacientes com antecedentes de cirurgias abdominais e anastomoses entéricas.[17]

Até o momento, não há nenhum método diagnóstico que possa assegurar em 100% dos casos que não ocorrerá retenção ou impactação da cápsula.[5,17,19,20] Sugere-se a realização de exames radiológicos com contraste VO na tentativa de exclusão de pacientes com subestenoses subclínicas.[16]

Cápsula de Patência

Riccioni *et al.* demonstraram bons resultados na prevenção da impactação ou retenção da cápsula com a utilização do Agile Patency System,[19,20] no entanto, estudos preliminares têm demonstrado valores preditivos positivos de 100%, mas os valores preditivos negativos ainda merecem mais estudos.

O sistema Agile de permeabilidade consiste de uma cápsula com dimensão igual à cápsula entérica (11 × 26 mm), constituída por material biodegradável, a qual após 30 horas de contato com os fluidos digestivos começa a se deformar e desintegrar. A cápsula de teste Agile possui um marcador que emite radiofrequência, permitindo, desta forma, assegurar se a cápsula-teste foi ou não expelida do tubo digestivo além de ser radiopaca, o que permite a sua localização por meio dos raios X simples de abdome. Quando a cápsula é eliminada dentro destas 30 horas e, portanto, sem evidências de deformidade, há segurança na realização do exame.[19-21]

Pacientes que apresentem dor e/ou distensão abdominal durante a avaliação com a cápsula de patência não devem ser submetidos a exames com cápsulas endoscópicas.[4,5,8,19,20]

Após a realização do exame de cápsula deve-se assegurar que a cápsula foi expelida antes de se realizar exame de ressonância magnética ou de exposição a campo da mesma.

Carey *et al.* e Hollerbach *et al.* foram os primeiros a relatarem o sucesso da introdução guiada da cápsula por endoscopia através de diferentes técnicas (utilização de *overtubes*, acessórios especiais ou alças de polipectomias) em pacientes com antecedentes de cirurgias gástricas, subestenoses antropilóricas, disfagia e gastroparesia. Atualmente, já existem acessórios especialmente desenhados para esta finalidade e denominados de introdutores de cápsulas que tornam esta prática de fácil execução, devendo ser utilizados para pacientes portadores de alterações anatômicas que possam dificultar a deglutição da cápsula ou passagem desta para o delgado.[8,9]

A aspiração da cápsula para a árvore brônquica é uma complicação descrita, mas, felizmente, rara, com maior incidência em pacientes idosos e do sexo masculino. Há 25 casos descritos na literatura, a maioria deles com resolução espontânea e um óbito. É aconselhável, em pacientes portadores de disfunções da deglutição, que a cápsula tenha sua passagem realizada por meio de orientação endoscópica,[8,9] e de maneira mais segura, com intubação orotraqueal ou com *overtube*.

ENTEROSCOPIAS

Push Enteroscopia

Necessita de sedação profunda, pois gera importante incômodo ao paciente, deve ser realizada preferencialmente sob radioscopia, os aparelhos atualmente disponíveis permitem alcançar até cerca de 50 a 80 cm além do ângulo de Treitz, necessitando, muitas vezes, do auxílio de retificadores (*over tubes*), o que aumenta consideravelmente os riscos de complicações. Uma grande vantagem deste método é permitir a realização de biópsias e procedimentos terapêuticos. Apresenta acurácia diagnóstica para pesquisa de sangramento de origem obscura variando de 38 a 75% em diferentes estudos.[22,23]

Enteroscopia por Sonda

Necessita de analgesia, é um procedimento demorado (6 a 12 horas de duração), sendo necessário que durante este período o paciente seja mantido no centro médico sob acompanhamento e em jejum, necessita de acompanhamento radiológico, atinge o íleo em cerca de 75% dos casos e a válvula ileocecal em cerca de 10%. Os enteroscópios do tipo "sonda" não dispõem de canal acessório, ou seja, não há a possibilidade de realização de biópsias ou de procedimentos terapêuticos. É um exame de alto custo, pois os aparelhos são muito delicados e em virtude de seu comprimento (250 cm, em média) e das angulações a que são submetidos, tornam-se frágeis e susceptíveis a quebras. Sua acurácia diagnóstica em pacientes com quadro de sangramento de origem obscura varia de 26 a 54%.[24,25] Por estes problemas e com o surgimento da cápsula endoscópica, o procedimento foi praticamente abandonado.

Enteroscopia Guiada por Balão

Necessita de sedação mais profunda e eventualmente de anestesia geral, e, geralmente, são necessárias duas abordagens em dias diferentes, uma pela rota oral e outra pela rota anal para avaliação completa do intestino delgado, a qual, em diferentes casuísticas, é possível em 20 a 80% dos casos. Necessita da introdução de *overtube* flexível e possui balão ou balões de látex com pressão monitorada. Apresenta índices de complicações de 2 a 3%, sendo as mais importantes a pancreatite aguda e perfurações. Pelas características já descritas, é um exame de alto custo, no entanto, permite a realização de biópsias e todos os procedimentos terapêuticos endoscópicos disponíveis. Nas diferentes casuísticas, apresenta acurácia diagnóstica variando de 40 a 80%.[1,26-29]

Enteroscopia Intraoperatória

Necessita de anestesia geral, submete o paciente ao risco operatório, pode implicar na ocorrência de íleo prolongado em até 30% dos casos, permite a progressão do aparelho por todo o delgado com o auxílio da manipulação das alças pelo cirurgião, atingindo quase sempre a válvula ileocecal. Além dos riscos já expostos, também observam-se complicações como lacerações da mucosa em cerca de 50% dos casos, e perfurações, em 5%. Apresenta acurácia diagnóstica de 70 a 100% nos casos de sangramento de origem obscura.[30,31]

Cápsula Endoscópica

Não requer analgesia ou sedação, não há risco de transmissão de infecções, uma vez que a cápsula é descartável, é um procedimento ambulatorial, permitindo ao paciente manter suas atividades habituais e alimentar-se algumas horas após o início do mesmo. Atinge a válvula ileocecal em cerca de 90% dos pacientes, dentro do período de 8 a 10 horas. Até o momento, não há registros de complicações inerentes à cápsula, apenas a retenção desta em casos com subestenoses não suspeitadas antes do procedimento (1,4% dos casos, podendo ocorrer em até 4% dos pacientes cuja indicação do exame é suspeita ou avaliação da doença de Crohn).[4,9]

Sua acurácia diagnóstica na avaliação de pacientes com sangramento de origem obscura é superior às da *push* enteroscopia e da enteroscopia por sonda.[1,4,9]

Hartman *et al.* compararam, em um estudo prospectivo, a acurácia diagnóstica da cápsula entérica em relação à enteroscopia intraoperatória, evidenciando sensibilidade de 95% e especificidade de 75% para a cápsula com valor preditivo positivo de 95% e valor preditivo negativo de 86%.[32]

Nos diferentes trabalhos que comparam a cápsula entérica com a enteroscopia guiada por balão, observa-se uma taxa de concordância entre ambos os métodos variando de 61 à 74%. Esta concordância entre os métodos varia de acordo com as lesões diagnosticadas: angiodisplasias – 74%, úlceras – 96%, pólipos e lesões subepiteliais – 94% e tumores – 96%. As taxas de perda de diagnóstico foram: de 11 a 20% para a cápsula entérica e de 28% para a enteroscopia guiada por balão.[27-29]

PAPEL DA CÁPSULA ENTÉRICA NO SANGRAMENTO DE ORIGEM OBSCURA (SOO)

O sangramento de origem obscura é a mais frequente e principal indicação da cápsula entérica, apresentando, em um estudo prospectivo, quando comparada à enteroscopia intraoperatória, (padrão ouro para avaliação endoscópica do intestino delgado), sensibilidade de 95%, especificidade de 75% com valor preditivo positivo de 95% e negativo de 86%.[32]

Uma metanálise recente totalizando 227 estudos e 23.000 exames de cápsula entérica na investigação do SOO demonstrou capacidade diagnóstica de 60,5% e possibilitando o estudo do intestino delgado em toda sua extensão em 83,6% e taxa de retenção desta em 1,2%, no entanto, não houve análise em separado das diferentes formas de apresentação do SOO, o que seguramente reflete na taxa diagnóstica encontrada (Quadro 2-2).[33,34]

É importante considerar que, à semelhança dos demais exames endoscópicos, a acurácia diagnóstica da cápsula entérica no diagnóstico etiológico do SOO varia de acordo com a apresentação clínica do sangramento, assim como do intervalo entre o sangramento e a realização do exame.

No estudo retrospectivo de 260 pacientes da Clínica Mayo, a cápsula entérica foi capaz de identificar a lesão etiológica do sangramento em 60% dos pacientes com sangramento visível manifesto por enterorragia, hematoquezia ou melena e, em 46% dos pacientes com sangramento oculto.[35] Achados que corroboram estes dados também foram evidenciados em outros estudos, onde a cápsula entérica possibilitou o diagnóstico em 92% dos pacientes com sangramento visível ativo, 44% com sangue oculto positivo nas fezes e em 13% dos pacientes com história prévia de sangramento.[36,37]

Segundo dados relacionados na orientação de *status* tecnológico da cápsula endoscópica da Sociedade Americana de Endoscopia Digestiva (ASGE), as variáveis que demonstraram estar associadas a maiores índices de detecção da cápsula na investigação do SOO foram: a realização precoce do exame em relação ao início do quadro clínico do paciente, a presença de sangramento visível associado à necessidade de hemotransfusão, SOO em pacientes internados por outras patologias, sexo masculino, pacientes idosos, uso de anticoagulantes e antecedente de patologia hepática.[33]

Outro dado interessante é que a chance de ressangramento em pacientes submetidos à cápsula entérica sem diagnóstico etiológico, ou seja, sem a identificação de lesões que possam justificar o quadro clínico do paciente, é de cerca de 4,6%, enquanto que nos pacientes com diagnóstico etiológico identificado no intestino delgado através da cápsula, o ressangramento ocorreu em 48% dos casos.[38]

Mais recentemente, um estudo com acompanhamento mais longo de pacientes submetidos à avaliação do delgado na investi-

QUADRO 2-2. Highlights of the results from recent systematic reviews[6,24] summarizing the endoscopic outcomes with CE and DBE			
Diagnostic yield for OGIB	60,5%		63%[a]
Top diagnostic findings		1. Vascular (50%)	1. Vascular (40%)[b]
		2. Ulcers (27%)	2. Ulcers (30%)[b]
		3. Neoplasms (9%)	3. Neoplasms (22%)[b]
		4. Fresh blood (7%)	4. Diverticula (5%)[b]
Complete enteroscopy	83,6%		44%
Complications		1. Capsule retention (1,2%)	1. Perforation (0,1-0,4%)
			2. Pancreatitis (0,2-0,3%)
			3. Bleeding (0,2-0,8%)

[a]Unclear what proportion of patients had already undergone CE prior to DBE (possible selections bias).
[b]Distribution of findings were significantly different when Western countries and Asia were subdivided and considered separately (see text).

gação do SOO sugeriu que o risco de ressangramento não diferiu de forma significativa entre os dois grupos, no entanto, estes resultados não foram reproduzidos em outros estudos, mas o real significado da ausência de achados endoscópicos através da cápsula entérica em pacientes com SOO ainda necessita de maiores e melhores estudos.[39-41]

Vários estudos e metanálises comparando a capacidade diagnóstica da cápsula em relação aos exames radiológicos e à *push* enteroscopia demonstraram a superioridade da cápsula em relação a estes métodos.[8,42-44]

Estudos comparativos da acurácia diagnóstica da cápsula entérica em comparação com a angiotomografia e arteriografia demonstraram resultados superiores para a cápsula (72 × 24 × 56%).[33]

Os estudos comparativos entre a acurácia diagnóstica no SOO entre a cápsula entérica e a enteroscopia guiada por balão demonstraram acurácia semelhante entre os dois métodos, observando-se, no entanto, capacidade diagnóstica significativamente superior para a cápsula quando se trata de lesões vasculares no delgado. Como a cápsula é um método não invasivo, mas sem possibilidade terapêutica, enquanto a enteroscopia guiada por balão é invasiva, mas com possibilidade terapêutica, estes dois métodos são considerados complementares.[33,45,46]

Outro fator a ser mencionado é o papel da cápsula na escolha da rota inicial da enteroscopia guiada por balão quando a cápsula diagnostica lesão passível de tratamento endoscópico com valor preditivo positivo de 94,7% e negativo de 98,3%.[34]

O emprego da cápsula entérica no algoritmo da investigação do SOO tem-se mostrado custo-efetivo à medida que, comprovadamente, há redução no tempo para o diagnóstico definitivo da patologia responsável pelo quadro clínico, assim como do tempo de internação e do número de hemotransfusões (Figs. 2-10 a 2-12).[9,36,47]

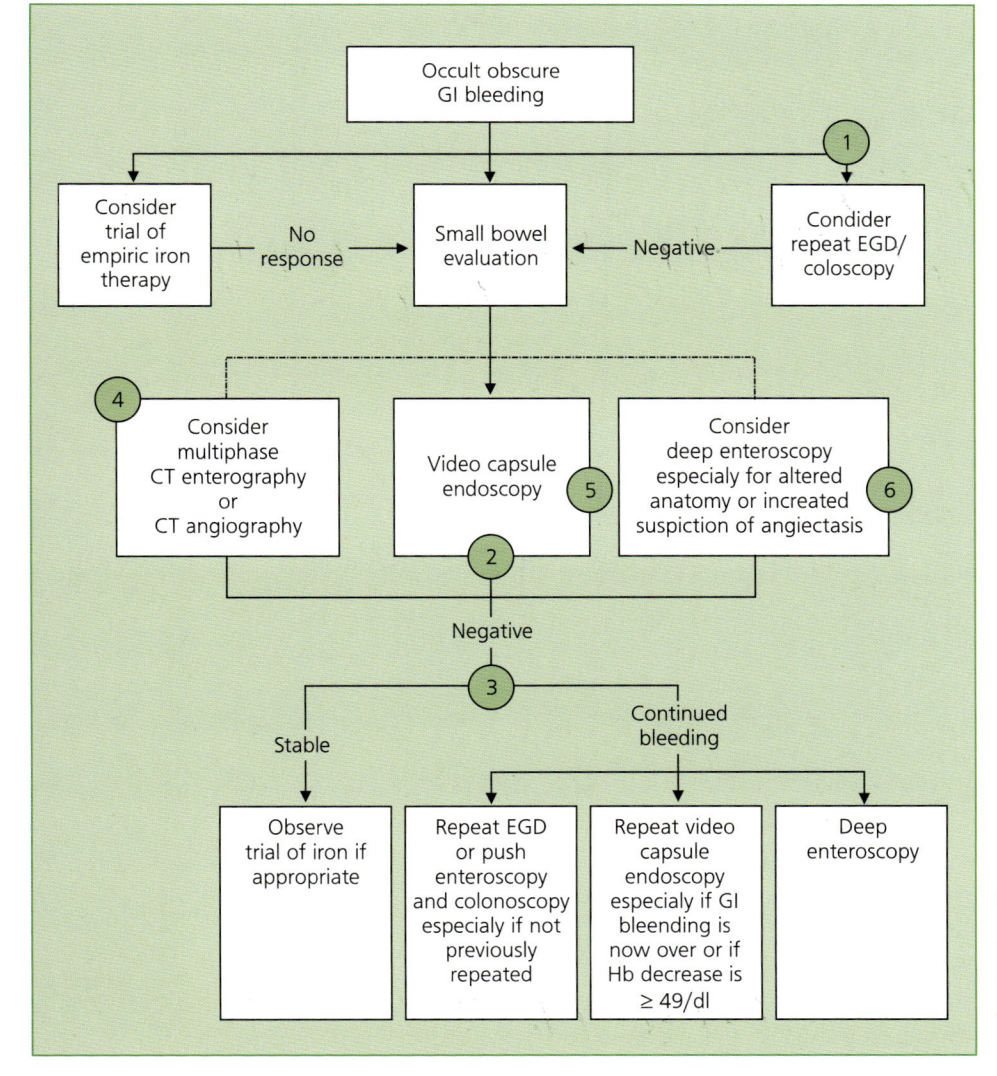

Fig. 2-10. Algoritmo 1. The American Society or Gastrointestinal Endoscopy (ASGE) "Standard of Practice" diagnostic algorithm for Occult Obscure Gastrointestinal. bleeding patients. The numbers refer to the "Burning questions" reported in the text.
GI, gastrointestinal; EGD, esophagogastroduodenoscopy; CT, computed tomography.[47]

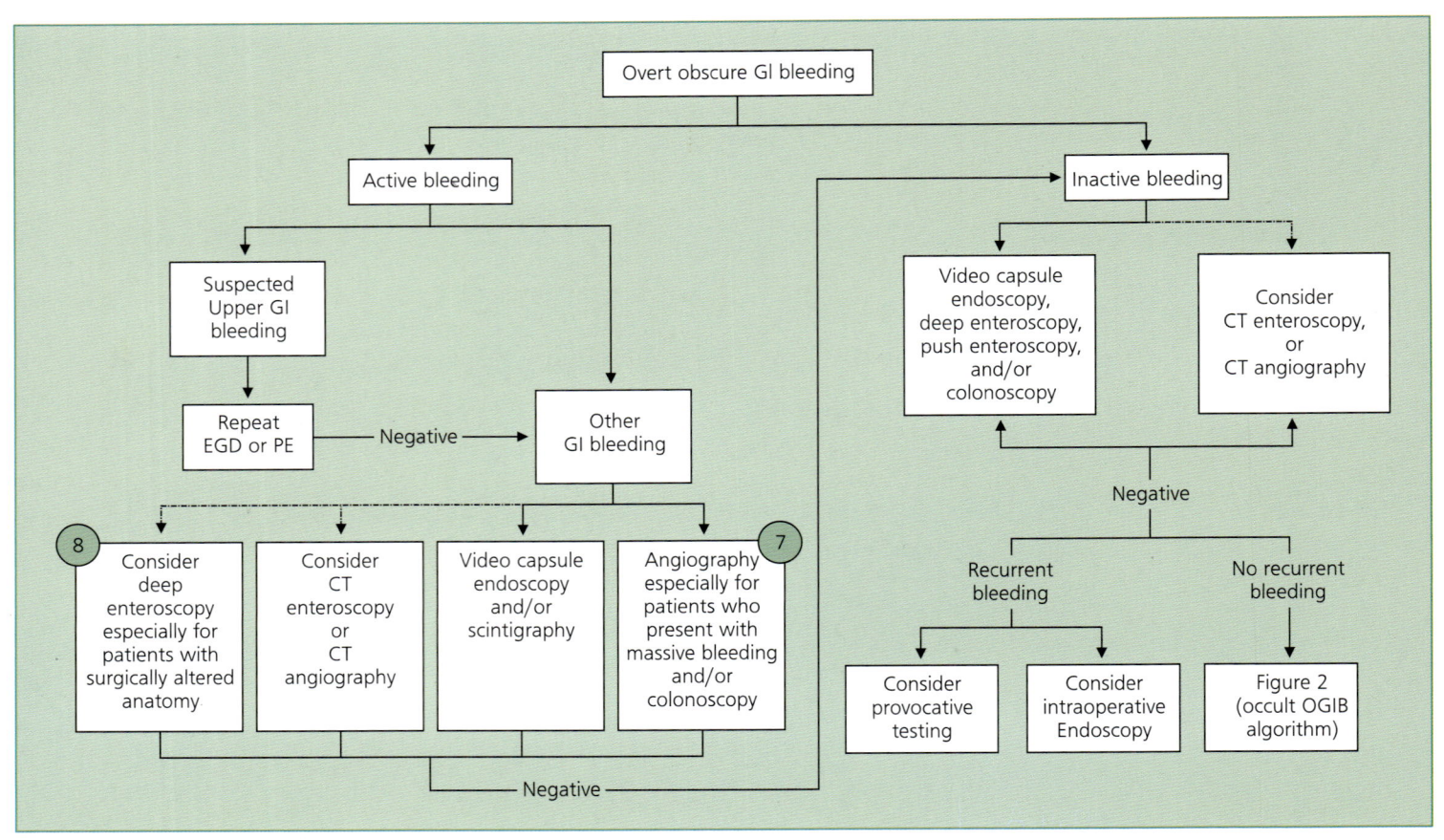

Fig. 2-11. Algoritmo 2. The American Society for Gastrointestinal Endoscopy (ASGE) "Standard of Practice" diagnostic algorithm for Overt Obscure Gastrointestinal bleeding patients. The numbers refer to the "Burning questions" reported in the text. GI, gastrointestinal; EGD, esophagogastroduodenoscopy; CT, compute tomography; PE, push enteroscopy; OGIB, Obscure Gastrointestinal bleeding.[47]

COMENTÁRIOS FINAIS

A cápsula endoscópica certamente constitui um avanço na investigação endoscópica do trato digestório, sobretudo nas patologias do intestino delgado, com claro impacto na prática clínica. Após mais de 2.000.000 de exames realizados em cerca de 1.800 centros em todo o mundo e mais de 3.000 trabalhos publicados, podemos afirmar que a cápsula entérica é um método não invasivo, confiável, com boa acurácia diagnóstica e baixos índices de complicações, permitindo, na grande maioria dos casos (80 a 98%), avaliar o intestino delgado em toda a sua extensão.

O emprego da cápsula entérica na investigação do sangramento de origem obscura mostrou-se custo-efetivo, permitindo a redução no tempo necessário para o diagnóstico etiológico, assim como redução no tempo de internação e do número de hemotransfusões necessárias, e, consequentemente, com impacto positivo na morbidade e mortalidade destes pacientes.

Outro dado interessante constatado foi a maior frequência de tumores do intestino delgado diagnosticados através desta técnica. Anteriormente, os dados disponíveis na literatura, demonstravam uma frequência de diagnóstico de cerca de 2% de tumores no intestino delgado em pacientes com sangramento digestivo, hoje, com os novos dados fornecidos pela cápsula entérica, estes números variam de 2,4 a 9,6% dependendo das características da população estudada, demonstrando o grande desafio de descartar lesões neoplásicas em pacientes com quadro de SOO.[48]

No decorrer destes 13 anos, também ficou bem definido seu papel na investigação da anemia crônica ferropriva, na doença de Crohn, na doença celíaca e nas síndromes poliposas hereditárias. Outras possíveis aplicações deste método, como a investigação de dor abdominal crônica e das síndromes disabsortivas, permanecem sob investigação.

É interessante comentar que, ao longo dos anos, muitos progressos em relação à qualidade das imagens, campo de visão das cápsulas e recursos de leitura dos exames foram implementados, os quais, somados à curva de aprendizado do método, resultam em uma melhor acurácia diagnóstica evidenciada em estudos mais recentes. Algumas inovações tecnológicas estão em desenvolvimento e espera-se que, em curto intervalo de tempo, possibilitem o direcionamento das cápsulas, assim como coleta de biópsias e secreção do trato gastrointestinal além da aplicação de medicações.

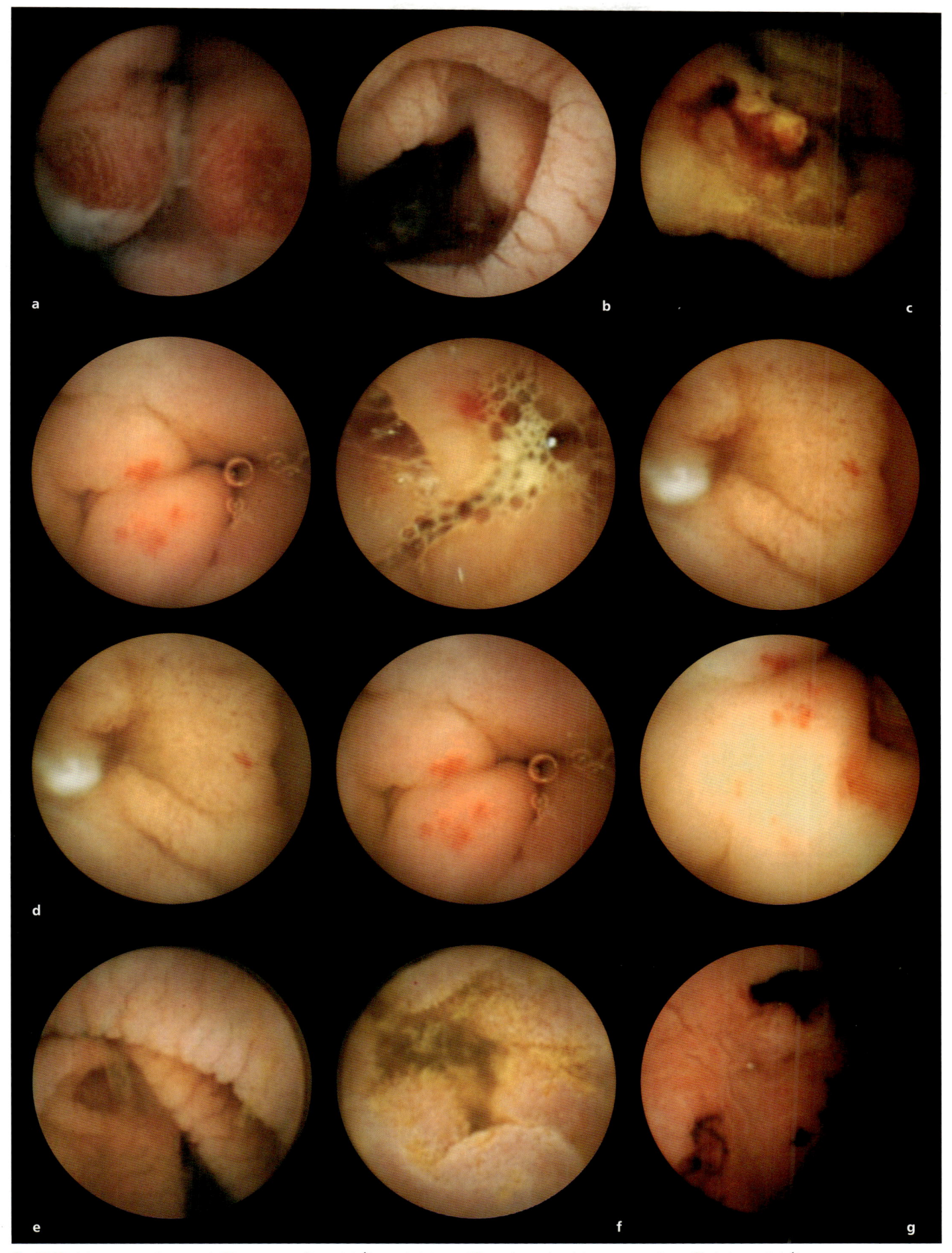

Fig. 2-12. (**a**) Sarcoma de Kaposi. (**b**) Doença celíaca. (**c**) Úlcera de jejuno. (**d**) Angiectasias. (**e**) Doença celíaca. (**f**) Linfoma. (**g**) Úlceras – AINEs. *(Continua.)*

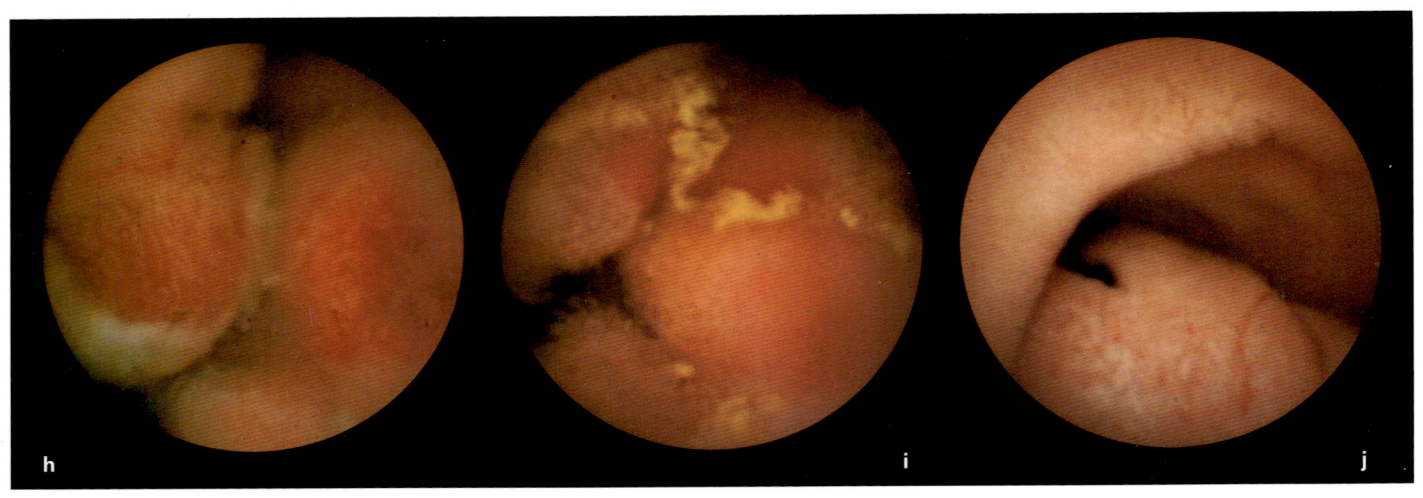

Fig. 2-12. *(Cont.)* **(h)** Sarcoma de Kaposi. **(i)** Linfoma **(j)** GIST.

REFERÊNCIAS BIBLIOGRÁFICAS

1. American Gastroenterological Association (AGA). Institute technical review on obscure gastrointestinal bleeding. *Gastroenterology* 2007;133:1697-717.
2. Prakash C, Zuckerman GR. Acute small bowel bleeding: a distinct entity with significantly different economic implications compared with GI bleeding from other locations. *Gastrointest Endosc* 2003;58:330-35.
3. Halpern M, Jacob H. *Atlas of capsule endoscopy*. Norcross, GA: Gyven Imaging, 2002.
4. ASGE. Technology evaluation report. *Gastrointest Endosc* 2002;56:621-24.
5. Keuchel M, Hagenmuller F, Fleischer DE. *Atlas of video capsule endoscopy*. Berlin: Springer, 2006.
6. Herrerías JM, Saraiva MM. *Atlas of capsule endoscopy*. Espanha: Sulime, 2007.
7. Internal data at Given Imaging Ltd. Reviewed by the FDA, 2001.
8. Ladas SD *et al*. ESGE recommendations on VCE in investigation of small-bowel, esophageal and colonic diseases. *Endoscopy* 2010;42:220.
9. Mishkin DS, Chuttani R, Croffie J *et al*. ASGE Technology Status Evaluation Report: wireless capsule endoscopy. *Gastrointest Endosc* 2006;63(4):539-45.
10. Ginsberg GG, Barkun AN, Bosco JJ *et al*. Wireless capsule endoscopy. *Gastrointest Endosc* 2002 Aug.;56:621-24.
11. de Franchis R, Avgerinos A, Barkin J *et al*. ICCE Consensus for Bowel Preparation and Prokinetics. *Endoscopy* 2005;37:1040-45.
12. Chung JW, Hwang HJ, Chung MJ *et al*. Safety of capsule endoscopy using human body communication in patients with cardiac devices. *Dig Dis Sci* 2012 June;57(6):1719-23.
13. Cuschieri JR, Osman MN, Wong RC *et al*. Small bowel capsule endoscopy in patients with cardiac pacemakers and implantable cardioverter defibrillators: Outcome analysis using telemetry review. *World J Gastrointest Endosc* 2012 Mar. 16;4(3):87-93.
14. Hogan RB, Ahmad N, Hogan RB 3rd *et al*. Video capsule endoscopy detectionof jejunal carcinoid in life-threatening hemorrhage, first trimesterpregnancy. *Gastrointest Endosc* 2007;66:205-7.
15. Wax JR, Pinette MG, Cartin A *et al*. Cavernous transformation of the portal vein complicating pregnancy. *Obstet Gynecol* 2006;108:782-84.
16. Carey EJ, Heigh I, Feischer DE. Endoscopic capsule endoscope delivery for patients with dysphagia, anatomical abnormalities or gastroparesis. *Gastrointest Endosc* 2004;59:423-26.
17. Cave D, Legnani P, de Francis R *et al*. ICCE consensus for capsule retencion. *Endoscopy* 2005;37:1065-67.
18. Barkim JS, O'Loughlin C. Capsule endoscopy contraindications and how to avoid their occurrence. *Gastrointest Endosc Clin N Am* 2004;14:61-65.
19. Riccioni ME, Hasaj O, Spada C *et al*. "M2A patency capsule" to detect intestinal stictures: preliminary results. Program and abstracts of the Second Conference on Capsule Endoscopy. Berlin, Mar. 2003;169:23-25, .
20. Herrerias JM, Leighton JA, Costamagna G *et al*. Agile patency system eliminates risk of capsule retention in patients with known Intestinal strictures who undergo capsule endoscopy. *Gastrointest Endosc* 2008;67:902-9.
21. Banerjee R, Bhargav P, Reddy P *et al*. Safety and efficacy of the M2A patency capsule for diagnosis of critical intestinal patency: results of a prospective clinical study. *J Gastroenterol Hepatol* 2007;22:2060-63.
22. Barkin JS *et al*. Diagnostic and therapeutic jejunoscopy with a new, longer enteroscope. *Gastrointest Endosc* 1992;38:55-58.
23. Gilbert *et al*. Status evaluation: enteroscopy. *Gastrointest Endosc* 1991;37:673-77.
24. Lewis BS *et al*. Total small bowel enteroscopy. *Gastrointest Endosc* 1987;33:435-38.
25. Gostout CJ. *et al*. Improving the withdrawal phase of Sonde enteroscopy with the "push-away" method. *Gastrointest Endosc* 1993;39:69-72.
26. Yamamoto H *et al*. Gastroenterology 2006;125(5):1556-60
27. Mehdizadeh S *et al*. What is the learning curve associated with double-balloon enteroscopy? Technical details and early experience in 6 U.S. tertiary care centers. *Gastrointest Endosc* 2006;64:740-50.
28. Hadithi M *et al*. A prospective study comparing video capsule endoscopy with double-balloon enteroscopy in patients with obscure gastrointestinal bleeding. *Gastroenterol* 2006;101:52-57.
29. Nakamura M *et al*. Preliminary comparison of capsule endoscopy and double-balloon enteroscopy in patients with suspected small-bowel bleeding. *Endoscopy* 2006;38:59-66.
30. Lewis BS *et al*. Small bowel enteroscopy and intraoperative enteroscopy for obscure gastrointestinal bleeding. *Am J Gastroenterol* 1991;86:171-74.
31. ASGE Guidelines. Enteroscopy. *Gastrointest Endosc* 2001;53:871-73.
32. Hartmann D, Schmidt H *et al*. A prospective two-center study comparing wireless capsule endoscopy with intraoperative enteroscopy in patients with obscure GI bleeding. *Gastrointest Endosc* 2005;61:826-32.
33. ASGE Technology Status Evaluation Report. *Gastrointest Endosc* 2013;78(6):805-12.
34. Christopher W. Teshima Small bowel endoscopy for obscure GI bleeding. *Best Pract Res Clin Gastroenterol* 2012;26:247-61.
35. Carey EJ, Leighton JA, Heigh RI *et al*. A single-center experience of 260 consecutive patients undergoing capsule endoscopy for obscure gastrointestinal bleeding. *Am J Gastroenterol* 2007;102:89-95.
36. Pennazio M, Santucci R, Rondonotti E *et al*. Outcome of patients with obscure gastrointestinal bleeding after capsule endoscopy: report of 100 consecutive cases. *Gastroenterology* 2004;126:643-53.
37. Apostolopoulos P, Liatsos C, Gralnek IM*et al*. The role of wireless capsule endoscopy in investigating unexplained iron deficiency anemia after negative endoscopic evaluation of the upper and lower gastrointestinal tract. *Endoscopy* 2006;38:1127-32.
38. Lai LH, Wong GI, Chow DK *et al*. Long term follow-up of patients with obscure gastrointestinal bleeding after negative capsule endoscopy. *Am J Gastroenterol* 2006;101:1224-28.
39. Riccioni ME, Urgesi R, Cianci R *et al*. Negative capsule endoscopy in patients with obscure gastrointestinal bleeding reliable: recurrence of bleeding on long-term follow-up. *World J Gastroenterol* 2013 July 28;19(28).
40. Koh SJ, Im JP, Kim JW *et al*. Long-term outcome in patients with obscure gastrointestinal bleeding after negative capsule endoscopy. *World J Gastroenterol* 2013 Mar. 14;19(10):1632-38.
41. Kim JB, Ye BD, Song Y *et al*. Frequency of rebleeding events in obscure gastrointestinal bleeding with negative capsule endoscopy. *J Gastroenterol Hepatol* 2013 May;28(5):834-40.
42. Spada C *et al*. Colon capsule endoscopy: ESGE Guidelin Endoscopy Published online, 2012.

43. Triester SL, Leighton JA, Leontiadis GI *et al.* A meta-analysis of the yield of capsule endoscopy compared to other diagnostic modalities in patients with obscure gastrointestinal bleeding. *Am J Gastroenterol* 2005;100:2407-18.

44. De Leusse A, Vahedi K, Edery J *et al.* Capsule endoscopy or push enteroscopy for first-line exploration of obscure gastrointestinal bleeding? *Gastroenterology* 2007;132:855-62.

45. Kamalaporn P, Cho S, Basset N *et al.* Double-balloon enteroscopy following capsule endoscopy in the management of obscure gastrointestinal bleeding: outcome of a combined approach. *Can J Gastroenterol* 2008;22:491-95.

46. Marmo R, Rotondano G, Rondonotti E *et al.* Capsule enteroscopy vs other diagnostic procedures in diagnosing obscure gastrointestinal bleeding: a cost-effectiveness study. *Eur J Gastroenterol Hepatol* 2007;19:535-42.

47. Rondonotti E *et al.* The American Society for Gastrointestinal Endoscopy (ASGE) diagnostic algorithm for obscure gastrointestinal bleeding: eight burning questions from everyday clinical practice. *Digest Liver Dis* 2013;45:179-85.

48. Rondonotti E, Pennazio M, Toth E *et al.* Small-bowel neoplasms in patients undergoing video capsule endoscopy: a multicenter European study. *Endoscopy* 2008;40:488-95.

HEMORRAGIA DIGESTIVA INTERMEDIÁRIA E HEMORRAGIA DIGESTIVA DE ORIGEM OBSCURA – CONCEITOS E CONSIDERAÇÕES GERAIS

David Corrêa Alves de Lima ▪ Luiz Ronaldo Alberti ▪ Christiane Soares Poncinelli

INTRODUÇÃO

O sangramento gastrointestinal obscuro é caracterizado pelo sangramento persistente ou recidivante não esclarecido após avaliação endoscópica convencional, incluindo esofagogastroduodenoscopia (EGD) e colonoscopia com exame do íleo distal, respondendo por 5% dos casos de hemorragia digestiva. Esta parcela não esclarecida em 75% das vezes tem o intestino delgado como principal sítio de sangramento e os 25% restantes correspondem a casos não detectados pela EGD ou colonoscopia.[2,3,11]

Lesões ao alcance do endoscópio convencional ou colonoscópio podem não ser identificadas por uma variedade de razões. Desse modo, a repetição desses exames deve ser realizada antes da investigação do intestino delgado. Isso é mais importante ainda naqueles pacientes com anemia ferropriva ou que apresentam melena.[5] Lesões de Cameron, varizes de fundo gástrico, Dielafoy, ectasia vascular do antro gástrico, angiectasia representam as lesões mais comumente não identificadas na parte alta do trato digestório. A repetição da colonoscopia deve ser considerada especialmente naqueles pacientes que foram submetidos a exame de urgência e que não apresentaram preparo colônico adequado. Doença hemorroidária, angiectasias, divertículo que parou de sangrar representam os principais agentes não identificados como causa de hemorragia digestiva baixa.

Alguns *experts* têm sugerido que a repetição dos exames (endoscopia e colonoscopia) nesses pacientes seja feita por endoscopista diferente daquele que realizou o primeiro exame, obtendo, assim, uma segunda opinião.[19]

Quando a causa da hemorragia está no delgado utiliza-se a denominação **hemorragia do intestino médio (HIM)**.[2,3,11] Essa terminologia foi proposta em 2006 e definiu o sangramento do trato digestório médio como sendo aquele que ocorre distalmente à papila de Vater até o íleo distal.[6]

CAUSAS DE HIM

Existem muitas causas variadas de sangramento de origem obscura. As lesões do intestino delgado classificadas por ordem de frequência estão listadas no Quando 3-1.

De maneira geral, em pacientes com idade inferior a 40 anos tem como principais causas de sangramento doença inflamatória intestinal, divertículo de Meckel, lesão de Dielafoy ou tumores (GIST, linfoma, carcinoide, adenocarcinoma). Em pacientes mais idosos, o sangramento decorre de lesões vasculares, erosões ou úlceras relacionadas com anti-inflamatórios não esteroides.

QUADRO 3-1. Causas de hemorragia do intestino delgado

Lesões	Frequência
Lesões vasculares	
▪ Angiectasias	
▪ Telangiectasia hereditária hemorrágica	70-80%
▪ Hemangioma	
▪ Dieulafoy	
Miscelânia	
▪ Medicações	
▪ Infecções (tuberculose)	
▪ Doença de Crohn	
▪ Divertículo de Meckel	
▪ Zollinger-Ellison	10-25%
▪ Vasculites	
▪ Enterite Actínica	
▪ Divertículo Jejunal	
▪ Isquemia mesentérica	
▪ Outras	
Tumores	5-10%

Lesões Vasculares

Compreendem as angiectasias adquiridas, hereditárias (síndrome de Osler-Rendu-Weber), hemangiomas e a lesão de Dieulafoy.[12,20]

As angiectasias adquiridas ou angiodisplasias são as causas mais comuns de sangramento do intestino delgado, correspondendo a cerca de 50% dos casos. São dilatações de veias submucosas preexistentes e dos capilares mucosos suprajacentes. Histologicamente, consistem em vasos dilatados, distorcidos, limitados por endotélio e raramente por pequena quantidade de músculo liso. As lesões se assemelham mais a ectasias de vasos normais do que a verdadeiras malformações arteriovenosas. Portanto, o termo angiectasia é mais adequado que angiodisplasia.[20] Endoscopicamente, são lesões planas ou levemente elevadas, avermelhadas, com cerca de 2 a 10 mm de tamanho. Podem ser arredondadas, estreladas ou arboriformes.[20]

As angiectasias ocorrem, mais frequentemente, nos cólons, sendo importante causa de sangramento digestório, especialmente em idosos. No TGI alto, as angiectasias predominam no estômago. O significado clínico e a necessidade de abordagem terapêutica das pequenas angiectasias ainda são controversos.[13]

A explicação para o sangramento nas angiectasias permanece desconhecida. Vários mecanismos são propostos, como, por exemplo, o aumento de pressão nos capilares mucosos, abrasão da mucosa por alimentos, processos isquêmicos e aumento dos níveis do fator de crescimento do endotélio. Do mesmo modo, a história natural destas lesões também é pouco compreendida pela falta de estudos prospectivos em longo prazo. Lewis *et al.* descreveram interrupção espontânea do sangramento em 44% dos pacientes com angioectaisas de delgado durante um acompanhamento com duração média de 13 meses. A taxa de ressangramento é imprevisível e varia de acordo com a localização, número e ocorrência de sangramento prévio (Figs. 3-1 a 3-3).[10]

A síndrome de Osler-Weber-Rendu ou telangiectasia hemorrágica hereditária (THH) é caracterizada por diminutas ectasias vasculares da pele e mucosa do trato digestório e por episódios recorrentes de epistaxe e sangramento digestório. O sangramento normalmente não ocorre antes da quarta década de vida, acometendo pelo menos 15% dos pacientes. Estudos genéticos demonstraram que a THH ocorre em virtude de um grupo de desordens autossômicas dominantes, e, portanto, mutações em diversos locais diferentes do gene podem determinar a síndrome clínica.[15]

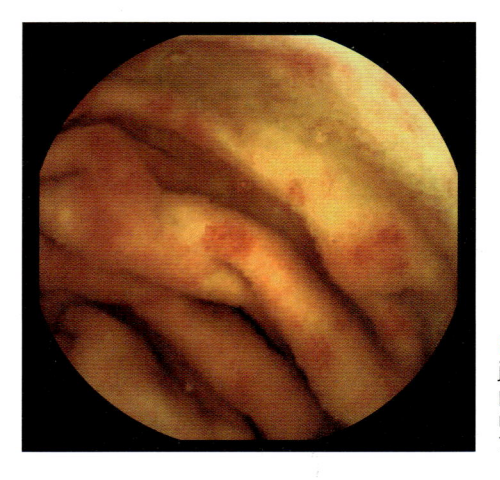

Fig. 3-1. Angiectasias no jejuno proximal em paciente de 72 anos com relato de melena e Hb de 7,2 g/dL.

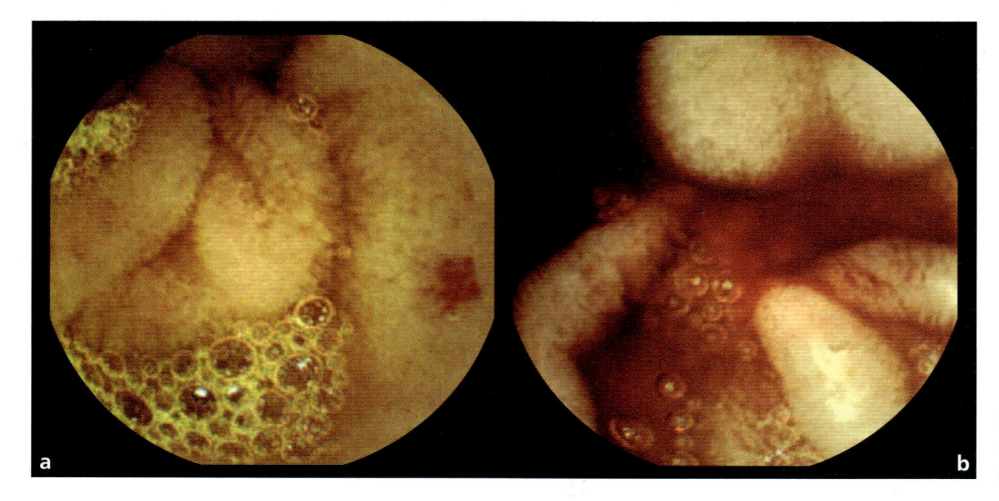

Fig. 3-2. Angiectasias no jejuno distal de paciente com 89 anos com anemia (Hb 8,3 g/dL).
(**a**) Angiectasia no jejuno distal. (**b**) Angiectasia com sangramento ativo no jejuno distal.

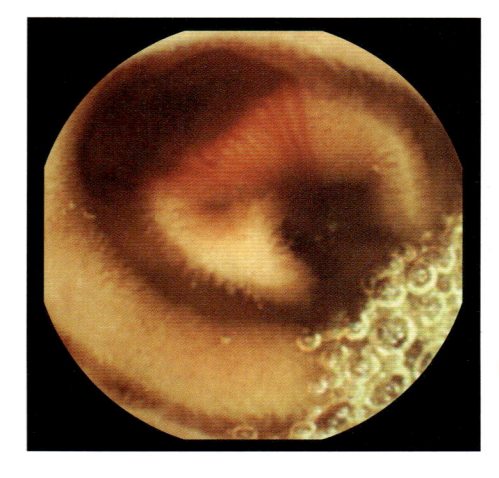

Fig. 3-3. Paciente com 63 anos de idade e anemia (Hb: 9,5 g/dL). Colonoscopia com angiectasia no ceco. Enterotomografia sem alterações. Cápsula endoscópica com angiectasia com sangramento no jejuno proximal.

Os hemangiomas são tumores vasculares hamartomatosos que podem ocorrer ao longo de todo o trato digestório. Representam 5 a 10% dos tumores benignos do intestino delgado. Surgem a partir de plexos vasculares submucosos e são classificados como capilares, cavernosos ou mistos. Os hemangiomas cavernosos são maiores, com vasos de parede fina, diferentemente das lesões capilares que possuem pequenos vasos envolvidos por tecido conectivo deficiente em elastina. O sangramento dos hemangiomas capilares tendem a ser de pequena monta, frequentemente oculto, enquanto os hemangiomas cavernosos causam sangramentos visíveis (Fig. 3-4).[18]

A lesão de Dieulafoy é mais frequente em indivíduos adultos e idosos. Trata-se da ulceração de uma artéria submucosa calibrosa, sem arterite, mas superficial, ectópica e de trajeto sinuoso. É rara sendo observada em cerca de 2% dos pacientes com sangramento digestório alto maciço. Embora o estômago seja a localização mais frequente, também já foi encontrada no duodeno, jejuno e cólon. O diagnóstico é difícil principalmente se a lesão está localizada no intestino delgado. A lesão jejunal pode ser detectada por enteroscopia ou angiografia em casos de sangramento ativo. Mais recentemente, a cápsula endoscópica e a enteroscopia têm aumentado a acurácia diagnóstica. Na maioria dos pacientes, a lesão não é endoscopicamente visível ou observa-se apenas área avermelhada puntiforme. A mortalidade da hemorragia por lesão de Dieulafoy é aproximadamente 25% (Fig. 3-5).[15,18]

Tumores

Somente 3% dos tumores do trato digestório ocorre no intestino delgado. O leiomioma é o tumor benigno mais comum do intestino delgado, sendo o carcinoide o tumor maligno mais frequente. Entretanto, os tumores estromais são os que sangram mais frequentemente.[16]

Os tumores de intestino delgado correspondem a 5 a 10% dos casos de hemorragia do intestino delgado. A idade média dos pacientes é inferior àqueles com angiectasias. O sangramento é a apresentação clínica em até 53% dos pacientes. Hemorragia abundante está mais relacionada com os tumores estromais, enquanto perda crônica e anemia são mais comuns nos carcinoides, adenocarcinomas e linfomas. Em decorrência de sua vascularização, os tumores estromais podem ser detectados com a cintilografia com tecnécio 99 m (Tc^{99}). A sensibilidade da angiografia foi descrita como 86% para estas lesões (Fig. 3-6).[16]

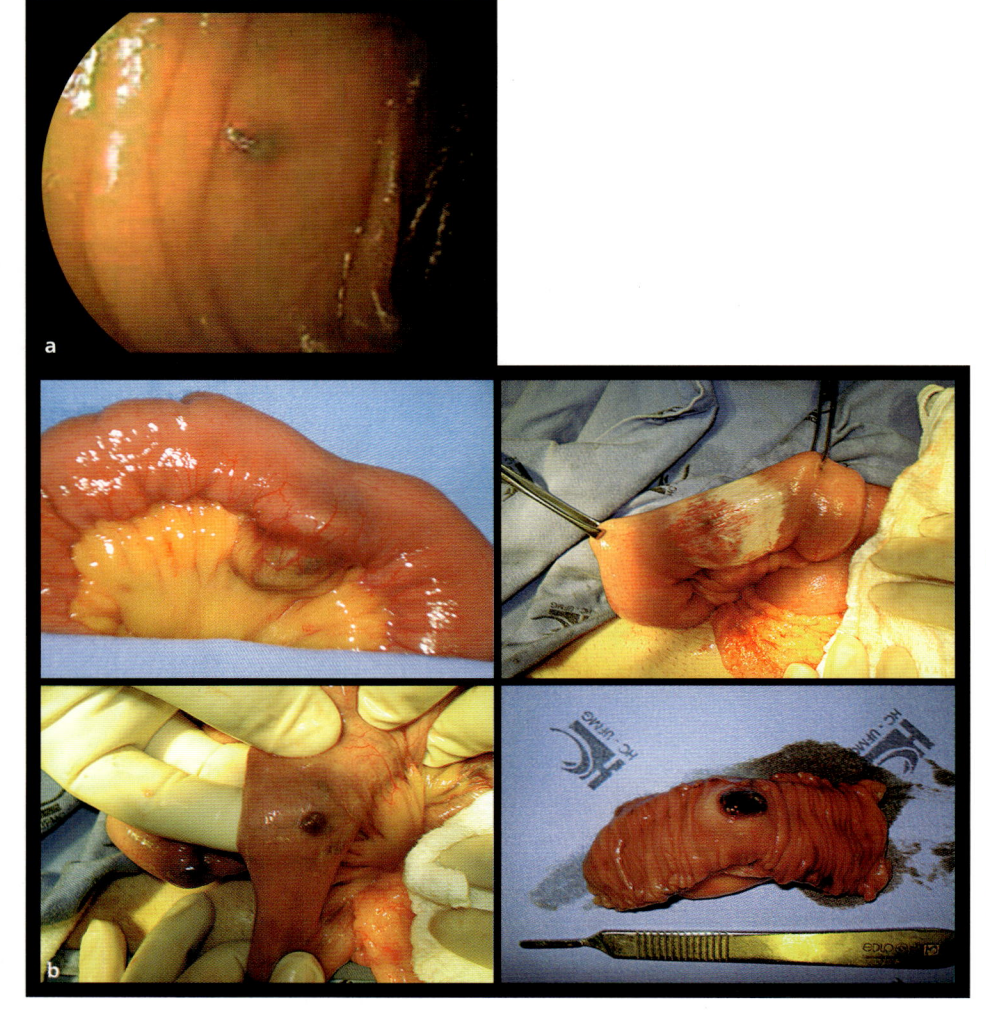

Fig. 3-4. Paciente de 54 anos com história de hematoquezia com repercussão hemodinâmica. Submetido à enteroscopia de duplo balão por via anterógrada que mostrou lesão azulada no jejuno médio (hemangioma?) tratada com plasma de argônio. (**a**) Via retrógrada com sangue vermelho escuro no íleo. Procedida tatuagem com tinta naquim nos pontos máximos de inserção do enteroscópio. Cápsula endoscópica mostrou sangramento ativo transição jejunoileal. Nesse período, houve novo episódio de sangramento grave. Procedida laparotomia exploradora com enteroscopia intraoperatória: na transição de jejuno com íleo, nas proximidades das tatuagens, foi evidenciada lesão parietal de coloração violácea. Procedida enterectomia englobando a lesão. Abertura da peça demonstrou lesão neoplásica ulcerada com coágulo aderido. (**b**) A histopatologia confirmou tratar-se de GIST de delgado ulcerado.

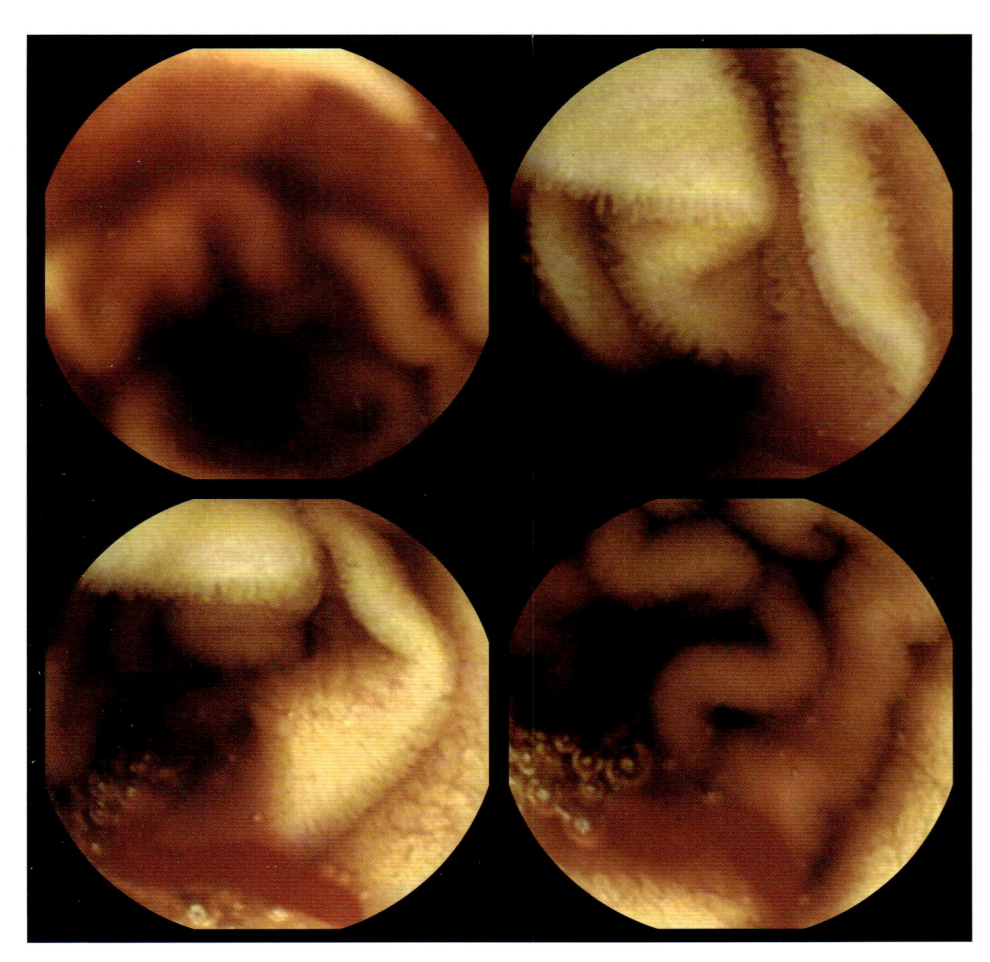

Fig. 3-5. Paciente de 64 anos com quadro de hematoquezia com repercussão hemodinâmica e necessidade de transfusão de sangue e internação em CTI. Diagnóstico de síndrome de Dieulafoy de jejuno proximal (Mirocam). Realizada laparotomia e *push* enteroscopia com lesão identificada 10 cm distais ao ângulo de Treitz. Feita enterectomia segmentar com boa evolução.

Divertículo de Meckel

É a anomalia congênita mais prevalente, ocorrendo em 2% da população, sendo mais frequente no homem do que na mulher. A complicação mais frequente é o sangramento maciço, normalmente na infância. É a causa do sangramento em 2/3 dos homens com menos de 30 anos com sangramento gastrointestinal obscuro.[17]

Doença de Crohn

É a causa mais comum de lesões ulceradas no intestino delgado. Normalmente, manifesta-se por sangramento crônico de pequena quantidade e anemia. Sangramento maciço é raro. Em apenas 15% dos casos, as lesões sangrantes localizam-se no intestino, sendo o cólon o local mais comum. Em cerca de 20% dos pacientes com acometimento do intestino delgado, a hemorragia é a manifestação inicial da doença (Fig. 3-7).[17]

Causas Menos Comuns

A síndrome de Zollinger-Ellison também pode ser causa de hemorragia face às ulcerações associadas ao quadro de hipergastrinemia. As úlceras podem ocorrer na terceira porção duodenal e jejuno.[18]

Infecções como a tuberculose, sífilis, histoplasmose também podem ser causa de sangramento. No caso da tuberculose, a localização mais frequente é ileocecal e jejunoileal.[18]

A amiloidose pode ocorrer em diversos órgãos. O acometimento do TGI é comum na amiloidose primária. Mal-absorção, obstrução e sangramento foram relatados. Em alguns casos, lesões pseudotumorais podem ser a causa do sangramento.

Diversas medicações como potássio, anti-inflamatórios não esteroides (AINEs) e mercaptopurina são causas de ulcerações e sangramento. Os AINEs são certamente subestimados como causa de ulcerações do intestino delgado e anemia por deficiência de ferro. Outras causas menos frequentes são os aneurismas mesentéricos, varizes ectópicas, fístulas aortoentéricas, enterite actínica e vasculites.[18]

DIAGNÓSTICO E MANEJO CLÍNICO

A avaliação dos pacientes com HIM deve ser realizada de acordo com dados da história clínica, achados do exame físico e os resultados da propedêutica prévia (exames laboratoriais, exames de imagem e endoscópicos).

O diagnóstico da origem do sangramento em pacientes com HIM é desafiador.

Pelas características da HIM, torna-se evidente que a dificuldade de diagnóstico etiológico assim como a terapêutica da mesma pode, geralmente, implicar na realização e repetição de vários exames endoscópicos e estudos de imagem antes que um diagnóstico etiológico definitivo seja estabelecido.[2,3] Foutch *et al.* demonstraram o grande número de procedimentos diagnósticos a que estes pacientes são submetidos, quando 39 pacientes haviam se submetido a 277 procedimentos diagnósticos (média de 7,3 por paciente) sem sucesso.[4,8]

Além do custo dos exames, deve-se considerar que a ausência do diagnóstico etiológico dificulta a abordagem terapêutica reso-

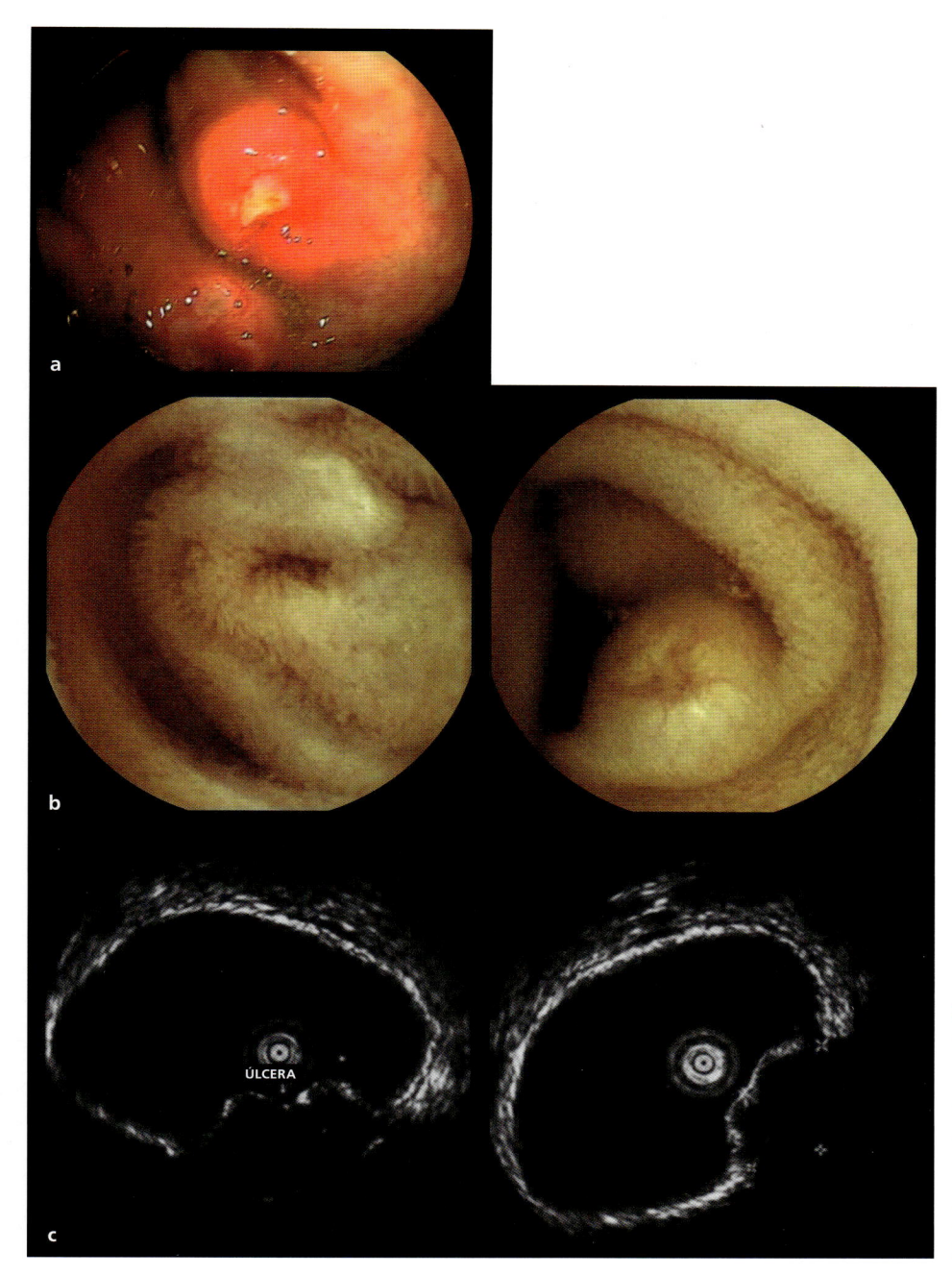

Fig. 3-6. Criança de 9 anos de idade com dor abdominal, anemia, diarreia crônica e melena com miofibromatose intestinal multicêntrica. (**a**) Achado de lesão de aspecto subepitelial com ulceração central no cólon ascendente. (**b**) Cápsula endoscópica introduzida por endoscopia digestiva com uso do entregador de cápsula mostrando duas lesões subepiteliais no jejuno. (**c**) Ecoendoscopia com miniprobe de 15 MHZ evidenciando lesão homogênea, fusiforme hipoecogênica, bem delimitada, com ulceração apical originada da camada muscular própria.

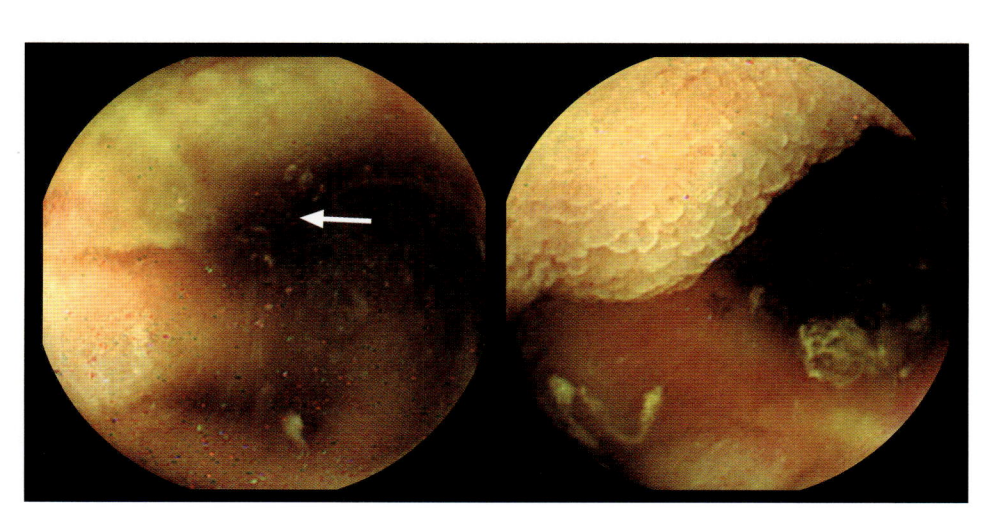

Fig. 3-7. Paciente de 67 anos de idade, com internação prévia por anemia há 3 meses (Hb de 13,6 g/dL para 8 g/dL) sem esclarecimento diagnóstico e em reposição de sulfato ferroso. Há 5 dias apresentou 4 episódios de hematoquezia, com hipotensão, lipotimia e TCE e queda da Hemoglobina (7,1 g/dL) com instabilidade e necessidade de hemotransfusão. Cápsula endoscópica com processo inflamatório não contínuo com ulcerações de variadas formas e tamanhos, algumas com depósito de fibrina acometendo o jejuno e o íleo.

lutiva, implicando, desta forma, em múltiplas transfusões sanguíneas e repetidas internações relatada por Flickinger *et al.* cuja média foi de 5 internações e 46 unidades transfundidas por paciente.[7]

A complexidade na abordagem do intestino delgado certamente exige maior número de procedimentos diagnósticos, mais transfusões sanguíneas, internações hospitalares mais prolongadas, consequentemente maiores custos. Além disso, estes pacientes apresentaram pior prognóstico quando comparados a pacientes com hemorragia digestiva alta ou baixa (mortalidade de 10%). (Prakash *et al.* 2003).

Outro dado alarmante é o tempo médio estimado de 2 anos (variando de 1 mês a 8 anos) para o diagnóstico diferencial do paciente portador de sangramento de origem obscura.[14]

Antes de avaliar a sintomatologia, é importante definir corretamente o tipo de sangramento apresentado.

Com o objetivo de orientar uma sequência propedêutica no sangramento do Intestino médio, recomenda-se separar os pacientes em dois grupos:

1. **Sem sangramento visível:** ausência de sangue visível nas fezes para o médico ou para o paciente, que se apresenta em geral com anemia por deficiência de ferro não explicada ou com pesquisa positiva de sangue oculto nas fezes (PSOF).
2. **Com sangramento visível:** sangramento visível persistente ou recorrente cuja origem não se define após investigação endoscópica primária inicial por EGD ou colonoscopia.

Poucos estudos avaliaram a frequência e a história natural das duas formas de apresentação clínica da HIM. Harewoodt *et al.* investigaram pacientes com anemia e verificaram que o tratamento com ferro via oral resolveu a anemia em 83% dos casos, em um período de seguimento de 20 meses.[9]

No sangramento visível, a apresentação clínica com hematêmese parece ser de rara frequência, sendo a grande maioria dos casos representada pela passagem de sangue pelo reto.[2,3]

A manifestação clínica e a idade ajudam a definir o tipo de abordagem diagnóstica, assim como o prognóstico e resultados terapêuticos. Pacientes com sintomas de anemia e pacientes com alteração hemodinâmica apresentam diferentes abordagens, o que implica diferentes algoritmos. Por exemplo, sintoma de hematêmese recorrente sugere origem do sangramento acima do ângulo de Treitz, e investigação do trato gastrointestinal inferior a princípio não é necessária. Pacientes com anemia discreta, queda pequena do hematócrito, idade avançada e múltiplas comorbidades, devem ter investigação mais conservadora.[14]

Diante destes dados, com o intuito de abreviar o diagnóstico etiológico destes pacientes, torna-se de suma importância a avaliação propedêutica padronizada levando em consideração a história pregressa, faixa etária do início dos sintomas, história familiar, forma de apresentação e repercussão no seu estado clínico, visando a instituição de terapêutica específica o mais breve possível, minimizando, desta forma, repercussões para o paciente e, possivelmente, melhorando seu prognóstico. A avaliação da relação custo *versus* benefício da realização de cada procedimento propedêutico também deve ser levada em consideração, uma vez que exames de custo elevado como a cápsula endoscópica e a enteroscopia de duplo balão ou balão único podem abreviar o tempo despendido para o estabelecimento de diagnóstico efetivo, reduzindo gastos com repetição de outros exames, transfusões sanguíneas e internações.[2,3]

REFERÊNCIAS BIBLIOGRÁFICAS

1. Akhtar RY, Lewis BS, Ullman T. Mucosal healing of Crohn's disease demonstrated by capsule endoscopy in a woman with obscure gastrointestinal bleeding. *Am J Gastroenterol* 2009 Apr.;104(4):1065-66.
2. American Gastroenterological Association (AGA) Institute medical position statement on obscure gastrointestinal bleeding. *Gastroenterol* 2007;133:1694-96.
3. American Gastroenterological Association (AGA) Institute technical review on obscure gastrointestinal bleeding. *Gastroenterol* 2007;133:1697-717.
4. Ginsberg GG, Barkun AN, Bosco JJ *et al.* ASGE Technology Assessment Committee: wireless capsule endoscopy. *Gastrointest Endosc* 2002;56(5):621-24.
5. Descamps C, Schmit A, Van Gossum A. "Missed" upper gastrointestinal tract lesions may explain "occult" bleeding. *Endoscopy* 1999;31:452.
6. Ell C, May A. Mid-gastrointestinal bleeding: capsule endoscopy and push-and-pull enteroscopy give rise to a new medical term. *Endoscopy* 2006;38:73-75.
7. Flickinger EG, Stanforth AC, Sinar DR *et al.* Intraoperative video panendoscopy for diagnosing sites of chronic intestinal bleeding. *Am J Surg* 1989;157:137-44.
8. Foutch PG, Sawyer R, Sanowski RA. Push-enteroscopy for diagnosis of patients with gastrointestinal bleeding of obscure origin. *Gastrointest Endosc* 1990;36:337-41.
9. Harewood GC, Ahlquist DA. Fecal occult blood testing for iron deficiency. *Dig Dis* 2000;18:75-82.
10. Lewis BS, Swain P. Capsule endoscopy in the evaluation of patients with suspected small intestinal bleeding: Results of a pilot study. *Gastrointest Endosc* 2002;56:349.
11. Lima DCA, Alberti LR, Ribeiro AVS *et al.* Hemorragia gastrointestinal obscura. Diretriz SOBED, 2009.
12. Marangoni G, Cresswell AB, Faraj W *et al.* An uncommon cause of life-threatening gastrointestinal bleeding: 2 synchronous Dieulafoy lesions. *J Pediatr Surg* 2009 Feb.;44(2):441-43.
13. Okazaki H, Fujiwara Y, Sugimori S *et al.* Prevalence of mid-gastrointestinal bleeding in patients with acute overt gastrointestinal bleeding: multi-center experience with 1,044 consecutive patients. *J Gastroenterol* 2009;44(6):550-55.
14. Prakash C, Zuckerman GR. Acute small bowel bleeding: a distinct entity with significantly different economic implications compared with gastrointestinal bleeding from other locations. *Gastrointest Endosc* 2003;58:330-35.
15. Sharathkumar AA, Shapiro A. Hereditary haemorrhagic telangiectasia. *Haemophilia* 2008 Nov.;14(6):1269-80.
16. Shyung LR, Lin SC, Shih SC *et al.* Proposed scoring system to determine small bowel mass lesions using capsule endoscopy. *J Formos Med Assoc* 2009 July;108(7):533-38.
17. Tang S, Zaidi A. The trouble with investigating anaemia in young adults: bleeding from a giant Meckel's diverticulum without ectopic gastric mucosa. *Ann R Coll Surg Engl* 2009 Mar.;91(2):W15-17.
18. Van Gossum A. Obscure digestive bleeding. *Best Pract Res Clin Gastroenterol* 2001 Feb.;15(1):155-74.
19. Vlachogiannakos J, Papaxoinis K, Viazis N *et al.* Bleeding lesions within reach of conventional endoscopy in capsule endoscopy examinations for obscure gastrointestinal bleeding: is repeating endoscopy economically feasible? *Dig Dis Sci* 2011;56:1763.
20. Yano T, Yamamoto H, Sunada K *et al.* Endoscopic classification of vascular lesions of the small intestine (with videos). *Gastrointest Endosc* 2008 Jan.;67(1):169-7.

A Cápsula Endoscópica na Hemorragia Digestiva Obscura Aberta ("Cápsula de Emergência") – Está Indicada?

Carlos Saul

A cápsula endoscópica trouxe um novo horizonte no diagnóstico das lesões do delgado sendo, sem dúvida, uma extensão do diagnóstico.[1] Sangramento gastrointestinal obscuro (SGIO) é a mais frequente indicação para o exame da cápsula endoscópica, mas cresce na literatura a indicação em doença inflamatória intestinal, poliposes hereditárias, enterites, tumores do delgado, entre outras.[2]

SGIO é o sangramento gastrointestinal que ocorre, recorre ou persiste, e na investigação tanto com a endoscopia digestiva alta como com a colonoscopia é negativa.[2] Muitos testes ainda são empregados na investigação destes casos, tornando esta de alto custo, e demorada. Cerca de 3 a 5% dos casos de hemorragia digestiva são enquadrados como SGIO,[2-4] e seu manejo é um desafio.[5]

Dentre as causas de hemorragia digestiva obscura, em geral por lesões em delgado, estão: angiectasias (ADs), que são lesões vasculares do delgado e que são responsáveis por aproximadamente 70% destes casos; úlceras e erosões do delgado; lesões da doença de Crohn; enterite por AINEs (que foi uma contribuição original da cápsula em sua descoberta); as varizes do delgado; os tumores e pólipos; a enterite pós-radioterapia (RDT); as úlceras em divertículo de Meckel; as fístulas ; e outras menos frequentes.

SGIO corresponde a 5% dos sangramentos digestivos. Com sangramento óbvio (visível) é chamado de sangramento gastrointestinal obscuro aberto (SGIOA). Sem sangramento óbvio, e com sangue oculto e/ou anemia, é chamado obscuro oculto.[6] A literatura tem mostrado que a grande maioria das lesões causadoras de SGIO se situam no delgado.[7]

No sangramento digestivo em geral, as condutas diagnósticas iniciais são a EDA na hemorragia digestiva alta, a colonoscopia na hemorragia digestiva baixa e na hemorragia digestiva média (sangramento da papila de Vater até a VIC) a investigação do delgado com CE ou DBE.[8]

Como começar a investigação é ainda um desafio, sendo difícil encontrar a causa, e muitos exames complementares são solicitados, muitas transfusões sanguíneas são realizadas, muito tempo se perde, muito se retarda o diagnóstico e tudo representa alto custo.

Uma das primeiras condutas é checar a endoscopia digestiva alta e a colonoscopia, sendo, muitas vezes, necessária uma segunda endoscopia *(second look)*. Verificar as condições gerais do paciente no que concerne ao equilíbrio hemodinâmico, às comorbidades, sendo que a internação hospitalar pode ser de fundamental importância em diversos casos, inclusive para nortear os métodos a serem empregados, tendo em vista o volume do sangramento, e sua evidência de atividade. Também as disponibilidades locais são importantes, como a cápsula endoscópica, enteroscopia, entero TC, RM do delgado, angiografia e RX contrastado do delgado, que são as técnicas diagnósticas hoje empregadas.

Importante publicação representou um Guideline da ASGE publicado em 2006[9] que definiu a CE como o primeiro exame na investigação de patologias do delgado. Como a manifestação clínica mais comum das patologias do delgado é representada pelo sangramento, é no SGIO o maior uso da CE.[10] A enteroscopia com duplo balão, ou de balão único, e mais recentemente a enteroscopia espiral, chamadas de DAE *(device assisted enteroscopy)*, são as outras opções de investigação direta do delgado.

A CE tem-se mostrado o melhor método em diversas publicações, permitindo, em torno de 85% dos casos, ver todo o delgado.[11] Em outras publicações, ela supera outras modalidades diagnósticas, endoscópicas e radiológicas, como mostram alguns autores.[12-15]

Até o presente, o papel da cápsula endoscópica de "emergência" na SGIOA é pouco conhecido. Em recente artigo[5] *(Endoscopy April 2012)* os autores concluíram que, também no SGIOA, a cápsula foi o melhor método, e que a CE e a enteroscopia se complementavam. Porém, na prática clínica atual, a DBE/DSE é a mais empregada como método de escolha na SGIOA.[16]

A defesa do emprego da enteroscopia como primeira medida no SGIOA se apoia na possibilidade de permitir terapêutica simultaneamente ao diagnóstico, evitando um exame anterior com a CE, e também porque, em alguns casos de hemorragia ativa, pelo sangramento, a CE não teria a capacidade de mostrar o tipo de lesão causadora do sangramento. Porém, a enteroscopia é um procedimento invasivo, muitas vezes requer anestesia ou sedação profunda, ainda pouco disponível, e o procedimento é, muitas vezes, demorado. Por fim, outro argumento contrário à utilização da cápsula é que o tempo de exame da cápsula (8-10 h) representaria perda de tempo de poder atuar e parar o sangramento com a enteroscopia.

Pouco se sabe sobre o potencial da CE em pacientes com SGIOA, porém estudos têm demonstrado sua utilidade nesta situação.[17,18] O que precisaria ser demonstrado é se a CE pode desempenhar papel importante no diagnóstico das lesões causadoras de SGIO aberta e se pode dar adequada orientação para tratamento (endoscópico, cirúrgico, radiológico, conservador) como primeiro procedimento.

Mais recentemente, publicações têm mostrado isto, e que a eficácia da CE em mostrar a sede e o tipo de lesão sangrante é alta, e que a CE adicionalmente ajudaria na indicação, ou não, da enteroscopia, determinando por qual rota esta deve ser feita, tendo em vista a altura do sangramento no delgado. Em geral, quando o sangramento, localizado pela CE, se situa nos 3/5 iniciais do delgado a indicação da rota da enteroscopia é por via oral (anterógrada), e se localizado nos 2/5 distais, a rota indicada é a anal (retrógrada).[5] A CE pode ter um papel importante fornecendo um diagnóstico claro e, com isto, conduzindo o paciente a uma intervenção terapêutica apropriada, que, na maioria das vezes, é efetuada pela enteroscopia ou pela cirurgia.[5]

Recentemente, efetuamos um estudo retrospectivo de uma série de exames consecutivos com a CE, e procuramos selecionar os casos em que a CE foi feita com o paciente tendo sangramento ativo, ou muito recente, ambas situações assim reconhecidas pelo encontro da cápsula com sangramento ativo ou com coágulos recentes na luz do tubo digestivo. Buscamos, então, neste grupo selecionado, observar quais os resultados obtidos pela CE em relação ao local do sangramento e a etiologia do mesmo. Analisamos 245 procedimentos consecutivos com a CE, detectando-se 44 casos (17,9%) em que havia sangramento ativo, recente, ou coágulos, na luz intestinal, de pacientes com hemorragia digestiva não identificada pela endoscopia digestiva alta ou pela colonoscopia (SGIOA). Estes 44 casos foram o objeto de detalhamento, e os resultados que vamos comentar se centram na análise destes casos. A CE empregada foi da firma Given, mod. M2A e PillCam 2. Não foi utilizada limpeza prévia do cólon e o preparo consistiu em dieta líquida no dia que antecedeu o exame e o jejum absoluto 12 horas antes do exame. Medicamentos que eventualmente os pacientes ingeriam, foram mantidos, exceto uso de antiespasmódicos ou antiácidos na forma de gel, no dia anterior ao exame. Os medicamentos que o paciente usava no início da manhã foram ingeridos 2 horas após a ingesta da cápsula. Os programas de leitura das fotos gravadas foram o Rapid 3.1 e o Rapid 5.0 ambas da firma Given. Nem todos os pacientes puderam efetuar a movimentação solicitada nas 8-10 horas após a ingesta da cápsula porque alguns se encontravam acamados pela difícil situação clínica precipitada pela hemorragia. Procinético (Domperidona 10 mg.) foi usado em 31 dos 44 casos com o intuito de apressar a passagem da cápsula pelo estômago. Em 30 destes 44 casos (68%), a CE mostrou sangramento ativo recente, coágulos, ou sangue vivo no intestino delgado, e, em 14 casos (32%), lesão, sangramento, sangue, ou coágulos no cólon (Quadro 4-1).

Em 26 dos 30 casos (86%) de sangramento do delgado, a CE identificou a lesão (tipo da lesão e/local do sangramento), assim distribuídos: 14 angiectasias (ADs); 4 casos de úlceras por uso de AINEs; 3 casos por lesões da doença de Crohn; 2 neoplasias (adenocarcinomas); 1 melanoma; 1 caso de úlceras isquêmicas; 1 caso com úlcera sangrante em divertículo de Meckel; 1 enterite por doença de Whipple; e 4 casos com sangramento sem identificação da lesão (Quadro 4-2). Nas lesões identificadas, todas demonstravam ou sangramento ativo, ou recente, ou sinais de ter havido sangramento, e em 4 casos (14%), nem a lesão, nem o local do sangramento foi visto. Nos 14 casos de sangramento do cólon, a CE identificou em 12, lesões vasculares (angiectasias) e em 2 casos a CE não identificou lesão.

Saliente-se que os pacientes não tinham cólon preparado porque o exame do cólon não era propósito do exame.

Então, em 30 casos de lesões do delgado, em 26 casos (86%) o tipo de lesão ou o local do sangramento foi identificado, e em 4 casos (14%) a causa não foi vista (Quadro 4-3 e Fig. 4-1).

QUADRO 4-1. Sangramento gastrointestinal obscuro aberto (44 casos)

30/44: Sangramento no delgado (68%)

14/44: Sangramento no cólon (32%)

(12 AD e 2 não identificados)

QUADRO 4-2. Sangramento e/ou lesões evidenciadas nos 44 casos

44 casos com sangramento, ou coágulos, ou sinais de sangramento recente.

14 ADs sangrantes (duodeno/jejuno/íleo)

6 Sem lesões no delgado e com AD no cólon com sangramento

4 ADs no delgado sem sangramento e com AD no cólon c/sangramento

4 Úlceras, estenose e sangramento jejunal, por uso de AINEs

3 ADs no jejuno sem sangramento, 2 com AD no cólon c/sangramento e 1 com sangue no cólon sem lesão vista

3 Estenose, sangramento e úlceras no íleo por doença de Crohn

2 Sangramento jejunal não identificado

2 Neoplasias com sangramento ativo ou recente (adenocarcinoma e metástase de melanoma)

2 Delgado sem sangue ou lesões e com sangue no cólon sem lesão vista

1 Úlceras rasas com sangramento no duodeno, jejuno e íleo (isquêmicas?)

1 Sangramento no íleo sem lesão identificada

1 Sangramento duodenal sem lesão identificada

1 Úlcera e estenose com sangramento no íleo c/divertículo de Meckel

---

QUADRO 4-3. Lesão e/ou sangramento no delgado: 30 casos

26 casos com lesão identificada – 86%

4 casos sem lesão identificada – 14%

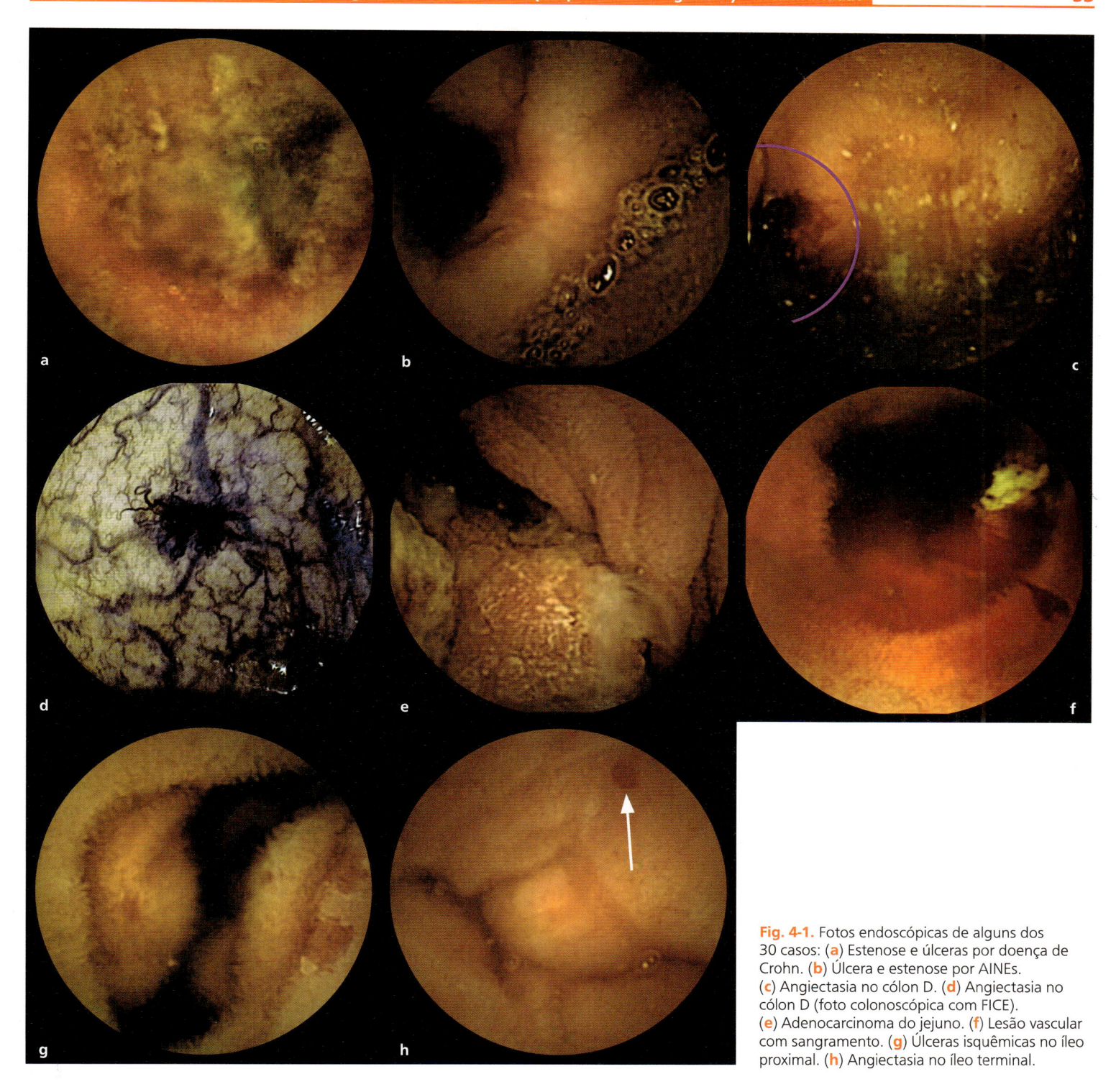

Fig. 4-1. Fotos endoscópicas de alguns dos 30 casos: (**a**) Estenose e úlceras por doença de Crohn. (**b**) Úlcera e estenose por AINEs. (**c**) Angiectasia no cólon D. (**d**) Angiectasia no cólon D (foto colonoscópica com FICE). (**e**) Adenocarcinoma do jejuno. (**f**) Lesão vascular com sangramento. (**g**) Úlceras isquêmicas no íleo proximal. (**h**) Angiectasia no íleo terminal.

A CE representa importante método no diagnóstico das afecções do delgado e principalmente em casos de SGIO onde uma fonte de sangramento em potencial é identificada em 38-93% dos casos.[2]

Um estudo efetuado em pacientes com SGIO demonstrou que, em 78% dos casos, a CE influenciou direta e positivamente no tratamento dos pacientes.[19] Outro estudo mostrou que a CE em mais de 90% dos casos permitiu a informação requerida para solucionar os casos.[20]

Alguns trabalhos investigaram parâmetros como sensibilidade, especificidade, valores preditivos positivo e negativo, e os resultados foram 89, 95, 94-97 e 83-100%, respectivamente.[21-36]

Observamos, em nosso estudo, que a CE conseguiu demonstrar a lesão/sítio da hemorragia em 86% dos pacientes com sangramento no delgado.

Outro autor, estudando pacientes com SGIO, concluiu que, em 95% dos casos, a CE conseguiu identificar a lesão sangrante ou a ausência de uma lesão potencialmente sangrante.[37]

Em outra publicação, os autores verificaram que em pacientes com SGIO Aberta, foi mais frequente reconhecer lesões do que em pacientes com SGIO fechada.[20] Apostolopaulus *et al.*, em um estudo sobre a cápsula na SGIO aberta, evidenciaram a fonte óbvia do sangramento em 62% dos pacientes e a fonte do SGIO em 29%, totalizando 91% na evidência da fonte do sangramento.[17]

Em outro estudo, o autor identificou a lesão fonte do sangramento em 73% dos casos.[18] Cerca de 260 pacientes com SGIO compuseram o grupo estudado em outra pesquisa que demonstrou a identificação da lesão pelo uso da CE, em 87% dos pacientes com sangramento ativo aberto.[38]

O mais importante estudo recentemente publicado[5] analisou uma série de 55 pacientes em que o exame com a cápsula foi efetuado imediatamente após o paciente ser submetido à endoscopia digestiva(EDA) e à colonoscopia, por apresentar hemorragia digestiva, porque tanto a EDA como a colonoscopia foram negativas para identificação da fonte do sangramento nestes 55 casos. Em 41 deles (75%), a CE mostrou sangramento ativo ou sinais de recente sangramento (coágulos frescos). Em 37 destes pacientes, a CE identificou a lesão causa do sangramento no delgado, em 4 (7%) identificou angiectasia no cólon, e, em 12 casos (22%), a CE mostrou a sede do sangramento sem poder ver a lesão causal em virtude da grande quantidade de sangue vivo. Finalmente, em 6 pacientes, a CE não mostrou qualquer sangramento ou lesão potencialmente sangrante a despeito de mostrar todo o intestino delgado. Em resumo, a CE mostrou a lesão sede do sangramento em 67% dos casos, e o local do sangramento em 89% dos casos. Em nenhum dos casos, a CE ficou retida, e, em 78% dos casos, a CE orientou tratamento. Foi realizado tratamento endoscópico em 30 pacientes, tratamento cirúrgico em 12 pacientes, e 1 foi tratado pela radiologia intervencionista. Os 12 remanescentes foram tratados e controlados clinicamente. Seis pacientes ressangraram em um *follow-up* de 36 meses e todos tinham sido tratados endoscopicamente para angiodisplasias quando do sangramento anterior. Destes 6, 4 foram retratados por enteroscopias e 2 acompanhados clinicamente.

Pennazio *et al*. mostraram que o auxílio diagnóstico da CE em pacientes com SGIOA melhora quanto mais próximo do episódio hemorrágico o exame com a CE é feito, chegando a 92,3% durante a hemorragia ou logo após a mesma.[33]

A CE é uma ferramenta diagnóstica recente, não invasiva, que não exige sedação, e explora, em aproximadamente 85% dos casos, todo o delgado, conforme recente metanálise.[11] A literatura é controversa sobre a necessidade de uso de laxantes para limpeza do delgado, com o objetivo de obter imagens de melhor qualidade.[39,40]

No trabalho de Lecleire *et al.*, foi usado PEG 2 L antes do exame da CE.[5] Outro estudo refere que uma limpeza inadequada é fator de risco para exame incompleto do delgado.[41] Wei W *et al*. referem que a limpeza prévia com PEG melhora a qualidade de imagem no sítio do sangramento e identifica, de forma mais clara, a lesão potencialmente sangrante.[42] Porém outro autor refere que o uso rotineiro de PEG antes do exame da CE pode reduzir a muito boa tolerância da CE pelos pacientes.[43]

Em nosso estudo, não utilizamos preparação ou limpeza intestinal em nenhum paciente, e como o intervalo entre a colonoscopia e o exame com a CE sempre foi maior que 2 dias, o preparo do cólon para a colonoscopia não mais era eficaz quando a CE foi feita.

Também controverso na literatura é o uso de gastrocinéticos para apressar a passagem da cápsula pelo estômago, alguns demonstrando aumento no número de exames completos do delgado[9] e outros não demonstrando este efeito.[44,45] São usados domperidona, metoclopramida, e, embora não no Brasil, eritromicina EV.

Em nosso estudo nos 31 últimos casos, do total de 44, usamos domperidona 10 mg, 20 minutos antes de o paciente ingerir a CE. Em 2012, na X SBAD, apresentamos um trabalho comparando a velocidade de transito da CE em pacientes usando e não usando domperidona antes de ingerir a CE. Demonstramos que a domperidona apressou a passagem da CE pelo estômago, mas não promoveu menor tempo de passagem da CE pelo delgado, e o nº de exames completos não diferiu, no grupo que usou domperidona, do grupo que não usou.[46]

Outra vantagem da CE usada como método a seguir da EDA e da colonoscopia, se ambas negativas no paciente com SGIOA, é a possibilidade de permitir ao clínico a escolha do método para tratamento da lesão encontrada (enteroscopia, cirurgia, radiologia ou tratamento clínico) como também, e, principalmente, orientar a enteroscopia por qual rota chegar à lesão sangrante e tratá-la. Este último aspecto mostra o que a literatura já há bom tempo refere: a CE e a enteroscopia são métodos complementares no manejo do sangramento do delgado.[5] Uma das desvantagens da CE é não efetuar coleta de material para estudo anatomopatológico, como também não ter a possibilidade de terapêutica. Estes 2 aspectos favorecem a enteroscopia (DAE) e a colocam ainda como principal opção no SGIO.

O Algoritmo do Consenso Internacional de Cápsula Endoscópica (ICCE) de 2005 já determinava a enteroscopia como primeiro método no SGIOA.[47] Em 2010, Monkmuller afirmava que a enteroscopia, pela possibilidade imediata de terapêutica, é a 1ª escolha no SGIOA.

Por fim, os resultados demonstrados nos trabalhos da literatura recente, e também os resultados observados em nossa casuística, sugerem um papel potencialmente chave no diagnóstico dos casos de SGIOA para o uso precoce da CE nestes pacientes. Pode melhorar o manejo dos pacientes guiando o clínico para uma intervenção terapêutica mais apropriada. Estudos prospectivos com esta chamada "cápsula de emergência" devem ser efetuados para confirmar estas assertivas. Em um recente editorial de P.B.F Mensink, da Austrália, publicado na Endoscopy 2012, o autor refere que em locais onde a enteroscopia é realizada e por profissionais com experiência na terapêutica enteroscópica, este procedimento ainda deve ser o primeiro a ser considerado no paciente com SGIOA pela possibilidade de, no mesmo procedimento, efetuar diagnóstico e tratamento da lesão que sangra.[16] Além disto, refere que o exame da CE demanda um tempo prolongado (entre 8 e 10 horas) que, muitas vezes, em situações de sangramento, este fator tempo se torna fator crítico. Mais estudos prospectivos são necessários para avaliar o papel de ambas as técnicas (CE e DAE) neste desafiante particular grupo de pacientes.

RELATO DE CASO

J.B.M., masculino, 22 anos, branco, natural de Pelotas, RS. Hígido, desenvolvimento normal, até 10 meses atrás. Sem sintomas ou doenças prévias anteriores exceto infecções de vias aéreas superiores e rinite alérgica. Sem sintomas digestivos, hábito intestinal normal. Sem história familiar de doenças do trato digestório. Quadro atual:

quadro de anemia nos últimos 10 meses com sangue oculto nas fezes positivo. Um episódio de discreta melena. Exame físico: anemia. Sem outras alterações. Endoscopia digestiva alta: negativa para lesões ou sangramento. Colonoscopia: negativa para lesões ou sangramento. **Indicado cápsula endoscópica. Resultado do exame com a cápsula endoscópica.**

Identificou-se, no íleo, área de estenose com ulceração profunda ao lado desta, como também orifício compatível com abertura de divertículo, também próximo da ulceração observada. A cápsula ficou, nesta área, durante as últimas 5 horas do exame e se observou também discreto sangramento a partir desta ulceração. Aspecto compatível com divertículo de Meckel associado à estenose e à ulceração do íleo. O paciente eliminou a cápsula 3 dias após o exame.

O paciente foi submetido à enterotomografia computadorizada que confirmou a possibilidade de divertículo de Meckel, sendo encaminhado à cirurgia (Fig. 4-2).

Paciente foi à cirurgia onde o divertículo foi ressecado. Não apresentou mais sangramento ou dor abdominal.

O anatomopatológico da peça ressecada mostrou divertículo de Meckel com mucosa gástrica ectópica em seu interior (Fig. 4-3).

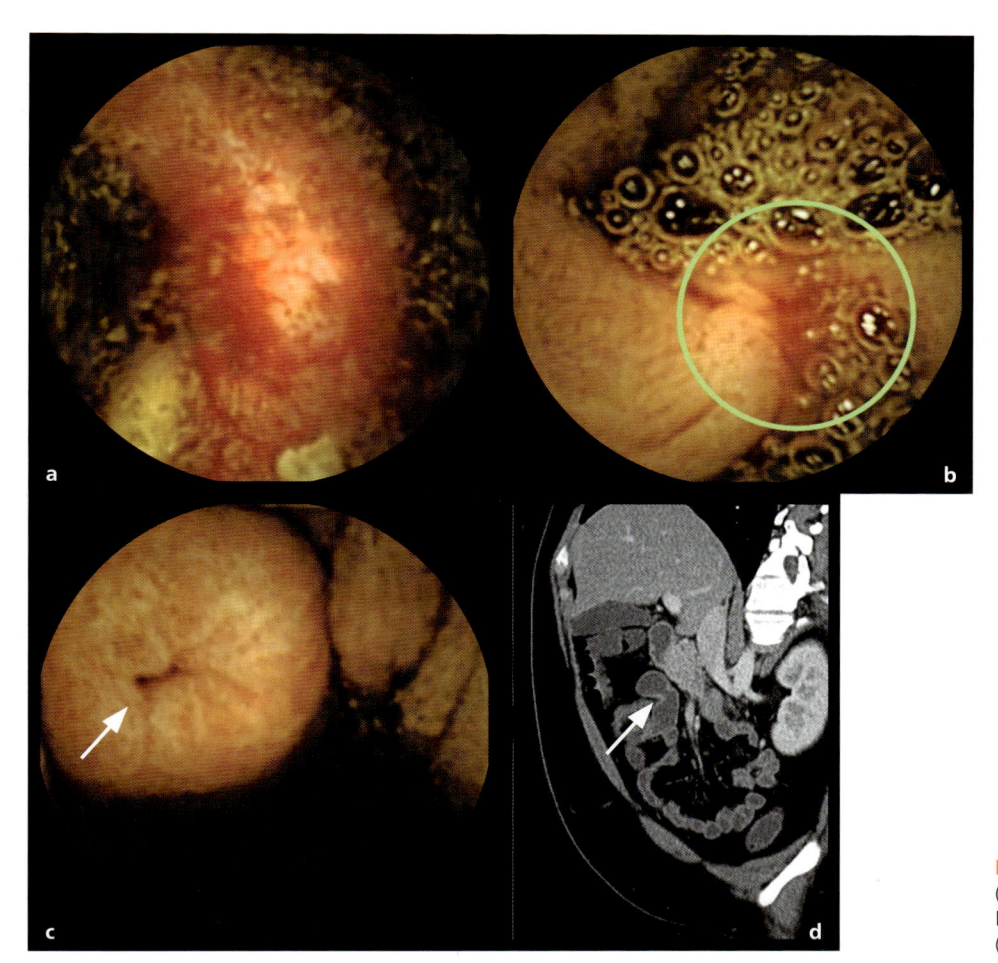

Fig. 4-2. (**a**) Estenose no íleo com sangramento. (**b**) Úlcera de íleo junto à abertura do divertículo de Meckel. (**c**) Pequena abertura do divertículo. (**d**) Divertículo de Meckel à TC.

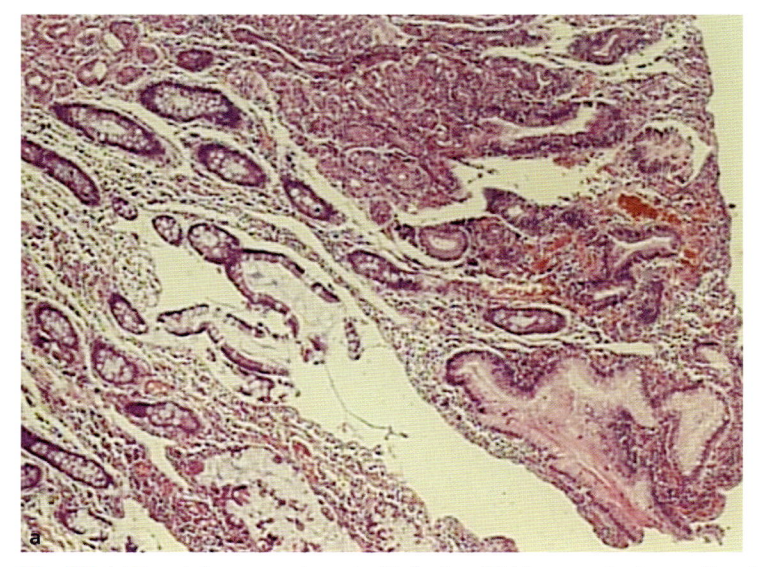

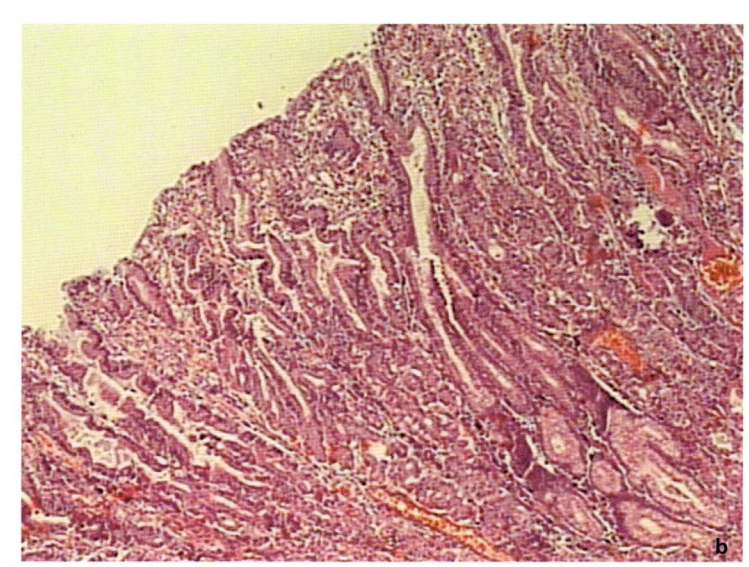

Fig. 4-3. (**a**) Transição mucosa intestinal/gástrica. (**b**) Mucosa gástrica no divertículo.

REFERÊNCIAS BIBLIOGRÁFICAS

1. Iddan G, Meron G, Gluchovski A et al. Wireless capsule endoscopy. Nature 2000;405(6785):417.
2. Lewis BS: Enteroscopy. Gastroint Endosc Clin North Am 2000;10(1):101-16.
3. Zuckerman GR, Prakash C, Askin MP et al. AGA Tecnical review on the evaluation and the management of occult and obscure GI bleeding. Gastroint Endosc 2000;118:201-21.
4. Leighton JA, Goldstein J, Hirota W et al. Obscure GO bleeding. Gastroint Endosc 2003;58:650-55.
5. Lecleire S, Ivanicki-Caron I, Di Fiuri A et al. Yeld and impact of emergency capsule enteroscopy in severe obscure-overt gastrointestinal bleeding. Endoscopy 2012;44:337-42.
6. Gerson LB: Double-ballon enteroscopy. Gastroint Endosc 2005;62:71-75.
7. American Gastroenterological Association medical position statement: evaluation and management of occult and obscure gastrointestinal bleeding. Gastroenterology 2000;118(1):197-200.
8. Ell C, May A. Mid-gastrointestinal bleeding: capsule endoscopy and push and pull enteroscopy give rise to a new medical term. Endoscopy 2006;38:73-75.
9. Petersen B, Chuttani R, Croffie J et al. Photodynamic therapy for gastrointestinal disease. Gastroint Endosc 2006;63(7):927-32.
10. Saul C, Torresini RJS. Sangramento GI obscuro: resultados com o emprego da cápsula endoscópica. GED 2006;25(3):71-75.
11. Liao Z, Gao R, Xu C. Indications and detection rates of small bowel capsule endoscopy: a systematic review. Gastroint Endosc 2010;71:280-86.
12. Marmo R, Rondonoti G, Piscopo R et al. Meta-analyses: capsule enteroscopy vs conventional modalities in diagnosis of small bowel diseases. Aliment Pharmacol Ther 2005;22:595-604.
13. Triester SL, Leighton JA, Leontiadis GI et al. A meta-analyses of the yeld of the capsule endoscopy compared to other diagnostic modalities in patients with obscure GI bleeding. Am J Gastroenterol 2005;100:2407-718.
14. de Leusse A, Vahedi K, Edery J et al. Capsule endoscopy or push enterowscopy for first-line exploration of obscure gastrointestinal bleeding? Gastroenterology 2007;132:855-62.
15. Hadithi M, Heine GD, Jacobs MA et al. A prospective study comparing vídeo capsule endoscopy with double-ballon enteroscopy in patients with obscure GI bleeding. Am J Gastroenterol 2006;101:52-57.
16. Mensink PBF. Acute obscure-overt GI bleeding: capsule endoscopy first? Endoscopy 2012;44:335-36.
17. Apostolopaulos P, Liatsos C, Granlek IM et al. Evaluation of capsule endoscopy in active, mild-to-moderate, obscure GI bleeding. Gastroint Endosc 2007;66:1174-81.
18. Almeida N, Figueiredo P, Lopes S et al. Urgent capsule endoscopy is useful in severe obscure-overt gastrointestinal bleeding. Dig Endosc 2009;21:87-92.
19. De Looze DAM. The impact of capsule endoscopy on the outcome of presumed bleeding of small intestinal origin. Endoscopy 2005;37 (Suppl I):A288.
20. Hartmann D, Schimidt H, Bolz G et al. A prospective two-center study comparing wireless capsule endoscopy with intraoperative enteroscopy in patients with obscure GI bleeding. Gastroint Endosc 2005;61:826-32.
21. Gay G, Pennazio M, Delmotte JS et al. Intraoperative enteroscopy. In: Rossini FP, Gay G. (Ed.). Atlas of enteroscopy. Milan, Italy: Sprienger-Verlag, 1998. p. 51-54.
22. Pennazio M, Santucci R, Rondonotti E et al. Outcome of patients with obscure gastrointestinal bleeding after capsule endoscopy: report of 100 consecutive cases. Gastroenterology 2004;126(3):643-53.
23. Hara AK, Leighton JA, Sharma VK et al. Small bowel: preliminar comparison of capsule endoscopy with barium study and CT. Radiology 2004;230(1):260-65.
24. Yamamoto H, Sunada K et al. Clinical outcomes of double-ballon endoscopy for the diagnosis and of small intestinal diseases. Clin Gastroenterol Hepatol 2004;2(11):1010-16.
25. Saurin JC, Delvaux, Gaudin JL et al. Diagnostic value of endoscopic capsule in patients with obscure digestive bleeding: blinded comparison with vídeo push-enteroscopy. Endoscopy 2003;35(7):576-84.
26. Appleyard M, Fireman Z, Glukhovski A et al. A randomized trial comparing wireless capsule endoscopy with push enteroscopy for the detection of small lesions. Gastroenterology 2000;119(6):1431-8.
27. Tang SJ, Haber GB. Capsule endoscopy in obscure GI bleeding. Gastroint Endosc Clin North Am 2004;14(1):87-100.
28. Goldfarb N, Phillips A, Conn M et al. Economic and health outcomes of capsule endoscopy: opportunities for improved management of the diagnostic process for obscure GI bleeding. Dis Manag 2002;5(3):249-53.
29. Costamagna G, Shah SK, Riccioni ME et al. A prospective trial comparing small bowel radiographs and vídeo capsule endoscopy for suspected small bowel diseases. Gastroenterology 2002;123(4):999-1005.
30. Ell C, Remke S, May A et al. The first prospective controlled trial comparing wireless capsule endoscopy with push enteroscopy in chronic gastrointestinal bleeding. Endoscopy 2002;34(9):685-89.
31. Voderholzer WA, Ortner M, Rogalla P et al. Diagnostic yeld of wireless capsule enteroscopy in comparison with computer tomography enteroclysis. Endoscopy 2003;35(12):1009-14.
32. Lewis B, Goldfarb N. Review article: the advent of capsule endoscopy – a not-so-futurist approach to obscure gastrointestinal bleeding. Aliment Pharmacol Ther 2003;17(9):1086-96.
33. Lewis BS, Swain P. Capsule endoscopy in the evaluation of parients with suspected small intestinal bleeding: results of a pilot study. Gastroint Endosc 2002;56(3):349-53.
34. Friedmann S. Comparison of capsule endoscopy to other modalities in the small bowel. Gastroentest Endosc Clin North Am 2004;14(1):51-60.
35. Mylonaki M, Fritsher-Ravens A, Swain P. Wireless capsule endoscopy: a comparison with push enteroscopy in patients with gastroscopy and colonoscopy negative gastrointestinal bleeding. Gut 2003;52(8):112-16.
36. Adler DG, Knipschield M, Goustout C. A prospective comparison of capsule endoscopy and push enteroscopy in patiets with GI bleeding of obscure origin. Gastroint Endosc 2004;59(4):492-98.
37. Delvaux M, Fassler I, Gay C. Clinical usefullness of the endoscopic videocapsule as the initial intestinal investigation in patients with obscure digestive bleeding: validation of a diagnostic strategy based on the patient outcome after 12 months. Endoscopy 2004;36:1067-73.
38. Carey E, Leighton A, Heigh R et al. A Single-center experience of 260 consecutive patients undergoing capsule endoscopy for obscure gastrointestinal bleeding. Am J Gastroenterol 2006;102:89-95.
39. Lapalus MG, Bem Soussan E, Saurin JC et al. Capsule endoscopy and bowel preparation with oral sodium phosphate: a prospective randomized controlled trial Gastroint Endosc 2008;67:1091-96.
40. Ben Soussan E, Savoye G, Antonietti M et al. Is a 2-liter PEG preparation useful before capsule endoscopy? J Clin Gastroenterol 2005;39:381-84.
41. Westerhof J, Weersma RK, Koornstra JJ. Risk factors for incomplete small-bowel capsule endoscopy. Gastroint Endosc 2009;69:74-80.
42. Wei W, Ge ZZ, Lu H et al. Purgative bowel cleansing combined with simethicone improves capsule endoscopy imaging. Am J Gastroenterol 2008;103:77-82.
43. Postgate A, Tekkis P, Patterson N et al. Are bowel purgatives and prokinetics useful for small-bowel capsule endoscopy? A prospective randomized controlled study. Gastroint Endosc 2009;69:1120-28.
44. Selby W. Complete small-bowel transit in patients undergoing capsule endoscopy: determining factors and improvement with metoclopramide. Gastroint Endosc 2005;61:80-85.
45. Caddy GR, Moran I, Chong AK et al. The effect of erythromicin on videocapsule endoscopy intestinal-transit time. Gastroint Endosc 2006;63:262-66.
46. Saul C. SBAD X O uso da Domperidona antes do exame da cápsula endoscópica GED anais da X semana brasileira do aparelho digestivo Novembro 2011.
47. Pennazio M, Eisen G, Goldfarb N. ICCE consensus for obscure gastro-intestinal bleeding. Endoscopy 2005;37:1046-50.

Cápsula Endoscópica em Pacientes Pediátricos

Paula Bechara Poletti ▪ Artur Adolfo Parada ▪ Thiago Festa Secchi

INTRODUÇÃO

O intestino delgado é um órgão de difícil avaliação em virtude do seu comprimento, localização e características anatômicas, apresentando muitas angulações, por vezes, muito agudas. Esta dificuldade é ainda maior em crianças, uma vez que o comprimento do intestino delgado destas é praticamente o mesmo do de adultos: 450 cm aos 5 anos, 500 cm aos 10 e 575 cm aos 20, constituindo, desta forma, um grande desafio.[1] Além disso, investigações diagnósticas em crianças sempre requerem considerações especiais, pois, estas têm capacidade limitada de entendimento, grande pavor de meios e situações diferentes de sua rotina habitual e devem ser poupadas de condições potencialmente lesivas a seu crescimento e desenvolvimento ou que predisponham a complicações futuras.[2,3]

A cápsula endoscópica, aprovada para a avaliação do intestino delgado pelo *Food and Drug Administration* (FDA) em 2003, apresentava, naquela ocasião, orientação para emprego apenas em pacientes adultos e crianças com idade igual ou superior a 10 anos.[2-4] Após experiências adicionais, em 2009, nova determinação do FDA expandiu o emprego da cápsula endoscópica e da cápsula de patência para crianças a partir de 2 anos.[2,4-6]

Uma vez que a cápsula endoscópica não necessita de sedação profunda, anestesia ou exposição à radiação, como os demais métodos de imagem e endoscópicos, e que tem-se demonstrado um método seguro e eficaz em adultos, possui características que a tornam um método muito atraente para aplicação em crianças.[4,7]

O grande desafio para o emprego da cápsula endoscópica em crianças é a insegurança que crianças pequenas sejam capazes de engolir a cápsula endoscópica, no entanto, apesar de seu tamanho (26 × 11 mm), este é similar a algumas balas e, sabe-se que, até crianças autistas, podem ser treinadas para deglutir cápsulas progressivamente maiores.[8,9] No entanto, em crianças pequenas e/ou mais jovens (idade ≤ 4 anos), pacientes com disfunção orofaríngea ou resistência psicoemocional, assim como pacientes com possíveis alterações de motilidade esofágicas ou gástricas podem ser submetidos ao exame da cápsula endoscópica utilizando-se a passagem da cápsula por endoscopia digestiva alta. Esta técnica, apesar de ter-se demonstrado segura, implica na necessidade de sedação profunda ou anestesia geral.[8-11]

TÉCNICA DO EXAME

A técnica do exame de cápsula endoscópica em crianças não difere da empregada em pacientes adultos; apenas alguns ajustes no cinto ou bolsa de suporte para o *Recorder*, na dependência do tamanho da criança são necessários (Fig. 5-1). Em crianças com idade inferior a quatro anos, crianças de baixo peso, crianças com disfunções de deglutição ou resistência psicoemocional, a cápsula deverá ser passada com auxílio de endoscopia e acessório específico sendo levada até o duodeno, ficando a critério e esperiência da equipe médica a necessidade ou não de intubação orotraqueal para a proteção da via aérea,[2,9-11] porém achamos muito mais seguro que esta proteção seja realizada.

Sugere-se não realizar biópsias durante o exame endoscópico para introdução da cápsula para que o sangramento destas não prejudique o exame, mas, em caso de necessidade, deve-se registrar o fato no laudo do exame.[9]

No Estudo Multicêntrico Europeu de 83 crianças com idade inferior a 8 anos, 20 crianças (24%) com idades variando de 4 a 7,9 anos (média de 6,9 anos) foram capazes de realizar o exame sem necessidade de auxílio endoscópico enquanto 63 (76%), com idades entre 1,5 a 7,9 anos (média 5,25 anos), não foram capazes de engolir a cápsula. A introdução da cápsula através da endoscopia foi bem-sucedida em todos os pacientes. Não houve complicações ou lesões significativas de mucosa decorrentes da introdução guiada da cápsula com auxílio do introdutor, o mesmo utilizado para adultos. Eventos adversos de laceração de mucosa ocorreram em 4 pacientes em que foi utilizado acessório não específico (cesta) para a introdução da cápsula.[2]

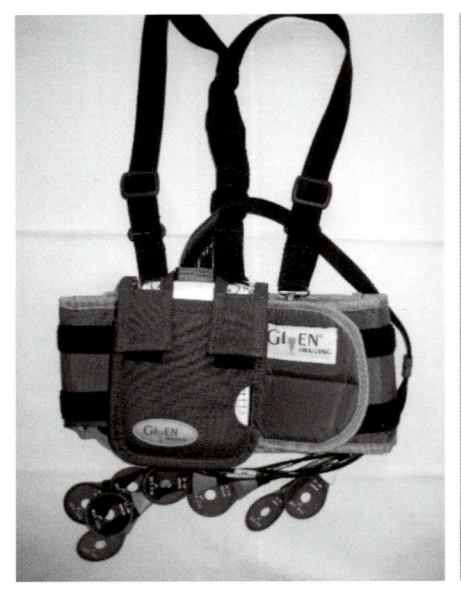

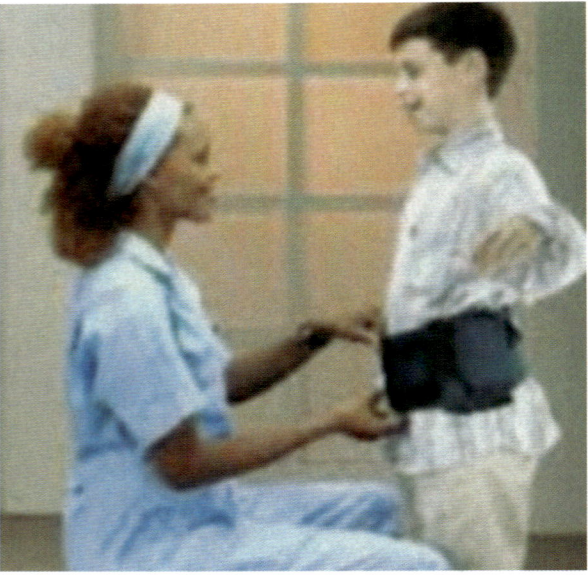

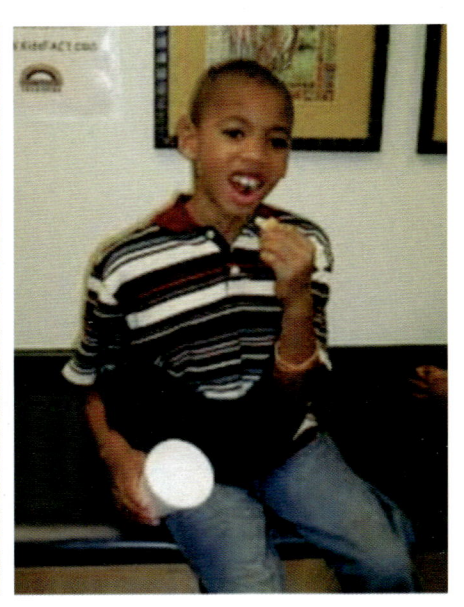

Fig. 5-1. Sistema de cinturão adaptado ao exame em criança.[2]

No estudo retrospectivo de Kawamoto et al., 26 crianças foram submetidas ao exame de cápsula endoscópica para avaliação do intestino delgado, com idade variando de 10 meses a 9 anos, média de 2 anos, não se observando complicações mesmo em crianças com peso inferior a 9 kg.[12]

Na metanálise de 995 pacientes pediátricos, 824 (88,4%) engoliram a cápsula sem dificuldades, sendo que o menor paciente desta casuística apresentava 4 anos de idade.[5]

PREPARO

Assim como na população adulta não há consenso sobre a necessidade da utilização de preparo intestinal ou qualquer outra medicação com intuito de melhorar o campo de visão ou a taxa de exames completos do intestino delgado.[9,13] Desta forma, recomenda-se jejum por cerca de 8 a 12 horas. De acordo com a faixa etária, pode-se sugerir a ingesta de formulações líquidas claras e transparentes até 2 a 4 horas antes do exame.[11]

Deve-se recomendar a suspensão, como em adultos, da ingesta de sulfato ferroso cerca de 5 a 7 dias antes do exame.[13]

INDICAÇÕES DA CÁPSULA ENDOSCÓPICA EM PACIENTES PEDIÁTRICOS

Apesar das diferentes proporções de indicações para avaliação do intestino delgado através da cápsula endoscópica, estas permanecem as mesmas da população adulta: sangramento de origem obscura, anemia, doença de Crohn do intestino delgado, doença celíaca não responsiva a tratamento, investigação de pólipos e síndromes poliposas acometendo o intestino delgado, investigação de dor abdominal e diarreia.[4,5,8-11]

Na metanálise de 1.013 exames de cápsula endoscópica em pacientes pediátricos, a investigação de doença inflamatória intestinal representa mais da metade das indicações do exame: 63%, dos quais 44% se destinaram a investigação de suspeita de doença de Crohn, 16% se destinaram para avaliação da extensão e grau de acometimento do intestino delgado pela doença, 10% para avaliação de dor abdominal e diarreia, e 2% para investigação de colite indeterminada.

A investigação de sangramento de origem obscura e/ou anemia ocorreu em apenas 155 desta população. No entanto, quando se estuda a população pediátrica com idade inferior a 8 anos, a indicação mais frequente para a investigação do intestino delgado foi o sangramento de origem obscura em 36% dos casos, seguida da investigação das doenças inflamatórias intestinais em 24% (Quadro 5-1).[5,9]

Sangramento de Origem Obscura

Diferentes estudos demonstraram que a avaliação do intestino delgado através da cápsula endoscópica apresentou resultados superiores aos demais exames endoscópicos e radiológicos com acurácia diagnóstica de 53% no estudo de pacientes com idade inferior a 8 anos, no entanto, estes exames não foram realizados, em sua maioria, no momento do sangramento, o que reduz a sensibilidade dos métodos endoscópicos em geral.[8]

QUADRO 5-1. Indicações clínicas por idade[9]

	Pediatric	< 8 years[16]	Adult[15]
Procedures (n)	1.013	83	22.840
OGIB + IDA (%)	15	36	66
CD/UC/IC (%)	63	24	10
Abdominal pain (%)	10	15	11
Polyps/neoplasms (%)	8	–	3
Other (%)	4	25	10

OGIB, *occult gastrointestinal bleeding;* IDA, *iron deficiency anemia;* CD, *Crohn disease;* UC, *ulcerative colitis;* IC, *indeterminate colitis*

Na casuística de Kawamoto, todos os pacientes submetidos ao exame de cápsula endoscópica por sangramento de origem obscura tiveram o sítio do sangramento identificado.[12]

Doença Inflamatória Intestinal

A cápsula endoscópica tem papel não só no diagnóstico quanto na avaliação da extensão do acometimento do intestino delgado na doença de Crohn e no grau de atividade da doença com papel complementar ao da colonoscopia.[8] Apesar de dados numericamente limitados à Organização Mundial de Endoscopia Digestiva e a Organização Europeia de Crohn e Colites recomendam que as crianças com suspeita diagnóstica de doença de Crohn cujos exames endoscópicos convencionais e estudos radiológicos forem normais devem ser submetidas à avaliação do intestino delgado através da cápsula endoscópica.[8,14] Nestes casos, a utilização da cápsula de prova (patência) é muito importante.

Pólipos e Poliposes

A cápsula endoscópica parece ter maior acurácia diagnóstica na detecção de pólipos pequenos que os estudos radiológicos contrastados e que a ressonância magnética. Os estudos em crianças apresentam casuística pequena, no entanto, a cápsula endoscópica parece ser capaz de identificar mais pólipos e de menores tamanhos, sobretudo no Jejuno.[8]

OUTRAS INDICAÇÕES

Como na população adulta a cápsula parece ter papel na investigação diagnóstica da dor abdominal crônica e recorrente, na identificação de desordens alérgicas como na enteropatia eosinofílica, na investigação da enteropatia perdedora de proteína e na síndrome de má absorção.[2,5,8,9]

CAPACIDADE DIAGNÓSTICA

Na metanálise dos estudos de emprego da cápsula endoscópica na população pediátrica, dos 995 pacientes submetidos a 1.013 exames, 511 (61,4%) obtiveram achados positivos e destes, em 162, (66%), houve novos diagnósticos que resultaram em alteração de tratamento ou instituição de terapêutica específica em 101 (71,3%) pacientes. O estudo do intestino delgado foi completo em 846 dos procedimentos (86%).[5]

Ao que tudo indica a acurácia diagnóstica da cápsula endoscópica em crianças é semelhante à do adulto.[10,11,13]

COMPLICAÇÕES

Também na população pediátrica, a principal complicação do exame é a retenção da cápsula definida como a persistência da cápsula endoscópica no trato digestório por período superior a 2 semanas.[13]

Na metanálise de 1.013 pacientes pediátricos, a retenção da cápsula ocorreu em 22 (2,3%), dos quais 4 permaneceram na câmara gástrica e 18, no intestino delgado. Quando avaliada a taxa de retenção relacionada com o quadro clínico do paciente, semelhante à população adulta, esta foi superior nos pacientes em investigação da doença de Crohn: 2,2%, enquanto que nos pacientes em investigação de sangramento de origem obscura foi de 1,4% e nos pacientes em investigação de pólipos, 1,2%.[5,8]

Os fatores de risco para retenção da cápsula na população pediátrica são: diagnóstico prévio de doença inflamatória intestinal (5,2%), raios X de trânsito intestinal com diagnóstico de doença de Crohn (35,7%), índice de massa corpórea inferior ao quinto percentil em pacientes com diagnóstico de doença inflamatória intestinal (43%) (Quadro 5-2).[9]

QUADRO 5-2. Retention rates in adults pediatric/population by indication[9]

Indication	Pediatric population			Adults[17] pooled rate%
	Studies reporting	n	Percentage	
Bleeding	11	2/144	1,4	1,2 (0,9-1,6)
CD	12	13/596	2,2	2,6 (1,6-3,9)
Polyposis	9	1/81	1,2	2,1 (0,7-4,3)
Overall	16	22/1013	2,3	1,4 (1,2-1,6)

Com o intuito de reduzir o risco de retenção da cápsula endoscópica pode-se utilizar a cápsula de patência, caracterizada por apresentar as mesmas características de tamanho e peso da cápsula endoscópica, no entanto constituída de material biodegradável (lactose e bário). Caso não seja eliminada em até 40 horas, contraindica a realização do exame de cápsula em virtude do alto risco de retenção da mesma. Em um estudo prospectivo de 18 pacientes com idades entre 10 e 16 anos, todos em investigação de doença inflamatória intestinal, submetidos ao exame com a cápsula de patência, 15 excretaram a cápsula intacta. Em todos os pacientes, em que o tempo de trânsito da cápsula de patência foi superior a 40 horas, houve o diagnóstico de doença de Crohn; não ocorreram retenções nesta casuística.[5,13]

CONCLUSÕES

O emprego da cápsula endoscópica em pacientes pediátricos com idade igual ou superior a 2 anos tem-se demonstrado seguro com baixos índices de complicações; sendo estes semelhantes aos da população adulta e mais relacionados com a patologia de base em investigação que a idade e o peso do paciente.

As indicações da avaliação do intestino delgado na população pediátrica são as mesmas da população adulta, no entanto, a frequência destas é diferente, havendo predomínio de investigação de sangramento de origem obscura em crianças de até 8 anos e de doença inflamatória intestinal, para crianças com idade superior a 8 anos e adolescentes.

A acurácia diagnóstica do método parece ser muito boa e semelhante à da população adulta.

A avaliação do intestino delgado da população pediátrica com quadro clínico sugestivo de doença de Crohn, sem achados positivos nos demais exames endoscópicos e na investigação radiológica, deve ser através da cápsula endoscópica após avaliação da permeabilidade com a cápsula de patência (Fig. 5-2).

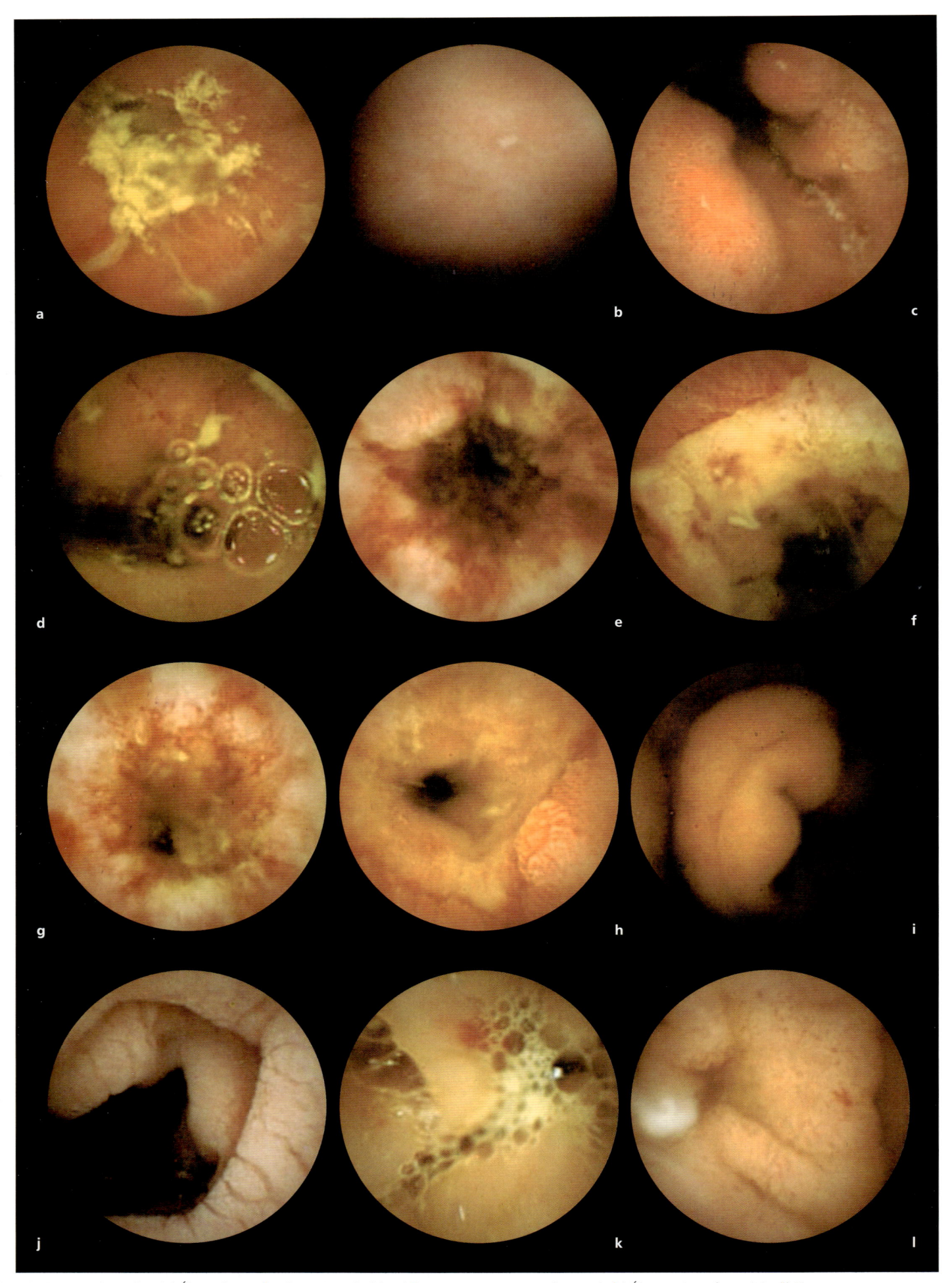

Fig. 5-2. Doença de Crohn: (**a**) Úlcera linear. (**b**, **c**) Erosões aftoides. (**d**) Erosões e pequenas úlceras. (**e-h**) Úlceras circunferenciais. (**i**) Fissura. (**j**) Doença celíaca. (**k**, **l**) Angiectasia.

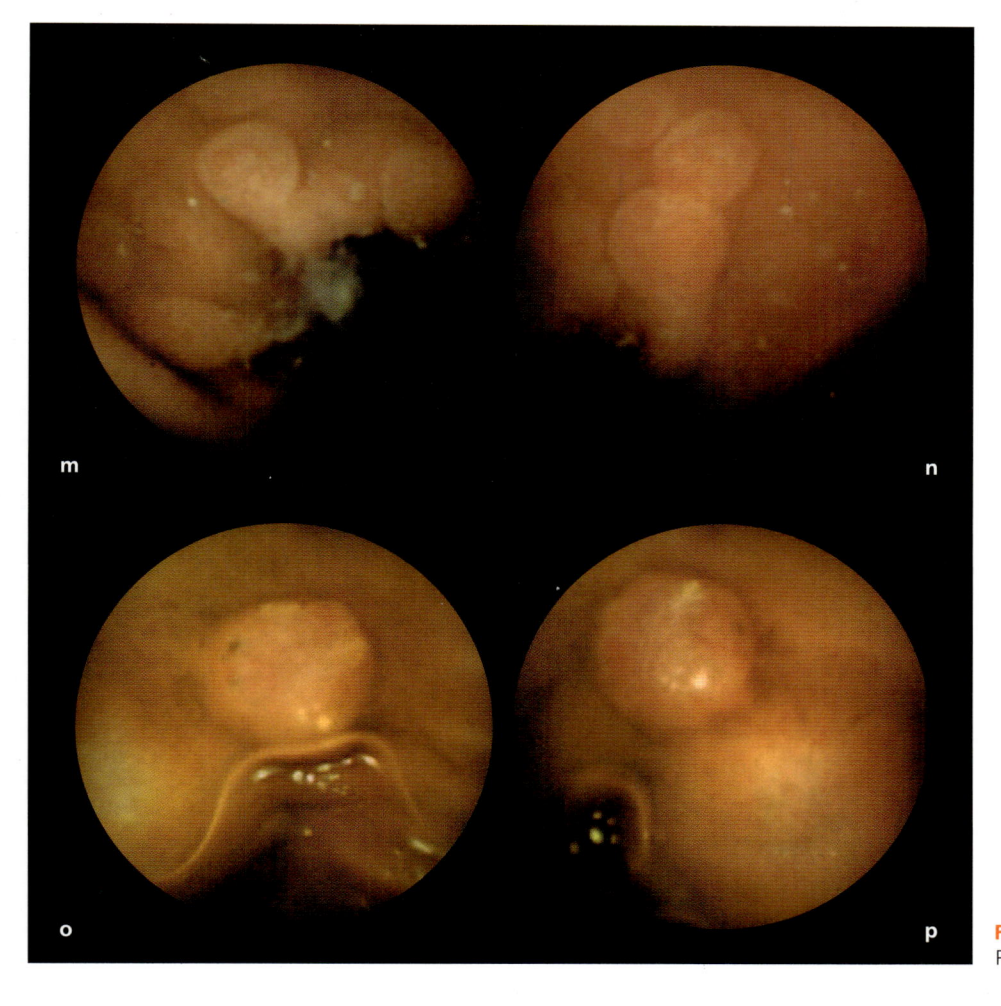

Fig. 5-2. *(Cont.)* **(m-p)** Pólipos jejunais (síndrome de Peutz–Jeghers).

REFERÊNCIAS BIBLIOGRÁFICAS

1. Weaver LT, Austin S, Cole TJ. Small intestinal length: a factor essential for gut adaptation. *Gut* 1991;32(11):1321-3.
2. Fritscher-Ravens A, Milla P. The feasibility of wireless capsule endoscopy in detecting small intestinal pathology in children under the age of 8 years: a multicentre European study. *Gut* 2009;58:1467-72.
3. Leichtner AM, Gillis LA, Gupta S *et al.* NASPGHAN guidelines for training in pediatric gastroenterology. *J Pediatr Gastroenterol Nutr* 2013;56(Suppl 1):S1-8.
4. Cohen SA *et al.* Pediatric capsule endoscopy: review of the small bowel and patency capsules. *J Pediatr Gastroenterol Nutr* 2012;54:409-13.
5. Cohen SA. The potential applications of capsule endoscopy in pediatric patients compared with adult patients. *Gastroenterol Hepatol* 2013;9(2):92-97.
6. FDA, Center for Devices and Radiological Health. PC Patency System and Pillcam Platform with Pillcam SB Capsules. 510k number K090557. Approval September 28, 2009.
7. Cohen SA, Klevens AI. Use of capsule endoscopy in diagnosis and management of pediatric patients, based on meta-analysis. *Clin Gastroenterol Hepatol.* 2011;9:490-96.
8. de Ridder L *et al.* Small bowel endoscopy in children. *Best Pract Res Clin Gastroenterol* 2012;26:337-45.
9. Cohen SA. Pediatric capsule endoscopy. *Tech Gastrointest Endosc* 2013;15:32-35.
10. Friedt M, Welsch S. An update on pediatric endoscopy. *Eur J Med Res* 2013;18:24.
11. ASGE Guideline Modifications in endoscopic practice for pediatric patients. *Gastrointest Endosc* 2014;79(5):699-710.
12. Kawamoto M *et al.* Safety and utility of capsule endoscopy for infants and young children. *World J Gastroenterol* 2013 Dec. 7;19(45):8342-48.
13. ASGE Technology status evaluation report: wireless capsule endoscopy. *Gastrointest Endosc* 2013.
14. Bourreille A *et al.* World Organisation of Digestive Endoscopy (OMED) and the European Crohn's and Colitis Organisation (ECCO). Role of small-bowel endoscopy in the management of patients with inflammatory bowel disease: an international OMED-ECCO consensus. *Endoscopy* 2009;41(7):618-37.

Cápsula Endoscópica em Geriatria

Carlos Saul

O sangramento digestivo oculto, ou não identificado por outros métodos como a endoscopia digestiva alta e a colonoscopia, e a anemia de causa a investigar, são as duas maiores indicações da cápsula endoscópica.[1] Além destas, a investigação da doença de Crohn, a doença celíaca não responsiva, a diarreia crônica, as síndromes de poliposes, anomalias vasculares evidenciadas em cólon, os sintomas abdominais em pacientes que usam AINEs e AAS, quadros semelhantes à síndrome do intestino irritável não definidos, e as suspeitas de neoplasias do intestino delgado, são as outras indicações.[2]

A anemia por deficiência de ferro é uma situação clínica muito frequente. É a forma mais frequente de anemia e acomete 3,5% dos homens e 5,3% das mulheres pós-menopausa.

Conforme artigo publicado na revista *Digestive Diseases Science* em 1995, a anemia por deficiência de ferro é responsável por 70% das anemias em indivíduos com 65 anos ou mais. Ocorre em 7% dos pacientes geriátricos segundo o mesmo artigo. A OMS (Organização Mundial da Saúde) refere que este tipo de anemia ocorre em quase 1/3 da população.

Quando da investigação de anemia de causa a esclarecer, após a endoscopia digestiva alta e a colonoscopia, 30% dos casos seguem sem diagnóstico.[3]

A mesma OMS afirma que neste 1/3 da população com anemia por deficiência de Ferro, esta é causada por afecções gastrointestinais, e estas são inadequadamente manejadas. A causa desta anemia com certa frequência se situa em uma lesão do intestino delgado, segmento este que até pouco tempo carecia de investigação criteriosa. A cápsula endoscópica, cujo surgimento se deu em meados de 1999, é hoje um dos métodos importantes na investigação desta frequente situação clínica. Segundo alguns autores, a cápsula permite avaliação de todo o delgado, é significativamente de maior sensibilidade do que exames radiológicos e endoscopia padrão, e tem-se mostrado de alta ajuda diagnóstica nos pacientes com sangramento obscuro e anemia ferropriva.[4,5]

A cápsula trouxe a luz, como nunca antes tinha sido demonstrado, as lesões do delgado provocadas pelo uso de AINEs e/ou AAS, este último mesmo em doses baixas. Até o advento da cápsula endoscópica, conhecia-se bem as alterações de estômago e duodeno provocadas por estes agentes, mas pouco se conheciam as alterações no delgado. Estas podem ser leves e sutis, na forma de pequenas e esparsas erosões, como também podem ser ulcerações de variadas profundidades, formas e tamanho. Estas acometem mais o jejuno e podem persistir por muito tempo depois da parada do uso destes medicamentos. Podem, na sua evolução, promover estenoses, segmentos de estenose, e, principalmente, sangramento discreto, e continuado, levando à anemia. É o grupo de pacientes com mais de 60 anos o grupo que mais utiliza estes medicamentos, por variadas indicações como doenças reumáticas, inflamatórias, prevenção de fenômenos tromboembólicos, entre outras.

Também é na faixa de idade acima de 60 anos que ocorrem, com mais frequência, as lesões vasculares do delgado e do cólon. Estas podem ter comportamento sutil e continuado, sem expressão de sangramento visível, mas com pequenas e continuadas perdas a partir das vasculopatias, levando o paciente à anemia crônica.

Nos casos de anemia por deficiência de Ferro por lesões do intestino delgado, na faixa etária abaixo de 40 anos, onde a anemia é menos frequente, as causas mais comuns são os tumores do delgado e as afecções inflamatórias do mesmo. Já na faixa etária acima dos 40 anos, onde a anemia é mais comum, as lesões vasculares são a causa mais frequente.[6]

Um algoritmo para investigação da anemia por deficiência de Ferro, assim dita quando os valores de hemoglobina sérica são inferiores a 10-11,5 g/dL nas mulheres, e inferiores a 12-13,5 g/dL nos homens, com VCM abaixo de 76, e a ferritina abaixo de 15 microgramas/dL, indica que, inicialmente, o paciente deve ser sub-

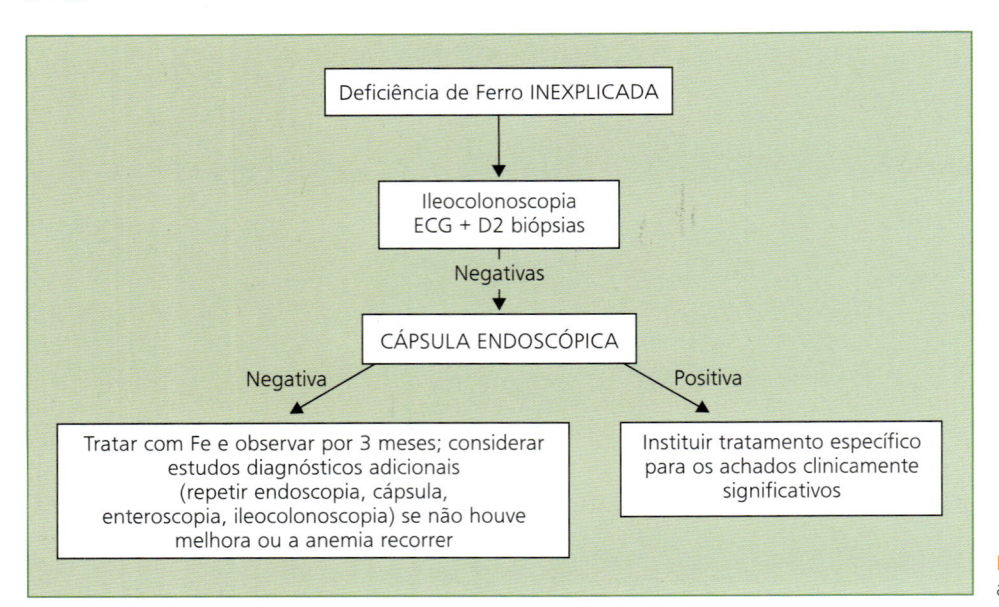

Fig. 6-1. Algoritmo proposto para investigação de anemia por deficiência de Ferro.

metido à endoscopia digestiva alta com biópsias do duodeno, a sorologia para doença celíaca está também indicada, e a ileocolonoscopia (Fig. 6-1).[7,8] Se ambas técnicas endoscópicas forem negativas para a causa do sangramento, está indicada a cápsula endoscópica, na busca de alguma lesão do delgado. Porém a literatura demonstra ainda uma baixa indicação da cápsula no início da investigação.[9,10] Se o exame da cápsula for positivo, apontando a sede do sangramento, o tratamento específico está indicado, por meio da enteroscopia de balão, ou o tratamento cirúrgico. Se for negativa a investigação com a cápsula endoscópica, está indicado tratamento clínico com Fe por 3 meses e se deve considerar outras técnicas diagnósticas, ou a repetição de algumas, como a ileocolonoscopia, se não houver resposta com o tratamento com Ferro.[11]

A anemia em pacientes idosos é um quadro muito comum. Frequentemente sem causa identificada, muitas vezes com identificação tardia depois da realização de um sem número de exames complementares, seja de imagem, sejam bioquímicos ou funcionais. Do ponto de vista clínico, o paciente, por ter a anemia há longo tempo, e há tanto tempo sintomático, já está "adaptado" a estes níveis de hemoglobina e, por causa disto, também a procura de atendimento é ainda mais retardada. Muitas vezes, só há a busca de atendimento quando os níveis são muito baixos, o paciente está muito sintomático, e frequentemene já incapaz de executar qualquer esforço físico.

Multicausal, muitas vezes, pode ser esta anemia, principalmente nas mulheres. A deficiência nutricional de ferro e ácido fólico, a atrofia gástrica pela idade promovendo escassez do fator intrínseco de Castlle, e, consequentemente, déficit de Vit. B12, se somam na causa da anemia. Também perdas pequenas despercebidas a partir, por exemplo, de lesões urológicas, e também afecções ginecológicas, podem contribuir para a instalação da anemia. Por fim, a maior prevalência de lesões vasculares do trato gastrointestinal é o outro fator importante na gênese da anemia.

A hemorragia digestiva alta tem na endoscopia digestiva alta seu procedimento diagnóstico de eleição. A hemorragia digestiva baixa, na colonoscopia, e a hemorragia digestiva média, aquela em que a fonte do sangramento se localiza entre a papila de Vater e a válvula ileocecal, tem hoje na cápsula seu primeiro procedimento diagnóstico.[12]

Diversos trabalhos foram já publicados do emprego da cápsula nos pacientes com anemia de causa a investigar, dentre eles um que engloba 24 estudos, mostrando a grande utilidade da cápsula nesta situação.[13]

O sangramento do intestino delgado corresponde a 5% das hemorragias digestivas e, muitas vezes, não são percebidos (sem melena ou enterorragia), caracterizando o chamado sangramento gastrointestinal obscuro oculto. Quando é percebido (melena ou enterorragia), mas ainda sem causa, se denomina sangramento gastrointestinal obscuro aberto.[14]

O diagnóstico, em geral, é demorado e arrastado, e as lesões mais comuns do delgado são as lesões vasculares, que ocorrem mais depois dos 50-55 anos. Outras lesões como neoplasias e inflamações, em geral, ocorrem abaixo desta faixa etária.

Desde 2006, a cápsula endoscópica ficou definida como primeiro procedimento quando se suspeita de patologia do delgado.[15] Cada vez mais seu uso em geriatria tem aumentado, principalmente pela anemia deste grupo de pacientes.

A definição de geriátrico se referia até pouco tempo a indivíduos com mais de 60 anos, porém, mais recentemente, esta faixa de idade-limite se ampliou, porque as pessoas estão vivendo mais, e hoje gira em torno de 70 anos, dependendo da localização.

No final de 2012, efetuamos uma revisão de casuística enfocando os achados endoscópicos com a cápsula em pacientes com mais de 70 anos de idade. De uma casuística total de 273 casos, selecionamos 83 casos. Estes corresponderam a 34% dos exames efetuados. Os extremos do grupo fixaram-se em 70-90 anos e a média de idade do grupo foi de 79 anos. Cerca de 44 mulheres e 39 homens compuseram o grupo.

A indicação clínica foi de ANEMIA em 60 casos (60/83), correspondendo a *72% de todo o grupo* (Fig. 6-2). Observamos, no nosso grupo, o que a literatura fartamente já documentava, que a indicação mais comum do exame da cápsula nos pacientes geriátricos é a anemia de causa obscura. Depois, a hemorragia gastrointestinal obscura oculta (HGIO) em 17 casos (17/83), ou seja, 20% de todas as indicações. Somando-se estas duas mais frequentes indicações, que representam quase a mesma situação, elas *corresponderam a 92% dos casos*. Por fim, a diarreia crônica em 4 casos, 1 caso de investigação de pólipos no delgado em paciente porta-

Cápsula Endoscópica em Geriatria

```
INDICAÇÕES CLÍNICAS PARA O EXAME COM A CÁPSULA
   EM PACIENTES COM IDADE ACIMA DE 70 ANOS

          Casuística total analisada: 243 casos
Nº de casos de pacientes com > 70 anos: 83 casos (34% dos exames efetuados)

    Extremos do grupo: 70-90 anos
    Média de idade do grupo: 79 anos
    44 mulheres/39 homens

    Indicação clínica: ANEMIA   60 casas (60/83) 72% ⎫
                       HGIO     17 casos (17/83) 20% ⎬ 92%
                       Diarreia crônica 4 casos       ⎫
                       Pólipos   1 caso                ⎬ 8%
                       Distensão abdominal 1 caso     ⎭
```

Fig. 6-2. Indicações clínicas para o exame com a cápsula em pacientes > de 70 anos.

dor de pólipos do cólon e do estômago, e um caso de distensão abdominal. Estas três últimas indicações totalizaram 8% de todos os casos.

Os achados endoscópicos neste grupo de pacientes (Fig. 6-3) evidenciaram, em 45 casos, lesões vasculares, correspondendo a 54% dos casos. Dos 45 casos de lesões vasculares, em 29 elas se localizavam no delgado, em 5, no cólon e, em 11 casos, havia lesões em delgado e no cólon. Em 16 casos, não se observaram lesões em delgado, de qualquer natureza, correspondendo a 19% dos casos. Cinco casos de doença celíaca foram observados (6% de todos os 83 casos), sendo que em 2 casos havia lesões vasculares associadas no delgado, e, em um caso, além da doença celíaca, um linfoma associado.

Em 4 casos, se observaram erosões, ulcerações, estenose, ou sangramento, causados pelo uso de AINEs, correspondendo a 4,8% do total. Outras afecções encontradas foram pólipos do delgado, doença de Whiplle, doença de Crohn, todos com 2 casos, e um caso de GIST do jejuno. Interessante também referir que, em um caso, a cápsula ficou retida por muitas horas no estômago impedindo exame adequado do delgado.

Algumas interessantes conclusões podem ser tomadas a partir dos dados acima referidos neste grupo de pacientes com mais de 70 anos.

Inicialmente, observamos que 34% do total de pacientes submetidos ao procedimento com a cápsula pertenciam ao grupo de pacientes ditos geriátricos. Por gênero, a distribuição foi semelhante tanto em homens como em mulheres. A anemia de causa a esclarecer foi a indicação mais comum (72%), e a hemorragia de causa obscura oculta, situação que, muitas vezes, se confunde com a anemia de causa a esclarecer, foi responsável por mais 20% das indicações. Estas duas, juntas, corresponderam a 92% das indicações do exame com a cápsula. As lesões vasculares do delgado, ou do cólon, ou de delgado e cólon, foram as afecções mais encontradas (54% dos casos). Cinco casos de doença celíaca somente agora, após os 70 anos, tiveram seu diagnóstico efetuado, e um dos casos já com uma complicação desta doença que é o linfoma do delgado. Também 2 casos de doença de Crohn somente agora tiveram sua suspeita diagnóstica feita e depois confirmada. Os 4 casos de enteropatia por uso de AINEs, embora com lesões ativas no delgado, eram assintomáticos, afora os sintomas de anemia apresentados. Por fim, embora um caso de GIST e o caso do linfoma na doença celíaca, não foram evidenciadas doenças malignas do delgado, que, como mostra a literatura, em geral incide como tumor primário, em uma faixa etária mais cedo, do que a faixa geriátrica.

As lesões vasculares, hoje denominadas angiectasias, mas que na literatura podem ser descritas como angiodisplasias, malformações arteriovenosas, flebectasias, telangiectasias e outras

```
       ACHADOS ENDOSCÓPICOS COM A CÁPSULA
      EM PACIENTES COM IDADE ACIMA DE 70 ANOS

   LESÕES VASCULARES (angioectasias)
        No delgado              29 casos  ⎫
        No delgado e colón      11 casos  ⎬ 45% casos
        No cólon                 5 casos  ⎭
            45/83: 54% dos casos
       Ausência de lesões em delgado: 16 casos
            16/83: 19% dos casos
   DOENÇA CELÍACA:  Celíaca + AD: 2 casos
        (5 casos)   Celíaca + linfoma: 1 caso
                    Celíaca: 1 caso
           5/83: 6% dos casos
   ENTEROPATIA POR USO DE AINES: 4 casos (4,8%)
            (erosões, ulcerações, estenose, sangramento)
   PÓLIPOS DO DELGADO: 2 casos
   DOENÇA DE WHIPPLE: 2 casos
   GIST JEJUNO: 1 caso
   DOENÇA DE CROHN: 2 casos
            Cápsula retida no estômago: 1 caso
```

Fig. 6-3. Achados endoscópicos com a cápsula endoscópica em pacientes > de 70 anos.

nôminas, são as mais frequentes causas de anemia por lesão do delgado, nesta faixa etária geriátrica. Pela classificação de Yano-Yamamoto, estas podem ser na forma de: eritema pontual (tipo 1a) com ou sem sangramento, uma placa avermelhada maior, com ou sem sangramento (tipo 1b), lesões puntiformes com sangramento pulsátil (tipo 2a), protrusão vermelha pulsátil, com ou sem sangramento (tipo 2b), protrusão vermelha pulsátil com formação venosa ao redor (tipo 3), e outras lesões não classificadas acima (tipo 4).[16]

IMAGENS DA CÁPSULA ENDOSCÓPICA (Fig. 6-4)

A doença celíaca pode apresentar quadro clínico bem característico, com diarreia crônica, dor e distensão abdominal, acompanhada de quadros de má absorção e outras múltiplas manifestações. Mas, na maioria dos casos, estes sintomas característicos não são encontrados, sendo mais frequentes os pacientes apresentarem quadro inespecífico, muitas vezes dispépticos, com distensão abdominal, meteorismo, desconforto abdominal, anemia, e outras discretas manifestações. Este quadro inespecífico, muitas vezes, não traz a lembrança de que a doença celíaca possa ser a causa dos sintomas, não havendo investigação neste sentido e muitos pacientes persistem sem diagnóstico. Incidentalmente, ao efetuar exames endoscópicos com outros propósitos, a mucosa duodenal demonstra as alterações sugestivas. Na revisão de casos que mostramos, todos os casos de doença celíaca encontrados foram em pacientes que investigavam a causa de sua anemia sem referência à possível enfermidade celíaca.

Os linfomas têm no trato gastrointestinal o local mais frequente dos tipos extranodais, e, no intestino delgado, situam-se 30% dos linfomas do trato digestório. Pode ser primário ou o acometimento do delgado ser secundário. A incidência destes linfomas é crescente representando hoje 14,8% das neoplasias do intestino delgado. Em geral, são volumosos, tendo > 5 cm em mais de 70% dos casos. O íleo é o local mais acometido, talvez por ser o segmento que mais possui folículos linfoides. O diagnóstico mais frequentemente ocorre na faixa dos 70 anos e em torno de 60% deles ocorrem em homens. Tem como fatores associados as doenças autoimunes, as síndromes de imunodeficiência, o uso prolongado de imunossupressores, a doença celíaca, representando nesta uma de suas piores complicações, e pós-radioterapia. São condições para diagnóstico de linfoma primário do delgado, a ausência de linfadenopatia periférica ou mediastinal, a presença de leucócitos normais em sangue periférico, o envolvimento tumoral predominantemente em trato gastrointestinal e a ausência de envolvimento hepático ou esplênico.

A doença de Crohn, em geral, tem seu diagnóstico em fases de idades precoces (2ª/3ª década), mas, algumas vezes, por apresentar quadro de leve intensidade e não apresentar complicações, pode cursar longo tempo sem diagnóstico e acabar tendo este diagnóstico em faixa etária mais tardia.

A doença de Wipplle e outras enterites, por apresentarem quadro inflamatório em geral, além de anemia que pode ocorrer, trazem um cortejo sintomático que guarda relação com a extensão e intensidade da inflamação. Febre, emagrecimento, dor abdominal, leucocitose são algumas destas manifestações. A regressão do quadro, comprovando o diagnóstico, ocorre com o tratamento específico da enterite (antibióticos, anti-inflamatórios, ou antiparasitários). Em um dos dois casos de doença de Whipplle evidenciamos com a cápsula difuso padrão inflamatório em todo o delgado, com linfangiectasias abundantes, áreas de erosões e atrofia leve, com pontos de sangramento ativo nestes locais. No outro caso, as alterações estavam presentes em menor extensão e intensidade, não se evidenciando neste, sangramento discreto durante o procedimento com a cápsula, como visto no outro caso. A comprovação da presença desta enfermidade se deu com nova endoscopia digestiva alta e biópsias do duodeno, mostrando o patologista a presença da afecção.

Os tumores malignos primários do delgado são pouco frequentes e dentre eles o adenocarcinoma e o carcinoide são os mais frequentes. As metástases no intestino delgado são mais frequentes que os tumores primários do mesmo. Os tumores extrínsecos podem envolver o delgado através da via hematogênica, através de invasão direta, ou via intra-abdominal. Os principais tumores que metastatizam para o delgado por via direta ou intraperitoneal, são ovário, útero, cólon e estômago. Os que mais metastatizam por via hematogênica são tumores de mama, de pulmão e o melanoma. A literatura demonstra que os tumores do delgado, primários ou metastáticos, benignos ou malignos, na grande maioria dos casos, apresenta o sangramento insidioso, levando à anemia e, algumas vezes, a presença perceptível de sangue na evacuação, como principal ou única manifestação.[17]

Apesar do ainda baixo uso da cápsula na investigação de pacientes com anemia de causa desconhecida, após endoscopia digestiva alta e colonoscopia, seu emprego tem crescido gradualmente. Muitos trabalhos relatam o grande impacto que o uso da cápsula na hemorragia de causa obscura tem provocado no manejo do paciente.[18] Estudos têm demonstrado que quanto mais próximo do episódio de sangramento for feito o exame com a cápsula, muito maior é a chance de se estabelecer um diagnóstico.[19] Quando o sangramento do paciente é aberto, visível, ativo, a literatura ainda aponta a enteroscopia com balão, ou duplo balão, como procedimento inicial, pela possibilidade de efetuar, simultaneamente, diagnóstico e tratamento.[20] Porém, têm crescido na literatura trabalhos demonstrando a grande utilidade da cápsula também na hemorragia digestiva obscura aberta.[21-24] Um trabalho em especial, recente, apontou a cápsula endoscópica como ferramenta importante no paciente com esta situação, que até agora tem sido de principal domínio da enteroscopia.[25] Muitos e recentes estudos têm mostrado que a cápsula pode muito bem ser utilizada antes da enteroscopia, com alto percentual de diagnóstico e uma orientação segura para a enteroscopia terapêutica quando indicado e possível.[26,28] Em relação à enteroscopia, este é um método também já consagrado de examinar detalhadamente o delgado com alto impacto também no manejo do paciente após o procedimento.[29] A cápsula, nesta situação, quando efetuada antes, permite orientar sobre a rota que deva ser usada pela enteroscopia para atingir o local da lesão e tratá-la.[21-24]

Muitas, então, são as causas que podem determinar sangramento crônico, e a partir daí anemia, em pacientes nas faixas de idade mais avançadas. Na investigação desta anemia, a cápsula endoscópica representa hoje uma ferramenta imprescindível, sendo

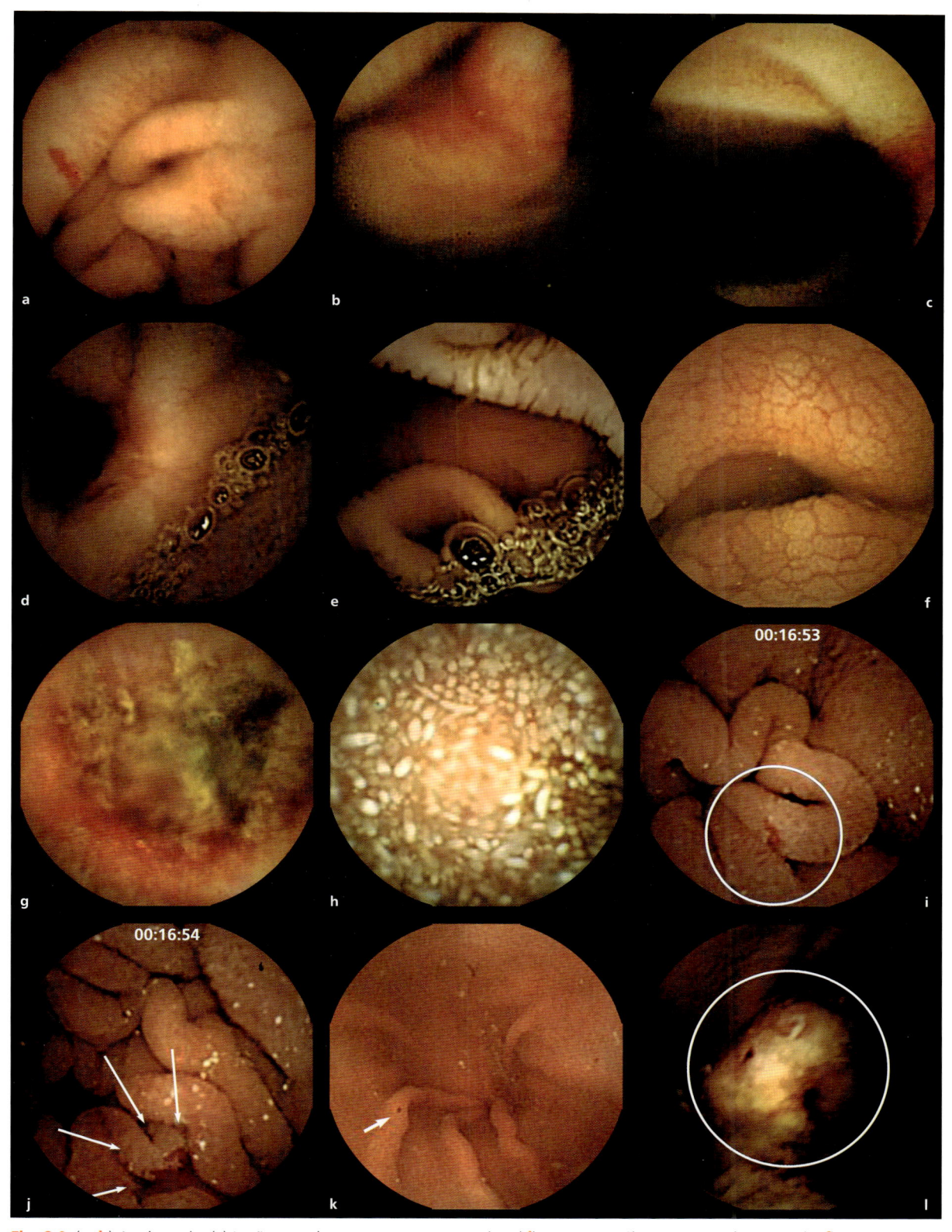

Fig. 6-4. (**a**, **b**) Angiectasia. (**c**) Lesão vascular com sangramento ativo. (**d**) Estenose e úlcera por uso de AINEs. (**e**, **f**) Doença Celíaca. (**g**) Doença de Crohn. (**h**) Doença de Whipple. (**i**) Angiectasia jejunal não sangrante. (**j**) Mesma angiectasia, sangrando 1 s após a 1ª foto. (**k**) Angiectasia gástrica mínima. (**l**) Metástase de melanoma com sinais de sangramento recente. *(Continua.)*

um procedimento muito bem tolerado por sua não invasividade.[13] A melhora na resolução da imagem obtida pela cápsula, o aumento na frequência de fotos *(frames)* por ela feita, cumpre hoje o objetivo de quase total demonstração do intestino delgado com alta qualidade de resolução.

Também a literatura demonstrou que o paciente que teve uma cápsula negativa para pesquisa de sangramento em delgado, seu risco relativo (RR) de ressangramento a partir do delgado está abaixo de 1 (0,54).[30]

Nos pacientes geriátricos, que são o maior contingente de pacientes com anemia de causa a investigar, ligada a perdas pelo trato digestório, com endoscopia alta e colonoscopia negativas, o endoscopista tem hoje mais uma opção a oferecer no diagnóstico desta afecção que tanto interfere na qualidade de vida do paciente.

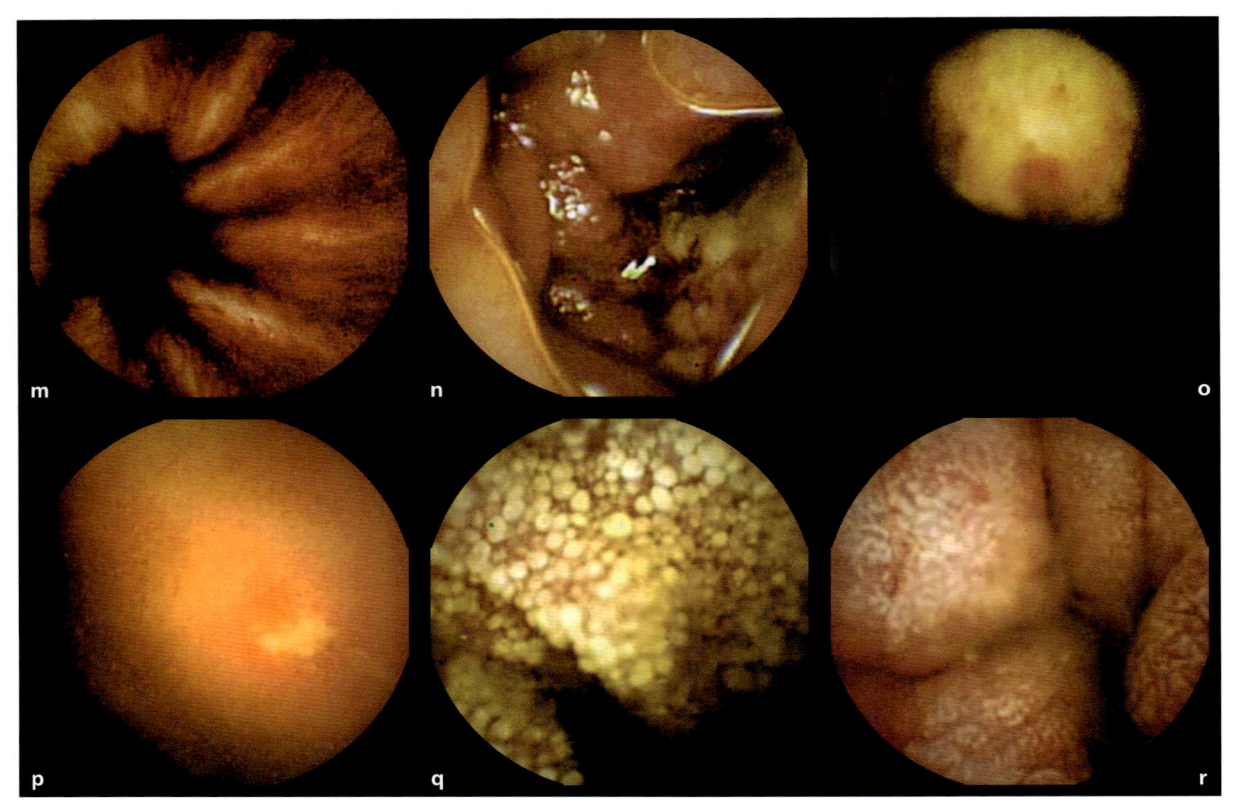

Fig. 6-4. *(Cont.)* (**m**) Sangramento vivo no íleo proximal. (**n**) Adenocarcinoma do jejuno. (**o**) Lesão polipoide em jejuno. (**p**) Úlcera aftoide (doença de Crohn). (**q**) Doença de Whipple. (**r**) Linfoma do delgado.

REFERÊNCIAS BIBLIOGRÁFICAS

1. Lewis BS. Small intestinal bleeding. *Gastroenterol Clin North Am* 1994;23(1):67-91.
2. American Gastroenterological Association medical position statment: evaluation and management of occult and obscure gastrointestinal bleeding. *Gastroenterology* 2000;118(1):197-200.
3. Apostolopoulos P, Liatsos C, Gralnek IM et al. The role of wireless capsule endoscopy in investigating unexplained iron deficiency anemia after negative endoscopic evaluation of the upper and lower gastrointestinal tract. *Endoscopy* 2006;38(11):1127-32.
4. Isenberg G et al. Yeld of repeat wireless vídeo capsule endoscopy with obscure gastrointestinal bleeding. *Gastrointest Endosc* 2006;63(4): AB M1301.
5. Milano A et al. The role of capsule endoscopy in IDA. *Gastrointest Endosc* 2006;63(4):AB T1110.
6. Lewis BS. Enteroscopy. *Gastroint Endosc Clin North Am* 2000;10(1):101-16.
7. Fireman Z et al. The role of videocapsule endoscopy in the iron deficiency anemia. *Dig Liver Dis* 2004;36:97-102.
8. Goddard AF et al. Guidelines for the management of IDA. *Gut* 2000;46(Suppl 4):1-5.
9. Raju GS et al. AGA Institute Medical position statement on obscure gastrointestinal bleeding. *Gastroenterology* 2007;133:1694-96.
10. Sidhu R et al. Guidelines on small bowell enteroscopy and capsule endoscopy in adults. *Gut* 2008;57:125-36.
11. Bar-Meir S et al. Second capsule endoscopy for the patients with severe iron deficiency anemia. *Gastrointest Endosc* 2004;60:711-13.
12. Ell C, May A. Mid gastrointestinal bleeding: capsule endoscopy and push and pull enteroscopy give rise to a new medical term. *Endoscopy* 2006;38:73-75.
13. Koulaouzidis A et al. Diagnostic yield of small-bowel capsule endoscopy in patients with iron-deficiency anemia: a systematic review. *Gastroint. Endoscopy* 2012 Nov.;76(5):983-92.
14. Gerson LB. Double baloon enteroscopy: the new gold standard for the small bowel imaging? *Gastrointest Endosc* 2005;62:71-75.
15. Mishkin DS et al. ASGE Tecnology status evaluation report: wireless capsule endoscopy. *Gastrointest Endosc* 2006;63(4):539-45.
16. Yano T, Yamamoto H et al. Clinical outcomes of double baloon endoscopy for the diagnosis and treatment of small intestinal diseases. *Gastrointest Endosc* 2008;67:1.
17. Bailey AA et al. Diagnosis and outcome of small bowel tumors found by capsule endoscopy: a three center Australian experience. *Am J Gastroenterol* 2006;101(10):2237-43.
18. Pennazio M. Bleeding update. *Gastrointest Endosc Clin N Am* 2006;16:251-66.
19. Pennazio M et al. Outcome of patients with obscure gastrointestinal bleeding after capsule endoscopy: report of 100 consecutive cases. *Gastroenterology* 2004 Mar.;126(3):643-53.
20. Pennazio M, Eisen G, Goldfarb N. ICCE consensus for obscure gastrointestinal bleeding. *Endoscopy* 2005 Oct.;37(10):1046-50.
21. Nakamura M et al. Preliminary comparison of CE and DBE in patients with suspected small bowel bleeding. *Endoscopy* 2006;38(1):59-66.
22. Hadithi M et al. A prospective study comparing CE and DBE in patients with suspected small bowel bleeding. *Am J Gastroenterol* 2006;101:52-57.
23. Gay G et al. Outcome of capsule endoscopy in determining indication and route for push-and-pull enteroscopy. *Endoscopy* 2006;38(1):49-58.
24. Pennazio M et al. Capsule Endoscopy and. Double-balloon Enteroscopy. *DDW* 2006;63(4)Supp S AB 496.
25. Lecleire S et al. Yield and impact of emergency capsule enteroscopy in severe obscure-overt gastrointestinal bleeding. *Endoscopy* 2012 Apr.;44(4)337-42.
26. Carey WD et al. Practice Guidelines Committee of American Association for Study of Liver Diseases. *Am J Gastroenterol* 2007.
27. Apostolopoulos P et al. Usefulness of capsule endoscopy (CE) for diagnosing small-bowel lesions in patients with IDA. *Gastrointest Endosc* 2007;66:1174-81.
28. Almeida N et al. DBE and small bowel tumors: a South-European single-center experience. *Dig Endoscopy* 2007.
29. Bo Sun. Diagnostic yield and therapeutic impact of double-balloon enteroscopy in a large cohort of patients with obscure gastrointestinal bleeding. *Am J Gastroenterol* 2006;101:2011-15.
30. Albert JG et al. News diagnostic and therapeutic endoscopic tools for the small bowel. DDW *Gastrointest Endosc* 2006;130(4):AB T1108.

CÁPSULA DE CÓLON

Artur Adolfo Parada ■ Matheus Degiovani ■ Carlos Eduardo Oliveira dos Santos ■ Alberte Vieira

INTRODUÇÃO

O câncer de cólon é uma das principais neoplasias malignas nos países ocidentais. A mortalidade continua sendo extremamente significante. Com o emprego em larga escala da colonoscopia, temos a oportunidade de diagnosticar e de remover lesões polipoides e carcinomas precoces em fases curáveis, melhorando bastante o prognóstico. Em função disto, a colonoscopia se tornou o método de escolha para o rastreamento do carcinoma colorretal.[1] No entanto, esta é tecnicamente impossível em 5 a 10% dos pacientes, é um exame invasivo e, geralmente, necessita de sedação para se tornar um exame mais aceitável, principalmente quando se pensa em rastreamento para neoplasia. Há também alguns pacientes que se recusam a realizar o procedimento, seja pelas dificuldades, custo, receio de complicações ou pelos aspectos psicológicos.

Atualmente, dispomos de novas tecnologias para a avaliação do cólon e do reto, como alterações da própria colonoscopia (colonoscopias assistidas por computador – Neo-Guide System, Invendoscopy, Espirais, como Shapelock, colonoscopias com enteroscópios, mono ou duplo-balão etc.), das colonoscopias virtuais[2,3] e da cápsula de cólon (Fig. 7-1).[4,5]

A CÁPSULA DE CÓLON

A cápsula de cólon – PillCam Cólon Cápsule Endoscopy (CCE) da Given Imaging Ltda, de Israel, é uma das mais recentes inovações e que permite um bom exame do cólon e reto. Representou uma evolução técnica importante da cápsula de delgado (com uma câmera e 4 imagens por segundo) e da cápsula de esôfago (com duas câmeras e 14 imagens por segundo). A primeira geração destas cápsulas, lançada em 2006[4], foi aprovada pelo FDA (*Food and Drug Administration* – órgão oficial americano), em 2007. Mais recentemente, em 2009, foi lançada a segunda geração – CCE-2[6], com alguns trabalhos já mostrando sua alta efetividade em diagnosticar lesões colorretais, quando comparada com a colonoscopia.[6-8]

Primeira e Segunda Gerações de Cápsulas de Cólon – CCE-1 e CCE-2

A CCE-2 inclui alterações na cápsula, no *Recorder* e no *software*. O tamanho é praticamente o mesmo (11,6 mm × 31,5 mm) e também com aquisição de imagens nos 2 polos da cápsula. O ângulo de visão foi aumentado de 154° para 172° em cada polo, permitindo praticamente avaliação do cólon em 360°. A velocidade de captura das imagens varia de acordo com a passagem da cápsula, de 4 fotos por segundo, quando está parada ou em movimento lento, a 35 fotos por segundo, quando está em movimento, havendo, portanto, uma comunicação bidirecional entre a cápsula e o novo *Recorder*, que dispõe de um sistema de visualização das imagens em tempo real *(Real Time)*. A CCE-2 não apresenta mais o modo de sono *(Sleep Mode)* e trabalha com 14 imagens por minuto, no início, até identificar o intestino delgado. Neste ponto, o *Data Recorder* apita e vibra, alertando, na tela, para seguir o protocolo de estímulo do peristaltismo *(Booster)*. Isto permite economizar a bateria, progressão mais efetiva da cápsula, com um tempo maior do exame para o cólon, aumentando a porcentagem de excreção da cápsula. Existem também ferramentas que permitem avaliar o tamanho das lesões e filtros digitais (cromoscopia digital).

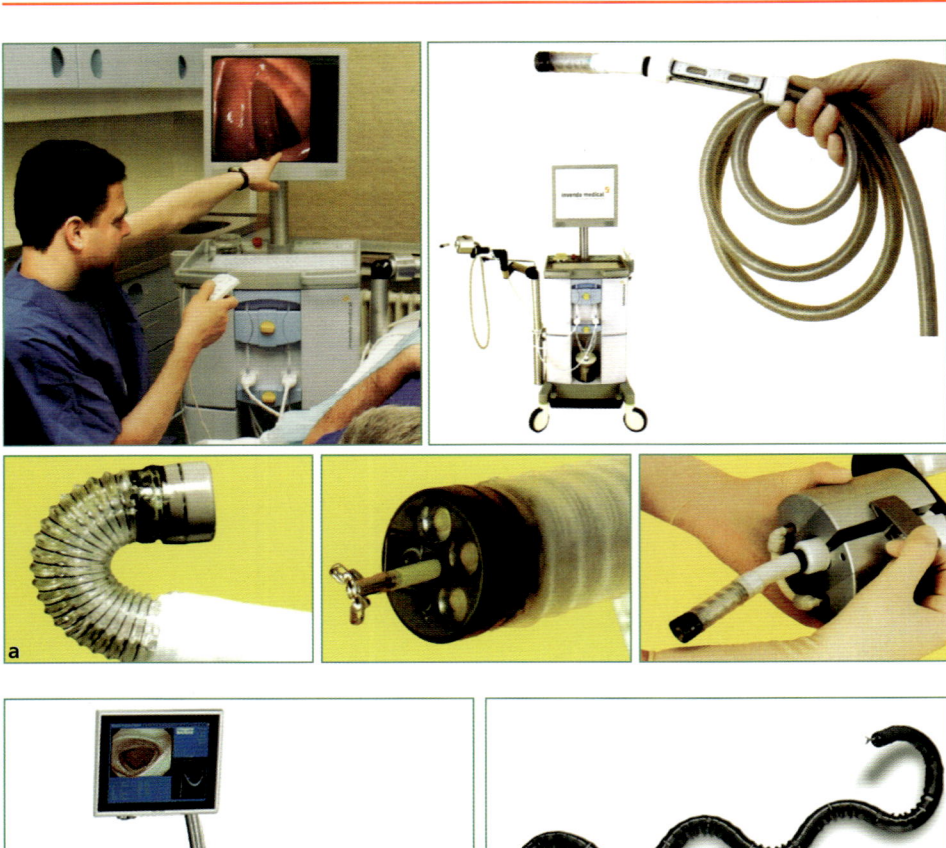

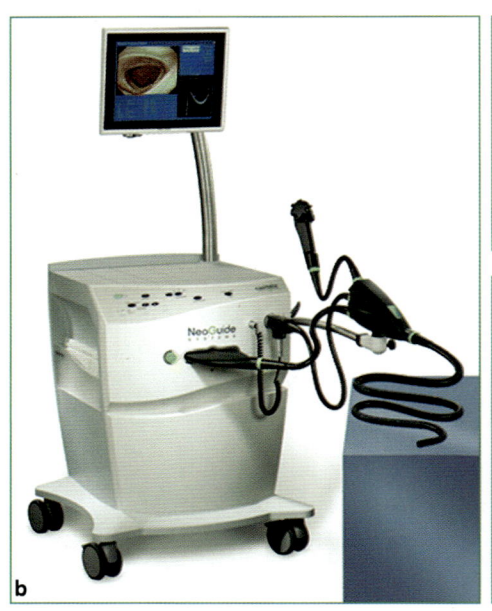

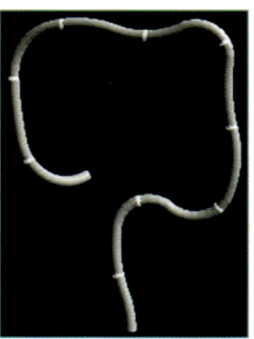

Fig. 7-1. (**a**) The invendoscopy. (**b**) NeoGuide Endoscopy System (NES).

Cápsula de Cólon 1 – CCE-1
- *Tamanho:* 11 × 31 mm.
- *Câmeras:* videocâmeras nos dois polos, com ângulo de visão de 156° em cada uma, 2 fotos por segundo em cada uma (4 imagens por segundo).
- *Sistema óptico:* dobro da área das câmeras anteriores e com mais profundidade de visão.
- *Bateria:* 9 a 10 horas de duração.
- *Gravação:* 3 min a seguir cerca de 1 a 2 horas de "hibernação" (*sleep mode*) e depois 9 a 10 horas de gravação.
- *Visão em tempo real:* Sim.
- *Recorder:* DR2C.

Cápsula de Cólon 2 – CCE-2
- *Tamanho:* 11,6 × 31,5 mm.
- *Câmeras:* videocâmeras nos dois polos, com ângulo de visão de 172° em cada uma, 17 ou 18 fotos por segundo em cada uma (total de 35 imagens por segundo).
- *Sistema óptico:* cerca de 360°.
- *Bateria:* 10 a 12 horas de duração.
- *Gravação:* contínua. Inicia com 4 fotos por segundo, depois 14 e a seguir 35, regulada pela velocidade de progressão da cápsula.
- *Visão em tempo real:* Sim.
- *Recorder:* DR3 – interage com o exame (sincronização), capturando menos ou mais imagens de acordo com a velocidade de sua progressão. No início e quando estacionária, 4 imagens por segundo e a seguir 14. Ao identificar, o intestino delgado passa a um sistema adaptativo de acordo com a velocidade de transmissão e, posteriormente, no cólon, a 35 imagens por segundo. Possui um sistema de visão em tempo real em que a qualquer momento podemos acessar e acompanhar a progressão da cápsula. Além disto, apita e vibra comunicando a sequência do protocolo do exame.
- *Rapid Software:* permite análise mais detalhada da mucosa, assim como cromoscopia digital e uma ferramenta que permite estimar o tamanho das lesões (Fig. 7-2).

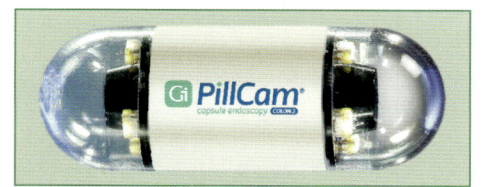

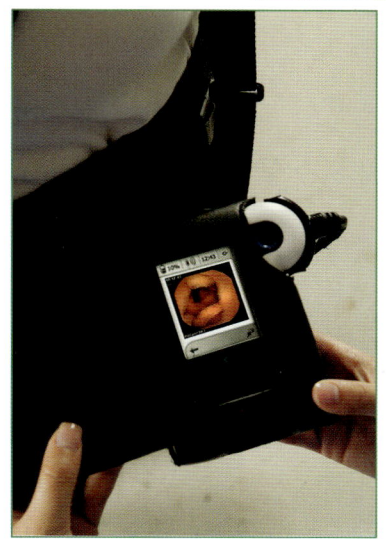

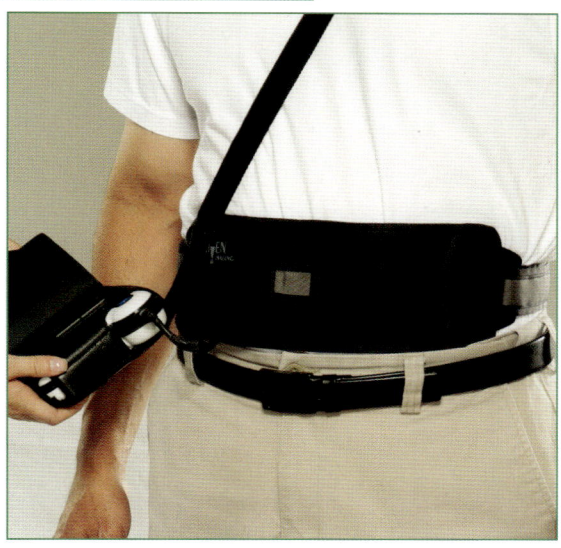

Fig. 7-2. PillCam cólon II, DR3 e cinturão – *Given Imaging*.

LEITURA DO EXAME

Fazemos uma leitura rápida do vídeo (30 a 40 imagens por segundo), com as imagens de ambos os polos (verde e amarelo) e assinalamos os pontos anatômicos (final do íleo, ceco, ângulo hepático, ângulo esplênico, início do reto e última imagem anal (Fig. 7-3).

A seguir, leitura com velocidade reduzida, dependendo da experiência e habilidade de cada um, das imagens de cada polo (verde ou amarelo), separadamente.

Ao final, fazer a revisão de todas as imagens, relatando todas as alterações encontradas. É muito importante só confirmar lesões quando elas aparecem em pelo menos 2 ou 3 imagens e ficar atento aos artefatos que podem ocorrer em qualquer imagem endoscópica.

Com o cólon bem preparado, que é o próximo assunto, as imagens são impressionantes e permitem diagnosticar pólipos milimétricos (Fig. 7-4).

EXAME

O exame é semelhante ao da cápsula endoscópica para o intestino delgado, porém necessita de um preparo do cólon que não só limpe adequadamente o intestino grosso, como também, impulsione a cápsula para que o tempo da bateria seja suficiente, permitindo a evacuação da mesma, com o exame completo do cólon e do reto. A maioria dos autores utiliza o preparo com orientação alimentar 2 a 3 dias antes do exame, com PEG (polietileno glicol) 4 litros, sendo 2 litros na véspera e 2 litros no dia do exame (temos utilizado o macrogol com eletrólitos) e para impulsionar e estimular a evacuação da cápsula, fosfato de sódio (NaP) e supositório de glicerina ou bisacodil. Lembrando sempre que o fosfato de sódio pode causar lesões renais. Veja a seguir o preparo que temos utilizado.

Preparo do Cólon para Adultos em Boas Condições e sem Suspeitas de Estenoses, Suboclusões ou Doenças Inflamatórias Agudas ou Crônicas

Antevéspera do Exame

- Dieta habitual. Tomar bastante líquido. Laxantes se tiver o intestino preso (constipação). Utilizamos o bisacodil 5 mg (1 a 4 comprimidos de acordo com a função intestinal).

Véspera do Exame

- Pela manhã, entre 6 e 9 horas: tomar líquidos (café com leite, achocolatado, café ou chá) e 3 a 5 bolachas.
- A seguir só líquidos até 12 horas, quando deverá tomar uma sopa de macarrão batida no liquidificador. Após a sopa, jejum.
- Às 13:30 hs, mais 1 ou 2 comprimidos de bisacodil ou 1 ou 2 colheres grandes de Agarol (picossulfato de sódio e óleo mineral).
- Às 18 hs, tomar 3 litros de água com 24 saches de Muvinlax (polietilenoglicol – macrogol 3350 com eletrólitos – nesta concentração é uma solução isotônica ao plasma), em 2 a 3 horas. Adicionar 150 gotas de Luftal (simeticona). (**Esta solução vai provocar diarreia intensa**).
- Às 23 hs, se quiser, pode ingerir um pouco de líquido (chá, isotônicos, refrigerantes, água), e a seguir permanecer em jejum. Não tomar leite e nenhum tipo de alimento sólido ou pastoso.

Dia do Exame

- Às 7:00 horas da manhã um comprimido de plasil (metoclopramida – 10 mg) ou de *Vonau Flash* (ondansetrona 4 mg).
- Às 7:30 hs, comparecer à Clínica e tomar mais Muvinlax (1 litro de água com 8 saches). Adicionar também o luftal.

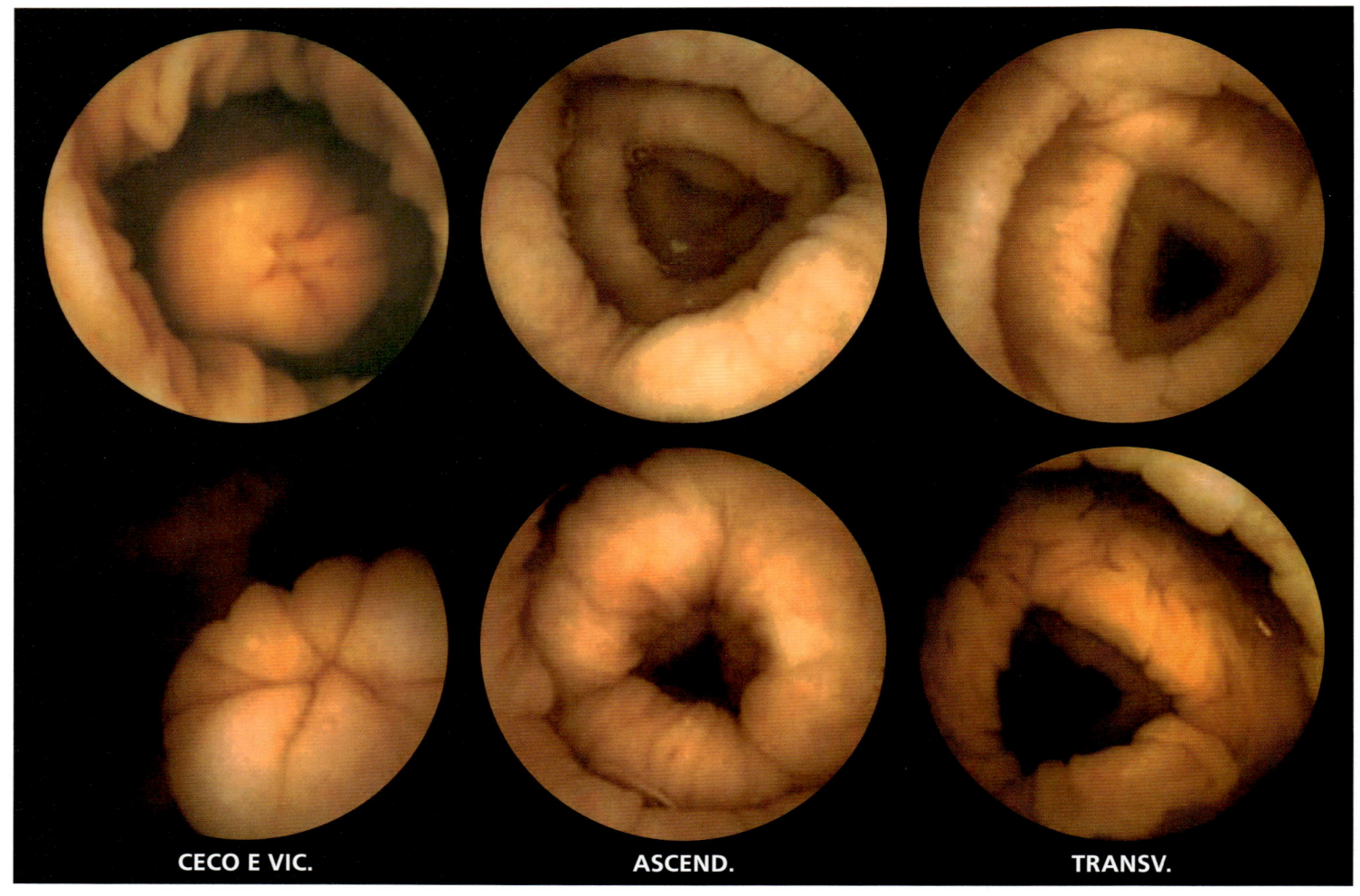

Fig. 7-3. Cápsula de cólon: pontos anatômicos.

- Às 9:00 hs da manhã, ingerir a cápsula de cólon com meio copo de água. Permanecer na clínica. Após uma hora, checar no visor do *Recorder* (tempo real – para isto, clicar nos botões do meio, esquerda e direita) se a cápsula já passou para o intestino delgado. Se isto não ocorreu, mais um comprimido de bisacodil.
- Às 10:30 hs, tomar 35 mL de *Fleet* (fosfato de sódio dibásico 0,06 g/mL e 0,16 g/mL de fosfato de sódio monobásico) com 1 a 1,5 L de água *(booster)*, em 1 hora a 1 1/2.
- Às 12:30 hs, 30 mL de *Fleet* com 1 L de água, por mais 1 hora a 1 1/2.
- Após 14:00 hs, iniciar chá comum com um pouco de açúcar por via oral.
- Após 16:00 hs, dieta normal.
- Entre 19 e 20 hs, se não tiver evacuado a cápsula, utilizar um supositório de glicerina (glicerol) ou de bisacodil (10 mg).

Este preparo deverá ser adaptado e modificado conforme a evolução da limpeza intestinal e de acordo com as idades e condições clínicas dos pacientes.

ACURÁCIA

Quando comparada com a colonoscopia, a CCE-2, apresentou sensibilidade para pólipos ≥ 6 mm de tamanho de 89% (95% intervalo de confiança (CI) 70-97%) e para pólipos com ≥ 10 mm de tamanho, 88% (95% CI 56-98%), com especificidade de 76% (95% CI 72-78%) e 89% (95% CI 86-90%), respectivamente. Lembrando que sensibilidade é a proporção de pessoas que têm o teste positivo e que apresentam a doença (ou seja, o pólipo foi diagnosticado pela cápsula de cólon e confirmado pela colonoscopia) e que especificidade é a proporção de pessoas que têm o teste negativo e que não têm a doença (a cápsula não detectou pólipos, e a colonoscopia também não).

A especificidade relativamente baixa é relacionada com o grande número de diagnósticos falso-positivos de pólipos pela cápsula, ou seja, a cápsula detecta pólipos que não são pólipos ou que não foram confirmados pela colonoscopia.[6]

Em estudo europeu multicêntrico e prospectivo, incluindo 8 centros, a cápsula também foi comparada com a colonoscopia (padrão ouro), com os mesmos critérios de tamanho das lesões. A sensibilidade, para pólipos com ≥ 6 mm foi de 84% (95% CI 74-95%), e ≥ 10 mm, de 88% (95% CI 76-99%), com a especificidade de 64 e 95%, respectivamente. Nesta série, 3 tumores foram detectados pela CCE-2 e confirmados pelo colonoscopia.[8]

Quando comparamos estes dados com os de uma grande série multicêntrica publicada com os resultados da primeira geração de cápsulas do cólon – CCE-1 (sensibilidade para pólipos ≥ 6 mm e ≥ 10 mm, de 64 e de 60%, respectivamente), observamos uma melhora significativa provavelmente decorrente dos avanços tecnológicos da CCE-2 em relação à CCE-1.[9]

DESC E SIG. **RETO**

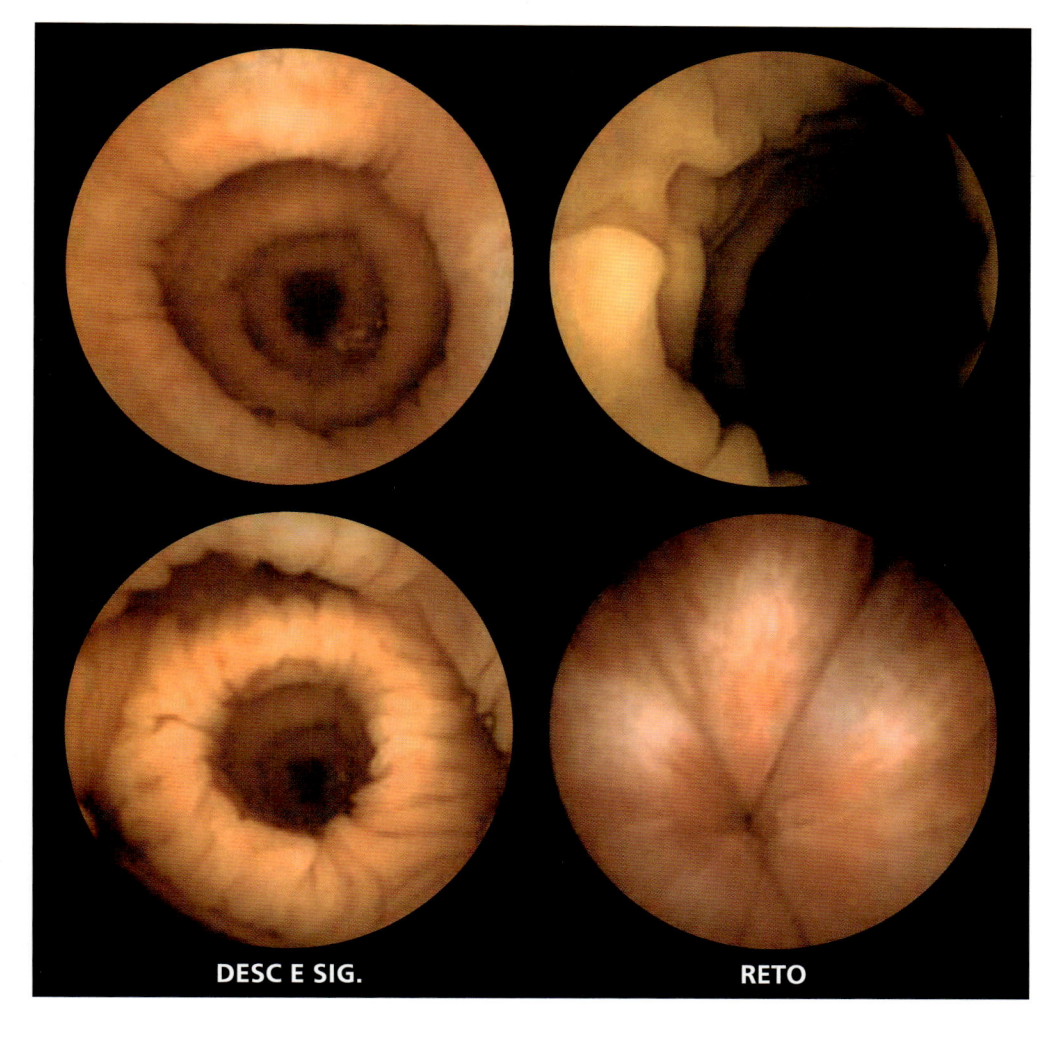

Fig. 7-3. *(Cont.)*

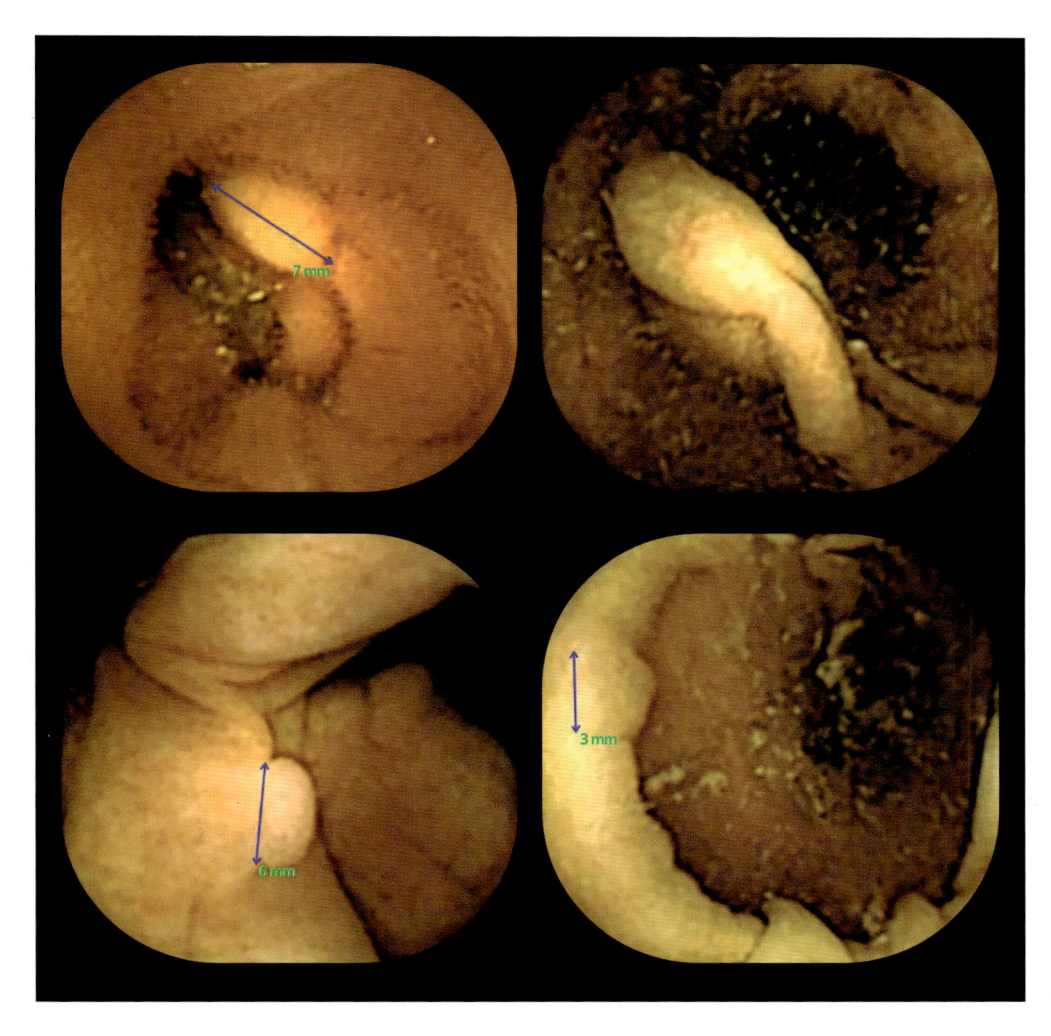

Fig. 7-4. Pólipos de cólon.

CONDIÇÕES DO EXAME E EXCREÇÃO DA CÁPSULA

O preparo do cólon foi considerado adequado em 78 e 81% dos pacientes envolvidos nos trabalhos de Israel e da Europa, respectivamente. A evacuação natural da cápsula (avaliação de todo o cólon, reto e passagem pelo canal anal) foi de 81 e 85%, após 8 horas da ingestão da cápsula, respectivamente[6,8] e 88% após 10 horas da ingestão (Fig. 7-5).[8]

O preparo do cólon tem que ser muito bem feito e até certo ponto é exaustivo. O que acontece também nas colonoscopias. No estudo de Israel, 8% dos pacientes apresentaram eventos adversos com o preparo[6] e no Europeu, 6,8%,[8] incluindo vômitos, náuseas, dores abdominais e fadiga.

O exame é bastante seguro e raramente se observam efeitos adversos relatados diretamente à ingestão da cápsula. O risco de retenção da cápsula é baixo e semelhante ao risco da população normal que realiza o exame de cápsula do intestino delgado.

SITUAÇÃO ATUAL

A cápsula de cólon da segunda geração (CCE-2) representa uma grande evolução em relação a da primeira geração. Apresenta uma alta sensibilidade quando comparada com a colonoscopia e é um procedimento relativamente simples e seguro. Com a regulagem da velocidade de captura das imagens, a capacidade da bateria foi potencializada, variando de 4 a impressionantes 35 fotos por segundo. Com a melhora na qualidade da imagem, com o aumento do ângulo de visão de 156 para 172°, com os dois polos de visão, consegue praticamente cobrir 360°, com grande potencial para a detecção de lesões.[10]

O maior problema continua sendo a necessidade de se fazer um preparo exaustivo do cólon, o que traz grandes inconvenientes, principalmeente para os pacientes mais idosos. Os preparos, em sua grande maioria, se baseiam na dieta sem resíduos por 2 a 3 dias, utilização de 3 a 4 litros de PEG, procinéticos e bisacodil por via oral e estímulo ao peristaltismo *(booster)* com fosfato de sódio, bisacodil e supositórios. Algumas alterações já foram tentadas e estão em desenvolvimento, mas ainda não amenizaram substancialmente os problemas.[11]

Atualmente, a cápsula do cólon – CCE-2 – pode ser utilizada quando a colonoscopia é incompleta, nas suas contraindicações ou quando o paciente se recusa a realizá-la.[10]

PAPEL NO RASTREAMENTO DO CÂNCER DO CÓLON E RETO

O papel da CCE-2 no rastreamento do câncer colorretal foi aprovado na Europa (EMA – European Medicines Agency) e nos EUA (FDA), mas seu papel não está ainda bem-definido.[12-14] Nos EUA, foi aprovado seu uso em pacientes com colonoscopias incompletas.

As Diretrizes da *European Society for Gastrointestinal Endoscopy* sugerem que a cápsula de cólon seja uma alternativa razoável para o rastreamento em pacientes de risco pela idade. No entanto, não a recomendam para pacientes com risco aumentado (história familiar ou pessoal de câncer de cólon) ou para os que apresentam sintomas de alarme (anemia, sangramento ou perda de peso).[15,16]

Quando comparamos a CCE-2 com outras técnicas de avaliação do cólon e reto, como a colonoscopia e a colonoscopia virtual, os dados publicados são muito bons para a cápsula de cólon com relação aos diagnósticos de pólipos neoplásicos.[17]

Com relação ao custo do rastreamento com cápsula de cólon, os estudos iniciais, mesmo com a primeira geração – CCE-1, mostraram evidências de grande melhora na aderência dos pacientes ao programa de rastreamento (aumento de 30%) e tão custo-efetiva quanto ao programa com pesquisa de sangue oculto nas fezes (Fig. 7-6).[18]

O custo do programa utilizando colonoscopia é estimado em 16.165 dólares por vida salva e o com cápsula do cólon (CCE-1), de 29.144 dólares,[18] o que seria perfeitamente aceitável em programas de rastreamento.

Recomendações da Sociedade Europeia de Endoscopia Gastrointestinal – ESGE – em 2012.[19]

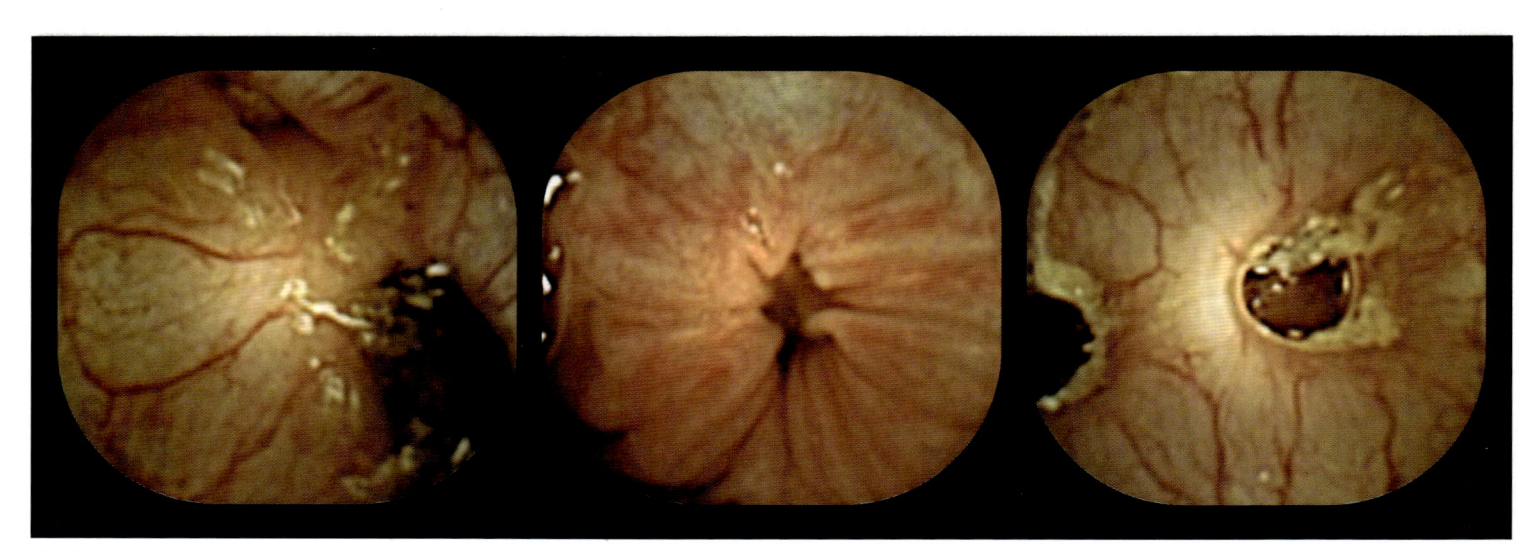

Fig. 7-5. Cápsula de cólon: divertículos.

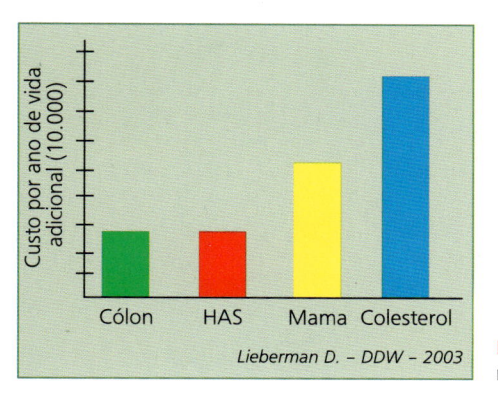

Fig. 7-6. Custo do rastreamento.

INDICAÇÕES

- A cápsula colônica é segura e parece ter boa acurácia diagnóstica quando empregada em indivíduos com risco médio para câncer colorretal (2C).
- Quanto à sua aplicação em programas de rastreamento do câncer colorretal, estudos específicos são necessários. O emprego da cápsula pode ser custo-efetivo se aumentar a aderência dos pacientes ao programa (4D).
- A cápsula colônica pode ser indicada em pacientes de alto risco para a colonoscopia ou que se recusem ao procedimento (4D).
- A cápsula colônica parece ser segura e factível naqueles pacientes que tiveram colonoscopia incompleta por dificuldades técnicas, sem subestenoses importantes (3D).
- Não há dados disponíveis que suportem a indicação da cápsula de cólon na avaliação e seguimento da DII (4D).

CONTRAINDICAÇÕES

- As contraindicações da cápsula de cólon são as mesmas da cápsula entérica (4D).
- A utilização do estímulo ao peristaltismo (*booster*) com fosfato de sódio deve ser evitada em pacientes com risco para toxicidade (4D).
- O risco de retenção da cápsula colônica é baixo tanto para o intestino delgado como para o cólon. Em casos de retenção, deve-se proceder à retirada da cápsula por endoscopia ou cirurgia (3D).

ORIENTAÇÕES PÓS-EXAME

- Pacientes com diagnóstico de 1 pólipo ≥ 6 mm e pacientes com três ou mais pólipos de qualquer tamanho devem ser encaminhados para colonoscopia com polipectomia (4D).
- Pacientes sem achados significativos na avaliação do cólon pela cápsula, realizada com boas condições de preparo, devem repetir o exame de cápsula ou outro exame de rastreamento em 5 anos (4D).
- Caso o preparo do cólon tenha sido inadequado ou a avaliação incompleta, deve-se repetir o exame ou considerar a realização de outro estudo de imagem do cólon (4D).

RESUMO

A cápsula de cólon é hoje um exame não invasivo, efetivo, com imagens excelentes quando o cólon se encontra bem preparado, e que permite detectar lesões milimétricas, com alta sensibilidade e razoável especificidade quando comparada à colonoscopia e à colonoscopia virtual (Figs. 7-7 e 7-8).

Pode ser indicada após colonoscopias incompletas, quando houver contraindicações para as colonoscopias ou quando o paciente assim o preferir.

É um exame muito seguro, com baixíssimas taxas de retenção da cápsula.

A indicação em rastreamento do câncer colorretal pode ser interessante, sendo custo-efetiva e comparável à indicação da pesquisa do sangue oculto nas fezes, porém não pode substituir a colonoscopia como exame de primeira linha em rastreamento e seguimento dos pacientes com risco aumentado de câncer colorretal.[20]

O custo do procedimento ainda é alto, o tempo de leitura do exame deve ser reduzido, porém o maior problema continua sendo o preparo do cólon (que para o exame com cápsula deve ser mais exaustivo do que o que utilizamos para as colonoscopias), no entanto, a aderência ao programa de rastreamento aumenta com a utilização da cápsula de cólon e isto é muito favorável à população e na avaliação do custo-benefício.

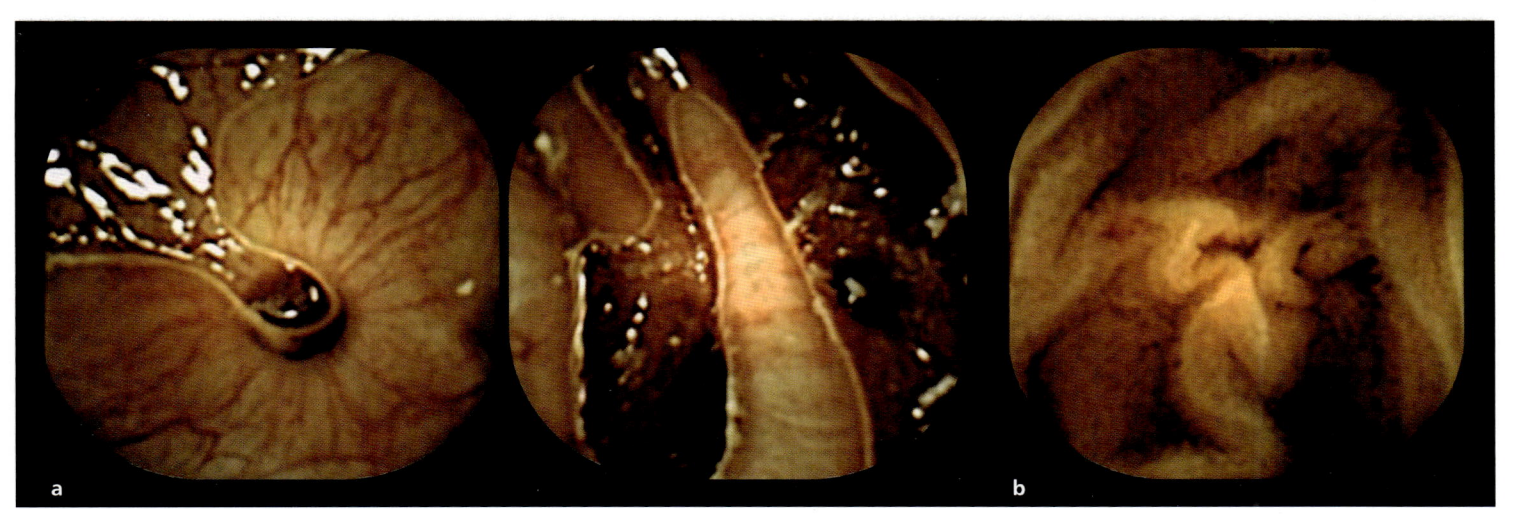

Fig. 7-7. (**a**) Divertículo de cólon. (**b**) Angiectasia plana em íleo proximal.

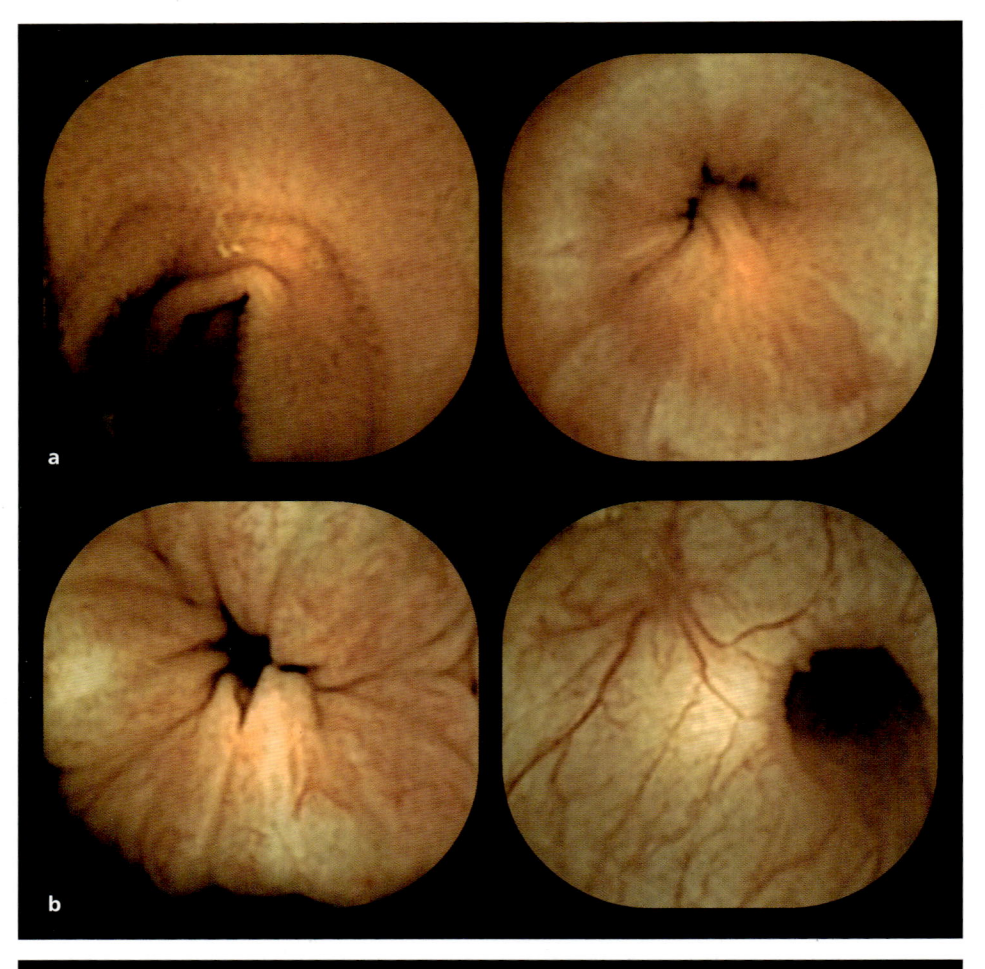

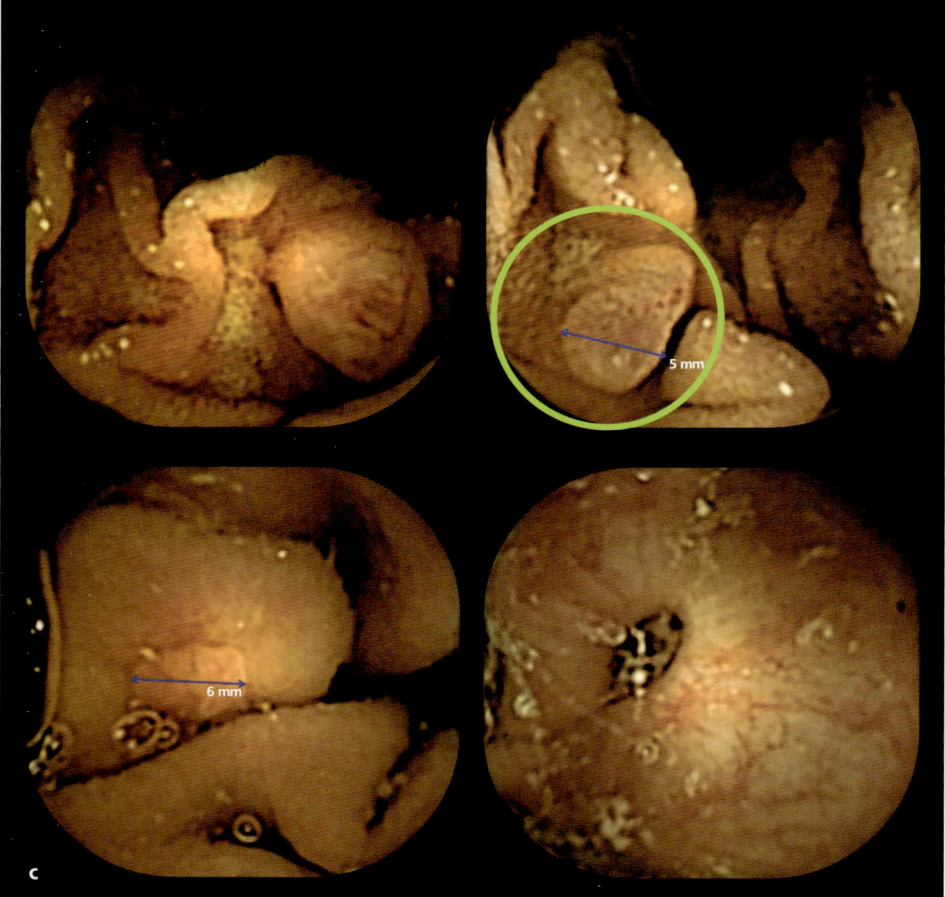

Fig. 7-8. (a) Íleo distal e válvula ileocecal. (b) Válvula IC e divertículo. (c) Papila duodenal – Pólipos ID – Divertículo de cólon.

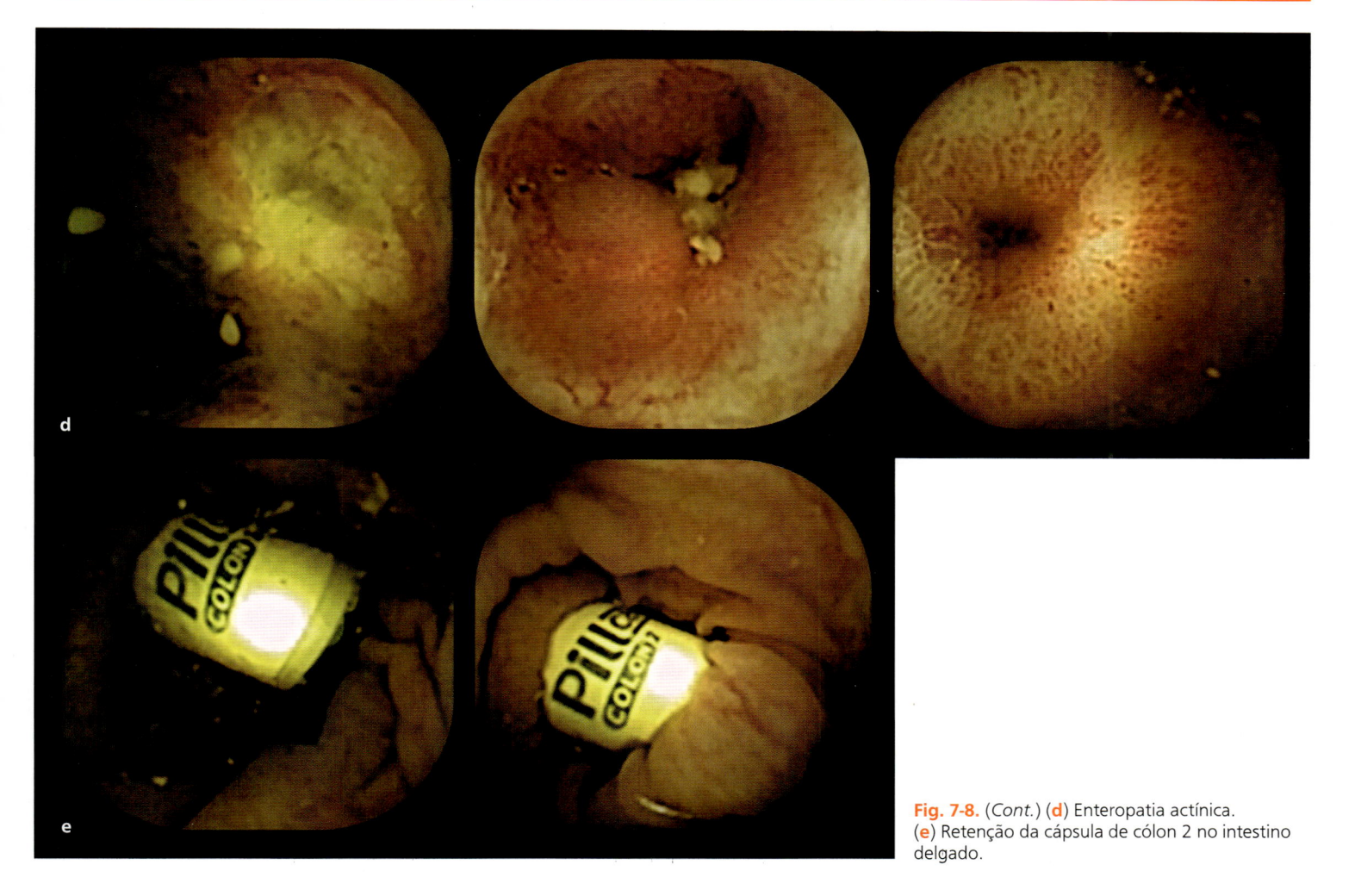

Fig. 7-8. (*Cont.*) (**d**) Enteropatia actínica.
(**e**) Retenção da cápsula de cólon 2 no intestino delgado.

REFERÊNCIAS BIBLIOGRÁFICAS

1. Winawer SJ, Zauber AG, Ho MN *et al.* Prevention of colorectal cancer by colonoscopic polypectomy. The National Polyp Study Workgroup. *N Engl J Med* 1993;329:1977-81.
2. Silva AC, Wellnitz CV, Hara AK. Three-dimensional virtual dissection at CT colonography: unraveling the colon to search for lesions. *Radiographics* 2006;26:1669-86.
3. Chaoui AS, Barish MA. Virtual colonoscopy: a new tool for colorectal cancer screening. *Curr Opin Gastroenterol* 2001;17:78-85.
4. Eliakim R, Fireman Z, Gralnek IM *et al.* Evaluation of the PillCam Colon capsule in the detection of colonic pathology: results of the first multicenter, prospective, comparative study. *Endoscopy* 2006;38:963-70.
5. Schoofs N, Deviere J, Van Gossum A. PillCam colon capsule endoscopy compared with colonoscopy for colorectal tumor diagnosis: a prospective pilot study. *Endoscopy* 2006;38:971-77.
6. Eliakim R, Yassin K, Niv Y *et al.* Prospective multicenter performance evaluation of the second-generation colon capsule compared with colonoscopy. *Endoscopy* 2009;41:1026-1031.
7. Spada C, Hassan C, Marmo R *et al.* Meta-analysis shows colon capsule endoscopy is effective in detecting colorectal polyps. *Clin Gastroenterol Hepatol* 2010;18:516-22.
8. Spada C, Hassan C, Munoz-Navas M *et al.* Second-generation colon capsule endoscopy compared with colonoscopy. *Gastrointest Endosc* 2011;74:581-89.
9. Van Gossum A, Munoz-Navas M, Fernandez-Urien I *et al.* Capsule endoscopy versus colonoscopy for the detection of polyps and cancer. *N Engl J Med* 2009;361:264-70.
10. Spada C, Hassan C, Sturniolo GC *et al.* Literature review and recommendations for clinical application of colon capsule endoscopy. *Dig Liver Dis* 2011;43:251-58.
11. Spada C, Riccioni ME, Hassan C *et al.* PillCam colon capsule endoscopy: a prospective, randomized trial comparing two regimens of preparation. *J Clin Gastroenterol* 2011;l45:119-24.
12. Sieg A, Friedrich K, Sieg U. Is PillCam COLON capsule endoscopy ready for colorectal cancer screening? A prospective feasibility study in a community gastroenterology practice. *Am J Gastroenterol* 2009;104:848.
13. Van Gossum A, Munoz-Navas M, Fernandez-Urien I *et al.* Capsule endoscopy versus colonoscopy for the detection of polyps and cancer. *N Engl J Med* 2009;361:264.
14. Spada C, Hassan C, Galmiche JP *et al.* Colon capsule endoscopy: European Society of Gastrointestinal Endoscopy (ESGE) Guideline. *Endoscopy* 2012;44:527.
15. Cave D. *Wireless video capsule endoscopy*. UpToDate, 2014.
16. Hale MF, Sidhu R, McAlindon ME. Capspule endoscopy: current practice and future directions. *World J Gastroenterol* 2014 June 28;20(24):7752-59.
17. Heresbach D, Barrioz T, Lapalus MG *et al.* Miss rate for colorectal neoplastic polyps: a prospective multicenter study of back-to-back video colonoscopies. *Endoscopy* 2008;40:284-90.
18. Hassan C, Zullo A, Winn S *et al.* Cost-effectiveness of capsule endoscopy in screening for colorectal cancer. *Endoscopy* 2008;40:414-21.
19. Spada C, Hassan C, Galmiche JP *et al.* Colon capsule endoscopy: European Society of Gastrointestinal Endoscopy (ESGE) Guideline. *Endoscopy* 2012; Online.
20. Sacher-Huvelin S, Coron E, Gaudric M *et al.* Colon capsule endoscopy vs colonoscopy in patients at average or increased risk of colorectal cancer. *Aliment Pharmacol Ther* 2010;32(9):1145-53.

8

PREPARO PARA CÁPSULA DE CÓLON

Artur Adolfo Parada ▪ Maria Juliana Loriggio Cavalca ▪ Maiza da Silva Costa
Isabela Klautau Leite Chaves Borges ▪ Diogo Peral Caetano

INTRODUÇÃO

O câncer colorretal (CCR) nos Estados Unidos é a segunda causa de óbito por neoplasia. No Brasil, estima-se que, em 2014, tenhamos cerca de 32.600 novos casos desta doença.[1]

Para sua prevenção e diagnóstico há diversos métodos investigativos, como testes fecais, colonoscopia, colonoscopia virtual, enema baritado e, mais recentemente, a cápsula endoscópica (PillCam Cólon) tem sido empregada para esta função na Europa e em outros países do mundo, por ser um método de avaliação de imagens minimamente invasivo, indolor, que não necessita de sedação ou insuflação de ar no intestino, sem irradiação, tendo apresentado taxas de apenas 3% de falha técnica e cerca de 80 a 90% de eliminação.[2] No entanto, as indicações ao seu uso ainda não estão bem-definidas, bem como sua eficácia, em comparação aos outros métodos existentes, já que apresenta taxas variáveis de sensibilidade e especificidade nos diversos estudos.

A cápsula de cólon é um pouco maior e tem o dobro de área de cobertura que a de delgado, além de câmera dupla e controle automático de luz. Sua primeira geração captava 4 quadros de imagem por segundo, e a atual já capta 35 e abrange uma área maior de captura.[3,4] A primeira cápsula de cólon deveria ser ingerida pelo paciente, e, após sua ativação inicial, ela funcionava por 5 minutos, fazendo registros de esôfago e estômago, e depois entrava em modo de espera, ou de sono *(sleepy model)*, por cerca de 2 horas, quando voltava automaticamente a fazer o registro, por cerca de 10 horas, período após o qual a mesma já deveria ter sido expelida. Em casos de retenção da cápsula por mais de 2 semanas, deve ser avaliada a necessidade de exame endoscópico ou cirurgia para a retirada da mesma.[5] Posteriormente, a partir de 2009, foi lançada a segunda geração de cápsula de cólon, da Given Imaging, a PillCamCCE-2, que apresenta melhores imagens, velocidade de captura de imagens regulável, de acordo com a sua movimentação (4 a 35/segundo) nos dois polos, permitindo maior tempo de uso da bateria e exclusão do tempo de sono e, sobretudo, maior ângulo de visão (172°), examinando, praticamente, as paredes do intestino delgado e do cólon em 360° (Figs. 8-1 a 8-3).

Isto permitiu um aumento da sensibilidade e da especificidade, fortalecendo as indicações da cápsula de cólon para os pacientes com colonoscopias incompletas, com contraindicações para as colonoscopias, em anticoagulados complicados e para os que não querem se submeter a colonoscopias.

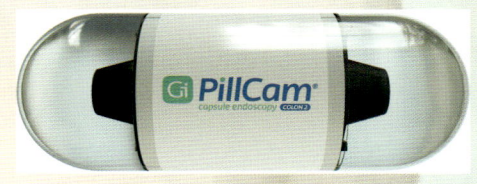

Fig. 8-1. CCE-2 – segunda geração.

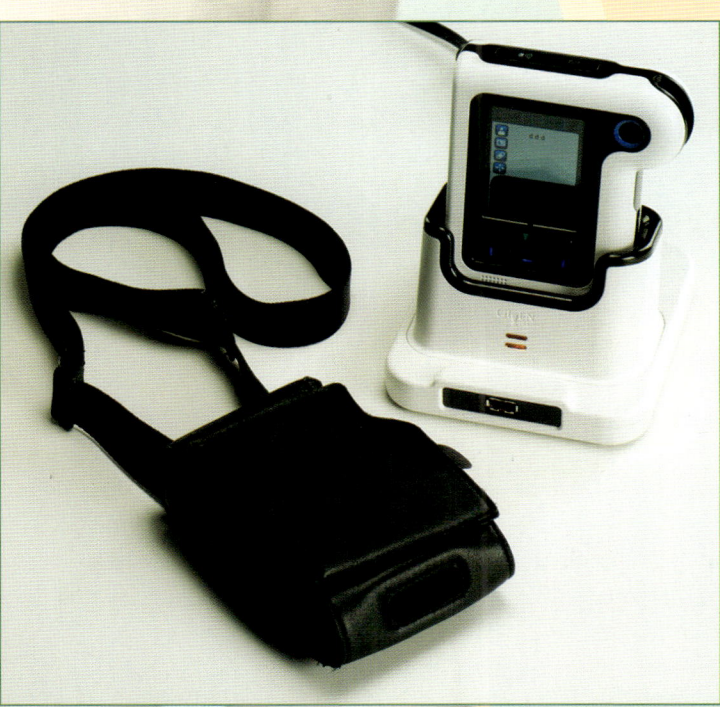

Fig. 8-2. Cinturão e recorder – DR3 – com imagem em tempo real – *Given Imaging*.

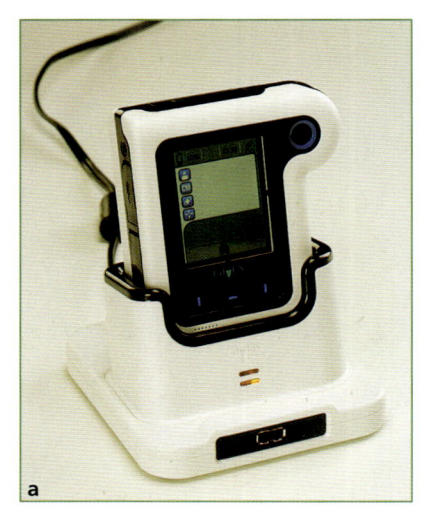

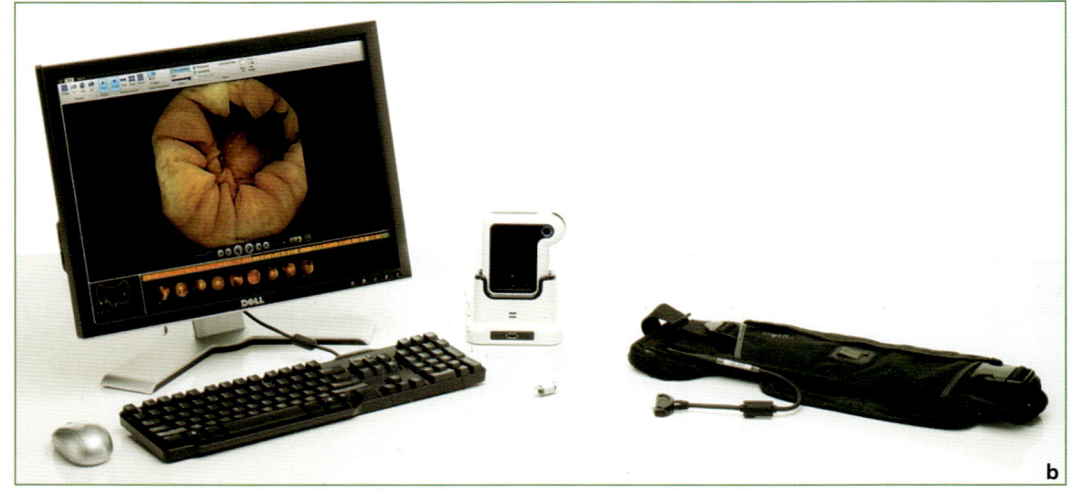

Fig. 8-3. (**a**) Recorder DR3 em sua base para ser conectado. (**b**) Já conectado à *Workstation*. Cinturão ao lado.

Alguns centros passaram a utilizar também a cápsula colonoscópica em programas de rastreamento, com custo semelhante à pesquisa de sangue oculto nas fezes. As indicações para rastreamento seriam para pacientes de baixo risco para câncer colorretal e para pacientes com alto risco (que apresentam sinais/sintomas de alarme, com história familiar ou prévia de CCR – nível de evidência 2++, grau de recomendação C) que não tenham condições de realizar colonoscopia ou que apresentem colonoscopia incompleta, sem estenose.[2,3]

As contraindicações para realização da cápsula de cólon são as mesmas para a cápsula de delgado: disfagia ou alterações na deglutição, grande cirurgias do trato gastrointestinal, suspeita de suboclusão intestinal, presença de implantes eletrônicos (como marca-passo) e gravidez. Há também as contraindicações relativas ao preparo colônico para a cápsula (em especial ao uso de fosfato de sódio): pacientes idosos, com hipovolemia, doenças renais e colite ativa.[2]

Para um bom resultado da cápsula endoscópica, é necessário que o paciente faça um preparo intestinal até certo ponto exaustivo, visando a limpeza do cólon para permitir e facilitar a visualização de lesões. O mesmo deve ser fornecido por escrito ao paciente, juntamente com orientações dadas pelo médico ou enfermeiro responsável.[2,4]

É indicada uma dieta com poucos resíduos nos 3 a 5 dias prévios ao exame (dependendo da função intestinal), com dieta líquida clara no dia anterior e administração de 4 litros de solução de polietilenoglicol que pode ser dividido entre a véspera e o dia do exame (3:1 ou 2:2) para aumentar a tolerabilidade do preparo.[2,4,6] O incremento com pequenas doses (45-55 mL no total) de fosfato de sódio para os pacientes que não apresentam contraindicações ao seu uso, também é indicado para manter e aumentar a limpeza da mucosa durante o exame, além de estimular o trânsito colônico para que haja progressão total da cápsula, uma vez que as taxas de sua eliminação foram bem maiores quando comparadas ao preparo intestinal semelhante ao da colonoscopia, sem estas doses de manutenção.[2,4]

O bisacodil pode ser utilizado no lugar do fosfato de sódio, tendo resultados efetivos. Entretanto, novas doses de polietilenoglicol não tiveram resultado significativo.[2,4]

O uso de procinéticos (domperidona) também é recomendado quando a cápsula persiste mais de uma hora no estômago, para facilitar a progressão da mesma e evitar que a bateria acabe antes que o trajeto colônico tenha sido percorrido. Antieméticos podem ser utilizados para ajudar na aceitação do preparo (Figs. 8-4 e 8-5).[2,4,5]

O laudo da cápsula deve conter informações sobre a qualidade do preparo, sua finalização e seus achados significativos (pólipos ou lesões maiores que 6 mm ou 3 ou mais pólipos, independente de seus tamanhos), especificando local, morfologia e tamanho de cada pólipo/lesão (Fig. 8-6). Deve-se descrever também outros achados colônicos (como divertículos e processos inflamatórios) e extracolônicos, como lesões do estômago, do duodeno, jejuno e íleo, quando forem significativas.[2,4]

Caso haja as alterações significativas acima citadas, orienta-se encaminhar o paciente para a realização de colonoscopia e retirada dos pólipos. Caso não seja encontrado nada significativo em um exame com o preparo adequado, o seguimento deverá ser realizado com novo exame de cápsula após 5 anos (Quadro 8-1 e Fig. 8-7).[2]

RESUMINDO

A cápsula de cólon, em sua segunda geração, tem permitido excelentes exames do cólon e do reto, com altas sensibilidades e regular para boas especificidades. Para que isto ocorra, é fundamental que o cólon esteja bem preparado. O preparo ainda é bastante exaustivo, como vimos, porém tem sido relativamente eficiente.

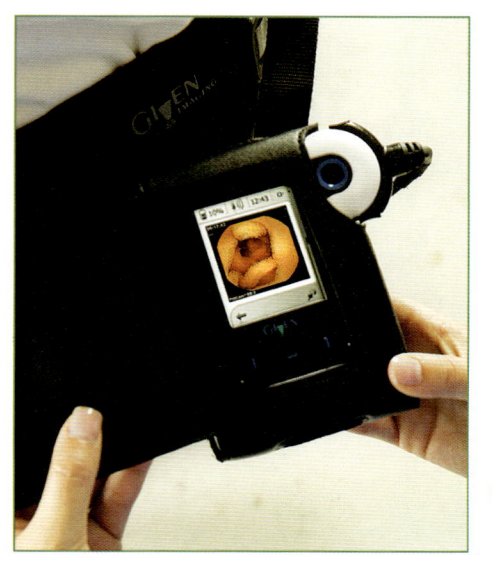

Fig. 8-4. DR3 em tempo real para verificar a progressão da cápsula.

Preparo para Cápsula de Cólon

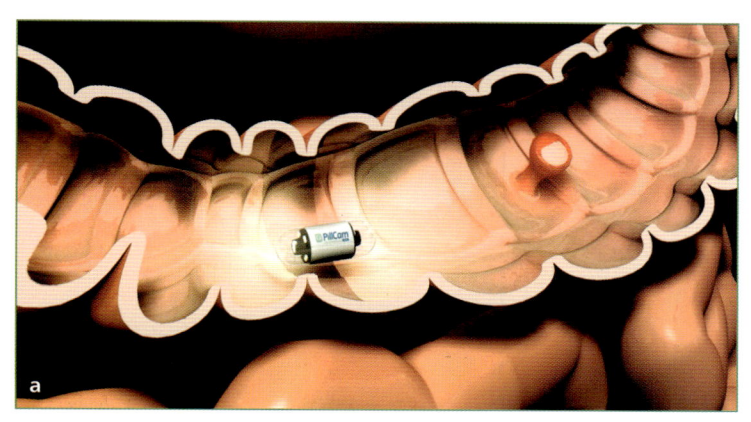

Fig. 8-5. (**a**, **b**) Esquema ilustrativo do trajeto da CCE-2 – *Given Imaging*.

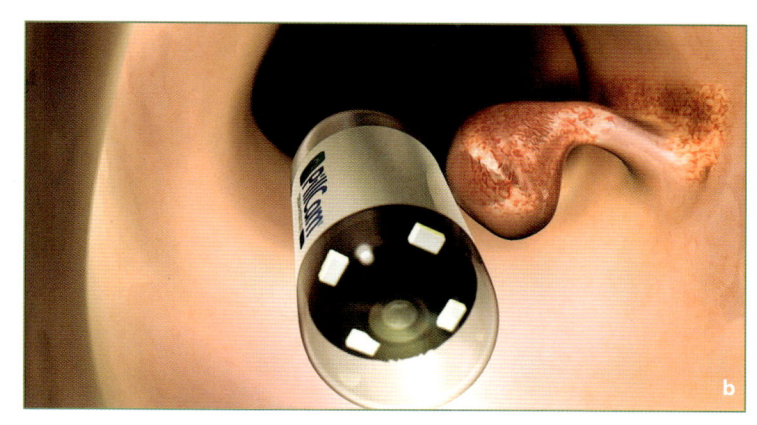

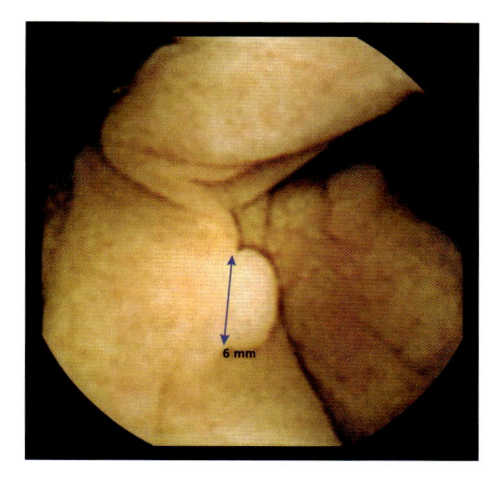

Fig. 8-6. Cápsula de cólon – PillCam Cólon II – Pólipo ou cólon.

QUADRO 8-1. Escala de classificação do preparo do cólon[2]

	Qualidade do preparo	Descrição
Nível de limpeza	Ruim	Inadequado. Grande quantidade de resíduos fecais que impedem o exame completo
	Regular	Inadequado, porém com exame completo. Fezes ou resíduos turvos que impedem avaliação confiável
	Bom	Adequado. Pequena quantidade de fezes ou resíduos turvos que não impedem avaliação
	Excelente	Adequada. Apenas pequenos fecalitos
Efeito de bolhas	Significante	Mais que 10% da área avaliada está encoberta por bolhas
	Insignificante	Menos que 10% da área avaliada está encoberta por bolhas

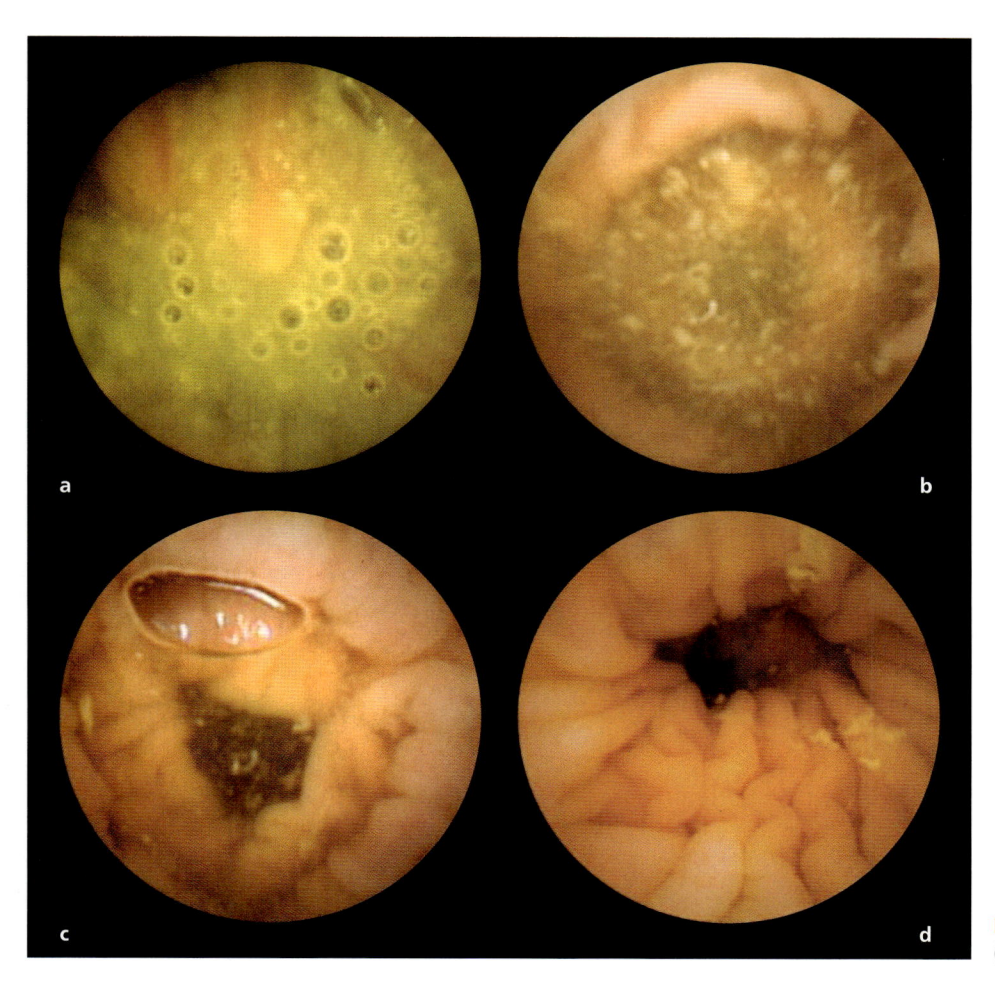

Fig. 8-7. (**a**) Preparo ruim. (**b**) Preparo regular. (**c**) Preparo bom. (**d**) Preparo excelente.

REFERÊNCIAS BIBLIOGRÁFICAS

1. Brasil. Inca. Tipos de câncer. Acesso em: 12 Set. 2014. Disponível em: http://www2.inca.gov.br/wps/wcm/connect/tiposdecancer/site/home/colorretal/definica
2. Spada C *et al.* Colon capsule endoscopy: ESGE Guideline. Endoscopy. DOI http://dx.doi.org/10.1055/s-0031-1291717. *Endoscopy* 2012 May;44(5):527-36.
3. Adler DG, ASGE TECHNOLOGY COMMITTEE *et al.* Capsule endoscopy of the colon. *Gastrointest Endosc* 2008;68(4):621-23.
4. Riccioni, ME *et al.* Colon capsule endoscopy: Advantages, limitations and expectations. Which novelties? *World J Gastrointest Endosc* 2012 Apr. 16;4(4):99-107.
5. Ladas SD. *et al.* ESGE recommendations on VCE in investigation of small-bowel, esophageal, and colonic disease. *Endoscopy* 2010;42:220-27.
6. Cave D *et al. Wireless video capsule endoscopy.* UptoDate. 2014. Acesso em: 12 Set. 2014. Disponível em: http://www.uptodate.com/contents/wireless-video-capsule-endoscop

CÁPSULA ENDOSCÓPICA E PANENDOSCOPIA

Paula Bechara Poletti ▪ Thiago Festa Secchi ▪ Ying S. Tung ▪ Artur Adolfo Parada

INTRODUÇÃO

Com a utilização ampla da cápsula endoscópica na prática clínica tanto para a avaliação do intestino delgado, quanto, mais recentemente, para a avaliação esofágica e colônica, pôde-se constatar, em várias publicações, observações sobre achados de lesões ou patologias situadas em diferentes regiões do trato digestório, as quais não eram, inicialmente, objeto do estudo. Diante destas observações, muitos e pertinentes questionamentos têm sido levantados tanto quanto à necessidade de realização e/ou repetição dos exames endoscópicos convencionais: endoscopia digestiva alta e colonoscopia, assim como da possibilidade do exame de cápsula endoscópica propiciar a avaliação da superfície mucosa de todo o trato digestório: esôfago, estômago, intestino delgado (duodeno, jejuno e íleo), cólon e reto. Esta possibilidade nos remete ao antigo sonho de "viajar pelo interior do corpo humano" que impulsionou as pesquisas para o desenvolvimento deste método.[1-3]

A acurácia diagnóstica dos diferentes modelos de cápsula endoscópica no diagnóstico de lesões do esôfago, intestino delgado e cólon é bem estabelecida, com amplo respaldo e fundamentação com base em evidências da literatura científica, com atualmente 3.354 estudos indexados ao Pubmed.[1,4-7]

CÁPSULA ESOFÁGICA

A cápsula esofágica (PillCam ESO) possui duas câmeras de vídeo e captura de imagens capazes de adquirir 15 a 18 imagens por segundo cada uma delas, possui bateria com duração de 20 a 30 minutos e, para melhor estudo de toda a superfície esofágica, deve ser seguido o protocolo do exame. Ingestão da cápsula em decúbito lateral direito, mudando a angulação de decúbito a cada 15 segundos até completar 3 minutos.[4,6] Aprovada, tanto pelo FDA quanto pela União Europeia para o rastreamento de varizes esofagianas e diagnóstico de alterações na mucosa, como esofagites e esôfago de Barrett, demonstrou-se um método seguro, de fácil aplicação e bem aceito pelos pacientes (Fig. 9-1).[4,6]

Um estudo multicêntrico de 106 pacientes evidenciou uma sensibilidade de 92% e especificidade de 95% para o diagnóstico de esofagites e esôfago de Barrett através da cápsula. Já uma metánalise totalizando 618 pacientes demonstrou resultados menos expressivos na acurácia diagnóstica da cápsula para o diagnóstico de esôfago de Barrett: sensibilidade de 77% e especificidade de 86%.[7,8] Estudo publicado posteriormente incluindo 500 pacientes demonstrou que a cápsula foi capaz de adquirir imagens de alta qualidade permitindo o diagnóstico da doença do refluxo gastroesofágico nestes pacientes.[7,9]

O emprego da cápsula endoscópica no rastreamento e avaliação das varizes esofagianas tem-se mostrado útil na detecção das varizes quanto na avaliação do tamanho e da presença de sinais de iminência de sangramento, com valor preditivo positivo de 92% e negativo de 77%, com boa concordância interobservadores (kappa = 0,77).[6] Em estudos comparando o grau de concordância entre a EDA e a avaliação da cápsula endoscópica nestes pacientes, a concordância no diagnóstico de varizes foi de 0,73, enquanto, na avaliação do grau das varizes, foi de 0,53.[4]

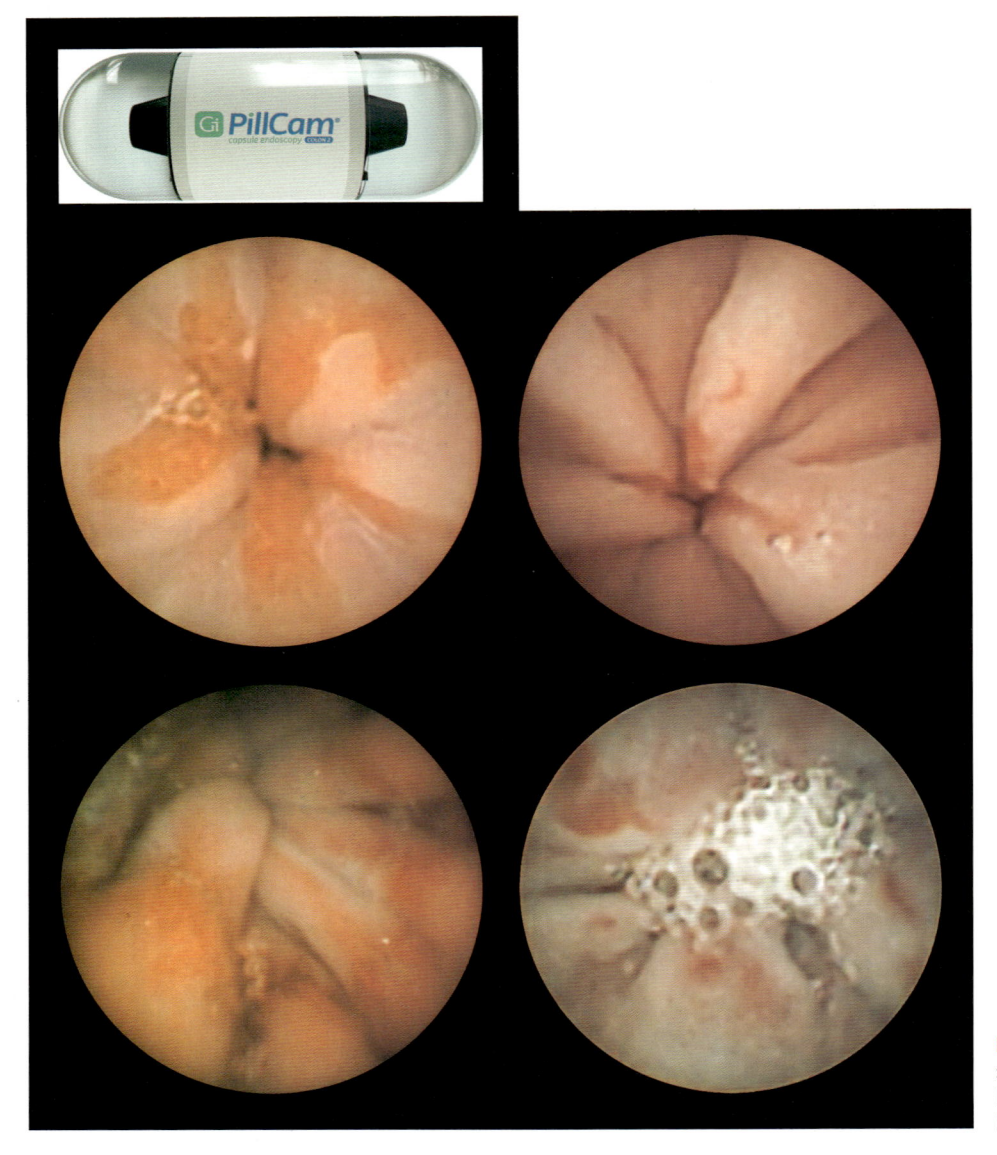

Fig. 9-1. Cápsula esofágica. Duas câmaras + bateria + sistema de iluminação. Capta 37 imagens por segundo. Fornece cerca de 5.000 imagens do esôfago. Procedimento de 30 minutos.

EXAME DO ESTÔMAGO E DO DUODENO COM A CÁPSULA ENDOSCÓPICA

O exame da câmara gástrica através da cápsula endoscópica, atualmente, ainda é insatisfatório não havendo cápsulas específicas para este fim, no entanto, cápsulas guiadas remotamente através de campos magnéticos vêm sendo desenvolvidas. Como a cápsula, em geral, não passa rapidamente pelo piloro, ficando cerca de 10 a 50 minutos no estômago, permite excelentes imagens do corpo gástrico e do antropiloro. Problemas maiores ocorrem com a transição esofagogástrica, com o fundo gástrico e com a incisura. Mudanças de decúbito e visualização das imagens em tempo real *(real time)* ajudam muito neste sentido. O bulbo duodenal, em geral, é bem examinado pela cápsula. A passagem pela segunda, terceira e quarta porções duodenais pode ser muito rápida e prejudicar a avaliação das mesmas. Precisamos fazer uma leitura do filme digital em velocidade bem reduzida e, eventualmente, até quadro a quadro.

Alguns estudos têm demonstrado que, apesar de suas limitações quanto à avaliação da totalidade da superfície da mucosa gástrica, a cápsula endoscópica é capaz de realizar o diagnóstico de lesões tanto no estômago quanto no duodeno. Nestes estudos, com diferentes casuísticas, pacientes encaminhados para investigação do intestino delgado apresentaram o diagnóstico de lesões localizadas na câmara gástrica e duodeno não evidenciadas nos exames anteriores de EDA.

No estudo de 595 pacientes, realizado por Hoedemaker *et al.*, lesões do estômago e duodeno foram diagnosticadas pela Cápsula endoscópica em 27 pacientes (4,53%), a maior parte de natureza vascular.[2] No entanto, apesar de ser capaz de detectar lesões gástricas, um protocolo de aplicação do método com manobras para a tentativa de explorar a superfície mucosa na sua totalidade e sua acurácia diagnóstica ainda necessitam ser estabelecidos.[2,3]

Dois diferentes modelos de cápsulas endoscópicas direcionadas por controle remoto estão em desenvolvimento, já em testes com voluntários humanos.[7]

A CÁPSULA COLÔNICA É ADEQUADA PARA A PANENDOSCOPIA?

O lançamento da cápsula de cólon 1 e, mais recentemente, da cápsula de cólon 2 (PillCamCCE 2), colocou à disposição modelos de cápsulas com maior duração da bateria, duas câmeras de vídeo as quais gravam simultaneamente dois vídeos, campos visuais de 172° em cada polo, permitindo a avaliação de praticamente toda a circunferência do intestino delgado e do cólon, aquisição de cerca de 4 a 35 imagens por segundo, de acordo com a velocidade do trânsito da cápsula, com a possibilidade da avaliação não só do cólon, mas de todo o trato digestório,[1] abre uma nova perspectiva para a realização das panendoscopias com cápsulas. A cápsula de cólon já foi aprovada pelo FDA e encontra-se em uso na Europa desde 2009.[4,6] Em 2013, iniciamos nossa experiência com a PillCamCCE 2.

A Cápsula colônica foi desenvolvida com o intuito de preencher a lacuna de um método diagnóstico para o rastreamento do câncer colorretal uma vez que a colonoscopia, apesar de ser exame padrão ouro para o diagnóstico das neoplasias colônicas, permanece ao longo dos anos com índices de aceitação pelos pacientes inferiores aos necessários para uma adequada política de prevenção secundária.

Os estudos iniciais demonstraram que a cápsula colônica foi capaz de avaliar todo o cólon e reto, ou seja, foi eliminada dentro das 10 horas do exame em 74 a 90% dos casos; apresentando sensibilidade e especificidade no diagnóstico da adenomas e adenocarcinomas de, respectivamente, 69 e 86%.[10-12]

Nas Diretrizes da Associação Europeia de Endoscopia Gastrointestinal, a sensibilidade diagnóstica da cápsula colônica na detecção de lesões significativas (pólipos > 6 mm ou 3 pequenos pólipos) variou de 50 a 100%, a especificidade de 64 a 88%, o valor preditivo positivo de 40 a 78% e, o negativo, de 84 a 100%.[13]

A sensibilidade média dos estudos que empregaram a cápsula colônica de primeira geração foi CE cerca de 58%, já, nos estudos com a cápsula de segunda geração com melhor e maior campo visual, a sensibilidade média foi de 86%. Estas melhoras técnicas com taxas de *cut off* superiores a 50% tornam a cápsula de cólon comparável ou superior aos demais métodos não endoscópicos que podem ser empregados no rastreamento do câncer colorretal.[13]

A cápsula colônica tem-se apresentado como um método seguro, com baixos níveis de falhas técnicas (3%), no entanto, as recomendações das diretrizes indicam que pacientes com sinais ou sintomas de alarme para o câncer colorretal, assim como pacientes com história familiar ou pessoal de câncer devem ser submetidos a rastreamento, assim como a seguimento, salvo contraindicações, através da colonoscopia.[13]

O emprego da cápsula colônica na avaliação e acompanhamento da atividade inflamatória das doenças inflamatórias intestinais ainda necessita de estudos.

Outras possíveis aplicações para o emprego da cápsula colônica seriam: avaliação do cólon em pacientes em que a colonoscopia não pode ser realizada de forma completa por razões técnicas ou clínicas.[14]

A cápsula colonica de segunda geração, a PillCamCCE 2), é uma cápsula fantástica, com inúmeros recursos adicionais e que permite um exame razoável do esôfago distal, estômago e duodeno proximal. Tem algumas limitações no duodeno distal e é excelente para o intestino delgado. Para o cólon, o reto tem alta sensibilidade e boa especificidade permitindo ser recomendada para pacientes em que a colonoscopia foi incompleta ou que se recusam a realizar a colonoscopia. Abre realmente uma boa perspectiva para a realização da panendoscopia (Figs. 9-2 e 9-3).

PANENDOSCOPIA

A ideia do estudo de todo o trato digestório, do esôfago até o reto de forma ininterrupta, com um só exame com a cápsula, e não invasiva, sempre foi um sonho. Com os avanços tecnológicos da cápsula, foi proposta já em 2007 com a cápsula de cólon 1, pelo Prof. Gutiérrez *et al.*, sendo denominada de panendoscopia.[1,7]

Esta técnica, inicialmente idealizada com a PillCam Cólon 1, que necessitava ser previamente ativada e ministrada ao paciente apenas após o término do período de sono (Sleepy Model) da cápsula, em que, para economia de bateria, não adquiria imagens, foi posteriormente facilitada com o modelo de cápsula de Cólon atual, a PillCam Cólon 2, a qual não necessita deste artifício.[1]

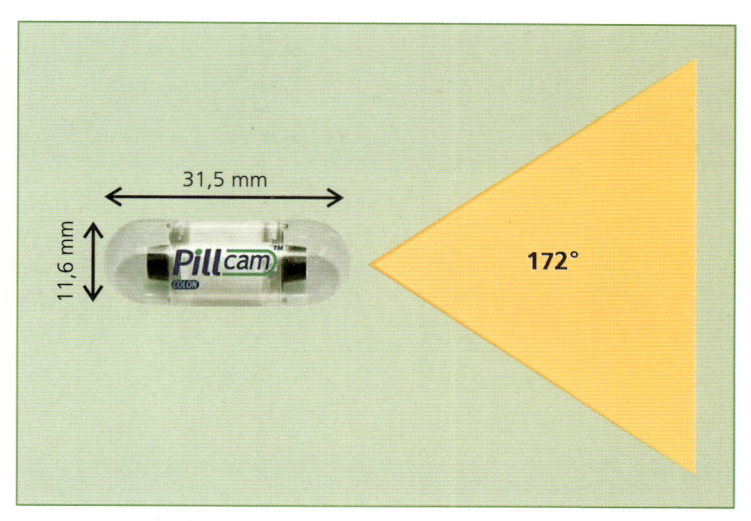

Fig. 9-2. Cápsula de cólon II – Panendoscopia – tamanho e ângulo de visão.

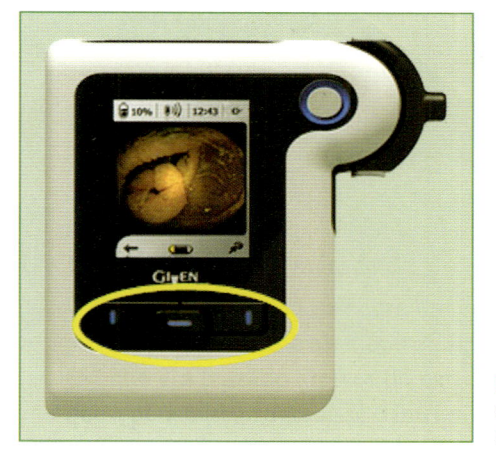

Fig. 9-3. Panendoscopia com PillCam cólon II DR3 – *Real time*.

Preparo

Os pacientes submetidos à panendoscopia realizam, na véspera e no dia do exame, o preparo de cólon seguindo um dos protocolos indicados para a realização da cápsula de cólon: dieta líquida sem resíduos na véspera com ingestão de 3 litros de solução purgativa (Polietilenoglicol). No dia do exame, o paciente deverá manter jejum alimentar, ingerindo mais 1 litro do polietilenoglicol. Quinze minutos antes do início do exame deverá tomar 30 gotas de medicação procinética.

Os cuidados de suspender a ingestão por via oral de sulfato ferroso e medicações anti-inflamatórias não hormonais seguem as mesmas orientações do exame de cápsula endoscópica para o intestino delgado.

Rotina do Exame

O paciente terá o sistema de sensores ou cinturão instalado e deverá manter-se deitado, em decúbito lateral direito, para, então, ingerir a cápsula (PillCam Cólon 2) com um ou dois goles de água, permanecendo durante dois minutos nesta posição, depois por mais dois minutos deitado a 30°, mais dois minutos a 60° e, finalmente, a 90° quando vai ingerir mais 50 a 60 mL de água e aguardar por mais 15 minutos.

Após este período, o paciente deverá voltar a deitar mudando o decúbito várias vezes sob orientação do examinador, inclusive com manobras de próclise e Trendelemburg, sob visualização direta das imagens gástricas adquiridas pela cápsula através da tela do *Recorder (Real Time)*. Quando o examinador julgar que houve boa avaliação da câmara gástrica, então o exame retoma a rotina do exame de cápsula de cólon. Em pacientes com suspeita de dificuldade de esvaziamento gástrico, sugere-se que permaneça no Setor até que a cápsula atinja o intestino delgado.

Duas e 4 horas após ingerir a cápsula, deverá tomar 45 mL de solução de fosfato de sódio diluídos em 1 litro de água. Após 6 horas do início do exame, poderá iniciar dieta leve, clara, sem resíduos. Após cerca de 8 horas, pode-se utilizar um supositório retal com intuito de estimular as contrações colônicas. Decorridas 12 horas do início do exame, o paciente retorna para a retirada do computador de cintura *(Recorder)* (Fig. 9-4).

Estudos são necessários para validar esta nova proposta de exame endoscópico do trato digestório, no entanto, os dados já disponíveis sobre a acurácia diagnóstica da cápsula endoscópica na avaliação do esôfago, intestino delgado e cólon são amplamente conhecidos, assim como seu perfil de segurança, tornando a possibilidade de realização deste método atrativa. A utilização da PillCam Cólon 2, com duas câmeras e maior número de imagens adquiridas, intuitivamente, parece ser capaz de aumentar os achados e diagnósticos do intestino delgado, mas estudos comparativos entre a avaliação deste com estas duas diferentes modalidades de cápsula também são necessários. Do ponto de vista técnico parece que estamos atingindo o grande sonho de realizar panendoscopia com uma cápsula. Do ponto de vista financeiro é uma outra discussão.

Cápsula Endoscópica e Panendoscopia

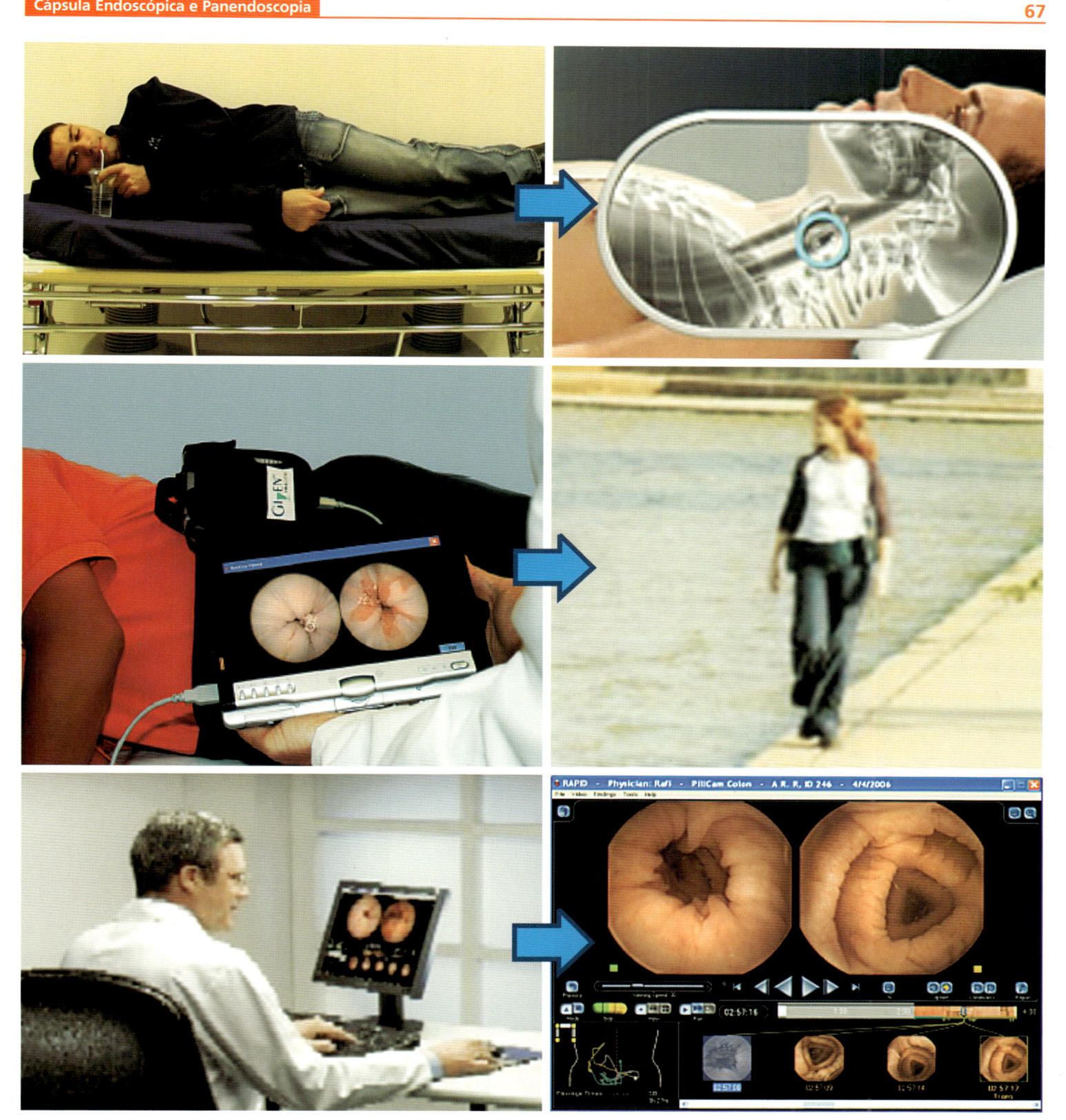

Fig. 9-4. Rotina do exame de panendoscopia.

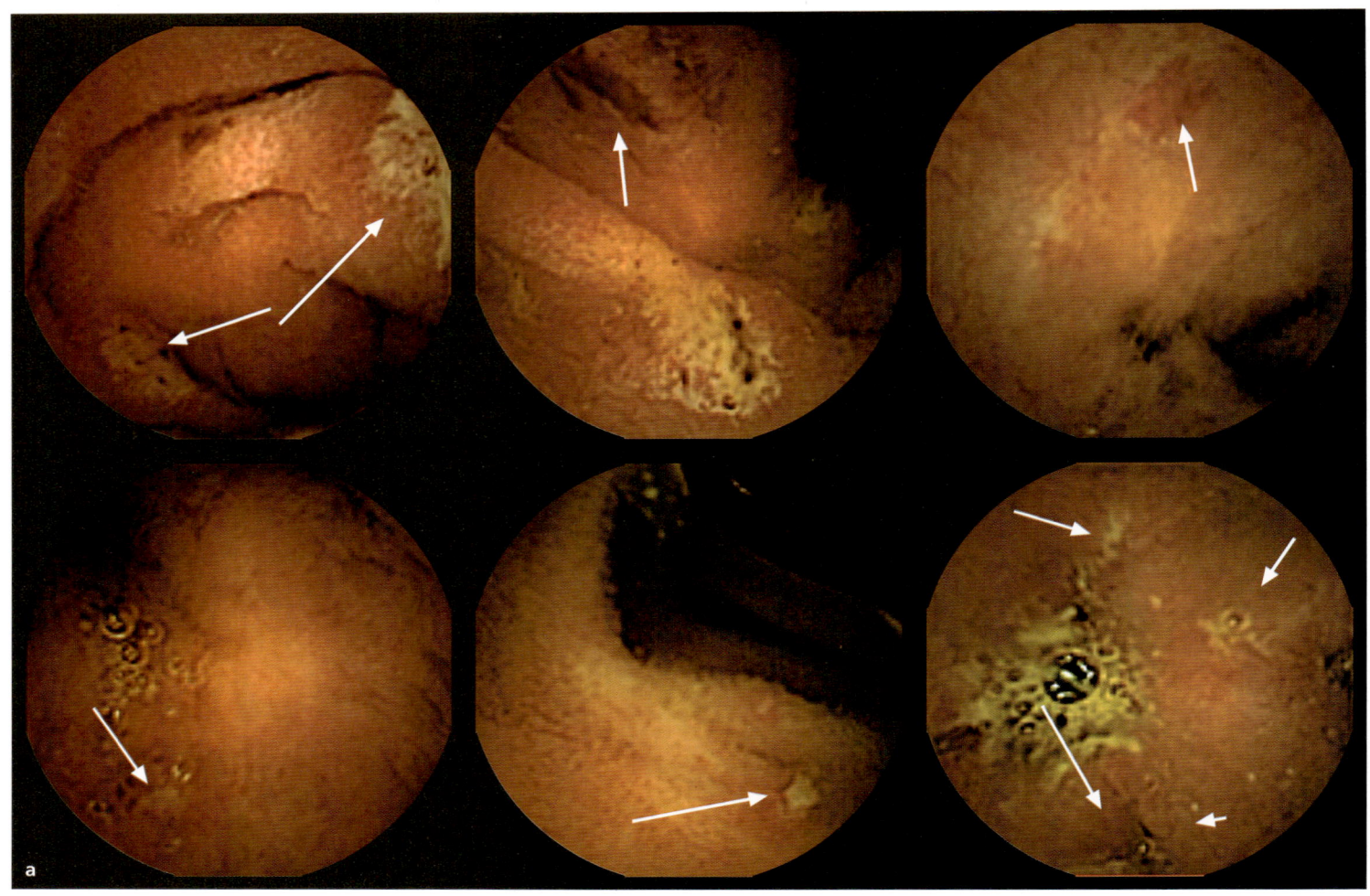

Fig. 9-5. (**a-f**) Panendoscopia com PillCam cólon.[7] (**a**) Erosões e úlceras.

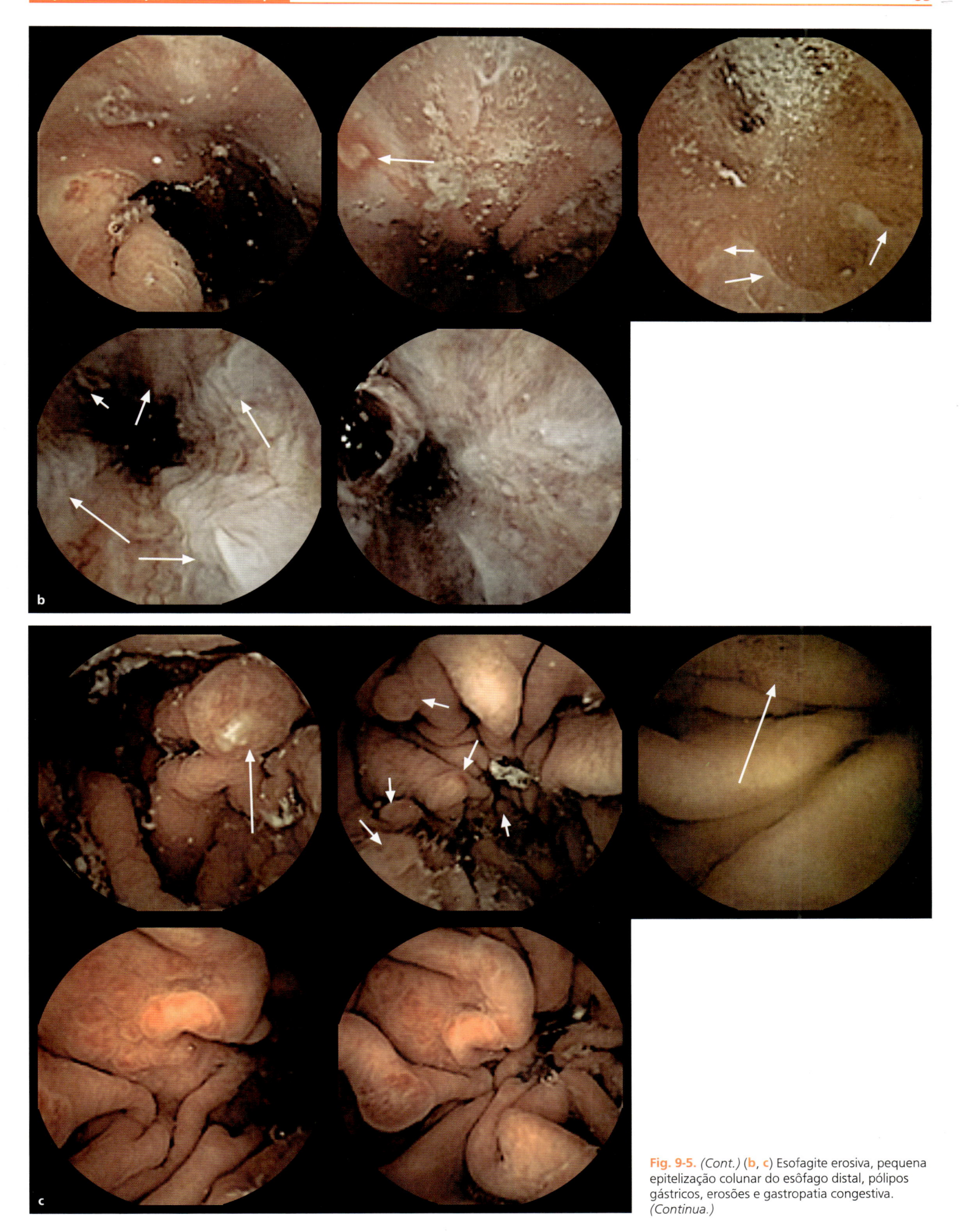

Fig. 9-5. *(Cont.)* (**b**, **c**) Esofagite erosiva, pequena epitelização colunar do esôfago distal, pólipos gástricos, erosões e gastropatia congestiva. *(Continua.)*

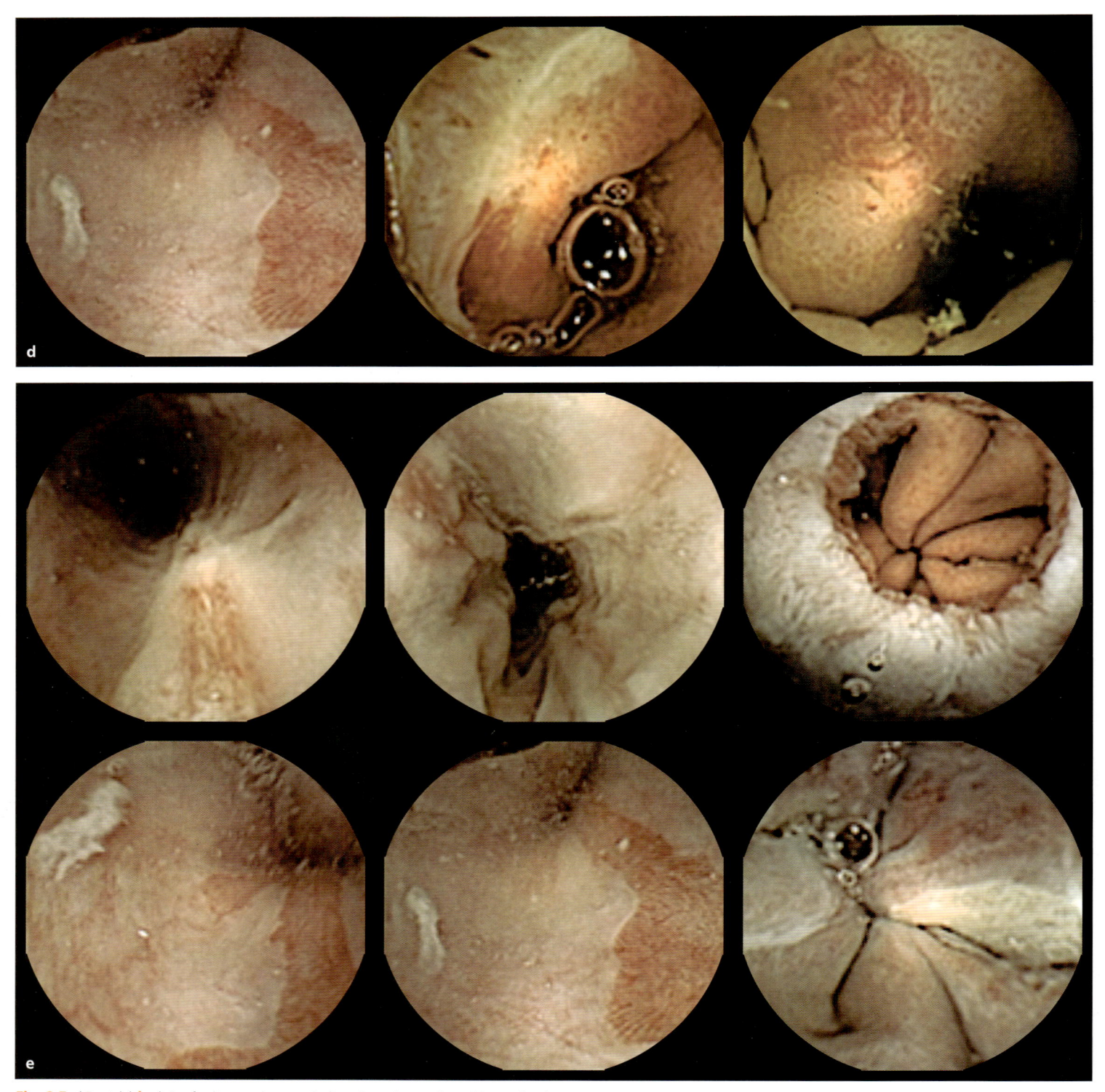

Fig. 9-5. *(Cont.)* (**d**, **e**) Esofagite erosiva e epitelização colunar do esôfago distal.

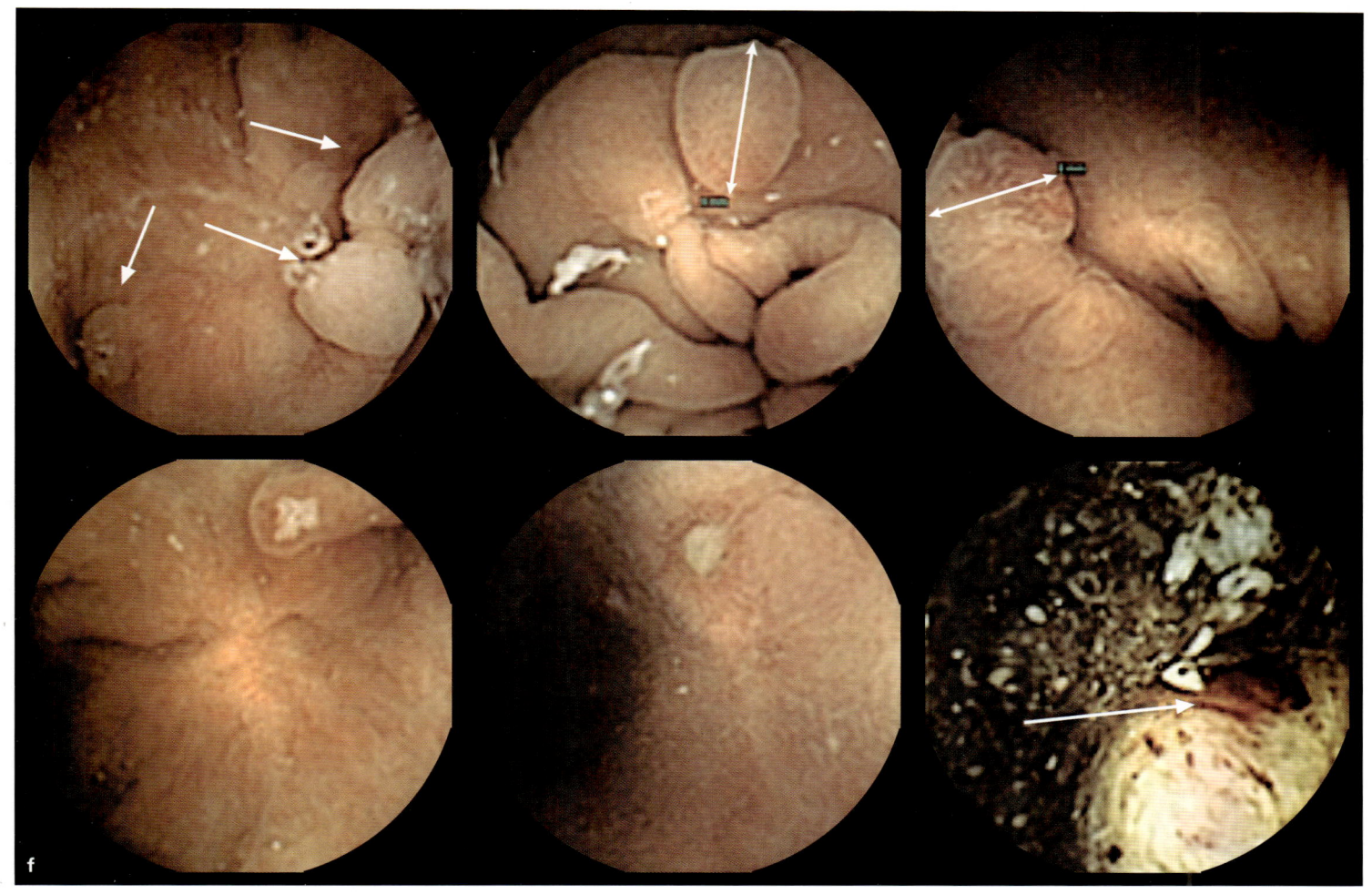

Fig. 9-5. *(Cont.)* **(f)** Pólipos, erosões e tumor de cólon.

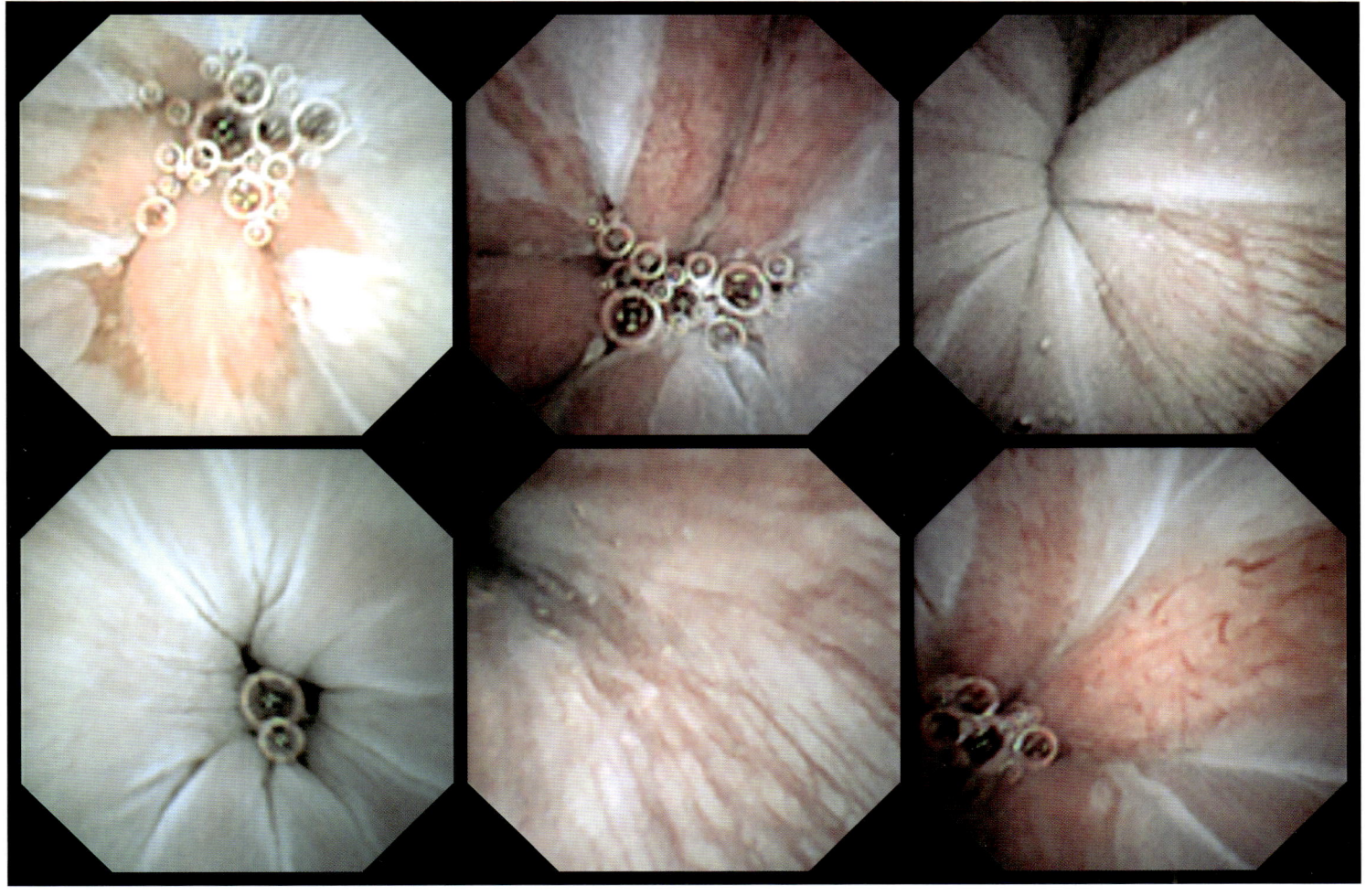

Fig. 9-6. Esôfago – Cápsula Mirocam: esofagite erosiva e pequena epitelização colunar do esôfago distal.

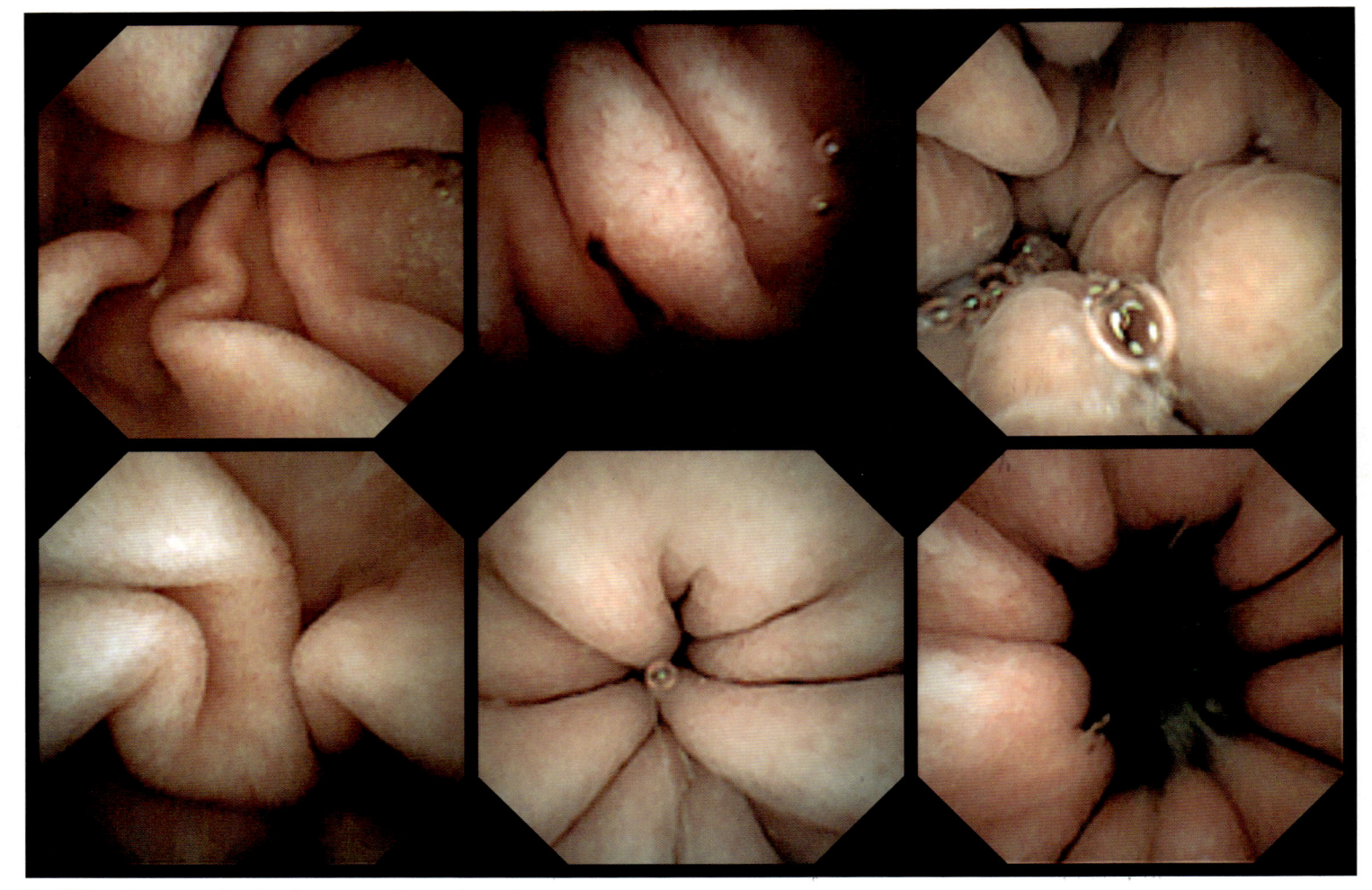

Fig. 9-7. Estômago – Cápsula Mirocam: erosão com hematita.

REFERÊNCIAS BIBLIOGRÁFICAS

1. Gutiérrez JMH et al. Application of colon capsule endoscopy (CCE) to evaluate the whole gastrointestinal tract: a comparative study of single-camera and dual-camera analysis. Clin Exp Gatroenterol 2013:6;185-92.
2. Hoedemaker RA. Non-small-bowel abnormalities identified during small bowel capsule endoscopy. World J Gastroenterol 2014 Apr. 14;20(14):4025-29.
3. Jun BY et al. Detection of neoplastic gastric lesions using capsule endoscopy: pilot study. Gastroenterol Res Pract 2013;2013:730261. Disponível em: <http://dx.doi.org/10.1155/2013/730261>
4. ASGE Technology Committee, Wang A, Banerjee S et al. Wireless capsule endoscopy Gastrointest Endosc 2013;78(6):805-15.
5. Mishkin DS, Chuttani R, Croffie J et al. ASGE technology status evaluation report. Wireless capsule endoscopy. Gastrointest Endosc 2006:63(4);540-545.
6. Ladas SD et al. European Society of Gastrointestinal Endoscopy (ESGE): recommendations (2009) on clinical use of video capsule endoscopy to investigate small-bowel, esophageal and colonic diseases. Endoscopy 2010;42;220-27.
7. Romero-Vázquez J et al. Capsule endoscopy in patients refusing conventional endoscopy World J Gastroenterol 2014 June 21;20(23);7424-33.
8. Bhardwaj A et al. A metaanalysis of the diagnostic accuracy of esophageal capsule endoscopy for Barrett's esophagus in patients with gastroesophageal reflux disease. Am J Gastroenterol 2009;104:1533-39.
9. Chavalitdhamrong D et al. Esophageal capsule endoscopy for evaluation of patients with chronic gastroesophageal reflux symptoms: findings and its image quality. Dis Esophagus 2011.
10. Schoofs N, Deviere J, Van Gossum A. PillCam Colon capsule endoscopy compared with colonoscopy for colorectal tumor diagnosis: a prospective pilot study. Endoscopy 2006;38:971-77.
11. Van Gossum A, Munoz-NavasM, Fernandez-Urien I et al. Capsule endoscopy versus colonoscopy for the detection of polyps and cancer. N Engl J Med 2009;361:264-270.
12. Rokkas T, Papaxoinis K, Triantafyllou K et al. A meta-analysis evaluating the ccuracy of colon capsule endoscopy in detecting colon polyps. Gastrointest Endosc 2010;71(4):792-98.
13. Spada C et al. Colon capsule endoscopy: ESGE Guideline. Endoscopy 2012 May;44(5):527-36. Disponível em: <http://dx.doi.org/10.1055/s-0031-1291717>
14. Triantafyllou K, Tsimbouris P, Kalantzis C et al. PillCam colon capsule Endoscopy does not always complement incomplete colonoscopy. Gastrointest Endosc 2009;69:572-76.

ENTEROSCOPIAS – VISÃO GERAL

Artur Adolfo Parada

INTRODUÇÃO

A localização intraperitoneal, seu comprimento (5 a 7 metros no adulto), diâmetro de 2,5 a 3,5 cm, fixações importantes no arco duodenal e até o ângulo de Treitz, e falta de fixações a seguir, tornando as alças muito frouxas e redundantes, a contratilidade, o escape do ar, a tortuosidade e formação de alça pela grande curvatura do estômago sempre dificultaram muito a avaliação endoscópica do intestino delgado. Além disto sempre se pensou que o intestino delgado apresenta menos patologias do que a parte proximal e distal do sistema digestivo. Nas hemorragias, por exemplo, só cerca de 4 a 5% dos casos se originam no intestino delgado; nos tumores, cerca de 5 a 8%. Por tudo isto o desenvolvimento de técnicas endoscópicas ocorreu mais tardiamente.

Na fase inicial, se desenvolveu a *push* enteroscopia, a enteroscopia por sonda e a enteroscopia intraoperatória e, posteriormente, a cápsula endoscópica e as enteroscopias profundas, com duplo- balão, monobalão e com espirais. Faremos um breve relato das técnicas utilizadas para as enteroscopias.

PUSH ENTEROSCOPIA

Os primeiros relatos da utilização de um colonoscópio dedicado e introduzido por via oral datam de 1973.[1]

Instrumentos mais apropriados, os enteroscópios, com 200 a 250 cm, foram, posteriormente, desenvolvidos e se iniciaram os exames também com *overtubes* com 60 a 100 cm. O paciente é posicionado em decúbito lateral esquerdo e sedado adequadamente. A radioscopia pode ser utilizada para orientar o posicionamento do aparelho. Em geral, se progride, com boa técnica, até 30 a 120 cm além do ângulo de Treitz.

Permite a realização de biópsias localizar precisamente o local das lesões e procedimentos terapêuticos, inclusive posicionamento de sondas, próteses e a jejunostomia percutânea.[2,3]

Na década de 1970, alguns autores realizavam o método do cordel. Um tipo de barbante bem comprido era enrolado e engolido pelo paciente, mantendo-se a extremidade proximal externamente, e, após a exteriorização de sua ponta distal pelo ânus, o mesmo era tracionado e se introduzia um endoscópio como se fosse um fio-guia. Este método era muito trabalhoso, difícil, com complicações e não se difundiu (Fig. 10-1).

ENTEROSCOPIA POR ENDOSCÓPIO TIPO SONDA

Utilizava um endoscópio muito fino, com 5 mm diâmetro, 270 a 400 cm de extensão, com balão na extremidade. Não possuía canal de biópsia e nem comando para controle da ponta. Era introduzido por via nasal, pois sua progressão se fazia pelo peristaltismo, tornando-se um exame muito demorado, chegando a mais de 20 horas em alguns casos, e também muito desconfortável. Foi introduzido na prática clínica em 1986,[1] para os sangramentos gastrointestinais obscuros aparentes e recorrentes, e entre nós foi utilizado no Hospital Beneficência Portuguesa pelo Dr. Ricardo S. Sobreira. O artefato do balão já foi então, desde esta época, introduzido na enteroscopia, com a função de progredir pelo peristaltismo, de fixação para retificação e melhor visualização das lesões.

Podia ser introduzido também até as porções distais do duodeno com o auxílio de um colonoscópio. Como o aparelho não tinha comando e nem canal de biópsias, tornava-se um exame somente visual. Alcançava o íleo em 75% dos casos e a válvula ileocecal em cerca de 10% dos casos.[4]

Hoje, com o advento da cápsula endoscópica e das enteroscopias mais profundas, tornou-se um exame praticamente abandonado.

ENTEROSCOPIA INTRAOPERATÓRIA

Realizada durante o ato cirúrgico, portanto, muito mais invasivo, com um endoscópio, colonoscópio ou enteroscópio. Permite, em

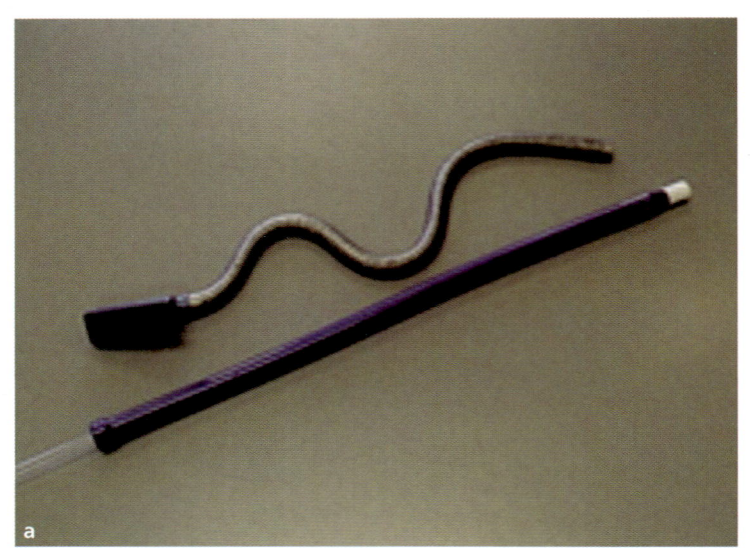

Fig. 10-1. (**a**, **b**) ShapeLock™.

conjunto com a equipe cirúrgica, examinar praticamente todo o intestino delgado, com uma grande acurácia (70 a 100%).

O aparelho pode ser introduzido por via oral, por via retal (necessita, nestes casos, de preparo do cólon) ou por uma enterotomia. Cuidados adicionais devem ser tomados com a desinfecção do aparelho e para evitar a distensão acentuada das alças.

Tem também capacidade terapêutica, como nas poliposes e nas angiectasias múltiplas do delgado e nas má-formações vasculares. Uma grande vantagem é trabalhar em conjunto com a equipe cirúrgica, facilitando a localização das lesões e a progressão do aparelho, particularmente em pacientes com cirurgias prévias e múltiplas angiectasias, quando poderá ser utilizada a transiluminação e marcação externa ou sutura das lesões angioectásicas ou das má-formações vasculares.

ENTEROSCOPIAS PROFUNDAS

Necessitam de *overtubes*, para retificação e estabilização do aparelho, e de sedação mais profunda do que a endoscopia digestiva alta ou mesmo de anestesia geral. Aprimoraram-se os balões e *overtubes*. Permitem opções terapêuticas.

Dispomos das enteroscopias com balões – com duplo-balão (Double Balloon Technology, Fujinon, Inc.) e com monobalão (Single Balloon Enteroscope System, Olympus, Inc.) – e com espirais (Endo-Ease Discovery SB System, Spirus Medical LLC). Uma outra opção seria o NaviAid Balloon Guided Endoscopy Device (Smart Medical System), porém tem sido ainda muito pouco utilizada.

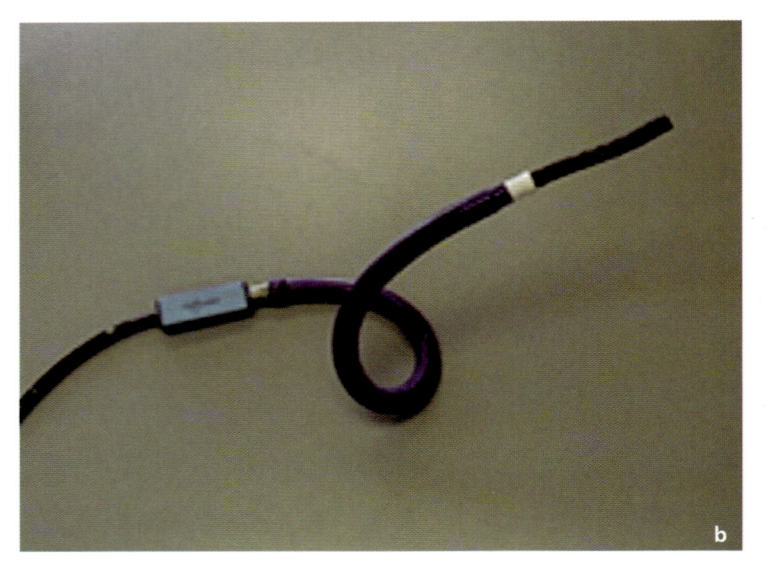

O primeiro trabalho publicado com duplo-balão ocorreu em 2001,[5] seguido pela introdução de um sistema dedicado em 2003.[6] O sistema de balão único passou a ser comercializado em 2007,[7] e o com espiral foi aprovado pela FDA em 2008.[8-10]

ENTEROSCOPIA DE DUPLO-BALÃO

Introduzida, em 2001, por Yamamoto *et al.*, permite uma excelente avaliação do intestino delgado. Tem um balão na porção distal do aparelho e um na porção distal do *overtube*. Com movimentos de vai e vem se consegue o engavetamento do intestino delgado, com retificação das alças e progressão mais eficiente. Pode ser introduzido por via oral ou por via anal, permitindo o exame de todo o intestino delgado em quase 100% dos casos, quando utilizado pelas duas vias.[5]

Como dispõe de canal de trabalho, permite a realização de biópsias, ressecções, dilatações, posicionamento de próteses, hemostasia etc.

Recentemente, foi lançado pela Fujinon o enteroscópio EN-580T, com super CCD de alta resolução e com canal de trabalho com 3,2 mm, facilitando muito os procedimentos terapêuticos (Fig. 10-2).

ENTEROSCOPIA DE MONOBALÃO

Na mesma linha de balões, foi lançado, posteriormente, pela Olympus o aparelho com um só balão, o do *overtube*. A progressão se faz com enchimento e fixação do balão e a seguir progressão do apa-

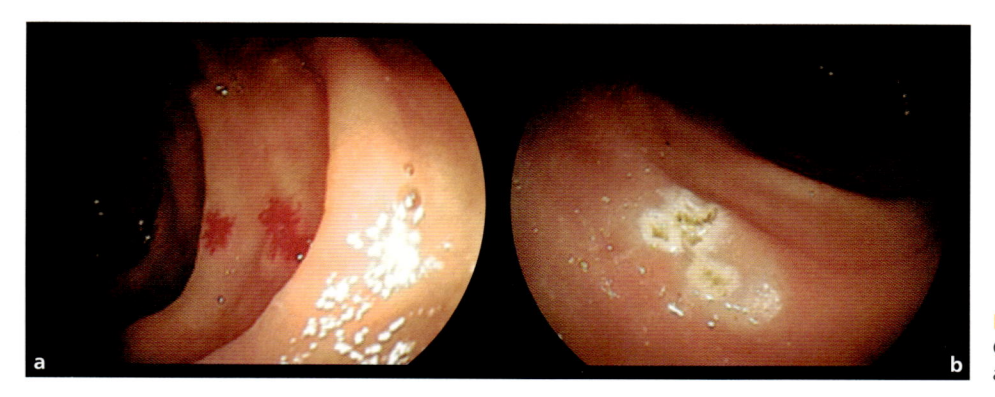

Fig. 10-2. (**a**, **b**) Angiectasias – Coagulação com plasma de argônio.

relho. Fixa-se, então, o aparelho e se progride com o *overtube*. Permite também enteroscopias profundas e procedimentos terapêuticos.

ENTEROSCOPIA COM ESPIRAL

Nova técnica alternativa às enteroscopias com balões, para avaliação do intestino delgado, que utiliza *overtubes* em espirais. Também permite enteroscopias profundas e terapêuticas a um custo mais barato. Utiliza um *overtube* com um material macio e com hélices dispostas em espirais em sua porção distal. A introdução e rotação permite a progressão do aparelho, seguida de retificações. Permite também biópsias e procedimentos terapêuticos (Fig. 10-3).

PRINCIPAIS INDICAÇÕES DAS ENTEROSCOPIAS

São praticamente as mesmas das cápsulas endoscópicas do intestino delgado. Discute-se muito a comparação dos 2 métodos e qual seria a primeira opção em diferentes casos. A cápsula pode orientar a realização da enteroscopia, com um mapa das lesões intestinais e com suas prováveis localizações. Este assunto será abordado em outro Capítulo.

Vejamos adiante, resumidamente, as principais indicações para as enteroscopias.

Sangramento Gastrointestinal Obscuro (SGIO)

Nos SGIOs (ocultos ou aparentes), em que o paciente se mantém estável, a cápsula endoscópica é o método de escolha uma vez que não é invasiva e que permite a avaliação de todo o intestino delgado.[11]

Nos sangramentos mais intensos, a primeira escolha deve ser a enteroscopia profunda, se o paciente se estabilizar hemodinamicamente. Em alguns raros casos de instabilidade hemodinâmica, pode ser necessária a arteriografia ou até mesmo a cirurgia como procedimento inicial.

Nos pacientes com suspeitas de tumores ou de estenoses, é preferível a enteroscopia profunda. Listamos a seguir[12] as principais causas de hemorragias que podem passar despercebidas e as relações com as faixas etárias acima e abaixo de 40 anos:

Causas que Podem Passar Despercebidas no SGIO
(Quadros 10-1, 10-2 e Fig. 10-4)

QUADRO 10-1. Sangramento digestivo alto ou baixo
- HDA
- Erosões ou úlceras de Cameron
- Varizes fúndicas
- Úlceras em localizações difíceis de visualização
- Angiectasias
- Lesão de Dieulafoy
- Ectasia vascular no antro gástrico – GAVE
- HDB
- Angiectasias
- Neoplasias

QUADRO 10-2. Sangramento do intestino delgado por idade
Com menos de 40 anos
- Tumores
- Divertículo de Meckel
- Lesão de Dieulafoy
- Doença de Crohn
- Doença celíaca
Com mais de 40 anos
- Angiectasias
- AINEs
- Doença celíaca
Causas raras
- Hemobilia
- Sangramento do pâncreas
- Fístula aortoentérica

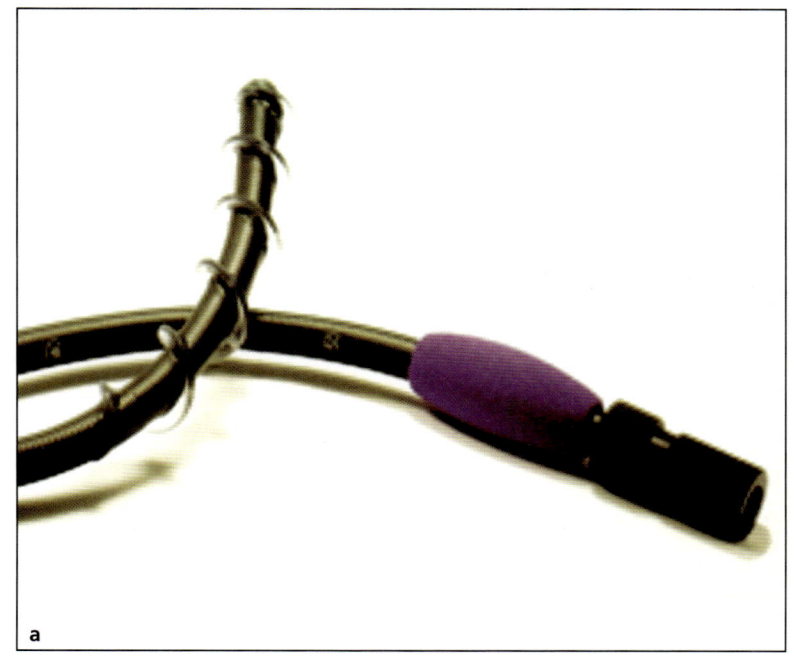

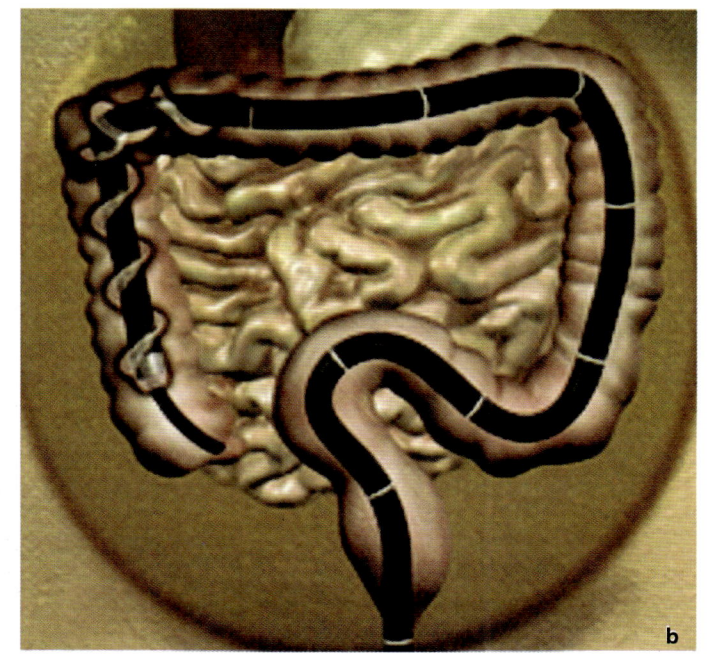

Fig. 10-3. (**a**, **b**) Endo-Ease Advantage e sua introdução no cólon para ileoscopia retrógrada.

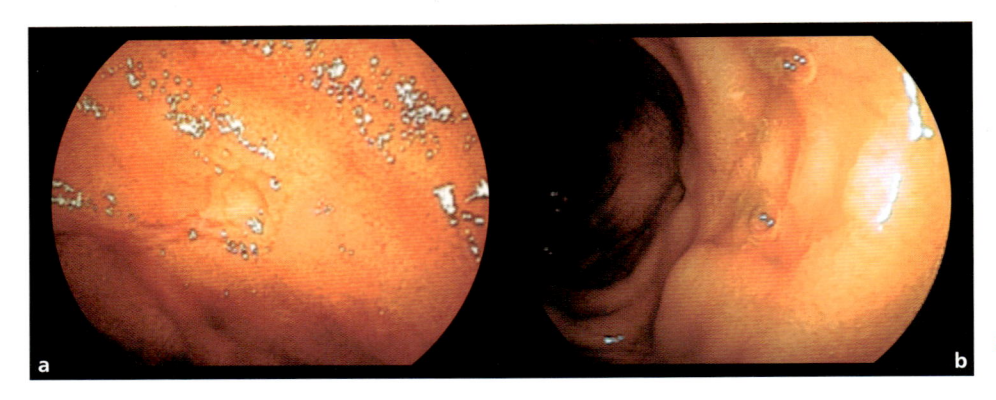

Fig. 10-4. (a, b) Úlceras de intestino delgado (EDB).

Avaliação de Tumores

As enteroscopias permitem o diagnóstico, a localização mais precisa da lesão, as tatuagens, as polipectomias, dilatações e passagens de sondas e próteses, além de jejunostomias em alguns casos (Fig. 10-5).

Permitem também o esclarecimento de suspeitas de lesões em diagnóstico de imagem, como nas ultrassonografias, tomografias computadorizadas e ressonâncias magnéticas.[13-15]

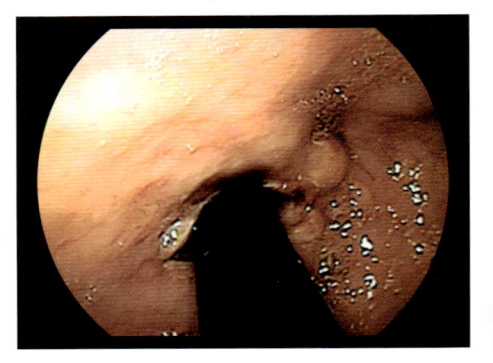

Fig. 10-6. Estenose por doença de Crohn.

Avaliação de uso Crônico de AINEs

A enteroscopia profunda (EP) permite avaliar as eventuais lesões causadas no intestino delgado pelo uso crônico de AINEs. Como podem evoluir com erosões, úlceras ou estenoses, a EP é a técnica de escolha nestes pacientes.[16,17] Pode ser optado também pela utilização da cápsula endoscópica após a utilização da cápsula de patência.

Doença de Crohn e Doença Celíaca

Avaliações de doença de Crohn ou suspeita de doença de Crohn e doença celíaca são outras indicações (Fig. 10-6).[18,19]

Pólipos e Poliposes

A EPs e a CE são úteis no manejo dos pólipos e poliposes. As EPs evidentemente são mais úteis pois permitem as ressecções dos pólipos. No entanto, no rastreamento das poliposes e após as ressecções dos pólipos maiores por via enteroscópica ou cirúrgica, a CE pode ser útil no seguimento dos pacientes, dependendo do número, tamanho e ritmo de crescimento das lesões (Figs. 10-7 e 10-8).[20]

Outras Indicações

Avaliação do estômago remanescente em *bypass* gástrico com reconstrução a Y de Roux, avaliação da via biliopancreática em cirurgias a Y de Roux ou em gastrectomizados a BII, remoção de corpos estranhos (inclusive remoção da cápsula retida), realização de jejunostomias etc. (Fig. 10-9).

RESUMO

As principais Indicações para Enteroscopias Profundas são:

- Sangramento gastrointestinal obscuro (SGIO).
- Avaliação ou suspeita de doença de Crohn ou de doença celíaca.
- Suspeita de tumor de intestino delgado.
- Quando há lesões já diagnosticadas por outros métodos (cápsula endoscópica, enterografias radiológicas, por tomografia computadorizada ou por ressonância magnética).
- Quando há suspeita de lesão em intestino delgado, mesmo com o exame de cápsula endoscópica negativo.
- Nas retenções das cápsulas endoscópicas.
- Em corpos estranhos.

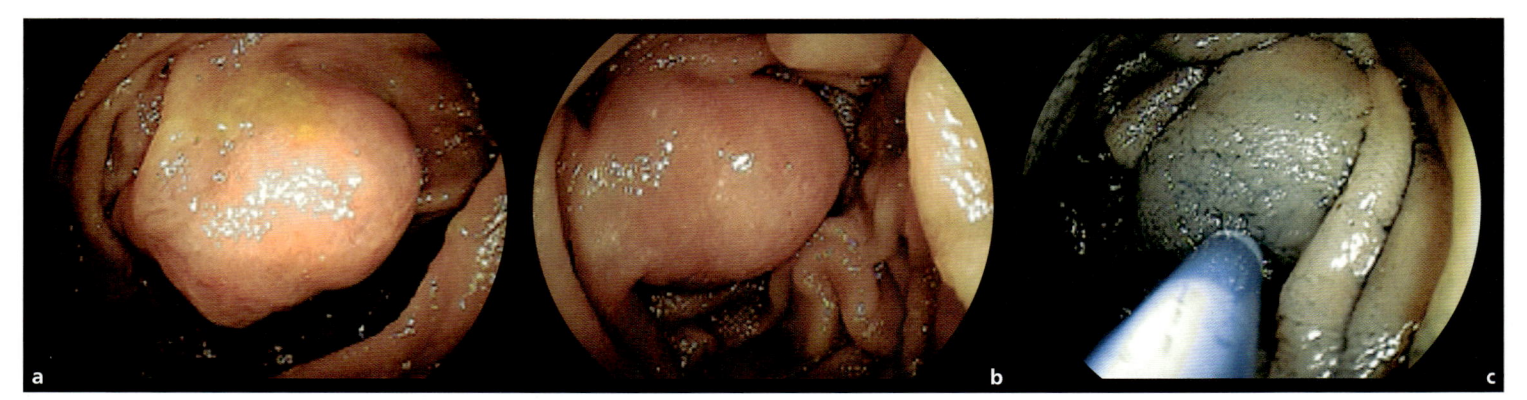

Fig. 10-5. (a-c) Enteroscopia de duplo-balão. Lesão subepitelial. Tatuagem.

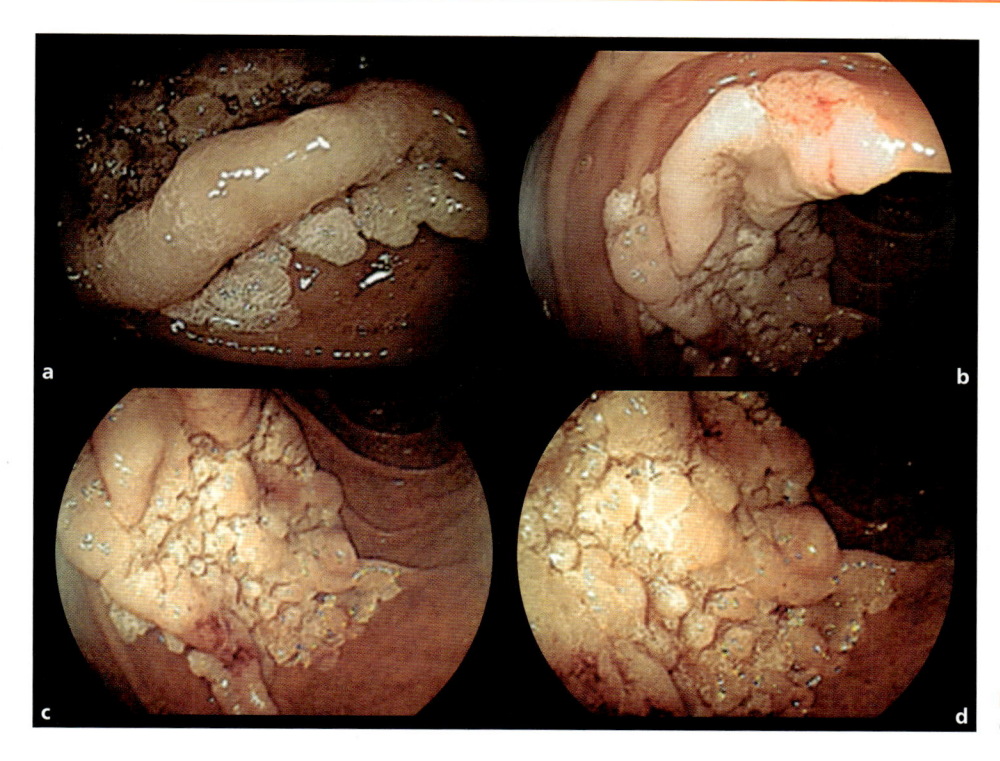

Fig. 10-7. (a-d) Grande adenoma do intestino delgado proximal.

INDICAÇÕES TERAPÊUTICAS

- No SGIO: tratamento de angiectasias e de malformações arteriovenosas ou de qualquer outra causa passível de tratamento endoscópico.
- Polipectomias em pólipos ou poliposes (Fig. 10-10).
- Dilatações nas estenoses passíveis de dilatações.
- Jejunostomias ou passagens de sondas em intestino delgado.
- Próteses terapêutica em vias biliopancreáticas em pacientes com derivações a Y de Roux ou em gastrectomias a BII com alças longas.
- Remoção de corpos estranhos.

CONTRAINDICAÇÕES

Em geral, são as mesmas para as realizações de endoscopias digestivas altas e para colonoscopias. Alguns pacientes com cirurgias prévias, com múltiplas aderências, radioterapias, anastomoses com calibres reduzidos, podem ser contraindicações relativas, em virtude do risco de perfurações.

Devemos lembrar que o balão da EDB é feito com látex e não deve ser utilizado em pacientes com alergia ao látex.

COMPLICAÇÕES

As enteroscopias profundas são exames invasivos e com um certo número de complicações. Em grandes séries, apresentam índices de complicações que variam de 1,2 a 1,6%.[21-25]

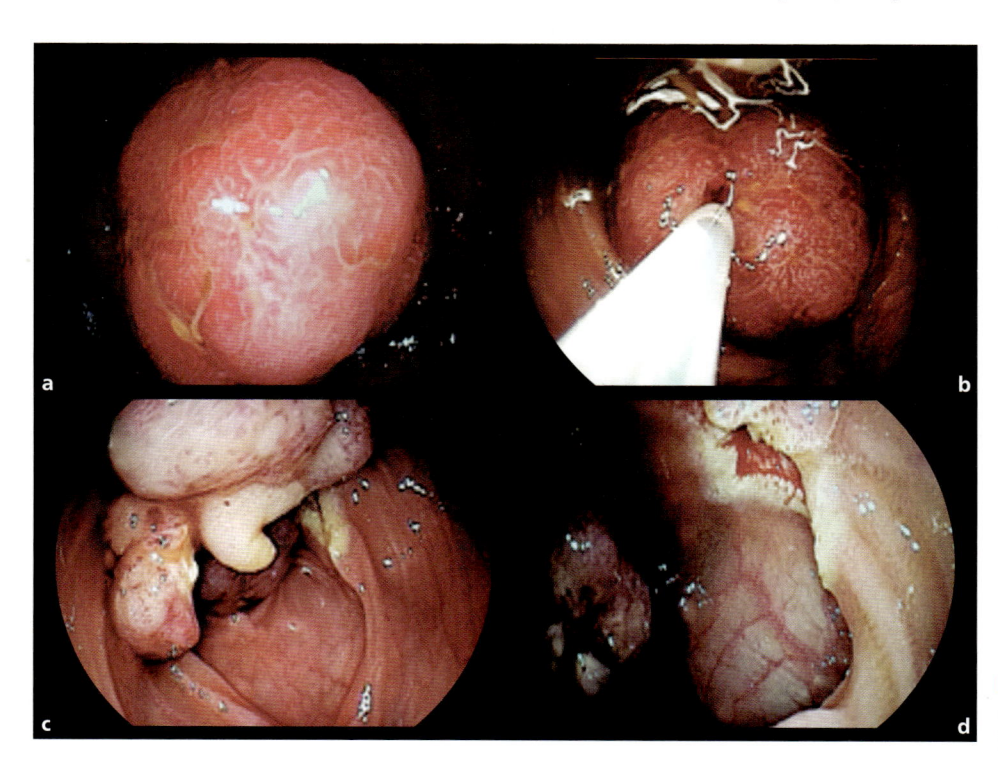

Fig. 10-8. (a-d) Síndrome de Peutz-Jeghers. Polipectomia de pólipo gigante de íleo médio.

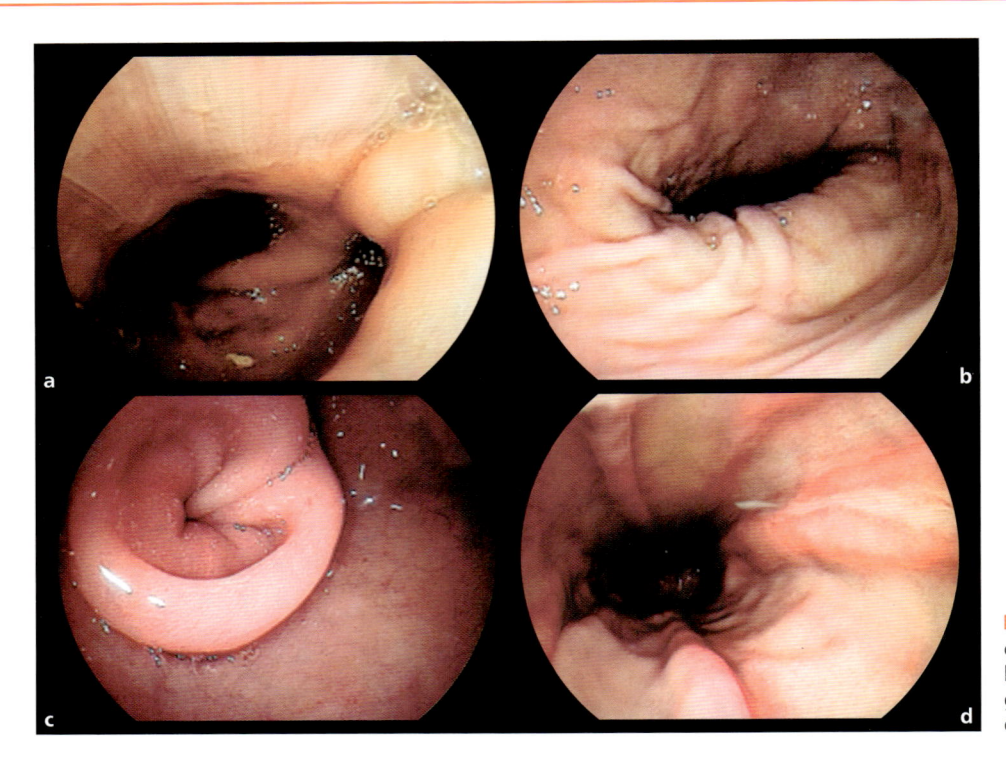

Fig. 10-9. (a-d) Enteroscopia de duplo-balão em cirurgia bariátrica. Transição EG, coto gástrico, piloro visto do bulbo duodenal e estômago excluso.

Complicações menores ocorrem em 9,1%, enquanto as maiores em 0,7%. As complicações incluem pancreatites, perfurações, sangramento, dores abdominais e broncoaspirações.[21,22,25]

CONCLUSÃO

A principal indicação para as enteroscopias profundas são os sangramentos gastrointestinais obscuros (ocultos ou aparentes), principalmente nos casos que exigem terapêutica.

Outras indicações seriam nas suspeitas de tumores, nas poliposes, suspeitas de doença de Crohn ou de doença celíaca e suas complicações:

- Suspeitas de lesões no intestino delgado em usuários crônicos de AINEs.
- Nas suspeitas de outras lesões diagnosticadas pela CE ou outros métodos e que necessitem ser biopsiadas, tratadas ou ressecadas.
- Nos casos com exame de CE normal e que persistem com suspeitas de lesões no intestino delgado.
- Nas retenções das CE (mais de 2 semanas).

Houve um grande avanço nas técnicas de avaliação do intestino delgado, depois do ano de 2000. Na cápsula endoscópica, exame não invasivo e que, geralmente, percorre todo o intestino delgado e nas técnicas de enteroscopias, com balões ou em espiral, permitindo enteroscopias profundas, realização de biópsias e procedimentos terapêuticos. Ocorreu uma verdadeira revolução neste campo (Quadros 10-3 e 10-4).

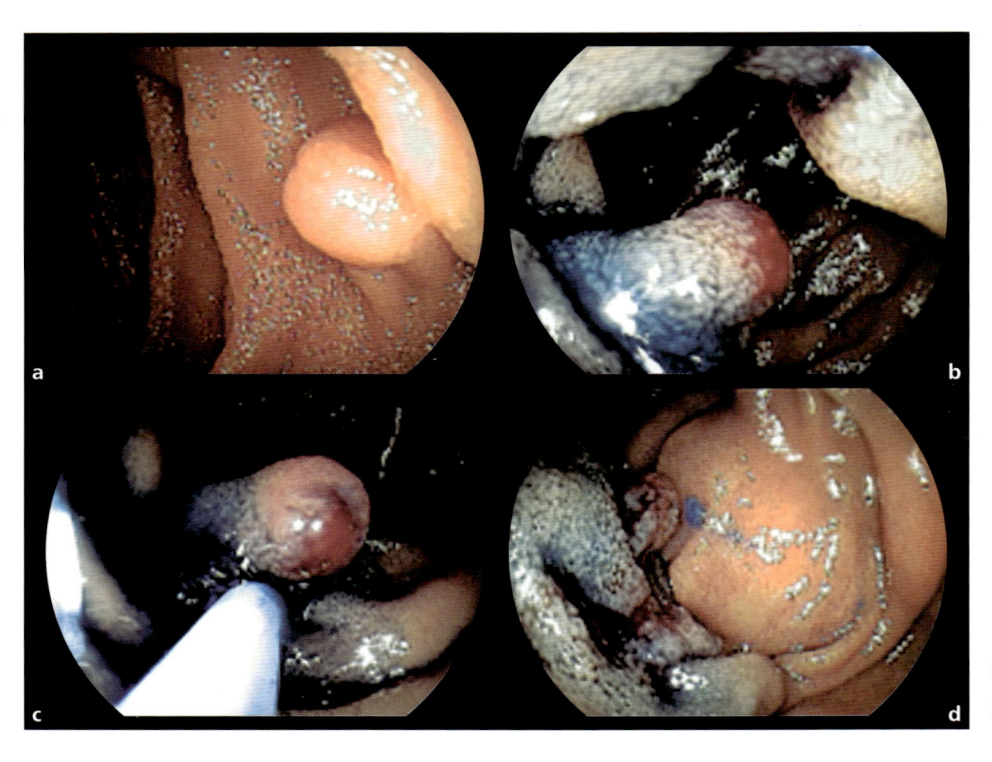

Fig. 10-10. (a-d) Enteroscopia de duplo-balão. Polipectomia – Técnica da injeção.

QUADRO 10-3. Enteroscopia com duplo-balão	
N = 682	
Diagnóstico	50 a 80%
Duração	90 a 120 minutos
Terapêutica	20 a 45%
Panenteroscopia	8 a 42%

Fontes: May et al. 2005; Di Caro et al. 2005; Heine et al. 2006 e Monkemmuller et al. 2006.

QUADRO 10-4. CE × EDB		
Exame	CE	EDB
Diagnóstico	50-80	40-60

Fontes: Matsumoto et al. 2005, Nakamura et al. 2006; Hadithi et al. 2006.

REFERÊNCIAS BIBLIOGRÁFICAS

1. Waye JD. Small bowel endoscopy. *Endoscopy* 2003;35(1):15-21.
2. Swain CP. Therapeutic small bowel endoscopy. *GUT* 1997;40(Suppl 1): A 40.
3. Lewis B. Direct percutaneous endoscopic jejunostomy. *Gastrointest Endosc* 1991;37(4):493.
4. Sobreira RS, Patrício CE, Habr-Gama A et al. Enteroscopias. In: *Endoscopia gastrointestinal terapêutica – SOBED*. São Paulo: Tecmed 2007. p. 607-13.
5. Yamamoto H, Sekine Y, Sato Y et al. Total enteroscopy with a nonsurgical steerable double-balloon method. *Gastrointest Endosc* 2001;53:216.
6. Yamamoto H, Yano T, Kita H et al. New system of double-balloon enteroscopy for diagnosis and treatment of small intestinal disorders. *Gastroenterology* 2003;125:1556; author reply 1556.
7. Gerson LB, Flodin JT, Miyabayashi K. Balloon-assisted enteroscopy: technology and troubleshooting. *Gastrointest Endosc* 2008;68:1158.
8. Buscaglia JM, Richards R, Wilkinson MN et al. Diagnostic yield of spiral enteroscopy when performed for the evaluation of abnormal capsule endoscopy findings. *J Clin Gastroenterol* 2011;45(4):342-46.
9. Morgan D, Upchurch B, Draganov P et al. Spiral enteroscopy: prospective US multicenter study in patients with small-bowel disorders. *Gastrointest Endosc* 2010;72(5):992-98.
10. Akerman PA, Agrawal D, Cantero D et al. Spiral enteroscopy with the new DSB overtube: a novel technique for deep peroral small-bowel intubation. *Endoscopy* 2008;40(12):974-78.
11. Westerhof J, Weersma RK, Koornstra JJ. Investigating obscure gastrointestinal bleeding: capsule endoscopy or double balloon enteroscopy? *Neth J Med* 2009;67:260.
12. Raju GS, Gerson L, Das A et al. American Gastroenterological Association (AGA) Institute Technical Review on Obscure Gastrointestinal Bleeding. *Gastroenterology* 2007;133:1697.
13. Yamaguchi T, Manabe N, Tanaka S et al. Multiple carcinoid tumors of the ileum preoperatively diagnosed by enteroscopy with the double-balloon technique. *Gastrointest Endosc* 2005;62:315.
14. Ross A, Mehdizadeh S, Tokar J et al. Double balloon enteroscopy detects small bowel mass lesions missed by capsule endoscopy. *Dig Dis Sci* 2008;53:2140.
15. Yamagami H, Oshitani N, Hosomi S et al. Usefulness of double-balloon endoscopy in the diagnosis of malignant small-bowel tumors. *Clin Gastroenterol Hepatol* 2008;6:1202.
16. Hayashi Y, Yamamoto H, Kita H et al. Non-steroidal anti-inflammatory drug-induced small bowel injuries identified by double-balloon endoscopy. *World J Gastroenterol* 2005;11:4861.
17. Yen HH, Chen YY, Soon MS. Nonsteroidal anti-inflammatory drug-associated ileal ulcers: an evaluation by double-balloon enteroscopy. *Gastrointest Endosc* 2006;63:328; discussion 328.
18. Oshitani N, Yukawa T, Yamagami H et al. Evaluation of deep small bowel involvement by double-balloon enteroscopy in Crohn's disease. *Am J Gastroenterol* 2006;101:1484.
19. Fry LC, Bellutti M, Neumann H et al. Utility of double-balloon enteroscopy for the evaluation of malabsorption. *Dig Dis* 2008;26:134.
20. Ohmiya N, Nakamura M, Takenaka H et al. Managemente of small-bowel polyps in Peutz-Jeghers syndrome by using enteroclysis, Double-balloon enteroscopy and videocapsule endoscopy. *Gastrointest Endosc* 2010;72:1209-16.
21. Möschler O, May A, Müller MK et al. Complications in and performance of double-balloon enteroscopy (DBE): results from a large prospective DBE database in Germany. *Endoscopy* 2011;43:484.
22. Mensink PB, Haringsma J, Kucharzik T et al. Complications of double balloon enteroscopy: a multicenter survey. *Endoscopy* 2007;39:613.
23. Möschler O, May AD, Müller MK et al. Complications in double-balloon-enteroscopy: results of the German DBE register. *Z Gastroenterol* 2008;46:266.
24. Tanaka S, Mitsui K, Tatsuguchi A et al. Current status of double balloon endoscopy–indications, insertion route, sedation, complications, technical matters. *Gastrointest Endosc* 2007;66:S30.
25. Gerson LB, Tokar J, Chiorean M et al. Complications associated with double balloon enteroscopy at nine US centers. *Clin Gastroenterol Hepatol* 2009;7:1177.

Enteroscopia – Início de Uma Nova Fase

Luiz Leite Luna ▪ Patrícia Abrantes Luna ▪ Renato Abrantes Luna

INTRODUÇÃO

Ao contrário do rápido desenvolvimento, com excelentes resultados clínicos da endoscopia digestiva alta, da colonoscopia e da colangiopancreatografia endoscópica retrógada nas décadas de 1960 e de 1970 do último século, a enteroscopia progrediu muito lentamente. Este fato ocorreu por dois fatores: primeiro pela relativa pouca frequência das patologias do jejuno e íleo e também em virtude da anatomia destes segmentos. Sua longa extensão, grande mobilidade e tortuosidade tornam sua penetração com os endoscópios muito difícil. Por estas razões termos como a última fronteira, segmento não conquistado, continente obscuro, caixa preta, têm sido empregados.

Os procedimentos endoscópicos mudaram completamente o diagnóstico e, logo a seguir, os tratamentos de praticamente todas as afecções digestivas. Este mesmo fenômeno está também ocorrendo no delgado. Este longo segmento do tubo digestivo opõe sérias dificuldades também para exames radiológicos clássicos. Os últimos anos têm igualmente vivenciado grandes progressos com novos métodos radiológicos (enteróclise, tomografia computadorizada, ressonância magnética etc.).

EVOLUÇÃO DA ENTEROSCOPIA

Desde os primórdios da fibroscopia, tentativas de visualização do delgado foram feitas com dois métodos:

1. O do *ropeway* (método do cordel) pelo qual um cordel era deglutido pelo paciente e após se exteriorizar pelo ânus, tracionava um endoscópio a ele amarrado. A primeira tentativa de visualizar todo o delgado foi sucedida em março de 1971 por Hiratsuka com este método.[1]
2. O fibroscópio tipo sonda: com um longo e delgado fibroscópio (5 mm de diâmetro e 2.560 até 4.000 mm de comprimento) que era passado através da narina. Tinha-se que esperar que a peristalse progredisse o intrumento pelo delgado, o que requeria longas horas de desconforto para o paciente (até 24 horas). A visualização era feita na retirada do instrumento. Não tinha canal de instrumentação e nem comando para controle de sua extremidade distal (Fig. 1-11).

Na maioria das vezes, estes métodos só eram usados em pacientes com sangramento digestivo de origem obscura, após recorrentes sangramentos e após esgotarem-se todos os outros métodos diagnósticos. Ao que consta foi Jerome Waye um dos primeiros a usar este método para casos de hemorragia digestiva de origem obscura em 60 pacientes. Em 33%, o local do sangramento estava no delgado.[2]

As dificuldades técnicas e operacionais fizeram com que estes dois instrumentos pioneiros nunca se popularizassem e que finalmente deixassem de ser utilizados.

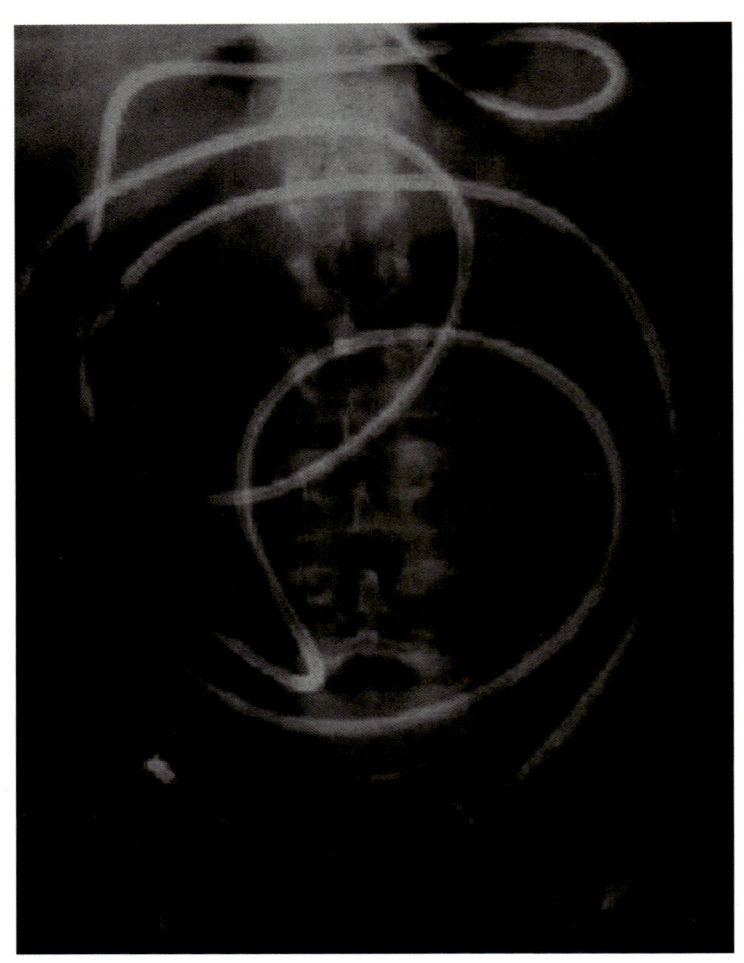

Fig. 11-1. Enteroscopia com fibroscópio tipo sonda.

ENTEROSCOPIA DO TIPO *PUSH*

Durante muitos anos usou-se a enteroscopia com o método *Push Enteroscopy* pelo qual um fibroscópio longo era proativamente introduzido pela luz do jejuno. Embora aparelhos dedicados tenham sido fabricados para esta precípua finalidade (SIF), a maioria dos endoscopistas utilizavam colonoscópios, principalmente os pediátricos (mais finos), às vezes com *overtubes*, introduzidos até o duodeno, para impedir redundâncias. Entretanto, na maioria das vezes, somente curtas extensões do jejuno eram penetradas. A pouca fixação do órgão e sua grande mobilidade e redundância levavam durante sua introdução à formação de alças que distendem e estiram o mesentério, praticamente sem avanço da extremidade do instrumento. Este fato causava grande desconforto ao paciente e permitia visualização de cerca de 50 cm do jejuno, ficando o resto deste segmento e o íleo fora do alcance da endoscopia (Fig. 11-2).

ENTEROSCOPIA PEROPERATÓRIA

Paralelamente a estes métodos de pouco sucesso, se desenvolveu a enteroscopia peroperatória, pela qual o cirurgião, após laparotomia, ajudava o endoscopista na introdução de fibroscópios longos em toda a extensão do delgado. O fibroscópio podia ser introduzido tanto por via oral ou anal ou através de pequenas enterostomias (endostomias). O cirurgião retificava o segmento à frente do fibroscópio e, cuidadosamente, para evitar traumatismos mucosos passíveis de serem confundidos com patologias (angiodisplasias, erosões etc), lentamente o introduzia. Para a realização de enteroscopia total, às vezes eram necessárias outras enterostomias feitas em posições estratégicas. Procedimentos terapêuticos (hemostasias, polipectomias, etc.) podem ser realizados. Algumas tentativas de realização deste procedimento através de laparoscopia e não de laparotomia nunca se popularizaram (Fig. 11-3).

ENTEROSCOPIA COM MÉTODO DO DUPLO-BALÃO

Embora o uso de balões infláveis tenha sido patenteado por vários inventores nos EUA, anos atrás,[3] com mecânica de ação muito semelhante ao do duplo-balão, não sabemos se, ou até que ponto, Hironori Yamamoto se inspirou nestes instrumentos (Fig. 11-4).

O desenvolvimento do enteroscópio com o uso do método do duplo-balão (EDB) se originou no Japão quando Dr. Hironori Yamamoto, em 1997, ficou muito mal impressionado observando

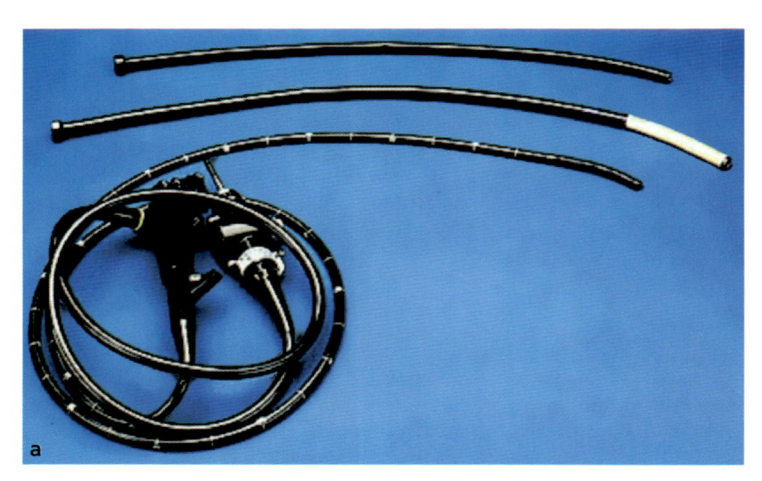

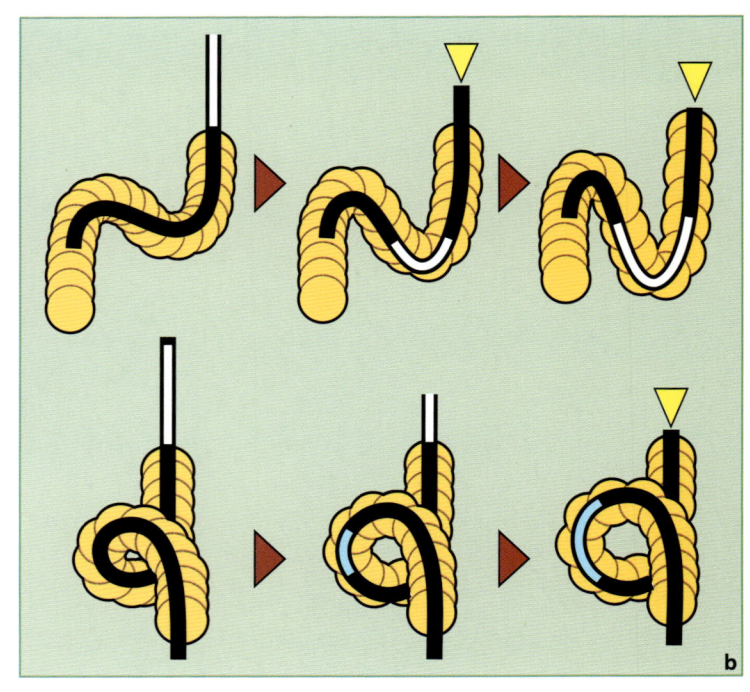

Fig. 11-2. (a) Enteroscópio do tipo *push* com seus *overtubes*. (b) Mecanismo de formação de alças durante a introdução de enteroscópios do tipo *push*. A ponta do fibroscópio pouco progride na luz intestinal e ocorre a formação de alças que estiram o mesentério causando dor (esquema do Dr. Yamamoto).

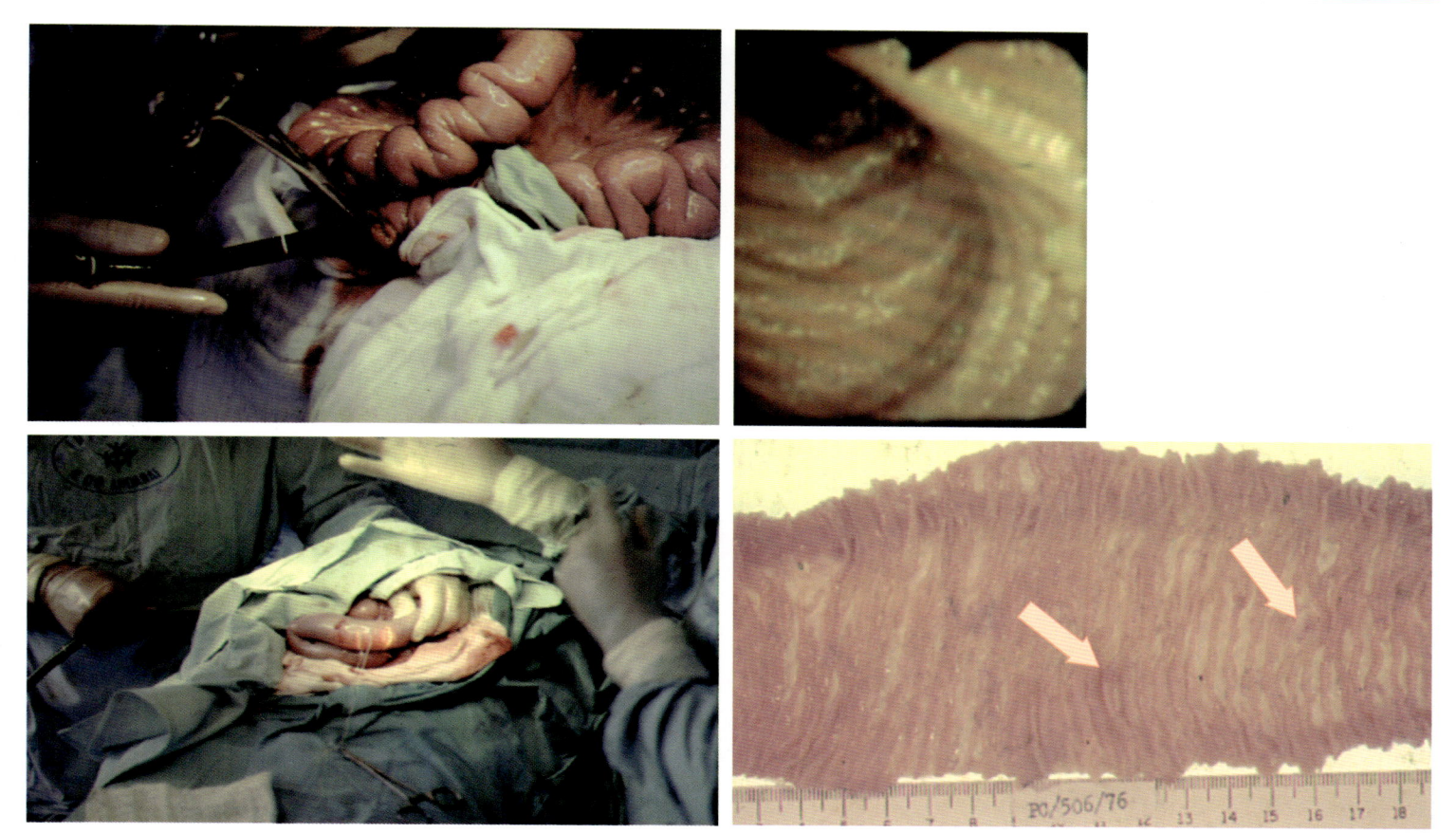

Fig. 11-3. Enteroscopia peroperatória: Paciente de 22 anos com frequentes melenas. Diversas vezes foi admitido no Hospital do Andaraí com Hgb de 4 mg%. Ao todo fez 102 transfusões de concentrado de hemácias. Extensa investigação com várias EDA, colonoscopias, angiografias, cintilografias e laparotomia anterior não esclareceram a etiologia do sangramento. Enteroscopia peroperatoria realizada com o Dr. José Wazen da Rocha mostrou angiodisplasia de íleo. Enterectomia curou o paciente.

a *push enteroscopy*, segundo seu próprio relato (Fig. 11-5). Uma vez formada alça no início do jejuno, a maior parte do instrumento inserido é consumida no aumento desta alça, estirando o mesentério e pouca força sendo transmitida para a ponta do intrumento, que, desta maneira, pouco avança. Com a EDB este inconveniente pode ser muito minimizado.

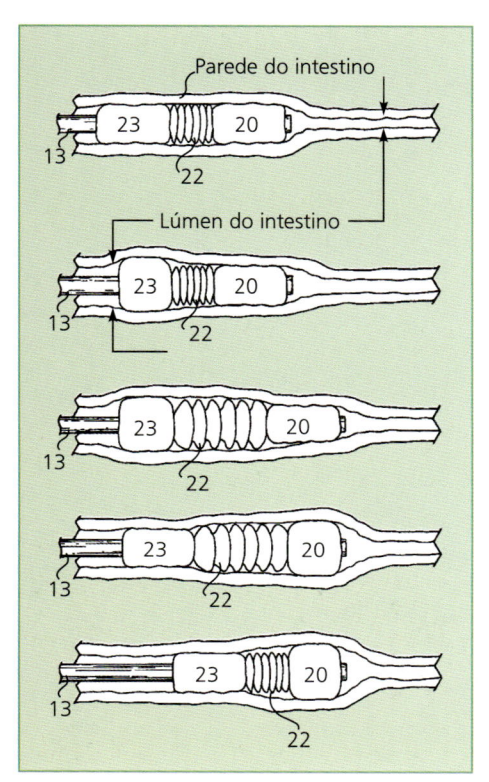

Fig. 11-4. Modelo de endoscópio de Frazer, com balões, patenteado nos EUA em 1979.

O videoendoscópio de duplo-balão possui 200 mm de comprimento e um balão de látex em sua extremidade distal. Este instrumento trabalha acoplado a um *overtube* de silicone hidrofílico de baixa fricção de 145 mm de comprimento que também tem outro balão na porção distal. Ambos os balões são controlados pela equipe de endoscopia que aciona uma bomba de ar que os insufla e esvazia com regulagem de suas pressões ao toque de botões (Fig. 11-6a-d).

Investigações preliminares em cães determinaram a pressão ideal a ser usada nos balões. Uma vez atingido o intestino delgado proximal, o *overtube* é introduzido até o duodeno e seu balão insuflado, quando é mantido nesta posição pelo auxiliar. O instrumento é introduzido tanto quanto possível no jejuno e seu balão insuflado para fixar o videoenteroscópio. Quando o balão do *overtube* é desinsuflado, o tubo, irrigado com água para diminuir o atrito, é deslizado sobre o enteroscópio até sua extremidade. Nesta hora, com os dois balões insuflados, traciona-se suavemente tanto o *overtube* quanto o enteroscópio, sanfonando-se e retificando-se o intestino. No início da curva de aprendizado e domínio da técnica, pode-se lançar mão da fluoroscopia, que se torna cada vez menos necessária com o domínio do método. Novamente com o balão do *overtube* insuflado e fixado e com o do videoendoscópio vazio, empurra-se o instrumento na luz intestinal avançando-se 40 a 50 cm. Com a repetição desta manobra consegue-se penetração em longos segmentos do jejuno e íleo uma vez que os 6 a 7 metros do instestino vão sendo sanfonados (Fig. 11-6e e f).

O exame é normalmente realizado sob sedação consciente com uso de meperidina, diazepínico ou propofol. O uso rotineiro de O_2 nasal é aconselhado. Outra opção é a anestesia geral

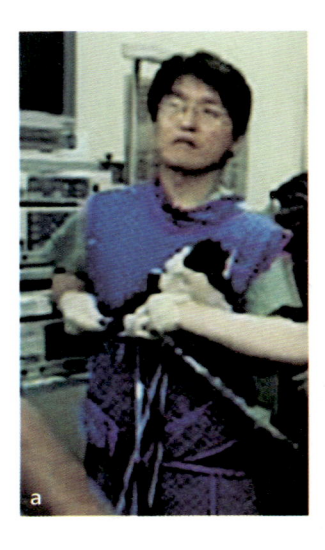

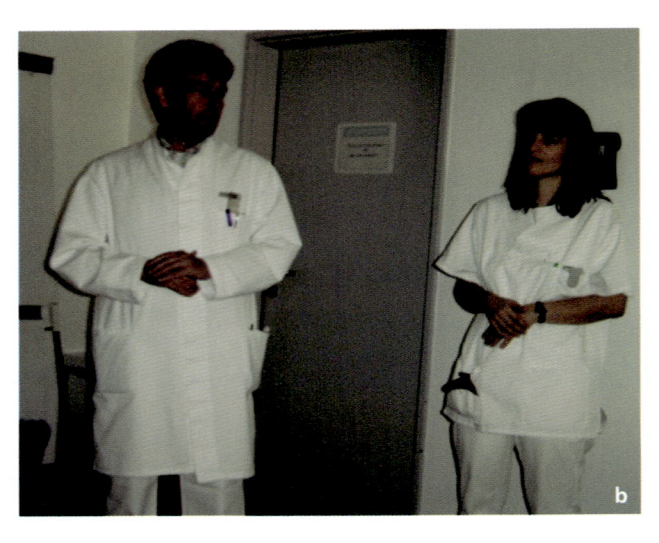

Fig. 11-5. (a) Dr. Hironori Yamamoto, idealizador da enteroscopia com duplo-balão. **(b)** Prof. Christian Ell e Dra. Andréa May do Hospital HSK de Wiesbaden, Alemanha, pioneiro da EDB, onde me iniciei na técnica.

com intubação do paciente. O tempo de exame varia de 30 até 120 minutos ou mais, dependendo da experiência do endoscopista e de fatores inerentes à dificuldade do caso. Evidentemente, quando a via anal é utilizada, preparo colônico prévio, à semelhança das colonoscopias, é mandatário. Neste caso procura-se colocar o *overtube* com seu balão insuflado o mais próximo possível da VIC para facilitar sua penetração com o enteroscópio.

DESENVOLVIMENTO DO ENTEROSCÓPIO DE DUPLO BALÃO

Conta a história que de início o Dr. Yamamoto não conseguiu convencer a firma Olympus, maior fabricante de endoscópios do mundo, de sua utilidade. Então ele, junto com a Fujinon, desenvolveram o EDB. Sua patente foi requerida em 1998 no Japão, a primeira publicação ocorreu em 2001,[4] sendo o modelo diagnóstico EN450P5 (mais fino) comercializado em 2003 e o terapêutico, EN450T5, em 2004, mesmo ano em que foi liberado pelo FDA do USA. Dois encontros internacionais ocorreram alguns anos depois: o primeiro no Japão em 2006 e o segundo em 2007 em Berlin, ambos organizados pela Fujinon. O primeiro presidido pelo Dr. Yamamoto e o segundo, pelo Dr, Christian Ell, reunindo os pioneiros no método. Neste último encontro, fizeram parte do programa oficial Adiana Vaz Safatle-Ribeiro e Kiyoshi Hashiba de São Paulo e o Dr. Davi Lima de Belo Horizonte. Incontáveis encontros e publicações continuaram ocorrendo em todo o mundo, validando esta técnica.

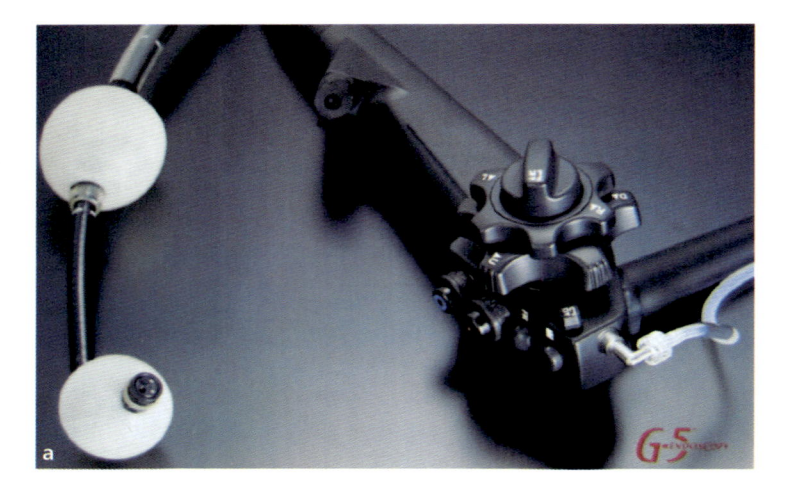

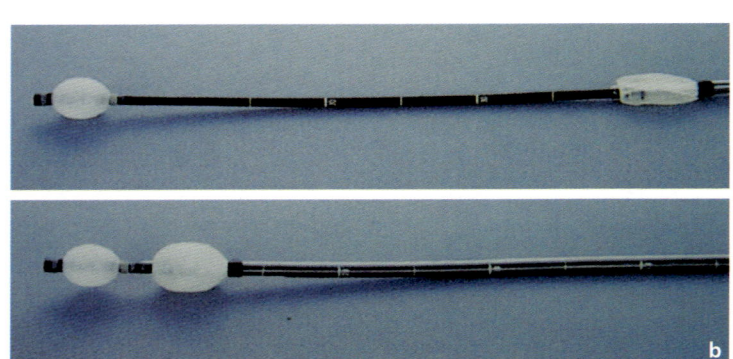

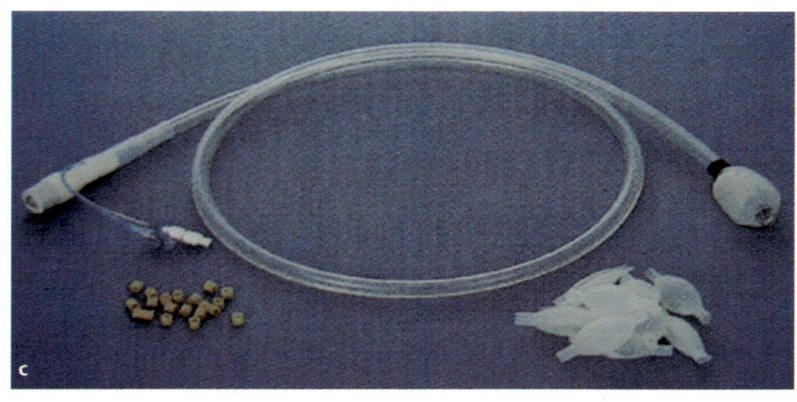

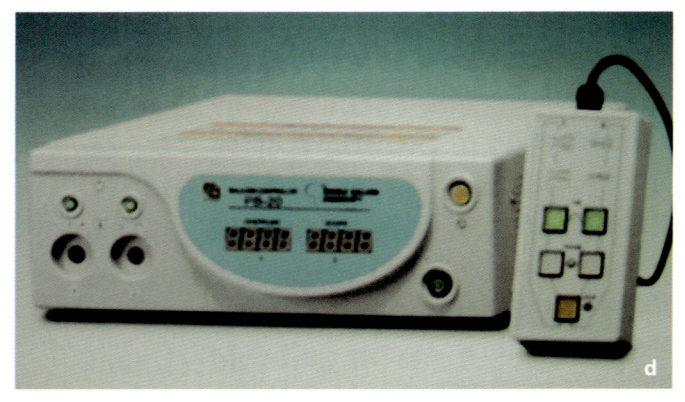

Fig. 11-6. (a) Enteroscópio Fujinon de duplo-balão com *overtube* – balões insuflados. **(b)** EDB – progressão do *overtube* sobre o enteroscópio. **(c)** *Overtube* do EDB. **(d)** Insuflador automático e seu controlador.

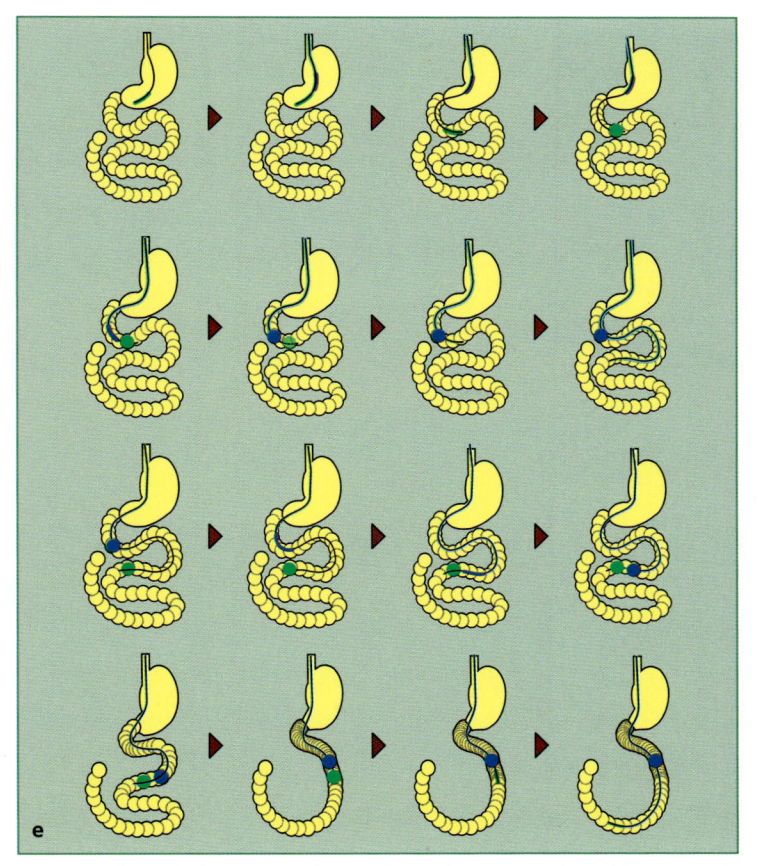

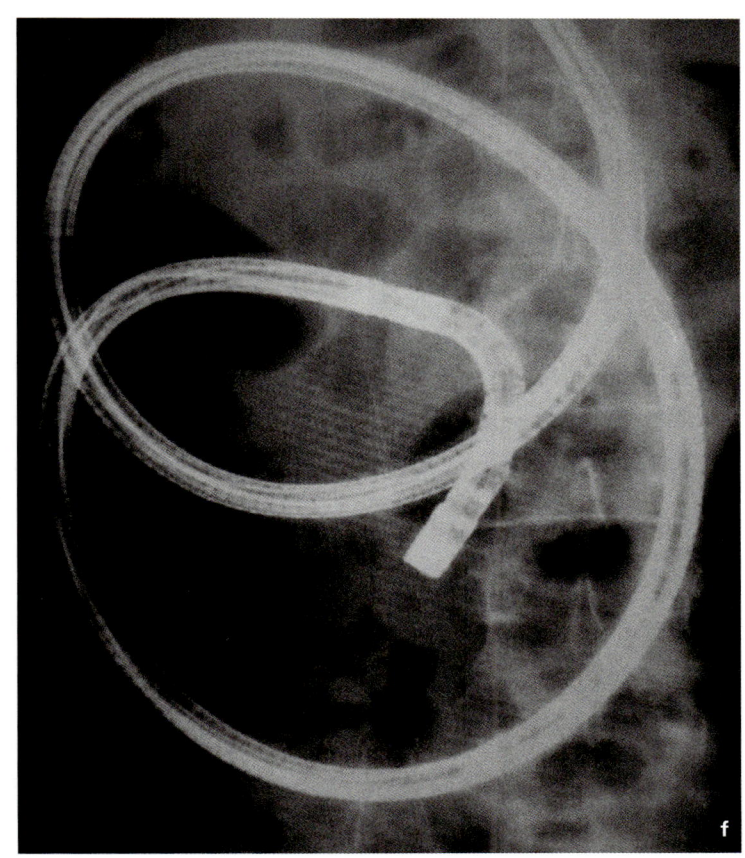

Fig. 11-6. (Cont.) (**e**) Esquema da introdução do EDB por via oral (esquema do Dr. Yamamoto). (**f**) Raios X do EDB introduzido por via oral.

EXPERIÊNCIAS INICIAIS, RECURSOS E DIFICULDADES TÉCNICAS

Na maioria das vezes, não é possível por qualquer das vias de introdução se investigar toda a extensão do delgado. O endoscopista, uma vez encontrada uma patologia que explique o quadro clínico do paciente, a documenta com fotos, com Narrow Banding Image ou FICE, e, eventualmente, pode lançar mão do ultrassom endoscópico (probes), de acordo com a necessidade do caso e possibilidade do serviço. Pode também realizar biópsias e ações terapêuticas são tomadas se indicadas: hemostasias por qualquer dos métodos usados em endoscopia, polipectomias, dilatações e ate colocações de próteses.

Nos casos em que não se consegue introdução mais profunda do instrumento e não foram visualizadas patologias convincentes, costuma-se marcar este local com tatuagem, que é encontrada quando se introduz o EDB pela outra via, dando-nos certeza de que todo o intestino delgado foi visualizado (Fig. 11-7). Yamamoto et al.,[5] em 2 de 123 pacientes (1,6%), e May et al.,[6] em 2 de 137 (1,5%), conseguiram visualização total do delgado por via anterógrada. Entretanto, quando as duas vias foram utilizadas, a visualização total foi conseguida em 86%.[5]

A via inicial a ser utilizada pode ser indicada por exames radiológicos, pelo estudo com a cápsula endoscópica (CE) ou pela apresentação clínica do paciente. Impossibilidade de visualização de todo o delgado pode ser causada por aderências após cirurgias extensas, insuflação de muito gás ou intolerância do paciente, como relatado por Yamamoto em 4 de 28 procedimentos.[5] A utilização do CO_2 é uma opção interessante para as enteroscopias.

Outra barreira à introdução do EDB é a impossibilidade de penetração através da válvula ileocecal. May et al.[7] reportam esta ocorrência em 8% das tentativas iniciais (Fig. 11-7).

Os videoendoscópios de duplo-balão são comercializados pela firma Fujinon em três tipos (Quadro 11-1) e possuem fantástica qualidade de imagem, angulação de sua extremidade em quatro direções e o modelo terapêutico, inicialmente com canal de instrumentação de 2,8 mm, o que permitiu a realização de métodos terapêuticos. Foi também comercializado pela Fujinon um EDB mais curto (165 cm) para uso colonoscópico em pacientes com colonoscopias difíceis e também para exame de segmentos intestinais cirurgicamente exclusos (cirurgias bariátricas, Y de Roux para exame da alça exclusa ou CPER).

Recentemente, foi lançado o enteroscópio EM-580T, da Fujinon, com super CCD de alta resolução e com canal de trabalho com 3,2 mm, facilitando muito os procedimentos terapêuticos.

ZHI Fa-chao et al. da China (Abstract Book, Conferência de Berlin 2007) relatam trabalho prospectivo em 30 pacientes randomizados para colonoscopias com o uso do EDB usando-se os 2 balões (grupo 1), usando-se só o balão do *overtube* (grupo 2) e o colonoscópio. Os resultados mostraram que no grupo 1 atingiu-se o ceco com mais rapidez e os pacientes toleraram melhor o exame, porém são necessárias 2 pessoas ao contrário dos grupos 2 e 3, que necessitaram só de uma.

May et al.[8] tiveram sucesso em alcançar o ceco com o EDB em 14 pacientes nos quais as colonoscopias convencionais falharam. Estes autores usaram o EDB fino e só utilizaram o balão do *overtube*.

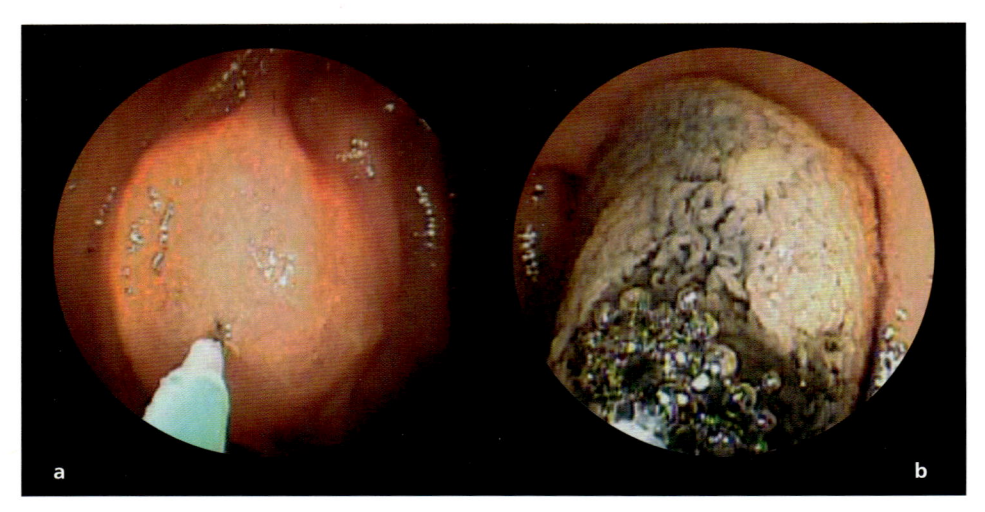

Fig. 11-7. Tatuagem com tinta da Índia. (**a**) Primeiro se faz pequena bolha submucosa com soro fisiológico. (**b**) Sem retirar a agulha, injeta-se pequena quantidade de tinta da Índia diluída. Esta marcação serve para identificação do local durante laparotomia ou laparoscopia e em futuras enteroscopias. Também, no caso em que a enteroscopia por uma via não tenha visualizado lesão, deve-se realizá-la, já que sua visualização durante nova enteroscopia pela outra via indica que todo o delgado foi examinado.

Yamamoto relata sucesso em 86% dos casos em que tentou enteroscopia total usando uma ou ambas as vias de entrada, sendo a maior causa de fracasso aderências cirúrgicas. Em 76% dos casos de sangramento de origem obscura, o diagnóstico foi alcançado.[9]

Tom Moreels da Belgica, relatou no Encontro de Berlin (Abstract Book) a realização de EDB com sucesso, em crianças de 7 a 13 anos usando o EDB mais delgado.

INDICAÇÕES

As indicações mais frequentes de EDB são:

- Sangramento digestivo de causa obscura (hemorragia digestiva intermediária).
- Doença de Crohn e outras patologias inflamatórias do delgado.
- Síndromes polipoides do delgado.
- Suspeita de tumores de delgado.
- Malabsorção, deficiência crônica de ferro.
- Colonoscopia difícil.
- Exame de CPRE em Billroth II e Y de Roux.
- Exame de segmentos do tubo digestivo excluídos cirurgicamente.

Os seguintes procedimentos terapêuticos são possíveis:

- Hemostasias no delgado.
- Polipectomias no delgado.
- Dilatações de estenoses de delgado (AINEs, inflamatórias, pós-cirúrgicas).
- Colocações de *stents* autoexpansíveis.
- Tatuagem para facilitação de exploração cirúrgica.
- Retirada de corpo estranho (CE, pedaços de sondas perdidos, dentaduras etc.).

CONTRAINDICAÇÕES

As contraindicações são, de modo geral, as mesmas das endoscopias digestivas altas e baixas. Evidentemente, só se indica o exame se os possíveis benefícios são maiores que os riscos. Em pacientes em más condições clínicas, perfurações e doenças cardiorrespiratórias graves, o exame costuma ser contra indicado. Muito cuidado deve ser tomado quando se ultrapassa ulcerações, estenoses ou tumorações extensas. Todas as limitações e cuidados usados nas Colonoscopias e EDA diagnósticas e terapêuticas são também usadas nas EDB. Certamente, o consentimento informado, com amplo esclarecimento dos riscos e opções, são previamente discutidos com o paciente ou seus familiares.

COMPLICAÇÕES

À medida que a técnica da EDB se difunde pelo mundo, os relatos de complicações, evidentemente, aumentam. Yamamoto *et al.*[5] relataram 2 complicações sérias em 178 exames, uma necessitando de cirurgia para tratar uma perfuração em paciente pós-quimioterapia para linfoma de delgado. May *et al.*[10] relataram 6 complicações graves em 178 procedimentos com ação terapêutica (3,4%): 2 sangramentos e 3 perfurações durante ou após polipectomias (todos pólipos maiores de 3 cm) e um caso de enterite após o uso de APC. Casos de broncoaspiração e dor pós-procedimento têm sido relatados.

Um estudo europeu multicêntrico[7] em 100 pacientes nos quais foram realizados 147 procedimentos não mostrou complicações severas. Em 12% destes pacientes, foram relatados dor abdominal, vômitos, dor de garganta, febre, todos com boa evolução. Vários casos de pancreatite aguda discreta ou intensa pós-EDB foram relatados na literatura.[11-13] Em 500 procedimentos, Jacobs, Mulder *et al.* relatam 14 complicações (2,8%) sendo 0,6% casos de pancreatite aguda. Aumentos leves de amilasemia foram descritos fre-

QUADRO 11-1. Tipos de enteroscópios de duplo-balão da Fujinon			
	EN-450P5	EN-450TS	EC-450B5
Tipo de visão	Frontal	Frontal	Frontal
Prof. de campo	5-100 mm	4-100 mm	3-100 mm
Ângulo de visão	120	140	140
Diâmetro	8,5 mm	9,4 mm	9,4 mm
Flexão cima/baixo	180/180	180/180	180/180
Direita/esquerda	160/160	160/160	160/160
Comprimento	2.000 mm	2.000 mm	1.520 mm
Overtube	TS-12140	TS-13140	TS-13101
Diâm. int.	10 mm	10,8 mm	10,8 mm
Diâm. ext.	12,2 mm	13,2 mm	13,2 mm
Diâm. balão	40 mm	40 mm	40 mm
Comprimento	1.450 mm	1.450 mm	1.050 mm

quentemente.[12] O Registro de EDB da Alemanha relata 9 casos (0,34%), e um caso fatal de pancreatite aguda em 3.900 exames. Provavelmente, esta complicação advém de estiramento e traumatismo da papila de Vater e tecidos peripancreáticos e também do aumento da pressão intraduodenal.

Manuseio dos instrumentos de maneira cuidadosa e gentil e insuflação dos balões, preferencialmente após a segunda porção duodenal, podem minimizar tais complicações. Este mesmo Registro Alemão relata 48 complicações (1,2%) em 3.894 EDB nas quais foram realizadas 857 coagulações com o APC, 177 polipectomias, 26 dilatações e 26 casos de outras formas de terapia. Ocorreram 8 casos de perfurações, todos necessitando de cirurgia (0,2%) e um faleceu. Destas 8 perfurações, 1 ocorreu após tatuagem, 1 após biópsia e outro sem qualquer procedimento. Dos 6 casos de sangramento intenso, 4 foram causados por polipectomias, e 2 após biópsias, todos sendo tratados endoscopicamente com sucesso.

Em 11 paciente (0,35%), houve complicação relacionada com sedação. A letalidade relacionada com EDB foi de 0,051%. Um caso de íleo paralítico foi relatado (Attar A et al., Gut 2005;54:1823-4). Questiona-se se o uso rotineiro de CO_2 em vez de ar melhoraria a tolerância durante o exame e diminuiria a dor após procedimento.

RESULTADOS DE ENTEROSCOPIA DE DUPLO-BALÃO

Sangramento Digestivo de Causa Obscura

Estes sangramentos que tanto podem-se manifestar como sangramento oculto, sem exteriorização (anemia microcítica hipocrômica, sangue oculto positivo nas fezes) sangramento evidente, com perda visível de sangue (hematêmese, melena, enterorragia ou hematoquezia), são definidos como aqueles que permanecem sem etiologia após estudo com EDA e colonoscopia.

Em cerca de 15% das vezes, as patologias responsáveis estão ao alcance destes exames e são discretas e de difícil visualização, razão pela qual eles devem ser repetidos se inicialmente negativos. Em 5%, os sangramentos digestivos, se situam no delgado e são atualmente descritos como Hemorragia Digestiva Intermediária (HDI). Costumam ser de difícil diagnóstico requerendo muito mais exames (EDA, EDB, raios X contrastado, arteriografias, cintilografias etc.) e recursos financeiros que as HDA e HDB.

Sun et al.[14] realizaram análise retrospectiva de 152 pacientes referidos para EDB para investigação de HDI. Revelou-se a causa e local do sangramento em 115 pacientes (76%). Angiectasias foram encontradas em 30%, tumores em 39%. Em 84% dos pacientes com achados positivos, houve mudança da conduta terapêutica. Em 95 pacientes com resultados positivos, 89% não apresentaram recorrência do sangramento.

Em estudo prospectivo de May et al.,[6] a maioria dos pacientes submetidos à EDB tinha sangramento de causa obscura (90 de 137 – 66%). A patologia responsável pelo sangramento foi identificada em 79%, sendo a mais frequente angiodisplasia. Em 34%, um novo diagnóstico foi feito e em outros 30% o diagnóstico por outros métodos foi confirmado. Correção ou exclusão de diagnósticos prévios ocorreram em 10% das vezes. Em 20% dos pacientes não foram encontradas patologias. EDB resultou em mudança da terapêutica em 104 dos 137 pacientes. Procedimentos terapêuticos foram realizados em 41,5%, 17% receberam novas medicações, e 17,5% tiveram indicação de cirurgia.

Em estudo europeu multicêntrico,[7] 64% tinham HDI, 34% angiodisplasias, ulcerações/erosões em 16%, tumores/pólipos em 13%, sendo 42% submetidos a procedimentos terapêuticos na endoscopia. No estudo retrospectivo de Heine et al.,[11] 168 de 275 (61%) pacientes tinham HDI com acerto diagnóstico em 73% e tratamento endoscópico em 55%.

Sem dúvida, a EDB tem revolucionado o diagnóstico das HDI, não só com aumento do diagnóstico, mas também com ações terapêuticas que diminuem a necessidade de cirurgia. Evidentemente, longos seguimentos são necessários para a correta estimativa do sucesso destas intervenções, tendo em vista o caráter intermitente e aleatório destes sangramentos.

A hemostasia pode ser feita com o coagulador de plasma de argônio (CPA), coagulador multipolar, hemoclipes, injeções de vasoconstritores e esclerosantes ou cianoacrilato (em caso de varizes ectópicas).

No encontro de Berlim (Abstract Book), Ohmiya et al., da Universidade de Nagoya, relataram 312 pacientes submetidos à EDB dos quais 163 por sangramento de causa obscura. Eles iniciaram a investigação com a EDB pela via oral quando existia relato de melena e pela via anal quando a exteriorização de sangue pelo ânus era de cor avermelhada. O estudo com a CE também orientava na escolha da via. A via oral foi utilizada em 35 a anal em 55 e ambas em 72 pacientes. Cinco (59%) tinham patologias no delgado, sendo alterações vasculares em 39%, úlceras ou erosões em 28%, pólipos e tumores em 22% e divertículos em 11%. A EDB de todo o delgado quando utilizada a via oral foi conseguida somente em 2 casos e com as duas vias em 23 de 33 casos (70%). Comparação do sucesso diagnóstico da EDB (64%) e da CE (54%) não mostrou resultado significativo. De 87 pacientes com sangramento aparente, que foram diagnosticados com patologias no delgado, a escolha da via de introdução, baseada na cor das fezes foi consistente em 89%, e de 30 cuja seleção da via foi baseada na CE foi consistente em 73%. De 37 doenças vasculares como angiodisplasia, Dieulafoy, enteropatia isquêmica etc, 22 (59%) foram identificadas pela via oral e 12 (32%) pela anal e 1 (3%) por ambas. Dois casos (5%) não foram identificados com a EDB. De 57 patologias não vasculares, 18 (32%) foram identificadas pela via oral, 38 (67%) pela anal, 1 (2%) por ambas. Nos 12 pacientes com sangramento em curso, 6 foram diagnosticados pela via oral, 5 pela anal e 1 não foi diagnosticado já que uma estenose esofágica impediu a penetração pela via oral. De 20 pacientes com sangramento oculto sem exteriorização, 12 (60%) tinham a causa do sangramento no delgado, e a escolha da via de introdução da EDB, baseada no tempo de trânsito da CE foi consistente em 100% das vezes. Nesta série de 557 EDB, ocorreram 3 casos de pancreatite aguda, todas utilizando-se a via oral e a EDB terapêutica. Ocorreram também 4 perfurações, 2 com a via oral e 2 com a anal das quais 3 necessitaram de cirurgia emergencial. Concluiu-se afirmando que a escolha da via deve ser feita com as informações da cor das fezes e do tempo de trânsito da CE. Quando a cor das fezes for duvidosa ou CE não for possível, ele prefere a via anal por ser mais segura e menos invasiva que a oral.

Ainda em Berlim, o grupo da Jichi Medical University[5] realizou 448 EDB entre setembro de 2000 e março de 2007 e 209 (47%) foram em pacientes com sangramento digestivo de origem obscura. A causa do sangramento foi identificada em 158 (76%) de 209 pacientes. Etiologias fora do delgado foram identificadas em 22 de 158 pacientes. Úlceras e erosões foram encontradas em 56 pacientes, lesões vasculares em 48, pólipos e tumores em 28 e divertículos em 5. Na opinião destes autores, as lesões vasculares devem ser divididas em venosas (angiectasias) e arteriais (Dieulafoy, malformações arteriovenosas [MAV]). Enquanto as venosas podem ser tratadas com cauterização, os sangramentos arteriais necessitam de clipes ou as maiores, de cirurgia. Neste sentido, eles propõem a seguinte classificação:

- *Tipo 1a:* eritema puntiforme com ou sem babamento de sangue.
- *Tipo 1b:* placa de eritema (alguns mm) com ou sem babamento de sangue.
    - ♦ Lesões venosas (angiectasias).
- *Tipo 2a:* lesão puntiforme (< de 1 mm) com sangramento pulsátil.
- *Tipo 2b:* protrusão vermelha pulsátil sem dilatação venosa circunjacente.
    - ♦ Lesões arteriais (de Dieulafoy), sendo que a 2b cessa espontaneamente o sangramento, mas com alto risco de ressangramento.
- *Tipo 3:* protrusão vermelha pulsátil com dilatação venosa circunjacente.
    - ♦ Lesões arteriais (malformações arteriovenosas [MAV]).
- *Tipo 4:* outras lesões não classificadas em nenhuma das lesões vasculares.

Doença de Crohn

EDB tem sido realizada em pacientes com suspeita de Doença de Crohn que não tiveram seus diagnósticos firmados pelos métodos mais tradicionais. Discretas erosões ou ulcerações podem ser observadas em locais do delgado não acessíveis à EDA e Colonoscopia e não demonstradas com os estudos com raios X. Muitas vezes, as biópsias destas lesões afastam outras patologias. As estenoses podem ser dilatadas pela EDB. Também a severidade e extensão do Crohn pode ser mais bem aferida com exames mais extensos do delgado com a EDB.

Ao contrário da CE, a EDB pode ser realizada mesmo em pacientes com estenoses. Sunada *et al.*[15] relatam 17 pacientes com estenose do delgado que foram submetidos à EDB; três tinham câncer, oito doença inflamatória e 5 com mucosa preservada, sugerindo aderências pós-operatórias. Dilatação foi realizada em 4 casos (Crohn, estenose pos-traumática e estenose inflamatória), sem complicações. May *et al.*[8] relataram 18 dilatações em 14 pacientes com estenose por doença de Crohn, tanto no jejuno quanto no íleo, variando de 8 até 18 mm de comprimento. Em 79%, houve melhora da sintomatologia, e a cirurgia foi evitada.

Carol Semerad relata a experiência inicial de 5 centros americanos (Abstract Book-International Conference on double balloon endoscopy – Berlin 2007): em 49 pacientes, 59 EDB foram realizadas: 20 com DC conhecida e 29 suspeitas. Vinte exames foram feitos pela via oral, 36 anal, e 3 por estomas. As indicações nos casos já diagnosticados incluíram dor abdominal, sangramento e anemia. Nos pacientes com suspeita de DC, sintomas de dor, diarreia, sangramento e anemia e anormalidades em outros exames serviram como indicação da EDB. Em 38 (88%) pacientes, a lesão foi atingida ou excluída, facilitando o diagnóstico. Em 11 pacientes (22%), a EDB não alcançou a lesão por causa de fixação do delgado. Em 22 (76%) de 29 pacientes com suspeita de DC, a lesão foi alcançada ou excluída. Dezenove pacientes com suspeita de DC tinham lesões na CE 15 (79%) alcançadas pela EDB (8 pacientes com concordância, 4 discordantes, 2 com úlceras por AINE, 1 com estenose por úlcera solitária não específica tratada cirurgicamente). Dos 20 pacientes com DC já diagnosticada, em 17 (85%), a área suspeita de lesão foi alcançada (6 tinham DC recorrente necessitando de tratamento, 7 não tinham lesão, 2 tinham úlceras anastomóticas, 1 estenose que foi dilatada, 1 necessitou de revisão cirúrgica de estenose ulcerada, e outro ulceração sangrante. Ocorreram 2 complicações em casos de DC já conhecida (1 caso de febre e uma perfuração em ulceração anastomótica). Em geral, a EDB impactou o manuseio em 38 (80%) de 49 pacientes com DC já estabelecida ou com suspeita da doença. Em 14 (37%), um diagnóstico inicial de DC ou recorrência da doença foi feita sendo estabelecida a terapêutica adequada. Em 11 (29%), o diagnóstico de DC foi excluído evitando tratamentos desnecessários. Em 4 (10%) com DC, nos quais se suspeitou de massas, câncer ou pólipos foram excluídos, tornando desnecessária a terapêutica endoscópica ou cirúrgica.

Tumores do Intestino Delgado

A EDB é um método melhor do que as outras formas de enteroscopias (*push* e intraoperatória), tanto na avaliação dos pólipos, como das poliposes e dos tumores malignos do delgado. Além do diagnóstico histológico, a polipectomia pode evitar ressecções mais extensas causadas por intussuscepções e isquemias que, eventualmente, acabam em síndrome de intestino curto. May *et al.*[8] relataram sucesso em 44 de 46 polipectomias em 178 intervenções com EDB. O tamanho dos pólipos variou de 2,5 até 5 cm. Cinco complicações graves ocorreram durante e após polipectomias em lesões maiores de 3 cm, incluindo três perfurações e dois sangramentos.

Ohmiya *et al.*[16] relatam dois pacientes com síndrome de Peutz Jegher nos quais 18 pólipos pediculados de 1 até 6 cm foram ressecados sem complicações. Mulder *et al.* (Abstract Book – Conferência de Berlin) relatam em 15 pacientes a ressecção de 104 pólipos em 9 um único pólipo e em 17, múltiplos. Duas complicações (7,7%) foram relacionadas com o procedimento: uma perfuração que necessitou de cirurgia e um sangramento. Quatro outros pacientes (15,4%) desenvolveram trismo severo (1), pancreatite (1) e 2 dor addominal temporária, todos tratados conservadoramente e com alta em 36 horas. Nenhuma das complicações foi letal. Para facilitar a recuperação destes pólipos, alguns autores recomendam o uso do enteroscópio mais delgado (EN450P5) associado a um *overtube* mais grosso (TS 13140), o que possibilitada a retirada e introdução repetida do enteroscópio e do pólipo ressecado, mantendo-se o *overtube* posicionado. May aconselha (informação pessoal) a injeção submucosa de salina para prevenir perfurações. Em pacientes com poucos pólipos, eles podem ser capturados com a cesta de Roth e removidos com o enteroscópio junto com o *overtube*.

Nos casos em que uma patologia diagnosticada pela EDB necessite de tratamento cirúrgico, pode-se tatuar o local para melhor localização durante a cirurgia. Após fazermos pequena bolha submucosa com salina, injeta-se nela pequena quantidade de tinta da Índia. Este método evita que se transfixe com a agulha a parede do delgado e injete-se a tinta dentro da cavidade peritoneal.

Remoção de Corpo Estranho

Vários casos de CE impactadas em estenoses já foram removidos com EDB.[17,18] Certamente, outros tipos de corpos estranhos (sondas, dentaduras sementes) podem ser removidos com alças, *baskets* ou cesta de Roth.

QUADRO 11-2. Especificações do enteroscópio de balão único

Campo de visão	140
Profundidade de campo	3 a 100 mm
Direção da visão	Frontal
Diâmetro	9,2 mm
Angulação	180 cima/baixo 160 direita/esquerda
Comprimento de inserção	2.000 mm
Comprimento total	2.345 mm
Canal de instrumentação	2,8 mm
Overtube (ST-SB1) comprimento total	1.400 mm
▪ Comprim. trabalho	1.320 mm
▪ Diâmetro externo	13,2 mm
▪ Diâmetro interno	11 mm

ENTEROSCOPIA COM BALÃO ÚNICO

Em 2007, a firma Olympus lançou um enteroscópio muito semelhante ao EDB da Fujinon, com a diferença de somente usar um único balão, exclusivamente na extremidade do *overtube* (SIF-Q 180) (Fig. 11-8a). Com o argumento da simplicidade e praticidade, já que não é preciso a montagem do balão da extremidade do videoendoscópio, a realização de teste para sua impermeabilidade, além de menos instrumentação de insuflar e desinsuflar o balão do videoendoscópio alternado com o do *overtube*, esta firma argumenta conseguir-se resultados semelhantes ao do EDB. O balão é de silicone e não de látex como o da Fujinon (menos alergênico) e as características técnicas do instrumento e do *overtube* são semelhantes aos da Fujinon (Quadro 11-2).

Os princípios da inserção do enteroscópio de balão único (EBU) através do delgado são semelhantes aos do EDB. O balão da extremidade do instrumento é substituído no instrumento de balão único pela ancoragem de sua ponta usando-se flexão da mesma (Fig. 11-8b). Somente trabalhos prospectivos comparando os dois instrumentos poderão apontar vantagens ou desvantagens entre eles. Estes trabalhos comparativos serão de difícil realização tendo em vista a questão ética de se utilizar dois instrumentos em um mesmo paciente para fins de comparação.

A experiência inicial, em hospitais americanos (Johns Hopkins, Maryland School of Medicine) e japoneses (Showa University, Shiga University), com excelentes conceitos, mostrou ótimos resultados com este aparelho. Evidentemente, pode-se realizar exames com o EDB usando-se somente o balão do *overtube* como se fosse um enteroscópio de balão único.

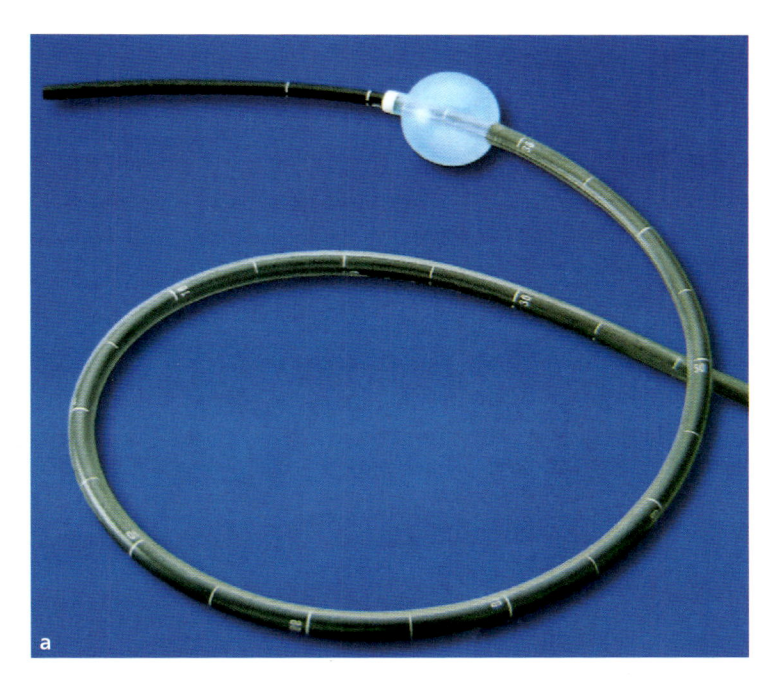

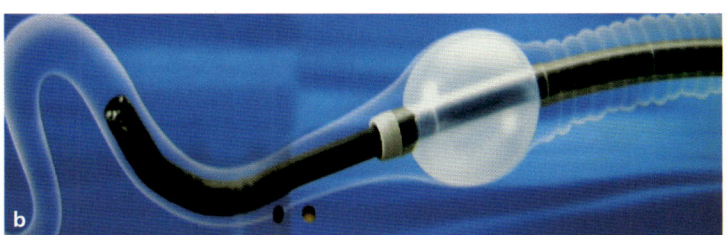

Fig. 11-8. (a) Enteroscópio Olympus de balão único. (b) Mecanismo de encurtamento do delgado com enteroscópio de balão único.

INTERFACE CE X EDB

A cápsula endoscópica (CE) foi introduzida na prática médica alguns anos atrás (2001) e constituiu-se em extraordinário avanço no diagnóstico das doenças do intestino delgado, especialmente na HDI, doença de Crohn e outras patologias inflamatórias, enteropatias causadas por AINE, síndromes polipoides e outros tumores, doença celíaca etc. Sua pouca invasividade, não necessitando de sedação, visualização quase sempre de toda a extensão do delgado, realização do exame fora de hospitais, a não necessidade de controle radiológico, são, entre outros, pontos positivos. Como fatores negativos cita-se o seu alto custo, contraindicação em pacientes com suspeitas de estenoses, a menor qualidade de suas imagens em relação à enteroscopia, a impossibilidade do controle de sua progressão permitindo ao examinador maior tempo de inspecção de determinado local, e a impossibilidade de realização de biópsias e de procedimentos terapêuticos.

A EDB necessita da realização do exame em ambiente hospitalar, sedação às vezes prolongada, curva de aprendizado mais difícil do operador, maiores riscos de complicações, entre os fatores negativos. Entretanto, pode ser realizada mesmo em casos de obstrução, a qualidade de imagem é superior ao da CE, pode-se examinar a lesão pelo tempo que for necessário com a realização de repetidas fotografias e vídeos em várias posições e com a ajuda do NBI ou do FICE ou, eventualmente, até da USE, examinar segmentos excluídos do trato digestório, impossível com a CE, realizar biópsias múltiplas e, acima de tudo, procedimentos terapêuticos que podem tornar desnecessárias cirurgias por vezes de alto risco e complexidade.

Embora reconheçamos que o custo dos dois exames é alto, especialmente em nosso país, longe de serem excludentes, estes dois fantásticos métodos são complementares. Na maioria das vezes, o exame com a CE deve preceder a EDB que pode complementá-lo em casos negativos ou duvidosos ou quando biópsias ou procedimentos terapêuticos endoscópicos sejam indicados, inclusive apontando a escolha da via a ser usada na EDB (anterógrada ou retrógrada).

Três trabalhos compararam os resultados com o uso da CE e da EDB. Matsumoto *et al.*[19] comparam os resultados em 22 pacientes, 13 com HDI e 9 com poliposes. Achados positivos foram encontrados com a EDB em 12 pacientes (54,5%). CE mostrou achados positivos em 8 pacientes (36,4%) nas áreas examinadas com a EDB e em 11 pacientes (50%) nos segmentos não atingidos com o enteroscópio. A EDB pareceu ser superior à CE na identificação dos pólipos.

Hadithi *et al.*[20] avaliaram 35 pacientes com HDI. Achados positivos foram identificados pela CE em 28 (80%) e em 21 (60%) com a EDB.

Em uma pequena série de casos Chong *et al.*[21] relatam 4 pacientes com exames negativos à CE nos quais a EDB identificou 2 tumores de células estromais, 1 adenocarcinoma e 1 linfoma.

Podemos afirmar que a EDB, embora ainda um método em evolução, de custo alto e, algumas vezes, necessitando de mais de 2 horas para sua realização, permite a visualização de todo o intestino delgado ou de pelo menos parte substancial dele, através da qual, diferentemente do exame com a CE, biópsias e procedimentos terapêuticos podem ser realizados. Na maioria das vezes, deve ser realizada quando as formas de diagnóstico menos invasivas (inclusive a CE) não foram conclusivas. Vários estudos demonstraram seu alto valor com achados em 70-80% de patologias de delgado, associados a somente cerca de 1% de complicações nos casos puramente diagnósticos.

A maior indicação da EDB, no momento, é a hemorragia digestiva de causa obscura, na maioria das vezes originada no delgado. Em 40-55% dos casos, ações terapêuticas podem ser realizadas com este método. Ela pode evitar a enteroscopia peroperatória ou cirurgias, ambas de maior risco e custo. A experiência mundial já existente valida sua aplicação clínica e relata um baixo índice de complicações. Certamente, muito contribuirá para o melhor conhecimento da fisiopatologia, da clínica e do tratamento das patologias do delgado. Doenças até recentemente não conhecidas, como "Enterite criptogênica estenosante e ulcerosa multifocal" (Kim HJ, Seul), "úlceras crônicas não específicas múltiplas do delgado" (Takayuki M, Japão) e outras pouco relatadas (enterite por AINE), começam a aparecer na literatura.

RELATOS DE CASOS EM QUE SE USOU EDB

Caso 1

Mulher de 52 anos, referida pelo Dr. Gilberto Mansur com história de 2 anos com episódios de náuseas e vômitos, culminando com crises de suboclusão intestinal. Ocorreram anemia microcítica hipocrômica e pequena perda de peso. A colonoscopia foi normal, e a EDA mostrou 3 litros de líquido em estase no estômago, sem outras alterações. Foi submetida a trânsito de delgado, TC de abdome e, finalmente, à EDB que mostrou adenocarcinoma de jejuno, comprovado com biópsias e operado com sucesso (Fig. 11-9).

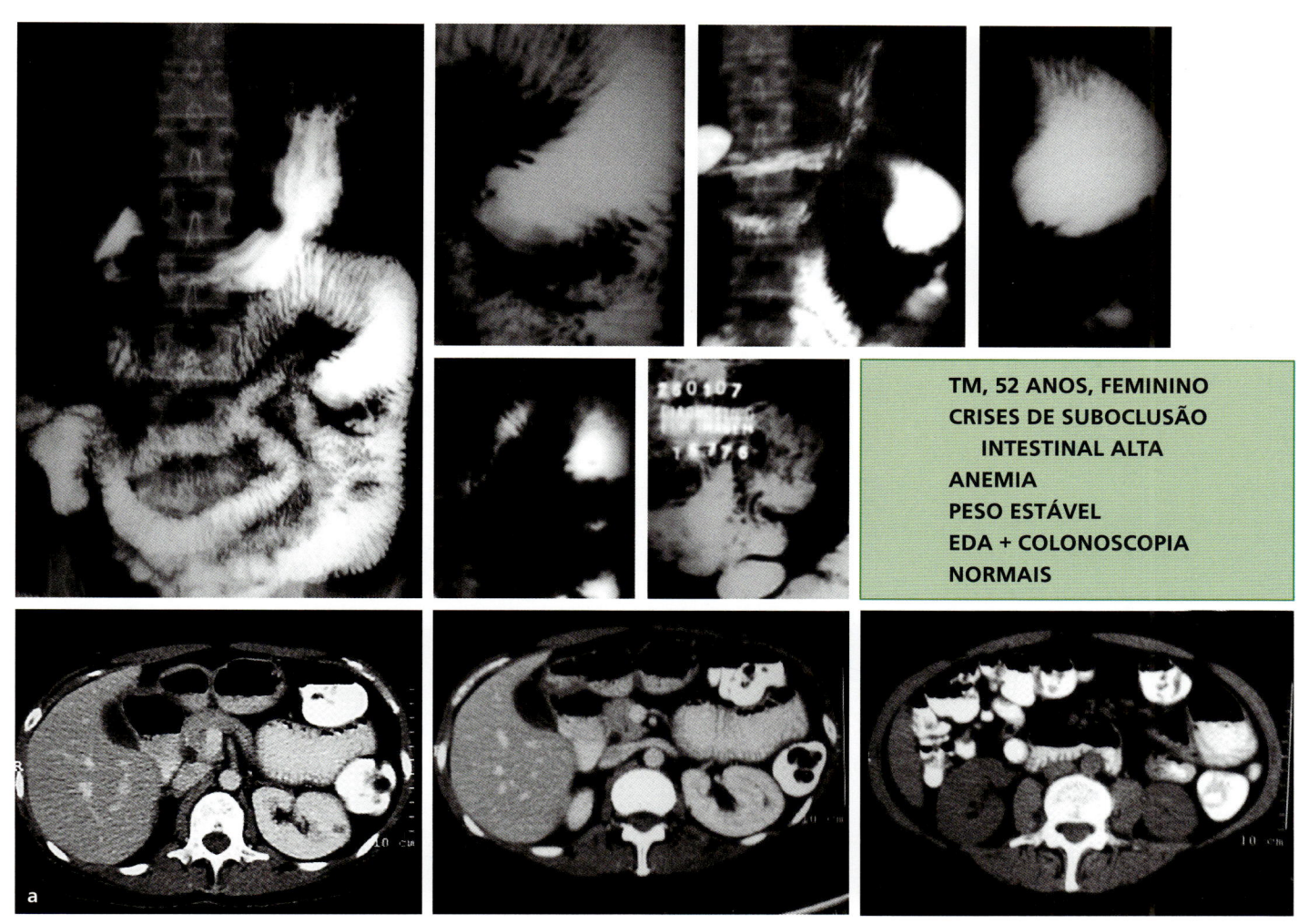

Fig. 11-9. (a) Trânsito de delgado e TC mostrando estenose em jejuno. *(Continua.)*

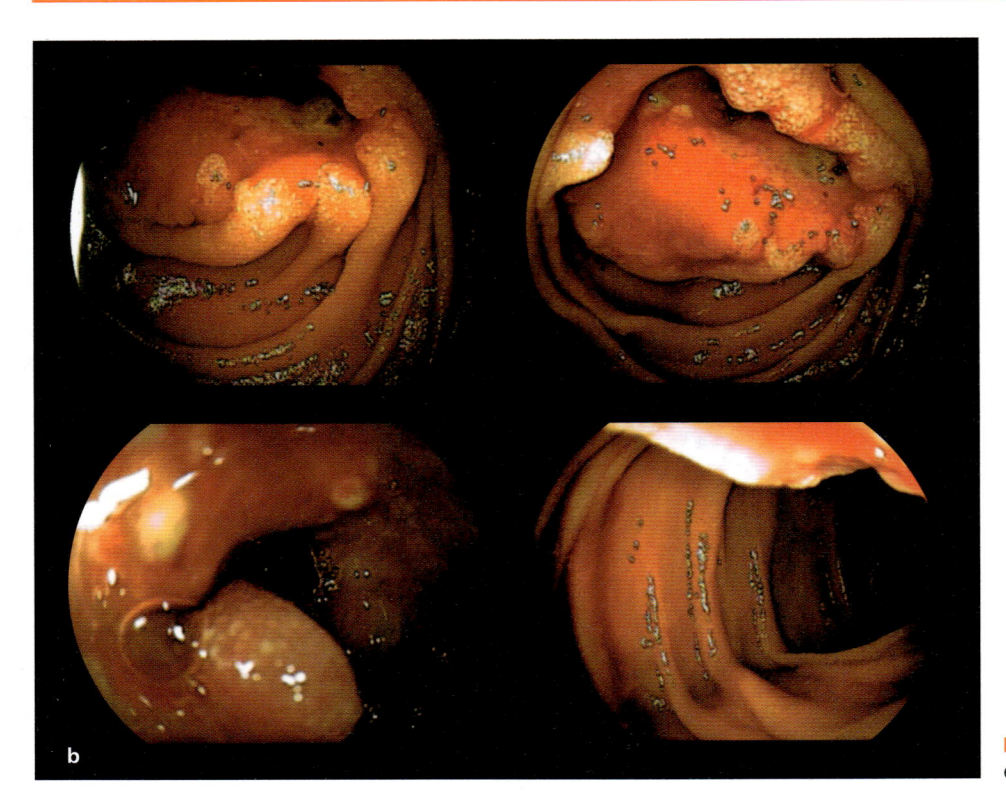

Fig. 11-9. *(Cont.)* (**b**) EDB mostrando adenocarcinoma em jejuno, confirmado por biópsias.

Caso 2

Mulher de 64 anos com queixas de cólicas abdominais e alteração do ritmo intestinal, com anemia normocítica leve e perda de 3 kg. US de abdome normal. Referida pelo Dr. Jose Marcos Fisz para colonoscopia, durante a qual não conseguimos ultrapassar o sigmoide por causa de acentuada redundância e fixação do mesmo. Foi então realizado clister opaco que mostrou lesão de aspecto estenosante e infiltrante no cólon transverso. Indicado colonoscopia com EDB para comprovação (Figs. 11-10 e 11-11).

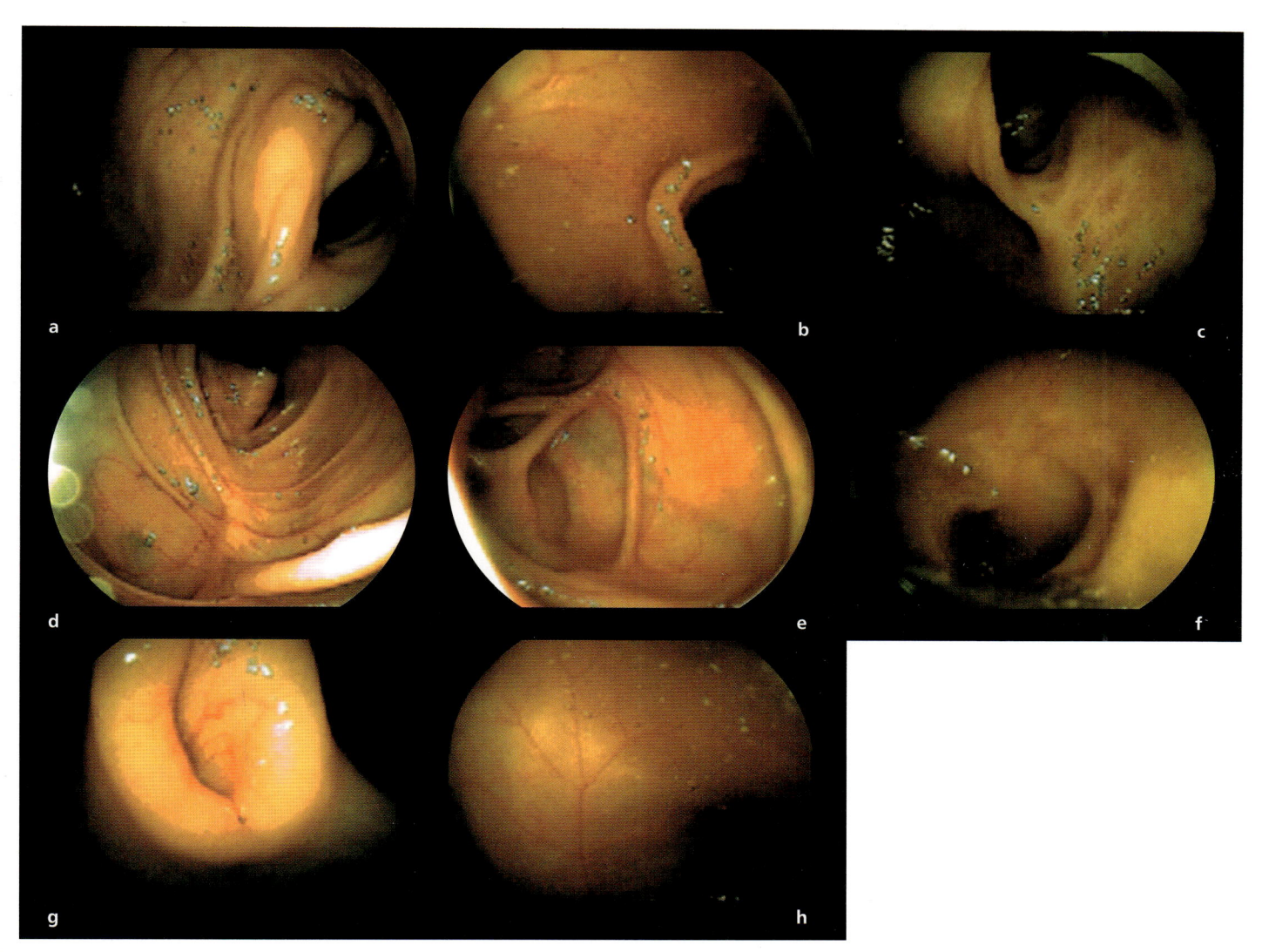

Fig. 11-10. EDB mostra claramente que a "lesão" de transverso vista no clister opaco corresponde somente à indentação da parede colônica sem qualquer evidência de malignidade. As biópsias mostraram mucosa normal. Seguimento clínico de 18 meses confirmou ausência de malignidade. (**a-c**) Indentação do transverso com mucosa normal. (**d-f**) Ceco e VIC. (**g, h**) VIC e íleo.

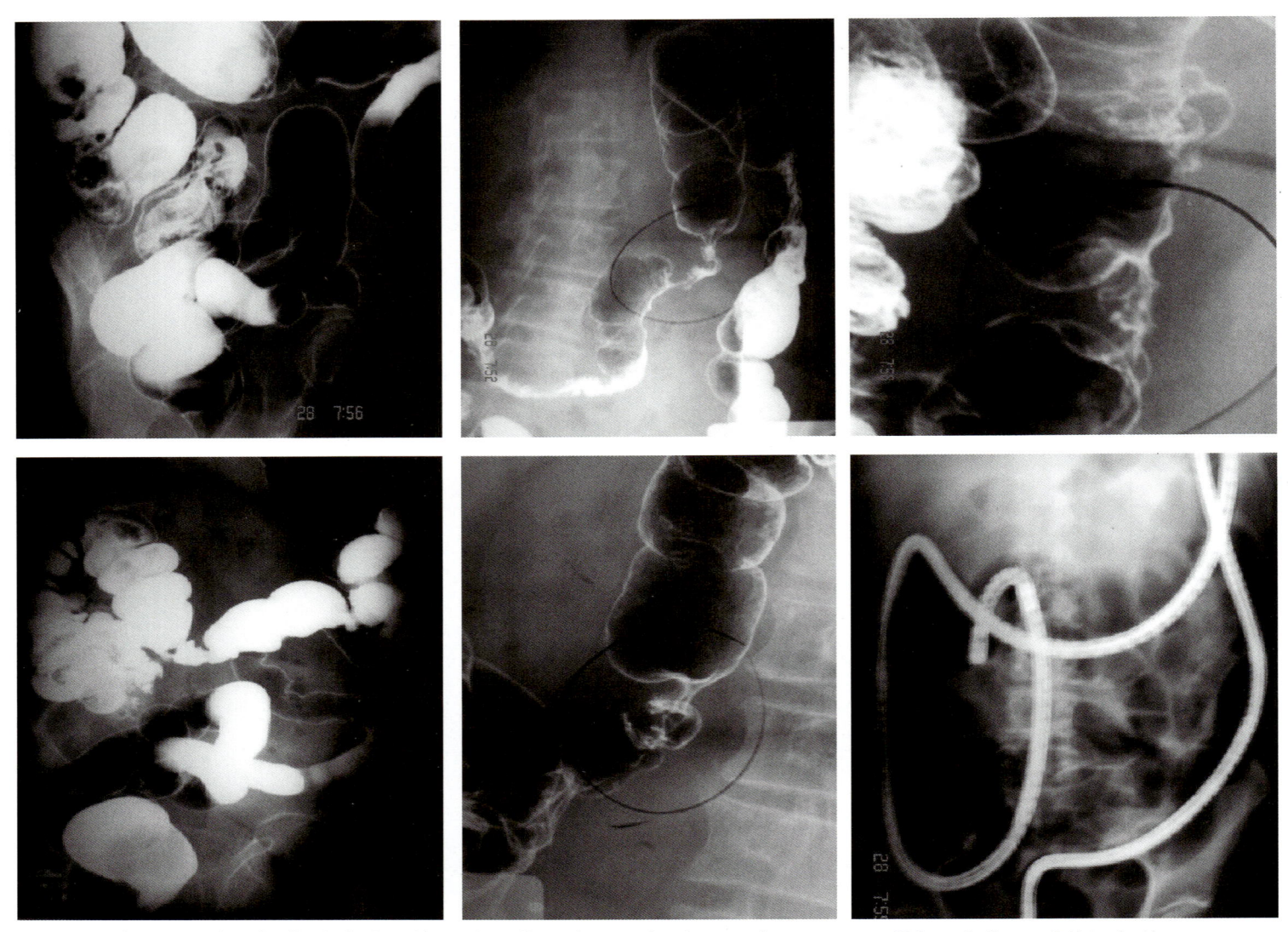

Fig. 11-11. Observe grande redundância do sigmoide que impediu a colonoscopia, a imagem de transverso e o EDB que facilmente foi introduzido profundamente no íleo.

Caso 3

Homem de 66 anos submetido previamente à gastrectomia com reconstrução a Y de Roux muitos anos atrás. Exames de sangue mostraram aumento de fosfatase alcalina e gama GT e hiperbilirrubinemia. Colangiopancreatografia por ressonância magnética mostrou dilatação de vesícula e ducto de Wirsung sem massa na cabeça pancreática levantando a possibilidade de carcinoma de papila de Vater. Duas tentativas de CPER com videoendoscópios de visão lateral e frontal não atingiram a região da papila. Enviado pelo Dr. Alemar Roge Salomão para EDB e visualização da papila (Fig. 11-12).

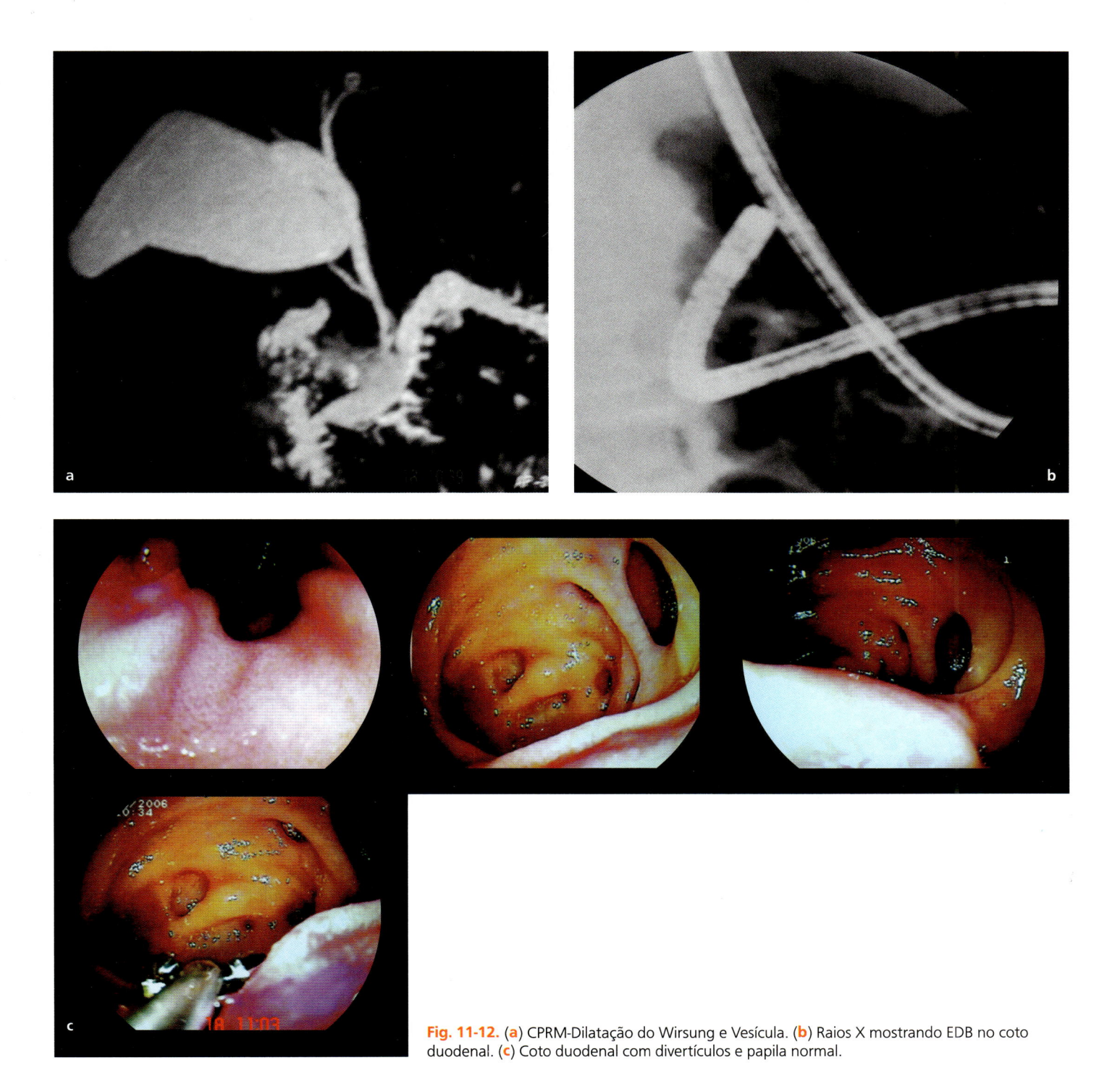

Fig. 11-12. (**a**) CPRM-Dilatação do Wirsung e Vesícula. (**b**) Raios X mostrando EDB no coto duodenal. (**c**) Coto duodenal com divertículos e papila normal.

REFERÊNCIAS BIBLIOGRÁFICAS

1. Hiratsuka H. Endoscopic diagnosis of small instetine. *Stomach Intest* 1972;7:1679-85.
2. Lewis B, Waye J. Gastrointestinal bleeding of obscure origen:the role of small bowel enteroscopy. *Gastroenterology* 1988;94:1117.
3. Frazer RE. US patent 4176662. *Apparatus for endoscopic examinatios.* 1979 Dec. 4.
4. Yamamoto H, Sekine Y, Sato Y *et al.* Total enteroscopy with a non surgical steereble doublé balloon method. *Gastrointest Endosc* 2001;54:216-20.
5. Yamamoto H, Kita H, Hayashi Y *et al.* Clinical outcomes of doublé balloon endoscopyfor the diagnosis and treatment of small intestinal diseases. *Clin Gastroenterol Hepatol* 2004; 210:10-16.
6. May A, Nachbar L, Ell C. Double Balloon esteroscopy(push-and-pullenteroscopy)of tha small bowel:feasibility and and diagnostic and therapeutic in patients with suspected small bowel disease. *Gastrointest Endoscopy* 2005;62:62-70.
7. Ell C, May A, Nachbar L *et al.* Push-and-Pull enteroscopy of the small bowel using the double balloon technique: results of prospective European multicenter study. *Endoscopy* 2005;37: 613-16.
8. May A, Nachbar L, Ell C. Push-and-pull enteroscopy using a single-balloon technique for difficult colonoscopy. *Endoscopy* 2006;38:395-98.
9. Yamamoto H, Kita H. Doublé balloon endoscopy: from concept to reality. *Gastrointest Clin North Amer* 2006;16:347-61.
10. May A, Nachbar L, Pohl J *et al.*Endoscopic intervention in the small bowel using double balloon enteroscopy:feasibity and limitation. *Am J Gastroenterol* 2007;102:527-35.
11. Heine GD, Hadithi M, Groenen MJ *et al.* Double balloon enteroscopy:Indications, diagnostic yeld and complications in a series of 275 patients suspected of small bowel disease. *Endoscopy* 2006;38:42-48.
12. Honda K, Mizutani T, Nakamura H *et al.*Acute pancreatitis associated with per oral double balloon enteroscopy:a case report. *World J Gastroenterol* 2006;12:1802-5.
13. Groenen MJ, Moreels TG, Orlente H, *et al.*Acute pancreatitis after double balloon enteroscopy: an old pathogenetc theory revisited as a result o fusing a new endoscopic tool. *Endoscopy* 2006;38:82-85.
14. Sun B, Rajan E, Cheng S *et al.* Diagnostic yield and therapeutic impact of double balloon enteroscopy in a large cohortpatients with obscure gastrointestinal bleeding. *Am J Gastroenterol* 2006;101:2011-15.
15. Sunada K, Yamamoto H, Kita H *et al.*Clinical outcomes of enteroscopy using the doublé balloon method for structure of small intestine. *World J Gastroenterology* 2005;11:1087-89.
16. Ohmiya N, Tagushi A, Shirai K *et al.* Endoscopic resection of Peutz Jagher polyps throughout the small intestine at double balloon enteroscopy without laparotomy. *Gastrointest Endoscopy* 2005;61:140-47.
17. May A, Nachbar L, Ell C. Extraction of entrapped capsules from the small bowel by means of push-and-pull enteroscopy with the double balloon technique. *Endoscopy* 2005;37:591-93.
18. Lee BI, Choi H, Choi KY *et al.* Retrivel of a retained capsule endoscopeby double balloon enteroscopy. *Gastrointest Endosc* 2005;62:463-65.
19. Matsumoto T, Esaki M, Moriayma T *et al.* Comparation of capsule endoscopy and enteroscopy with the double balloon method method with patients obscure bleedind and polyposis. *Endoscopy* 2005;37:827-32.
20. Hadithi M, Heine GD, Jacobs MA *et al.* A prospective study comparing video capsule endoscopy with double ballon enteroscopy in patients with obscure gastrointestinal bleeding. *Am J Gastroenterol* 2006;101:52-57.
21. Chong AK, Ckin BW, Meredith CG. Clinical significanct small bowel pathology identified by double balloon enteroscopy but missed by capsule endoscopy. *Gastrointest Endosc* 2006;64:445-49.

12

ASPECTOS TÉCNICOS DA ENTEROSCOPIA DE DUPLO-BALÃO

Roberto Menoli

INTRODUÇÃO

A enteroscopia de duplo-balão apresenta particularidades diversas das encontradas nas tradicionais endoscopias digestivas altas e baixas. Entre estas, há etapas técnicas por vezes trabalhosas que exigem atenção minuciosa, para evitar contratempos tanto nos procedimentos diagnósticos como nos terapêuticos;[9,13,18] estas particularidades ampliam o tempo da curva de aprendizado do método, quando comparado a outros procedimentos endoscópicos mais básicos.

O maior comprimento do endoscópio utilizado, a necessidade do uso de um *overtube* e os diversos acessórios que compõem o conjunto demandam trabalho adicional, desde sua montagem prévia até a retirada do mesmo e sua desmontagem.

Tentaremos oferecer uma abordagem sucinta e prática, com a descrição do equipamento, a técnica requerida e dicas que podem facilitar o trabalho dos que se dedicam à enteroscopia de duplo-balão.[5,24]

COMPOSIÇÃO DO SISTEMA

Compõem o conjunto do enteroscópio de duplo-balão:

A) Central processadora, fonte de luz, receptor de imagens, bomba de ar/água, similares aos utilizados em qualquer equipamento endoscópico.
B) Bomba de insuflação de ar, para os balonetes (abaixo descritos), tanto do endoscópio quanto do *overtube*, contendo sistema de alarme caso haja elevação da pressão acima dos parâmetros determinados pelo fabricante. Esta bomba possui dois locais de saída de ar, onde serão conectados dois tubos plásticos que levarão o gás, separadamente, para o balonete do enteroscópio e o do *overtube*.
C) Enteroscópio propriamente dito, com tubo de inserção com extensão de 200 cm, e diâmetro variando, conforme o modelo, de 8,5 a 9,5 mm, sendo esta pequena variação a maior projetada para facilitar a introdução de acessórios para procedimentos terapêuticos.
D) *Overtube*, um tubo plástico siliconizado, com diâmetro de 12,2 a 13,2 mm e comprimento de 145 cm, no interior do qual transita o enteroscópio. É peça engenhosa do sistema, facilitando o avanço do aparelho e sua progressão para segmentos mais profundos do delgado; esta peça é hidrofílica, sendo necessária a injeção de água em seu interior – que age como lubrificante e permite que o aparelho deslize mais facilmente; além disso, traz em sua extremidade um balonete, que será insuflado e desinsuflado, conforme seja o mesmo introduzido ou retirado do tubo digestivo, em manobras de avanço ou retificação; considerando-se que há uma diferença de 55 cm entre os comprimentos do *overtube* e do enteroscópio, é esta distância que temos para trabalhar nas manobras de ida e volta, fazendo o endoscópio tanto avançar quanto ser "enluvado" o delgado sobre o conjunto (Fig. 12-1a).
E) Balonetes de látex, colocados na ponta do enteroscópio e aí fixados por anéis elásticos, com auxílio de pequeno instrumental que facilita este processo (Fig. 12-1a e b).

Finda a montagem do conjunto, é indispensável atentar a alguns detalhes antes de iniciar o exame, para facilitar sua realização:

A) "Selar" o comando da bomba de insuflação com plástico transparente ou filme, para evitar secreções sobre a mesma.
B) Testar os balões (teste do borracheiro), para garantir sua integridade e para que não haja vazamentos nas conexões.
C) Injetar água no interior do *overtube* para que o enteroscópio deslize.
D) Secar totalmente os canais do endoscópio antes da adaptação do balão na ponta do aparelho, para que a insuflação se dê sem dificuldades ou colabamento.
E) Nunca deixar entrar água na bomba de insuflação, pois isto a danifica.

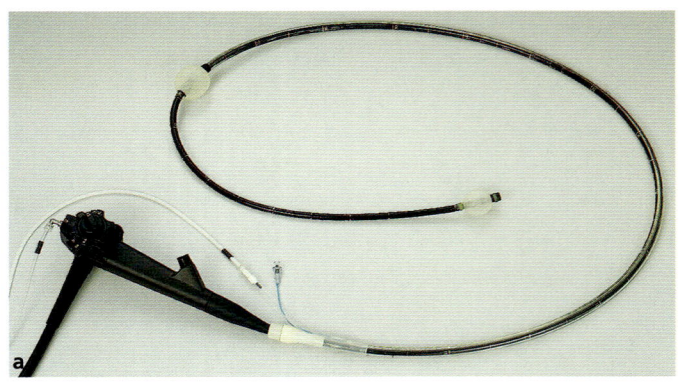

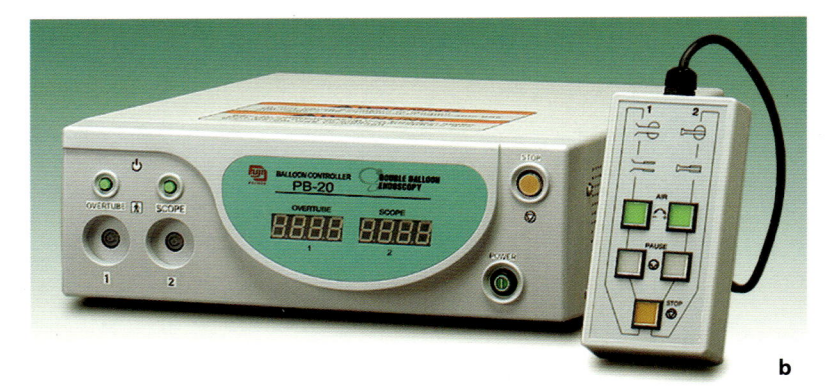

Fig. 12-1. (a) *Overtube* montado sobre o enteroscópio Fujinon com duplo-balão. (b) Bomba insufladora dos balões com controle manual.

Em praticamente todos os casos, pacientes que têm indicação de serem submetidos à enteroscopia já passaram por exames que descartaram afecções nos órgãos proximais e distais do tubo digestivo, principalmente no tocante aos sangramentos recorrentes, que é a indicação mais frequente do procedimento em questão.[14,16,18]

A estas investigações já devem ter se somado outras, do intestino delgado, como trânsito intestinal contrastado e cintilografia. Estes procedimentos, em que pese sua inespecificidade, podem auxiliar na definição da via de introdução do enteroscópio, já que o exame pode ser feito tanto por via anterógrada como retrógrada. Não se recomenda, em geral, que os exames sejam realizados subsequentemente pelas duas vias, em um mesmo momento, principalmente por causa de insuflação gasosa que pode provocar distensão abdominal além do razoável.[27]

A decisão acerca da via mais adequada para a realização da enteroscopia tem seu maior aliado na cápsula endoscópica,[6,21] que pode identificar lesões proximais, intermediárias ou distais; também a existência de *status* cirúrgico previamente conhecido pode definir a via de introdução do aparelho, considerando, principalmente, a necessidade de serem alcançados segmentos excluídos do trânsito alimentar.

Uma orientação inicial dos pioneiros do método foi a agregação da radioscopia como auxiliar na realização da enteroscopia; entretanto, trabalhos posteriores mostraram que não há vantagens significativas quanto a ganho de tempo ou de maior profundidade alcançada no delgado, após alguma experiência. Não se faz, portanto, obrigatório este auxílio.[17]

Quando da realização da enteroscopia por via oral, jejum de pelo menos 8 horas é requerido, na ausência de fator obstrutivo. A administração de dimeticona, horas antes, ajuda a tornar mais claro o campo de visão do endoscopista, reduzindo a formação de bolhas que podem dificultar o exame da mucosa. Também, no transcorrer do exame, dimeticona pode ser administrada pelo canal de trabalho. A prática sugere que a administração prévia de laxativos leves pode proporcionar limpeza mais adequada. Se a via escolhida ou indicada for anal, o preparo segue as normas para a colonoscopia convencional, principalmente com o uso de solução de Manitol a 20% em nosso meio.

A sedação envolvendo o uso de benzodiazepínicos, meperidina ou fentanil, isolada ou associadamente, pode ser suficiente para a maioria dos procedimentos enteroscópicos, o que, de fato, é utilizado por grande parte dos que a praticam. Em nossa rotina, costumamos realizá-los em ambiente cirúrgico, com o paciente posicionado em decúbito lateral esquerdo, de forma semelhante a outros procedimentos convencionais, na maioria das vezes, sob anestesia geral[26] e intubação traqueal, principalmente se a via indicada ou escolhida for a oral; há de se considerar que boa parte dos exames é seguida de procedimento terapêutico, que se torna mais seguro sob anestesia geral.

Tal conduta advém de condições habitualmente observadas no transcorrer dos exames – que perduram por mais de uma hora, em média:

A) A pressão do *overtube* sobre as vias aéreas pode reduzir a oxigenação.
B) A secreção salivar que se acumula na região faringolaríngea pode ocasionar tosse e atrapalhar o procedimento.
C) As secreções do trato digestório podem refluir para a região laríngea, causando broncoaspiração.
D) A distensão abdominal gasosa reduz a expansibilidade diafragmática e torácica.
E) Há possibilidade de perda do campo de visão adequado, principalmente nos atos terapêuticos, caso o paciente se movimente, entre outros fatores.

Quando a via anal for utilizada, podemos prescindir da intubação, respeitando-se, evidentemente, as normas do serviço, as condições do paciente ou a experiência pessoal do endoscopista.

Mesmo considerando prévias investigações por endoscopias digestivas altas ou colonoscópicas que se revelaram infrutíferas quanto à causa de sangramento, não é incomum o achado de lesões no estômago, duodeno ou cólon quando da realização de enteroscopias; o cuidado com um novo exame destes órgãos, então, não deve ser olvidado, podendo mesmo evitar a realização de um procedimento mais agressivo ao paciente. Em nossa experiência, algumas vezes, encontramos lesões até então ocultas em exames anteriores, que puderam ser adequadamente tratadas, como lesões de Dieulafoy no fundo gástrico ou angiodisplasias cecais. Não custa lembrar: cerca de 90% das lesões hemorrágicas digestivas estão ao alcance da endoscopia digestiva alta ou da colonoscopia com ileoscopia retrógrada.

Se não há indícios prévios da localização de lesões, devemos optar pela via oral, pois:

A) O procedimento é tecnicamente mais fácil.
B) Requer apenas jejum como preparo.
C) A maior parte das lesões está situada mais proximalmente à cavidade oral que distalmente a esta.

D) A maioria das cirurgias de derivação pode ter a alça exclusa alcançada mais facilmente por esta via.

O exame somente pode ser realizado com um operador auxiliar, que terá a função de fazer progredir o *overtube*, posicionar sua extremidade cranial de modo a formar uma "boca" por onde corre o endoscópio e fazer manobras de retificação, conjuntamente com o operador principal.

Apesar de ser fundamental um reexame da câmara gástrica, ao ultrapassar o piloro, o estômago deve estar o menos inflado possível, pois isto facilita o acesso ao duodeno e segmentos a jusante; devemos, ademais, aspirar todo o conteúdo líquido, para evitar que o mesmo reflua à cavidade oral.

Ao passar para a segunda porção duodenal, todo o conjunto – enteroscópio e *overtube* – deve seguir concomitantemente; para tanto, deve-se apertar o *overtube* sobre o enteroscópio, evitando deslizamentos entre um e outro.

A enteroscopia é considerada exame de "ida"; deste modo, é necessário avaliar minuciosamente o trajeto, pois o avanço do aparelho pode provocar atrito com a mucosa e produzir lesões traumáticas que poderiam ser consideradas preexistentes e interpretadas como as causadoras de sangramento quando do retorno do aparelho; não obstante, em muitas ocasiões, há lesões que passam despercebidas quando da introdução e somente se revelam quando das manobras de retirada do mesmo.

Insuflar o menos possível auxilia o aparelho a percorrer um trajeto maior, pois dificulta a formação de alças, o desvio axial e distensão abdominal. A insuflação com dióxido de carbono (CO_2),[11,19,22,23,25] ao invés do ar atmosférico, é um recurso que minimiza o desconforto ocasionado pela distensão, principalmente no período pós-exame, pois este gás se difunde com mais facilidade pela mucosa, sendo absorvido e eliminado mais precocemente; diversos estudos consideram a utilização do dióxido de carbono mais segura, inclusive entre pacientes portadores de morbidades cardiorrespiratórias.

Ao serem insuflados os balões apenas após a segunda porção duodenal, podemos evitar uma das complicações associadas ao método – a pancreatite (eventualmente apenas hiperamilasemia), cuja causa mais provável pode ser exatamente a pressão feita pelos balões insuflados sobre a papila e os órgãos adjacentes à parede duodenal, acarretando trauma direto ou isquemia.[2,4,10]

O balão do instrumento (*overtube* ou enteroscópio) que estiver sendo introduzido deve estar sempre desinsuflado neste momento; já o balão do instrumento que permanece fixo deve estar insuflado; para as manobras de retificação, os dois devem estar insuflados; deste modo, a progressão do conjunto para segmentos mais profundos do delgado ocorre não somente porque o enteroscópio avança, mas também porque o intestino se retrai sobre o endoscópio e o *overtube*.[16]

O *overtube* nunca deve ultrapassar a marca grafada no aparelho, sob pena de soltar o balonete deste último, que é colocado manualmente e preso por anéis elásticos em sua extremidade.

Algumas alterações morfológicas que ocorrem na transição do jejuno para o íleo facilitam a identificação deste último: a rarefação do preguedo, a redução das vilosidades, o incremento da vascularização.

Se for encontrada lesão ulcerada, particularmente com estreitamento, devemos realizar biópsias primeiramente e só depois avançar, com extremo cuidado, para evitar lacerações e perfurações; as complicações do método, em torno de 1%, ocorreram mais frequentemente em pacientes que tinham úlceras.[1,3,8,15]

Alguns achados incomuns, que são vistos mais frequentemente na transição entre o jejuno e o íleo, por falta de classificação consensual, podem ainda ser considerados apenas variações do normal.

No procedimento de retirada, evitar manobras bruscas, que podem ocasionar "chicote", para não ser necessário o retrabalho de adentrar novamente a segmentos do delgado já examinados.

O uso de antiespasmódicos deve-se restringir às situações que requeiram a menor motilidade possível, particularmente nos procedimentos terapêuticos, como polipectomias, hemostasias ou dilatações de estenoses, pois o peristaltismo é um aliado na consecução do exame.

Trabalhos demonstram que, em média, são alcançados 2,5 metros a jusante do ângulo de Treitz quando a enteroscopia é realizada por via oral, e 1,5 metro a montante, quando realizada por via anal. Caso seja necessário o exame integral do intestino delgado por dupla via, deve-se tatuar com tinta da China a parte mais profundamente alcançada pela via inicial, para haver referencial que assegure que esta meta foi alcançada.[28] Em alguns casos, obtém-se a visualização integral do delgado mesmo por via oral, chegando-se à válvula ileocecal, intento este diretamente proporcional à maior experiência do examinador e condições anatômicas.

O acesso à papila duodenal e, consequentemente, a realização de colangiopancreatografias e procedimentos terapêuticos sobre as vias biliopancreáticas também pode ser feito através da enteroscopia, ressalvando-se as dificuldades técnicas e a necessidade de acessórios específicos para tal finalidade.[7,20]

É indispensável avaliar o uso de anticoagulantes e antiagregantes plaquetários pelo paciente e suspendê-los previamente, pois, ao procedimento inicial, pode-se agregar hemostasia, principalmente com aplicação de plasma de argônio; esta condição cria uma situação paradoxal, pois a suspensão de tais drogas pode simplesmente estancar o sangramento, dificultando a localização de lesão hemorrágica; em contrapartida, quando se procede à hemostasia a suspensão por alguns dias a mais pode ser a garantia de sucesso, evitando o desprendimento precoce de escaras ou coágulos.

CONSENTIMENTO × LIMITAÇÕES TÉCNICAS

Tanto por parte do médico, quanto por parte do paciente e seus familiares, cria-se grande esperança de solucionar um problema que, na maioria das vezes, se arrasta cronicamente, com hospitalizações e transfusões seguidas. Como há fatores que podem impossibilitar o exame por inteiro do intestino delgado,[12] sejam relativos ao equipamento, sejam às condições próprias do paciente (comorbidades, situação anatômica do órgão, risco cirúrgico, uso de anticoagulantes, cirurgias abdominais prévias etc.), é de bom senso que tal limitação seja abordada pelo médico e enfatizada no impresso de consentimento, para não frustrar as expectativas de exame integral do intestino delgado, mesmo considerando que a enteroscopia total não se faz necessária em cerca de 70 a 80% dos casos.

REFERÊNCIAS BIBLIOGRÁFICAS

1. Aktas H, Mensink PBF, Haringsma J et al. Low incidence of hiperamylasemia after proximal Double-balloon enteroscopy: has the insertion technique improved? *Endoscopy* 2009;41:670-73.
2. Dellon ES, Hawk JS, Grimm IS et al. The use of carbon dioxide for insufflation during GI endoscopy: a systematic review. *Gastrointestinal Endoscopy* 2009;69(4):843-49.
3. Gay G, Delvaux M, Fassler I. Outcome of capsule endoscopy in determining indication and route for push-and-pull enteroscopy. *Endoscopy* 2006;38(1):49-58.
4. Gerson LB, Tokar J, Chiorean M et al. Complications associated with double balloon enteroscopy at nine US Centers. *Clin Gastroenterol Hepatol* 2009;7:1177-82.
5. Heine GDN, Hadithi M, Groenen MJM et al. Double-balloon enteroscopy: indications, diagnostic yield, and complications in a series of 275 patients with suspected small-Bowel disease. *Endoscopy* 206;38(1):42-48.
6. Hirai F, Beppu T, Nishimura T et al. Carbon dioxide insufflation compared with air insufflation in double-balloon enteroscopy: a prospective, randomized, double-blind trial. *Gastrointest Endosc* 2011;73(4):743-49.
7. Hsu WF, Hu WH, Chen YN et al. Carbon dioxide insufflation can significantly reduce toilet use after colonoscopy: a double-blind randomized controlled trial. *Endoscopy* 2014;46(3):190-95.
8. Itoi T, Ishii K, Sofuni A et al. Single-Balloon Enteroscopy–Assisted ERCP in patients with billroth II gastrectomy or roux-en-Y anastomosis. *Am J Gastroenterol* 2009;105:93-99.
9. Jeon SR, Kim JO, Kim HG et al. Changes over time in indications, diagnostic yield, and clinical effects of double-balloon enteroscopy. *Clin Gastroenterol Hepatol* 2012;10(10):1152-56.
10. Kav T. Intestinal perforation as a complication of balloon-assisted enteroscopy. *Endoscopy* 2010;42(10):880.
11. Lenz P, Meister T, Manno M et al. CO_2 insufflation during single-balloon enteroscopy: a multicenter randomized controlled trial. *Endoscopy* 2014;46(01):53-58.
12. Maaser C, Lenze F, Bokemeyer M et al. Double balloon enteroscopy: a useful tool for diagnostic and therapeutic procedures in the pancreaticobiliary system. *Am J Gastroenterol* 2009;103:894-900.
13. Manner H, May A, Pohl J et al. Impact of fluoroscopy on oral double-balloon enteroscopy: results of a randomized trial in 156 patients. *Endoscopy* 2010;42(10):820-26.
14. Matsushita M, Shimatani M, Uchida K et al. Mechanism of acute pancreatitis after peroral double-balloon enteroscopy. *Endoscopy* 2007;39(5):580.
15. McCabe EJ, Haber GB, Ali A Et al. Complete double-balloon enteroscopy: from A 2 E. *Gastrointest Endosc* 2010;71:623-24.
16. Mensink PBF, Haringsma J, Kucharzik T et al. Complications of double balloon enteroscopy: a multicenter survey. *Endoscopy* 2007;39(7):613-15.
17. Möschler O, May A, Müller MK et al. Complications in and performance of double-balloon enteroscopy (DBE): results from a large prospective DBE database in Germany. *Endoscopy* 2011;43(6):484-89.
18. Pasha SF, Leighton JA, Das A et al. Double-balloon enteroscopy and capsule endoscopy have comparable diagnostic yield in small-bowel disease: a meta-analysis. *Clin Gastroenterol Hepatol* 2008;6(6):671-76.
19. Rondonotti E, Sunada K, Yano T et al. Double-balloon endoscopy in clinical practice: where are we now? *Dig Endosc* 2012;24(4):209-19.
20. Ross AS. A decade of double-balloon enteroscopy: what have we learned? *Gastrointest Endosc* 2011;74:571-72.
21. Shinozaki S, Yamamoto H, Yano T, Sunada K, Miyata T, Hayashi Y et al. Long-term Outcome of Patients With Obscure Gastrointestinal Bleeding Investigated by Double-Balloon Endoscopy. Clinical Gastroenterology and Hepatology 2010;8:151–8.
22. Simon KL. Technical matters in double balloon enteroscopy. *Gastrointest Endosc* 2007;66:15-18.
23. Teshima CW, Aktas H, van Buuren HR et al. Retrograde double balloon enteroscopy: comparing performance of solely retrograde versus combined same-day anterograde and retrograde procedure. *Scand J Gastroenterol* 2011;46(2):220-26.
24. Wang WL, Wu ZH, Sun Q et al. Meta-analysis: the use of carbon dioxide insufflation vs. room air insufflation for gastrointestinal endoscopy. *Alimentary Pharmacol Therap* 2012;35(10):1145-54.
25. Xin L, Gao Y, Liao Z et al. The reasonable calculation of complete enteroscopy rate for balloon-assisted enteroscopy. *Endoscopy* 2001;43(9):832.
26. Yi WM, Lok KH, Lai L et al. Acute pancreatitis: rare complication of retrograde single-balloon enteroscopy. *Endoscopy* 209;41:324.
27. Zhong J, Ma T, Zhang C et al. A retrospective study of the application on double-balloon enteroscopy in 378 patients with suspected small-bowel diseases. *Endoscopy* 2007;39(3):208-15.
28. Zubek L, Szabó L, Gál J et al. Double-balloon enteroscopy examinations in general anesthesia. *World J Gastroenterol* 2010;16(27):3418-22.

ENTEROSCOPIA – ONDE ESTAMOS?

Luiz Leite Luna ▪ Renato Abrantes Luna ▪ Patrícia Abrantes Luna ▪ Alexandre Pelosi

INTRODUÇÃO

Apesar dos fantásticos progressos atingidos com a enteroscopia com cápsula (VCE), a enteroscopia assistida com balões (BAE) e a enteroscopia espiral (SE), que permitem uma visualização adequada do intestino delgado, estes métodos ainda não atingiram a eficiência da endoscopia digestiva alta e da colonoscopia, tanto nos seus aspectos diagnósticos quanto terapêuticos.

Os grandes obstáculos continuam sendo a longa extensão, tortuosidade e mobilidade do delgado. Até recentemente estas barreiras limitavam a visualização direta do delgado, exceto nas suas porções proximal e distal. A enteroscopia total só era possível através da Enteroscopia Intraoperatória (IOE) com todas as suas dificuldades e complicações. A VCE, a BAE e a SE têm, nos dias atuais, uma participação central na avaliação de pacientes com suspeita de patologias do delgado, principalmente no sangramento digestivo de origem obscura, doença de Crohn, tumores e doença celíaca. Os pacientes com cirurgias que excluem parte do trato digestório (Y de Roux, Fobi-Capella etc.) passaram a ter estes segmentos examinados com os videoenteroscópios permitindo além de diagnósticos, procedimentos terapêuticos como dilatações de estenoses, CPER e litotomias entre outras (Fig. 13-1).[1]

ENTEROSCOPIA COM CÁPSULA (VCE)

É um método não invasivo que permite a visualização do intestino delgado por meio de imagens transmitidas por uma cápsula deglutida pelo paciente e que, propelida pela peristalse, percorre todo o delgado emitindo imagens para um pequeno computador externo *(Recorder)*. Posteriormente, estas imagens são baixadas e analisadas em um computador central, com um programa apropriado *(software)* para a confecção de um filme digital composto por milhares de fotografias que permitirão a leitura e a confecção do laudo. Em 10 a 20% dos exames, a VCE não permite visualização de todo o delgado. É evidente que deve ser feita uma seleção e uma preparação apropriada dos pacientes. Por exemplo, em um trabalho prospectivo randomizado, o uso de eritromicina não mostrou vantagens neste aspecto. O autor sugere o uso do medicamento somente nos pacientes com conhecida gastroparesia[2], onde também o preparo deve ser com dieta líquida na véspera, com laxantes e com jejum mais prolongado.

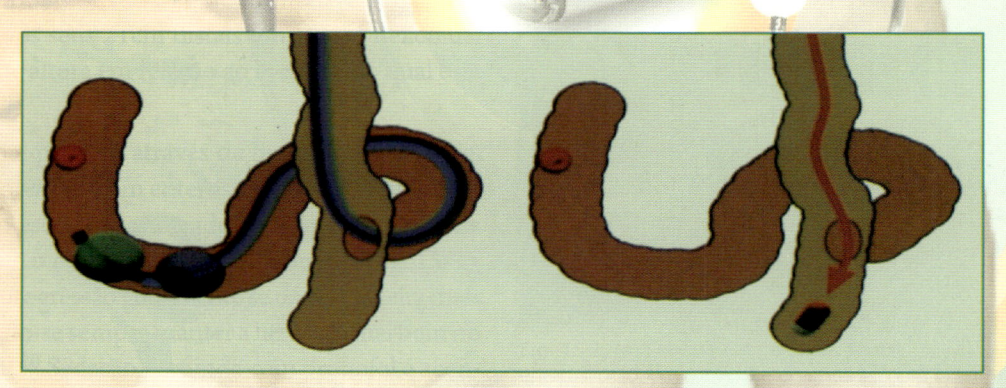

Fig. 13-1. BAE em Y de Roux.

Atualmente, temos quatro principais modelos de cápsulas para o intestino delgado:

1. MiroCam (Intromedic, Seoul – Coreia).
2. PillCam SB2 (Given Imaging, Yoqneam-Israel).
3. Endocapsule (Olympus – Japão).
4. OMOM (Jinshan Science and Technology, Chong-qing – China).

Suas características são descritas na Figura 13-2.

Destas quatro, somente as duas primeiras tinham sido aprovadas inicialmente pelo FDA para uso nos USA, em adultos e crianças com mais de 10 anos e com resultados comparáveis.[3] Posteriormente foi aprovada a EndoCapsule (Olympus) e a utilização em crianças expandida para acima de 2 anos.

Outro estudo, este multicêntrico prospectivo e randomizado, comparou a cápsula Given PillCam SB2 com a MiroCam. As duas cápsulas foram deglutidas pelos mesmos pacientes no mesmo dia com um intervalo de 1 hora. Ambas proporcionaram excelentes imagens com diagnóstico de 55,2% com a MiroCam e 44,7% com a PillCam SB2 existindo concordância entre elas de k = 0,74. Houve mais problemas técnicos com a MiroCam (9 × 2).[4]

Em 80-90% das vezes, a VCE permitem visualização de todo o delgado esclarecendo a causa do sangramento de 38-83%.[5]

Recentemente, a Given-Imaging lançou a PillCam SB3, com maior duração da bateria, com até 6 fotos por segundo, com imagens melhoradas e com alterações no *software* que permite a leitura, o laudo e o arquivo de filmes digitais.

Entre as maiores limitações da VCE estão sua progressão aleatória, impossibilidade de controle de seus movimentos e de atuações terapêuticas, por vezes a baixa qualidade de suas imagens, dificuldade na localização das patologias identificadas, a avaliação de achados incidentais e a possibilidade de falsos-negativos, principalmente para tumores. Tem-se relatado falsos-negativos em 11% para todas as lesões do delgado e até 19% para massas isoladas, inclusive tumores.[6]

Outro problema com VCE é sua retenção em divertículos e nos pacientes com alterações na peristalse ou estenoses. Uma cápsula de patência foi desenvolvida pela Given Imaging que permite a avaliação prévia de estenoses que contraindiquem a VCE.

Trabalhos experimentais em animais usando-se campos magnéticos externos para controlar os movimentos das cápsulas endoscópicas apareceram recentemente em forma de relatos em congressos *(abstracts)*.[7,8]

Uma videocápsula com 4 ópticas, orientadas para as 4 faces externas foi desenvolvida pela Capso Vision, Saratoga, Califórnia, nos EUA. Teoricamente, este desenho permitirá observação circunferencial do delgado, melhorando a visibilidade. Outro desenvolvimento é a integração da PillCam com o sistema FICE, permitindo cromoenteroscopia virtual.

CÁPSULA ENDOSCÓPICA *VERSUS* ENTEROSCOPIAS ASSISTIDAS POR BALÕES

Sangramento Digestivo de Origem Obscura (SDOO)

Uma metanálise de 10 publicações comparando VCE com DBE em SDOO envolveu 651 exames com cápsula e 642 com duplo-balão.[9] A análise final mostrou um diagnóstico de 62% com VCE e 56% com DBE. O *odds ratio* (OR) para um diagnóstico positivo com VCE comparado com DBE foi 1,39 (95% CI 0,88-2,20; p = 0,16), ou seja, não significativo. Os achados da DBE depois de uma VCE positiva mostraram 75% de diagnóstico. Estes números comprovam que os dois métodos são complementares e não competitivos.

Tendo em vista a ser um método não invasivo, com excelente tolerância e maior possibilidade de visualização de todo o delgado, a VCE deve preceder a DBE na maioria das vezes. Sua realização prévia também indica a melhor via para a DBE (via oral ou anal).

Outra metanálise de 11 trabalhos comparou VCE com DBE, mostrando resultados comparáveis: 60 × 57% para todos os achados (lesões vasculares, inflamatórias e neoplásicas).[10]

Uma terceira metanálise com 8 estudos entre VCE e DBE mostrou resultados similares (OR 1,21; 95% CI 0,64-2,29). Entretanto, em pacientes com SGIOO, a VCE foi mais efetiva que a

Especificação	MiroCam	PillCam SB2	EndoCapsule	OMOM
Origem	Coreia	Israel	Japão	China
Tamanho (mm)	11 × 23,6	11 × 26	11 × 26	13 × 27,9
Peso (g)	3,4	3,45	3,7	6,0
Pixels	320 × 320	256 × 256	256 × 256	256 × 256
Fotos/s	3	2	2	2
Duração bateria (h)	11	8	8	8
Número de fotos	129.000	57.600	57.600	57.600
Sistema de transmissão	*Human body comunication*	Radiofrequência	Radiofrequência	Radiofrequência
Campo visual	150	140	145	140
Real time	sim 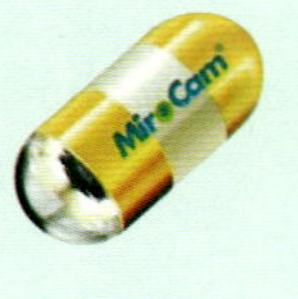	sim 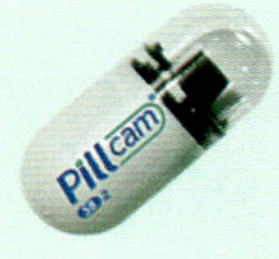	sim 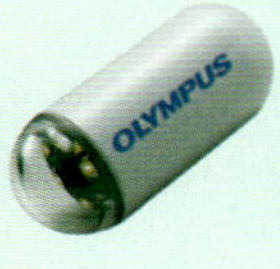	sim 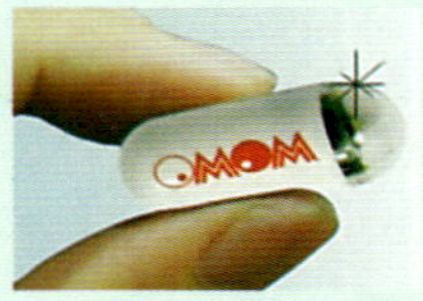

Fig. 13-2. Características das cápsulas endoscópicas.

DBE somente pela via oral (OR 1,61;95% CI 1,07-2.43), mas inferior a esta quando as duas vias, oral e anal, foram utilizadas (OR 0,12; 95% CI 0,03-0,52 p < 0,05).[11]

Um trabalho retrospectivo envolvendo 56 pacientes com sangramento obscuro evidente[12] durante o uso de anticoagulantes mostrou, em análise com regressão logística, que a continuação do anticoagulante foi o único fator preditivo da positividade da VCE, com um diagnóstico de 71% contra somente 28,6% nos que pararam o anticoagulante. Infelizmente, não foram fornecidos detalhes sobre as patologias diagnosticadas, mas os autores sugerem não só continuar o anticoagulante durante a VCE ou até mesmo reintroduzi-lo na tentativa de aumentar a positividade no exame. Certamente, esta conduta merece mais estudos e reflexões.

As implicações a longo prazo nos pacientes com SGIOO e VCE negativa não estão determinadas, e os estudos são conflitantes. *Lai et al.*[13] estudaram 103 pacientes por 50 meses procurando fatores de risco para ressangramento e morte, 35 pacientes tiveram VCE negativas com menor ressangramento (69,1 × 28,6%) e mortalidade (30,9 × 5,7%) que os com VCE positivos. Fatores de risco positivos para ambos, ressangramento e mortalidade, foram VCE positivas e idade maior de 65 anos, sendo que hemoglobina menor de 8 gr% na apresentação foi fator de risco somente para ressangramento. Pacientes com VCE negativas, menores de 65 anos e com hemoglobina acima de 8 gr% não tiveram ressangramento ou mortalidade durante o seguimento enquanto 64,8% com VCE positivos ressangraram, e 27,3% morreram. Os autores advertem que embora uma VCE falso-negativa não deva ser subestimada, pois esta conduta pode retardar o diagnóstico e piorar o prognóstico, parece existir um subgrupo de pacientes com SGIOO com baixo risco, e uma conduta expectante pode ser empregada.

Tumores e Poliposes

Os tumores primários do delgado são raros correspondendo a aproximadamente 5% das neoplasias primárias gastrointestinais.[14] Costumam ser de diagnóstico difícil. A VCE realizada para SDOO diagnostica tumores em 6 a 12%. Aproximadamente, 60% destes tumores são malignos. A VCE tem sido comparada com raio X contrastado do delgado e com *push* enteroscopia (PE) com melhores resultados, especialmente nas lesões além do alcance da PE.

Embora a VCE seja usada na avaliação das poliposes do delgado, seus resultados não são claros. A EDA é superior à VCE na investigação do duodeno. Vários estudos têm mostrado superioridade da BAE no diagnóstico de pólipos e outros tumores do delgado, incluindo as poliposes e tumores neuroendócrinos.[15,18]

Um estudo de 41 pacientes comparando a DBE e a enteroscopia peroperatória (IOE) mostrou resultados equivalentes na avaliação de adenomas do delgado.[19] A DBE pode identificar massas isoladas não diagnosticadas com VCE.[20]

Outro estudo retrospectivo envolvendo 2.000 pacientes[11] dos quais 2/3 tinham SGIOO, mostrou que em 2,4% (45 pacientes) foram encontrados tumores do delgado. A VCE diagnosticou 38 (84%) e não viu 7 (16%), inclusive 2 adenocarcinomas. Neste trabalho, a enterografia com TC e DBE provaram serem úteis nos casos não diagnosticados pela VCE. Nos casos dos tumores diagnosticados com a VCE, a cápsula ficou retida em 6 (17%).[21]

DOENÇA DE CROHN

A VCE tem um importante papel na detecção de doença de Crohn (DC) do delgado. Vários estudos têm mostrado resultados com positividade variando de 43 a 71%. Uma metanálise de 17 estudos envolvendo 526 pacientes mostrou um acréscimo de 45% de achados positivos da VCE em comparação com outras técnicas.[22]

Outra metanálise envolvendo 11 trabalhos prospectivos comparou VCE em pacientes com suspeita ou diagnóstico de DC não estenosante com a ileocolonoscopia, *push* enteroscopia (PE), raios X contratado de delgado, enterografia com TC comparada com as outras técnicas a VCE aumentou o diagnóstico de 15-40%.[23]

Um grande estudo com VCE em pacientes com DC estabelecida mostrou diagnóstico em 39% para pacientes com doença em atividade e em 13% com achados suspeitos.[24] Os achados são comparáveis com a ileocolonoscopia e, mais importante, a VCE foi negativa em 48% em pacientes sintomáticos, evitando terapias desnecessárias.

O alto VPN (valor preditivo negativo) da VCE em pacientes suspeitos de DC é uma vantagem importante. Assim, o diagnóstico de DC pode ser excluído na maioria dos pacientes com uma VCE negativa; Outra vantagem da VCE é a avaliação da resposta à terapêutica ou a recorrência da doença pos ressecção.

O conhecimento da remissão da atividade inflamatória na DC é muito importante. Um pequeno estudo prospectivo[25] mostrou que um significante número de pacientes (72%) em remissão clínica tinham alterações inflamatórias leves a moderadas distribuídas por todo o delgado na VCE com níveis fecais de calprotectina > 100 mg/kg, enquanto pacientes sem sinais inflamatórias na VCE tinham níveis normais de calprotectina.

Apesar destas várias vantagens e da alta sensibilidade para a DC, esta modalidade diagnóstica tem limitações, como sua baixa especificidade e pouca possibilidade de diferenciação entre DC e outras patologias inflamatórias.

A taxa de retenção da cápsula em pacientes com diagnóstico ou com suspeita de DC tem sido relatada, podendo chegar a 6,7 a 13%.[26] O uso da cápsula de patência em pacientes com a possibilidade de Crohn estenosante levou a uma redução significante da incidência da retenção da cápsula.[27]

Existem evidências sugerindo que a VCE é útil na avaliação de pacientes com doença celíaca. Em uma série de 43 pacientes, 87,5% comprovados com biópsias, o diagnóstico foi facilitado pela VCE.[28] A sensibilidade foi de 87,5, a especificidade de 90,9, o valor preditivo positivo 96,5 e o negativo 71,4%. Também pode ser útil na avaliação de pacientes com doença celíaca refratária ou complicada especialmente naqueles que continuam sintomáticos (perda de peso, dor, febre) apesar de uma dieta sem glúten.

ENTEROSCOPIA COM BALÕES

Estas formas de enteroscopia permitem uma penetração mais profunda no delgado que a *push enteroscopy* (PE) e a Ileocolonoscopia (IC). Existem os enteroscópios assistidos com balões, o fabricado pela Fujinon, Japão, com dois balões de látex um na extremidade do enteroscópio e o outro na do *overtube*, e outro fabricado pela Olympus, Japão com um único balão de silicone na extremidade do *overtube* (Fig. 13-3). Detalhes técnicos dos vários enteroscópios e *overtubes* são mostrados no Quadro 13-1.

A técnica de introdução da enteroscopia assistida por balões será detalhada e discutida em outro capítulo.

ENTEROSCOPIA ESPIRAL

Um terceiro tipo de enteroscopia assistida é a enteroscopia espiral, que usa um *overtube* dedicado de 118 a 130 cm que possui uma espiral de 22 cm de comprimento na sua extremidade distal, permitindo, com movimentos de rotação, a penetração no delgado à semelhança de um parafuso e que pode ser usado com qualquer videoendoscópio longo de até 9,4 mm de diâmetro. Outra forma de enteroscopia do tipo em espiral, com movimentos de todo o aparelho, e não manuais, está sendo desenvolvida no Japão, pela Olympus (Fig. 13-4).

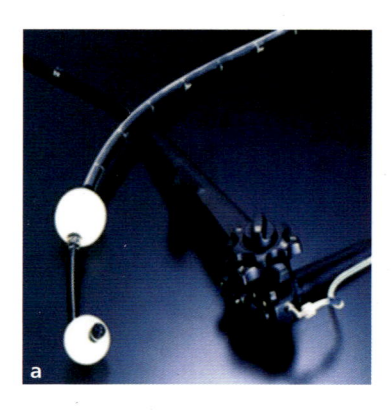

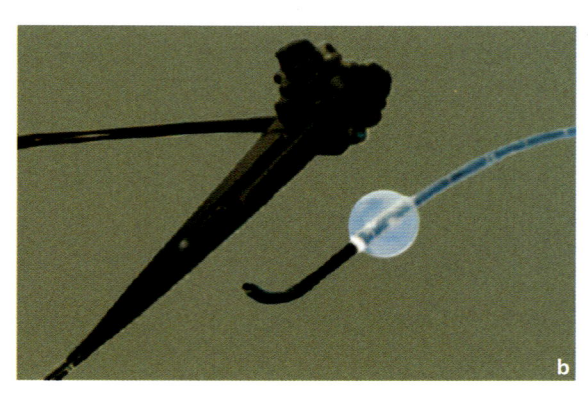

Fig. 13-3. (**a**) Enteroscópio de duplo-balão (DBE – Fujinon, Japão). (**b**) Enteroscópio com balão único (SBE – Olympus Japão).

QUADRO 13-1. Detalhes técnicos dos videoendoscópios

	Enteroscópios de duplo-balão da Fujinon		
	EN-450P5	EN-450TS	EC-450B5
Tipo de visão	Frontal	Frontal	Frontal
Prof. de campo	5-100 mm	4-100 mm	3-100 mm
Ângulo de visão	120	140	140
Diâmetro	8,5 mm	9,4 mm	9,4 mm
Flexão cima/baixo	180/180	180/180	180/180
Dir/esq	160/160	160/160	160/160
Comprimento	2.000 mm	2.000 mm	1.520 mm
Overtube	TS-12140	TS-13140	TS-13101
Diâm. Int.	10 mm	10,8 mm	10,8 mm
Diâm. ext.	12,2 mm	13,2 mm	13,2 mm
Diâm. balão	40 mm	40 mm	40 mm
Comprimento	1.450 mm	1.450 mm	1.050 mm

Especificações do enteroscópio de balão único da Olympus	
Campo de visão	140
Prof. de campo	3 a 100 mm
Direção da visão	Frontal
Diâmetro	9,2 mm
Angulação	180 cima e baixo / 160 direita e esquerda
Comprimento de inserção	2.000 mm
Comprimento total	2.345 mm
Canal de instrumentação	2,8 mm
Overtube (ST-SB 1) Comprim total	1.400 mm
• Comprim. trabalho	1.320 mm
• Diâmetro externo	13,2 mm
• Diâmetro interno	11 mm

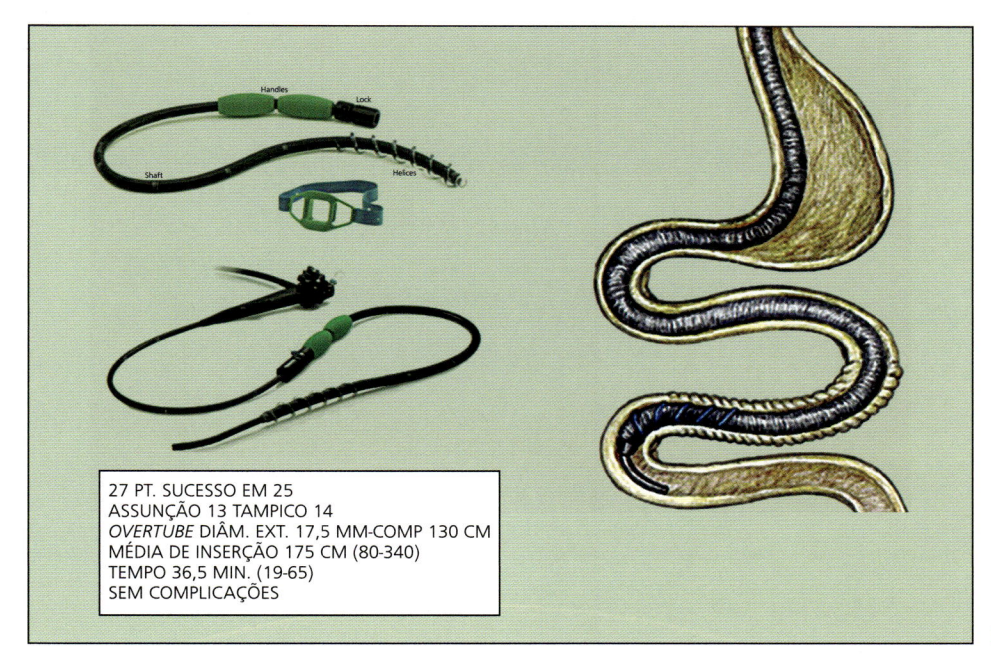

Fig. 13-4. Overtube para enteroscopia espiral.

27 PT. SUCESSO EM 25
ASSUNÇÃO 13 TAMPICO 14
OVERTUBE DIÂM. EXT. 17,5 MM-COMP 130 CM
MÉDIA DE INSERÇÃO 175 CM (80-340)
TEMPO 36,5 MIN. (19-65)
SEM COMPLICAÇÕES

Sua introdução é por via oral, embora já exista um *overtube* (Endo-ease Vista Retrograde–Spirus Medical) que pode ser usado por via anal para uma enteroscopia retrógrada, como também para colonoscopias difíceis. Um estudo preliminar com a SE mostrou resultados positivos em 33% e uma penetração de 175 cm além do ângulo de Treitz.[29]

Outro estudo[30] relata uma profundidade de inserção média de 262+/- 5 cm e um tempo de procedimento de 33,6 +/-8 minutos.

Complicações graves ocorreram em 0,3% (0,27% de perfuração de delgado).[31]

Um estudo prospectivo comparou DBE e SE[32] envolvendo 35 pacientes (SE = 18 e DBE = 17). Os pacientes eram comparáveis nas indicações e demografia. Não foi encontrada diferença significativa quanto a duração do exame, profundidade de penetração, analgesia necessária e achados patológicos. Entretanto, do ponto de vista clínico, o ganho diagnóstico foi um pouco maior na DBE (47,1 × 33,4%), porém sem significância estatística.

ENTEROSCOPIAS ASSISTIDAS POR BALÕES – OUTRAS SITUAÇÕES

As evidências do uso emergencial de BAE, em pacientes com SGIOO estão começando a surgir. Um estudo retrospectivo em pacientes com SGIOO evidente e em curso[33] em 41 pacientes observados por 2 anos nos quais foram realizadas 47 BAE de emergência (36 via oral e 11 anal) a fonte do sangramento foi identificada em 25 dos 41 pacientes (61%). A maioria tinha lesões vasculares (só 2 com sangramentos ativos) e 2 tumores de delgado. Embora todos os pacientes tenham realizado endoscopias digestivas altas e colonoscopias prévias, 20% das lesões diagnosticadas à enteroscopia tinham as lesões em níveis passíveis de serem vistas pelas endoscopias altas ou colonoscopias. Cerca de 90% das lesões diagnosticadas foram tratadas endoscopicamente e não ocorreram complicações.

Um estudo incluindo 56 pacientes com SDOO[34] com enteroscopia visualizando todo o delgado, em 24 (42,8%), a fonte do sangramento foi identificada no delgado, em 10 (17,9%) em outros segmentos e não identificada em 22 (39,3%). Dos 24 pacientes com achados, 18 foram submetidos a intervenções endoscópicas. Dos pacientes, 45 (80%) foram acompanhados por mais de 1 ano (33,4 +/- 12,9 meses) e somente 4 (8,9%), tiveram recorrência do sangramento e não houve diferença significativa nos pacientes com enteroscopia total nos quais foram encontradas e tratadas lesões (12,5%) daqueles em que não foram diagnosticadas patologias (4,8%).

Gerson *et al.*[35] analisaram os custos de vários subgrupos de pacientes com SDOO pós-enteroscopia. Os com sangramentos persistentes foram os mais altos, comparados com os somente com anemia e os sem recorrência do sangramento. Este mesmo grupo em outro trabalho[36] comparou PE, DBE, DBE guiada por VCE, angiografia e enteroscopia peroperatória em SDOO evidente e concluíram que a DBE foi o mais custo-efetivo e também o que teve mais sucesso em controlar o sangramento.

Monkemuller, bem conhecido dos endoscopistas brasileiros,[37] em um pequeno estudo retrospectivo, sugere que a DBE em caráter de urgência, em pacientes com sangramento maciço originado do delgado, é tecnicamente factível e facilita o diagnóstico e manuseio destes pacientes.

Vários trabalhos têm comparado o uso do SBE com DBE. Assim, uma RCT de um único centro comparou 88 enteroscopias feitas em 79 pacientes, 51 com DBE e 37 com SBE.[38] O tempo para preparação dos enteroscópios foi menor com o SBE (3 × 12 minutos), mas o tempo total de exame foi similar (90 minutos) para ambas as técnicas e não houve diferença significativa na profundidade de inserção (SBE = 205 cm, DBE = 250 cm via oral e 100 cm via anal em ambas as técnicas. Também não houve diferença significante nas patologias encontradas (SBE = 65%, DBE = 49%). Não foram relatadas complicações.

Por vezes, somente na segunda BAE se chega a um diagnóstico, e a opinião geral é que a BAE por via anal é mais trabalhosa que a por via oral, razão pela qual a maioria dos endoscopistas inicia a investigação do delgado por esta via, a não ser quando existe uma informação indicando uma probabilidade de as patologias estarem mais próximas da válvula ileocecal.

O aumento da amilasemia é frequentemente encontrado após as BAE, embora pancreatite clinicamente evidente seja rara, e excepcionalmente grave. Um estudo retrospectivo em 806 pacientes submetidos à BAE, 585 via oral e 355 via anal, evidenciou pancreatite aguda caracterizada por dor abdominal típica e aumento de amilasemia em 10 (1,7%) nos exame realizados por via oral e nenhum dos por via anal. A fisiopatologia não está devidamente esclarecida.[39]

Outro estudo avaliou a realização de biópsias nas enteroscopias. A conclusão foi que as biópsias em exames endoscopicamente normais foram de ajuda em menos de 1% das vezes, sendo, portanto, desnecessárias. Entretanto, nas patologias inflamatórias ou neoplásicas foram valiosas.[40]

Achados patológicos da BAE em pacientes com suspeita de DC têm sido relatados em 5 a 13%,[41,42] mas são bem maiores (74-96%) nos pacientes já com diagnóstico de doença inflamatória.[43] Possibilita dilatações com balões de estenoses do delgado e de anastomoses[44,45] com um índice de sucesso inicial de 80%, porém com várias necessitando de tratamento cirúrgico no seguimento por recorrência das estenoses, e em 20% complicadas por perfuração, necessitando de cirurgia emergencial. Também é possível a retirada de cápsulas endoscópicas retidas em estenoses[46] tornando várias cirurgias desnecessárias.

Outro campo de ação das BAE é na realização de colangiopancreatografias endoscópicas retrógradas (CPER) em pacientes previamente submetidos a cirurgias com derivação a Y de Roux nos quais o acesso à papila de Vater ou anastomose bilio ou pancreática com o delgado são de difícil acesso com os duodenoscópios convencionais ou com aparelho de visão frontal. Em um estudo multicêntrico de várias instituições,[47] experientes em enteroscopias, 129 pacientes foram submetidos à CPER através de DBE = 27, SBE = 45 e SE = 57. Em 37/129 pacientes (29%), as tentativas prévias de CPER com instrumentos convencionais falharam. O procedimento foi considerado como bem-sucedido quando a papila de Vater ou a anastomose biliopancreática entérica foram visualizadas ou o procedimento planejado foi realizado. Em 92 de 129 pacientes (71%), obteve-se sucesso e, em 81 (88%), a CPER foi realizada, das quais 79% com intervenções terapêuticas. Em média, o procedimento durou menos de 2 horas, tendo ocorrido complicações em 12,4%. Não houve diferenças entre o sucesso atingido com os 3 métodos (DBE, SBE, SE).

Existem poucas publicações sobre o uso de enteroscopias na doença celíaca. Em uma delas,[48] linfomas de células T associados a enteropatia foram encontrados em 5/21 pacientes e jejunite ulcerativa em 2. A DBE tem sido diagnóstica em 42% dos pacientes com síndrome de má absorção de origem indeterminada.

ENTEROSCOPIA INTRAOPERATÓRIA

A enteroscopia intraoperatória (IOE) tem sido muito menos utilizada atualmente em virtude das novas modalidades de enteroscopias desenvolvidas a partir do ano 2000 (VCE, BAE, SE). No ínicio da década de 1950, foi usada pelos cirurgiões com retossigmoidoscópios rígidos durante laparotomias. Na década de 1970, com o desenvolvimentos dos fibroscópios, passou-se a usar estes instrumentos através de uma ou duas enterotomias, e Bowden,[49] em 1980, modificou a técnica, introduzindo os fibroscópios longos por via oral ou anal e progredindo-se pelo trajeto intestinal com ajuda da manipulação cirúrgica por meio de laparotomias. Quando se chega a esta situação de realizar a EIO, os pacientes são muito graves ou apresentam sangramentos intensos e frequentemente recorrentes.

Hartman et al.,[50] em trabalho com 41 pacientes com SDOO, mostraram que a VCE foi positiva em 74% e com a IOE, 76,6%. O ponto de sangramento, associando-se os dois métodos, foi encontrado em 36 casos.

ONDE CHEGAMOS

Com as novas modalidades de enteroscopia, a avaliação das patologias do intestino delgado têm progredido enormemente. Nossa habilidade de diagnosticar e tratar pacientes com SDOO, DC e tumores do delgado e outras patologias deste segmento do trato digestório tiveram um grande desenvolvimento. Comparado com o século passado, graças aos significantes e rápidos progressos das enteroscopias, é incontestável que, atualmente, temos testes acurados para o diagnóstico e tratamento das enteropatias. Entretanto, o impacto real destas novas tecnologias nos resultados clínicos dos pacientes tem que aguardar trabalhos prospectivos com grandes casuísticas e longos seguimentos.

Patologias mais frequentemente observadas em enteroscopia são mostradas na Figura 13-5.

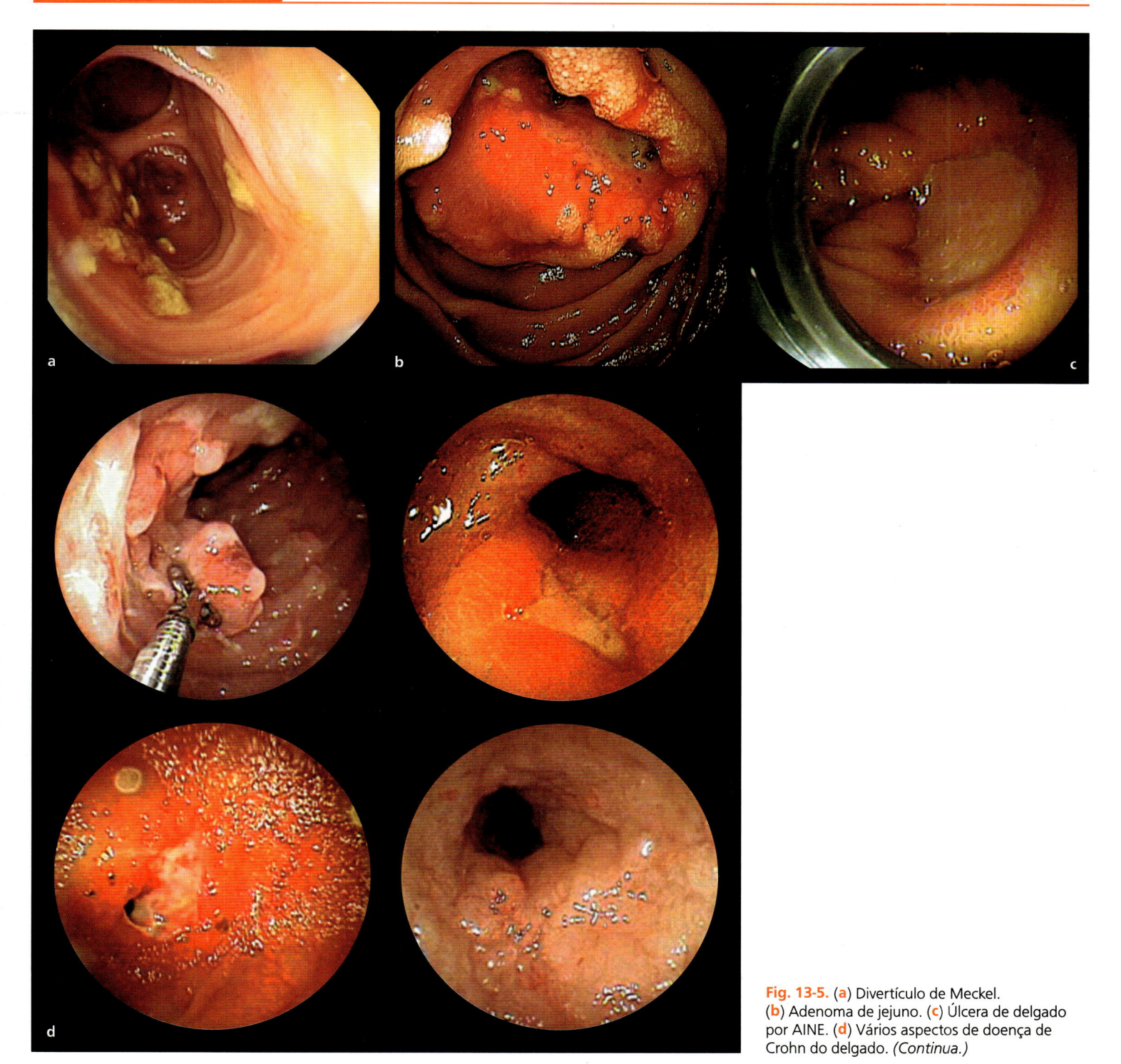

Fig. 13-5. (a) Divertículo de Meckel. **(b)** Adenoma de jejuno. **(c)** Úlcera de delgado por AINE. **(d)** Vários aspectos de doença de Crohn do delgado. *(Continua.)*

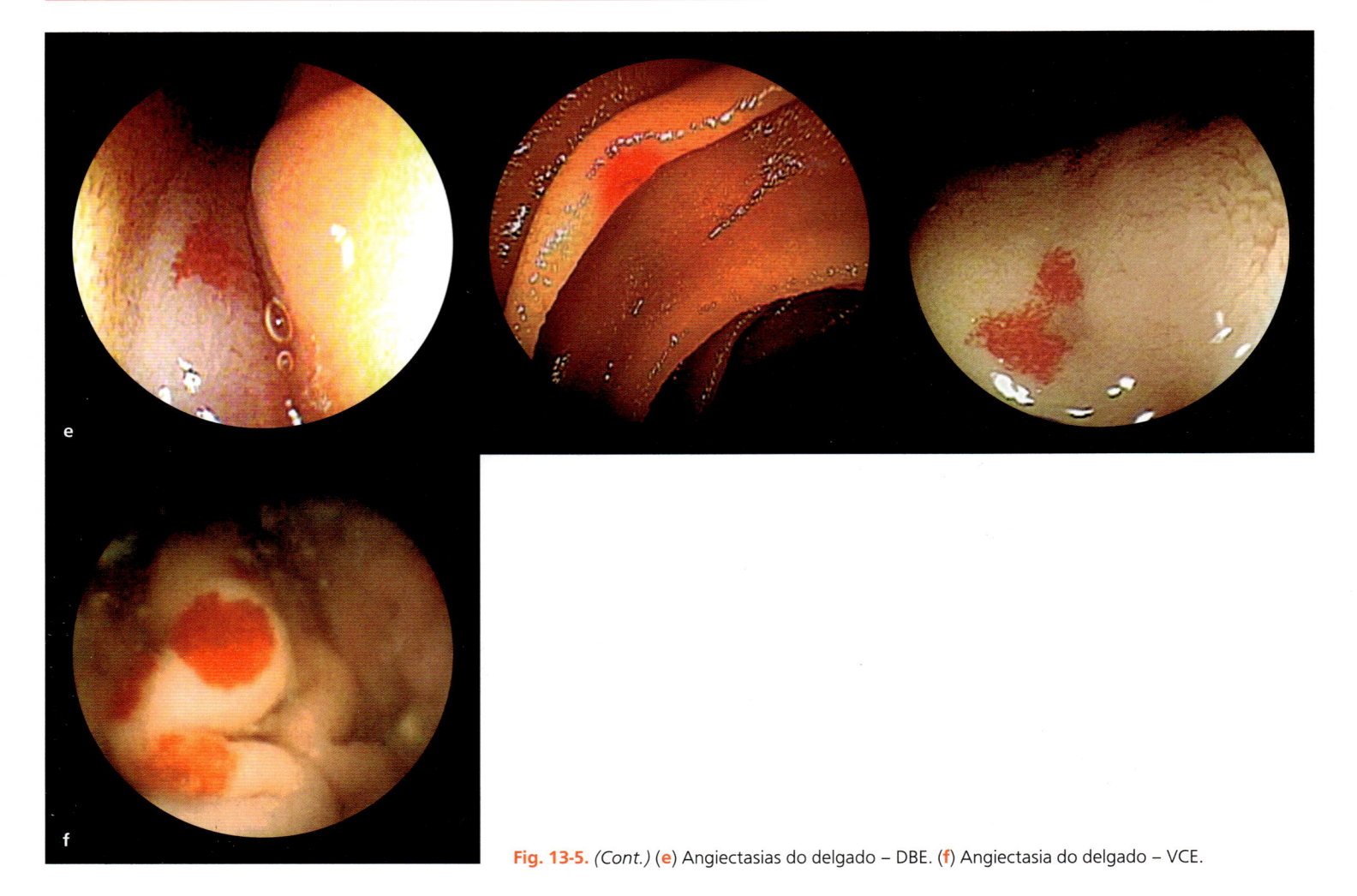

Fig. 13-5. (Cont.) (e) Angiectasias do delgado – DBE. (f) Angiectasia do delgado – VCE.

REFERÊNCIAS BIBLIOGRÁFICAS

1. Luna LL, Luna PA, Luna RA. *Enteroscopia*. Rio de Janeiro: Rubio, 2008, 445p.
2. Fernadez Urien I, Elizalde I *et al.* Erytromycin administration in hospitalized patients undergoing capsule endoscopy: a prospective randomized controlled trial. *Gastrointest Endosc* 2010;71:123.
3. Cave D, Fleischer DE, Heigh R *et al.* First study involving simultaneous ingestion of two (VCs): a comparison of Olympus VC and Given Imaging VC in the detection of obscure GI bleeding (OGIB) (stract). *Gastrointest Endosc* 2006;63:171.
4. Pioche M, Piloche B, Jacob P *et al.* Randomized prospective comparason of the diagnostic yield of PillCan SB2 and MiroCam videocapsules in patients with obscure digestive bleeding. *Gastrointest Endosc* 2010;71:373.
5. Rondonotti E, Villa F, Mulder CJ *et al.* Small bowel capsule endoscopy in 2007: indications risks and limitations. *World J Gastroenterol* 2007;13:6140-49.
6. Lewis BS, Eisen GM, Friedman S. A pooled analysis to elaluate results of capsule endoscopy trials. *Endoscopy* 2005;37:960-65
7. Morita E, Ohtsuka N, Murano M *et al.* A new slenderized self propelling capsule endoscope en led observation of porcone's intestine. *Gastrointest Endosc* 2010;71:143.
8. Swain P, Mosse CA, Volke F *et al.* In vivo studies of the potencial and limitations of remote control of functional wireless capsule endoscopes with rare earth magnetics inclusions in an extra-corporeal magnetic field. *Gostointest Endosc* 2010;71:123.
9. Teshima CW, Kuipers EJ, van Zanten SV. Doublé baloon enteroscopy and capsule endoscopy for obscure gastrointestinal bleeding: na update meta-analysis *Gastrointest Endosc* 2010;71:249.
10. Pasha SF, Leighton JA, Das A *et al.* Doublé balloon enteroscopy and capsule endoscopy have compar le diagnostic yield in small bowel disease: a meta analysis. *Clin Gastroenterol Hepatol* 2008;6:671-76.
11. Chen X, RanZH, Tong JL. A metanalysis of the yield of capsule endoscopy compared to doublé balloon enteroscopy in patients with small bowel disease. *Word J Gastroenterol* 2007;13:4372-78.
12. Van Weyenberg SJ, Van Turenhout ST, Jacobs MA *et al.* Continuation of anticoagulante therapy in patiente with overt obscure gastrointestinal bleeding increasee the yeld of vídeo capsule endoscopy. *Gastrointest Endosc* 2010;71:364.
13. Lai LH, Wong RM, Tsoi KK *et al.* Nagative capsule endoscopy(CE) predicts low rebleeding rate and mortality in obscure gastrointestinal bleeding (OGIB); results from long term follow-up. *Gastroenterology* 2010;138:S668.
14. Giuliani A, Caporale A, Teneriello F *et al.* Primary tumors of the small intestine. *Int Surg* 1985;70:331-34.
15. Almeida N, Figueiredo P, Lopes S *et al.* Doublé balloon enteroscopy and small bowel tumors: a South European single center experience. *Dig Dis Sci* 2009;54:1520-24.
16. Fry LC, Neumann H, Kuester D *et al.* Small bowel polyps and tumors: endoscopic detection and treatment by doublé balloon enteroscopy. *Aliment Pharmacol Ther* 2008;29:135-42.
17. Bellutti M, Fry LC Schimitt J *et al.* Detection of neuroendocrine tumors of the small bowel by doublé balloon enteroscopy. *Dig Dis Sci* 2009;54:1050-58.
18. Gao H, Van Lier MG, Poley JW *et al.* Endoscopic thepapy osf small bowel polyps by double balloon enteroscopy in patients with Peutz Jeghers syndrome. *Gastrointest Endodc* 2010;71:768-73.
19. Matsumoto T, Esaki M, Yanuru Fujisawa R *et al.* Small intestinal involvement in familial adenomatous polyposis: evaluation by doublé balloon enteroscopy and intraoperative enteroscopy. *Gastrointest Endosc* 2008;68:91-99.
20. Ross A, Mehdizadeh S, Tokar J *et al.* Double balloon enteroscopy detects small bowel mass lesions missed by capsule endoscopy. *Dig Dis Sci* 2008;53:140-43.
21. Pasha SF, Fuji LL, Sharma VK *et al.* Incidence management and outcome of small bowe(SB)l neoplasms in a cohort of 2000 patients undergoing vídeo capsule endoscopy (CE): a single center experience. *Gastrointest Endosc* 2010;71:373.
22. Marmo R, Rotondono G, Picopo R *et al.* Mata-analyse: capsule enteroscopy vs conventional modalities in diagnosis of small bowel disease. *Aliment Pharmacol Ther* 2005;22:595-604.

23. Triester SL, Leighton JA, Leontiadis GI *et al*. A meta-analysis of the yield of capsule endoscopy compared to other diagnostic modalities in patients with non-stricturing small bowel Cronh' disease. *Am J Gastroenterol* 2006;101:954-64.
24. Mehdizadeh S, Chen CG, Barkodar L *et al*. Capsule endoscopy in patients with crohn's Disease: diagnostic yield and safety. *Gastrointest Endosc* 2010;71:121-27.
25. Aggarwal V, Day AS, Connor SJ *et al*. Capsule endoscopy findings in smaal bowell Crohn's disease patients in clinical remission: correlation with the Crohn's disease activity index, faecal calprotectin and s100a12. *Gastroenterol* 2010;138:S114.
26. Cave D, Legnani P, Franchis R *et al*. ICCE consensus for capsule retention *Endoscopy* 2005;37:1065-67.
27. Herrerias JM, Leighton JA, Costamagna G *et al*. Agile patency system eliminates risk of capsule retention in patients with known intestinal stritures who undergo capsule endoscopy. *Gastrointest Endosc* 2008;67:902-9.
28. Rondonotti E, Spada C, Cave D *et al*. Vídeo capsule enteroscopy in the diagnosis of celiac disease: a multicenter study. *Am J Gastroenterol* 2007;102:1624-31.
29. Akerman PA, Agrawal D, Chen W *et al*. Spiral enteroscopy: a novel method of enteroscopy by using the Endo-Ease Discovery overtube and a pediatric colonoscope. *Gastrointest Endosc* 2009;69:327-32.
30. Buscaglia JM, Dunbar KB, Okolo PI III *et al*. The spiral enteroscopy training iniciative: results of a prospective study evaluating the Discovery SB overtbe device during small enteroscopy (with vídeo). *Endoscopy* 2009;41:194-99.
31. Akerman PA, Cantero D. *Complications of spiral enteroscopy in the first 2950 patients* (stract). Citado em: 26 July 2010. Disponível em: <http://www.gastro2009.org/scien_detail php?navld=93&assid=760>
32. Frieling J, Heise W, Sassenrath A *et al*. Prospective comparison between doublé balloom enteroscopy and spiral enteroscopy. *Endoscopy* 2010;42:885-88.
33. Partridge BJ, Heller SJ, Tokar JL *et al*. The diagnostic yield of devide assisted enteroscopy for acute moddle gastrointestinal bleeding. *Gastrointest Endosc* 2010;71:372.
34. Shishito T, Oka S, Tanaka S *et al*. Clinical outcome of patients who have undergone total enteroscopy for obscure gastrointestinal bleeding. *Gastrointest Endosc* 2010;71:353.
35. Gerson LB, Newsom S, Semrad CE. Costs associated with outcomes post double balloon enteroscopy. *Gastrointest Endosc* 2010;71:365.
36. Gerson I, Kamal A. Cost effectiviness analysis of managment strategies for obscure GI bleeding. Gastrointest Endosc 2008;68:920-36.
37. Monkemuller K, Neumann H Meyer F *et al*. A retrospective analysis of emergency doublé balloon enteroscopy for small bowel bleeding. *Endoscopy* 2009;41:715-17.
38. Efthymiou M, Desmond P, Taylor AC. Single balloon enteroscopy versus doublé balloon enteroscopy preliminary results of a randomized controlled trial. *Gastrointest Endosc* 2010;71:122.
39. Basseri RJ, Bucobo JC, Boulay BR *et al*. Incidence and imaging charateristics of post doublé balloon enteroscopy pancreatitis.(pos–DBEp). *Gastrointest Endosc* 2010;71:369.
40. Aktas H, Mensink P, Bierman K *et al*. Additional yield of hystological sampling in patients with suspect small bowel pathology during balloon assisted enteroscopy. *Gastrointest Endosc* 2010;71:378.
41. May A, Nachbar L, Ell C. Double balloon enteroscopy (push and pull enteroscopy) of the small bowel:feasibility and diagnostic and therapeutic yield in patients with suspect small bowel disease. *Gastrointest Endosc* 2005;62-70.
42. Yamamoto H, Kita H, Sunada K *et al*. Clinical outcomes of doublé balloon endoscopy for the diagnosis and treatment of small bowel disease. *Clin Gastroenterol Hepatol* 2004;2:1010-16.
43. Ross AS, Leighton JA, Schembre D *et al*. Doublé balloon enteroscopy in Crohn's Disease: findings and impact on management. *Gastroenterol* 2007;132(4 Suppl 2):A-654.
44. Pohl J, May A, Nachbar L *et al*. Diagnostic and therapeutic yield of push and pull enteroscopy. *Eur J Gastroenterol Hepatol* 2007;19:259-34.
45. Yamagami H, Hasomi S, Takatsuka M *et al*. Clinical utility os double balloon endoscopy in the treatment osf small bowel strictures in inflammatory bowel disease. *Gastrointesti Endosc* 2010;71:373.
46. Lee BI, Choi H, Choi KY *et al*. Retrival of retained capsule endoscope by doublé balloon enteroscopy. *Gastrointest Endosc* 2005;62:463-65.
47. Shah RJ, Smolkin M, Ross AS *et al*. A multicenter US experience of single balloon doublé balloon and rotational overtube enteroscopy assinted ERCP in long limb surgical bypass patientes. *Gastrointest Endosc* 2010;71:134.
48. Hadithi M, Al-toma A, Oudejans J *et al*. The value of doublé balloon enteroscopy in patients with refractory celiac disease. *Am J Gastroenterol* 2007;102:987-96.
49. Bowden Jr TA, Hooks VH III, Mansberger Jr AR. Intraoperative gastrointestinal endoscopy. *Ann Surg* 1980;191(6):680-87.
50. Hartman D, Schimidt H, Bolz G *et al*. A prospective two center study comparing wireless capsule endoscopy with intraoperative enteroscopy in patients with obscure GI bleeding. *Gastrointest Endosc* 2005;61(7):826-32.

14

ENTEROSCOPIA DE MONOBALÃO

Adriana Costa Genzini ■ Wagner K. Takahashi

INTRODUÇÃO

Na década passada, a cápsula endoscópica revolucionou o estudo do intestino delgado, permitindo acesso e visualização, sem precedentes, de lesões e anormalidades deste órgão.[1] Fez-se, então, necessário o desenvolvimento de tecnologias que permitissem a realização de biópsias e o tratamento não cirúrgico destas lesões agora detectáveis. Desta forma, foi desenvolvida a enteroscopia assistida por balão, primeiramente com o sistema de duplo-balão, por Hironori Yamamoto em 2001[2,3] e, em seguida, com o sistema de balão único (Olympus, Tokyo, Japan), em 2006.[4]

Assim como a enteroscopia de duplo-balão, a técnica de balão único permite a visualização de grande parte do intestino delgado através da inserção profunda do enteroscópio por via anterógrada e retrógrada, tornando possível a coleta de biópsias intestinais profundas e a realização de procedimentos terapêuticos como dilatações de estenoses, hemostasias e polipectomias, evitando, em alguns casos, a necessidade de intervenção cirúrgica.[5]

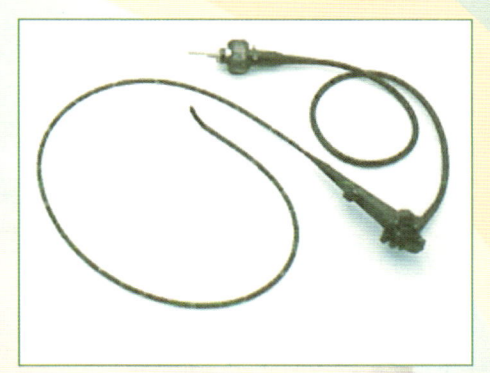

Fig. 14-1. Enteroscópio.

SISTEMA DE ENTEROSCOPIA DE MONOBALÃO

O sistema é composto por:

A) Enteroscópio de alta resolução SIF-Q 180, com diâmetro externo de 9,2 mm, extensão de 200 cm e canal de trabalho de 2,8 mm (Fig. 14-1).
B) Unidade de controle do balão (OBCU – Olympus Balloon Control Unit), responsável pela insuflação e desinsuflação do balão, com faixa de ajuste de pressão de segurança entre – 6,0 kPa a 5,4 kPa (Fig. 14-2).
C) Sobretubo de silicone de uso único que contém um balão inflável fixado a sua extremidade distal. O diâmetro interno do tubo é de 11 mm e o externo é de 13,2 mm, com comprimento total de 140 cm (Fig. 14-3).
D) Insuflador de CO_2 para insuflação do enteroscópio (item opcional) (Fig. 14-4).

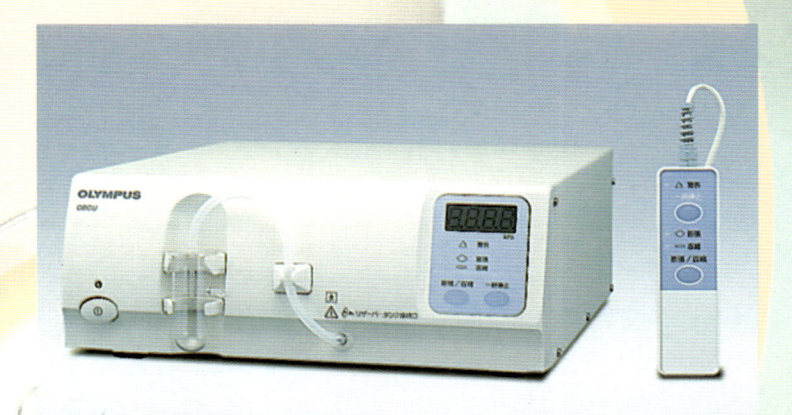

Fig. 14-2. OBCU – Unidade Controladora do Balão com controle remoto.

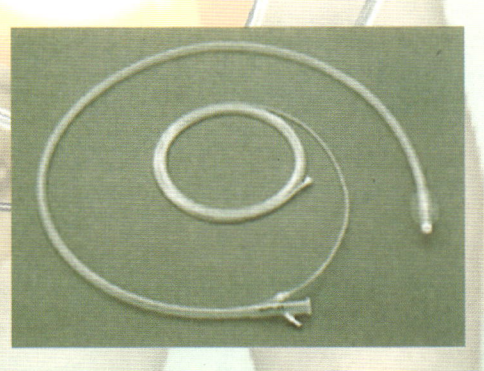

Fig. 14-3. Sobretubo transparente com balão acoplado na ponta distal.

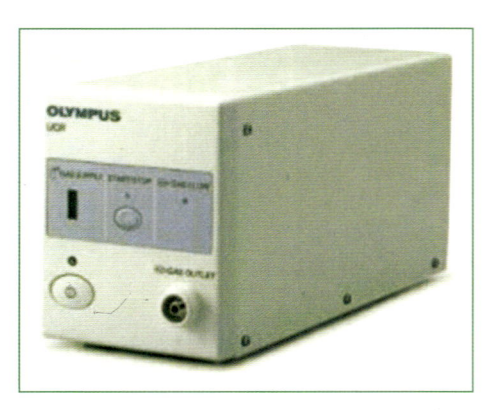

Fig. 14-4. Insuflador de CO_2 Portátil.

INDICAÇÕES DA ENTEROSCOPIA

A indicação mais frequente de enteroscopia, independente do sistema utilizado, é em casos de hemorragia digestiva obscura ou indeterminada, definida como qualquer sangramento de origem desconhecida, após avaliação endoscópica inicial negativa (endoscopia + colonoscopia).[6,7] Esta afecção pode ser visível, quando há exteriorização do sangramento, ou oculta, como em casos de anemia por deficiência de ferro.[6]

A escolha do melhor método diagnóstico inicial dependerá da gravidade do estado clínico geral do paciente, bem como da localização do provável do sítio do sangramento.[7] Segundo Gerson et al.,[8] a realização de enteroscopia assistida por balão como primeiro exame diagnóstico parece ser a abordagem com melhor custo-benefício em pacientes com quadro de hemorragia digestiva obscura visível. Já em casos de hemorragia obscura oculta, o exame de cápsula endoscópica deve ser a primeira opção, pois além do seu alto índice diagnóstico, auxiliará no planejamento terapêutico das lesões encontradas, indicando-se enteroscopia somente nos casos em que haja benefícios com a realização de biópsias ou ressecção.[7,8]

Outras indicações incluem a investigação de imagens radiológicas com suspeita de massas tumorais ou inflamatórias, retirada de corpo estranho, dilatação de estenoses, jejunostomia endoscópica percutânea, passagem de próteses, avaliação diagnóstica de doença inflamatória intestinal após endoscopia e colonoscopia prévias inconclusivas, polipectomia em pacientes com polipose familiar, colonoscopia difícil e incompleta e na investigação diagnóstica de diarreia crônica, como complementação em casos de exames prévios negativos.[9-14]

A enteroscopia de balão único permite acesso e tratamento de afecões biliopancreáticas em pacientes com anatomia cirurgicamente modificada, como em derivações biliodigestivas com reconstrução em Y de Roux,[15,16] além de acesso ao estômago excluso em pacientes pós-cirurgia bariátrica, pela técnica de *bypass* gástrico.[17,18]

EXAME E TÉCNICAS DE INSERÇÃO DA ENTEROSCOPIA DE MONOBALÃO

O exame de enteroscopia pode ser realizado por meio da inserção do aparelho por via anterógrada ou oral, por via retrógrada ou anal ou ainda pela combinação das 2 vias sequencialmente em um mesmo ato anestésico. Tatuagem, colocação de *clips* e biópsias podem ser utilizadas para marcação do ponto mais distal de inserção, servindo como referência para término do exame pela via subsequente.[19]

Para a realização de enteroscopia anterógrada, não há necessidade de preparo intestinal, sendo este reservado para os exames por via anal. Recomenda-se sedação moderada a profunda ou mesmo intubação orotraqueal pelo tempo prolongado de procedimento.[20]

A fluoroscopia pode ser útil durante a curva de aprendizagem, em média nos primeiros 10 casos. Seu emprego permite a monitoração das manobras de avanço e redução do sistema, além de auxiliar na detecção de alças e retificação do enteroscópio.[5,21]

Seu uso ainda está indicado em exames de pacientes com anatomia cirurgicamente modificada e para aqueles submetidos a procedimentos terapêuticos, como dilatações, passagem de próteses e CPREs assistidas por enteroscopia.[15,22]

O exame de enteroscopia de monobalão é tecnicamente mais fácil que o método de duplo-balão e pode ser realizado por dois ou apenas um médico.[7] Neste caso, o médico usa a mão esquerda para comandar os controles principais do enteroscópio e com sua mão direita segura o tubo de inserção e o sobretubo ao mesmo tempo, controlando a progressão e a retificação do conjunto (Fig. 14-5).[26]

Há duas técnicas de inserção do enteroscópio e que podem ser utilizadas alternadamente. Na "técnica convencional", o enteroscópio é introduzido de forma rotineira até a parada de sua progressão. Faz-se uma angulação da ponta do aparelho enquanto o sobretubo é deslizado suavemente sobre o enteroscópio até o ponto de inserção máxima, localizado a 155 cm. A fim de encurtar o intestino e continuar avançando em seu interior, desfaz-se a angulação da ponta do endoscópio, infla-se o balão do sobretubo e retifica-se o conjunto (Fig. 14-6). A seguir, o endoscópio é introduzido novamente, e a repetição dessas manobras permite a progressão profunda do enteroscópio (Fig. 14-7).[23]

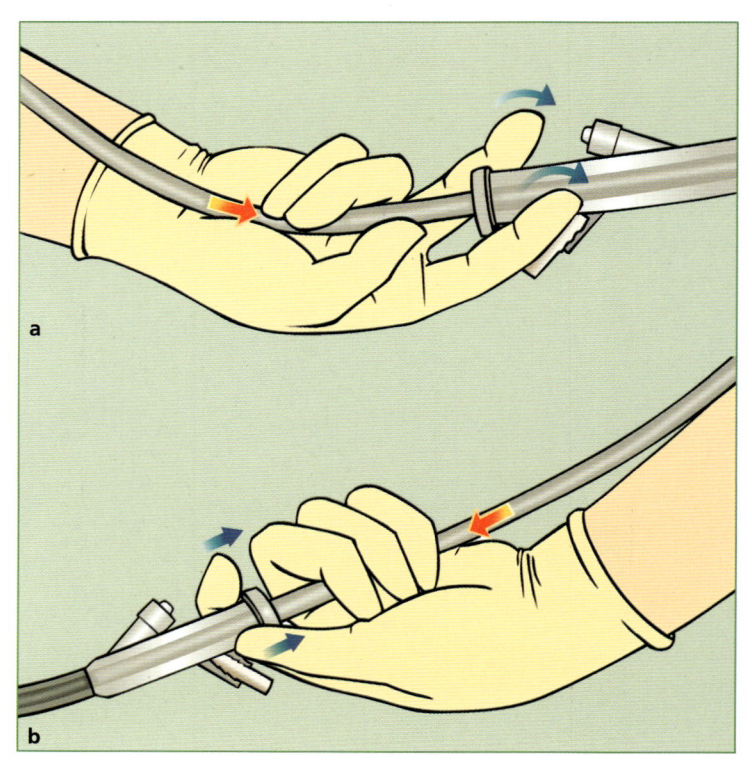

Fig. 14-5. (**a**) Posicionamento do conjunto de inserção (endoscópio + sobretubo) na mão direita do endoscopista nos exames com apenas um médico. (**b**) Variação técnica.

Hartmann et al.[24] descreveram "técnica alternativa simultânea" de inserção, que consiste em retirar ou retificar apenas o *overtube* inflado, deslizando-o para fora, ao mesmo tempo em que o tubo endoscópico é introduzido mais profundamente no intestino delgado. Segundo o autor, esta técnica permitiu redução do tempo de procedimento, sem alteração significativa na profundidade de inserção do aparelho.[25]

É importante ressaltar que o balão inflado é que permite que a força e os movimentos de inserção aplicados ao endoscópio possam ser transmitidos para a extremidade distal do mesmo, levando à intubação profunda das alças.[26]

Pelo tempo prolongado do procedimento, grandes volumes de ar são geralmente insuflados, o que pode levar a uma falha da técnica. O dióxido de carbono (CO_2), ao contrário do ar ambiente, é rapidamente absorvido a partir do intestino (Fig. 14-8).

Estudo duplo-cego randomizado mostrou que a insuflação com CO_2 é segura, reduz o desconforto do paciente pós-exame e aumenta significativamente a profundidade de intubação.[5,26,27]

A abordagem retrógrada é tecnicamente mais difícil que a abordagem por via oral, com curva de aprendizagem mais longa (20 a 30 casos).[21] Recomenda-se iniciar as manobras de redução e retificação assim que observamos a formação de alças no cólon, usando-se insuflação mínima durante a progressão do enteroscópio.[27] A intubação da válvula ileocecal parece ser facilitada com paciente em decúbito lateral esquerdo e a manipulação do enteroscópio deve ser muito cuidadosa nesta região, para evitar a formação de alça no ceco, o que não permitirá o avanço do aparelho através do íleo.[7] Após intubação de cerca de 20-30 cm do ileal terminal, deve-se avançar a ponta distal do sobretubo para dentro do íleo e inflar o balão nesta posição, facilitando a intubação profunda do íleo utilizando as mesmas manobras descritas para a via anterógrada.

ASPECTOS CLÍNICOS

Muitos estudos comprovam a eficácia da enteroscopia de monobalão no diagnóstico e tratamento de afecções do intestino delgado,[28] com índices de complicações menores que 1% para exames diagnósticos e entre 3-4% em procedimentos terapêuticos.[29] A enteroscopia de monobalão é tecnicamente mais fácil e em mãos experientes, pode ser realizada por um único endoscopista manipulando o enteroscópio e sobretubo.[7,26,30]

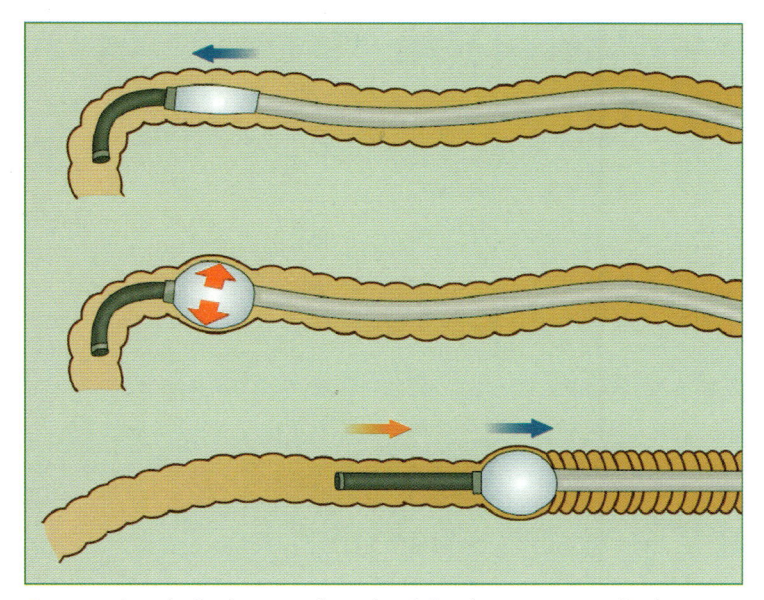

Fig. 14-6. Angulação da ponta do endoscópico durante progressão do sobretubo e posterior soltura da angulação após insuflação do sobretubo.[26]

Fig. 14-7. Esquema didático da técnica convencional de enteroscopia de monobalão.[26]

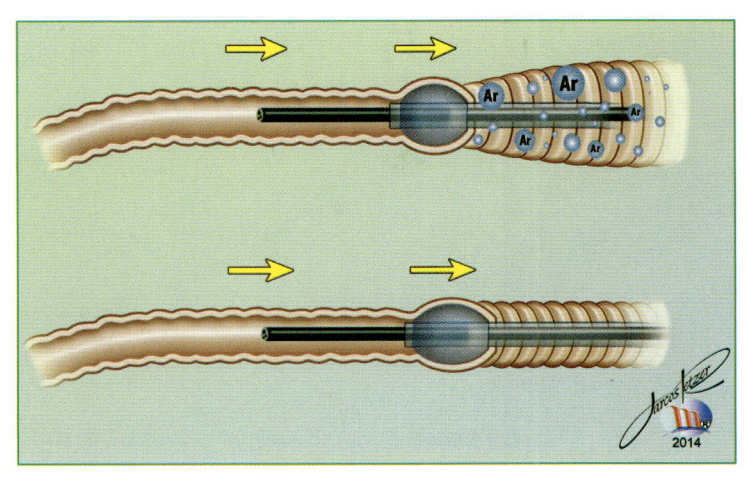

Fig. 14-8. Efeito do ar insuflado em excesso levando ao comprometimento da técnica.

May et al.,[31] em estudo comparativo entre as técnicas de duplo e monobalão, demonstraram índices diagnósticos semelhantes entre os dois métodos, com maior porcentagem de panenteroscopia realizada nos casos de duplo-balão e menor tempo de duração nos exames de monobalão, ambos com diferença estatística significativa.[30] Takano et al.,[32] em estudo semelhante, obtiveram os mesmos resultados que May. Já Efthymiou et al.[33] e Landaeta et al.[34] não observaram diferenças entre os métodos com relação à profundidade de intubação, com o segundo autor demonstrando tempo de procedimento estaticamente menor nos exames de balão único.

A realização de CPRE assistida por qualquer método de enteroscopia para o tratamento de afecções biliares e pancreáticas em pacientes com anatomia cirurgicamente modificada tem sido cada vez mais reconhecida e utilizada, com sucesso em torno de 88% dos casos, devendo ser considerada antes de procedimentos cirúrgicos ou percutâneos.[35] Moreels et al.[36] descreveram sucesso de 75% quando utilizados ambos os sistemas de balão. Este índice positivo foi significativamente maior em pacientes portadores de papila intacta com Y de Roux em alça curta ou com anastomose biliar, quando comparados com os casos de papila intacta com Y em alça longa. Monkemuller et al.,[37] em estudo comparativo entre duplo e monobalão para a realização de CPREs em pacientes com anastomose em Y de Roux, também demonstraram índices diagnósticos e terapêuticos similares entre os dois métodos, sendo o tempo total de exame menor nos casos de balão único, com diferença estatística significativa e, provavelmente, relacionada com o tempo de montagem do sistema de duplo-balão. Costa, Takahashi et al.[38] descreveram sucesso no uso de CPRE assistida por monobalão para tratamento de pancreatite crônica em paciente pós-transplante de pâncreas com drenagem exócrina do pâncreas transplantado em Y de Roux.

Vários estudos demonstram a eficácia da enteroscopia de mono e duplo-balão para acesso ao estômago excluso em pacientes pós-gastroplastia vertical com derivação em Y de Roux. Ratuapli et al.,[39] em estudo multicêntrico utilizando duplo-balão, conseguiram acessar o estômago excluso em 74% dos casos. Idade média acima de 50 anos e alça alimentar maior que 128 cm foram considerados fatores de insucesso. Em nosso meio, Kuga, Safatle-Ribeiro et al.[40] conseguiram visualizar o estômago excluso com o método de duplo-balão em 87,5% dos casos, detectando áreas de atrofia gástrica associada à metaplasia intestinal em 11,4%. Ainda em nosso meio, Costa, Takahashi et al.,[17] utilizando o sistema de balão único, conseguiram acesso ao estômago excluso em 92% dos casos. Não houve utilização de fluoroscopia, e todos os procedimentos foram realizados sob sedação moderada a profunda, sem intubação orotraqueal.

Há poucos estudos comparativos entre a enteroscopia de monobalão e a enteroscopia rotacional. Khashab et al.[41] demonstraram índices diagnósticos e terapêuticos e tempo médio de exame equivalente entre os métodos, com profundidade de intubação estatisticamente maior na enteroscopia rotacional (Figs. 14-9 a 14-18).

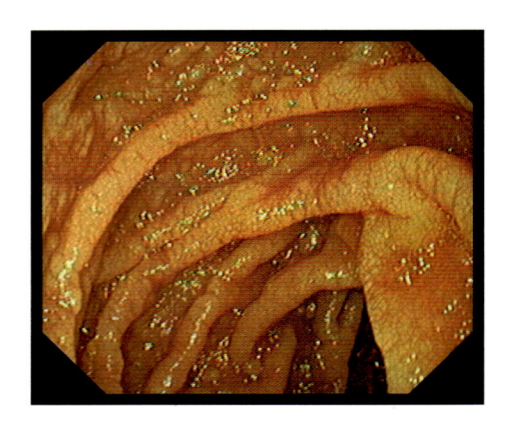

Fig. 14-9. Infecção por microsporidia em jejuno.

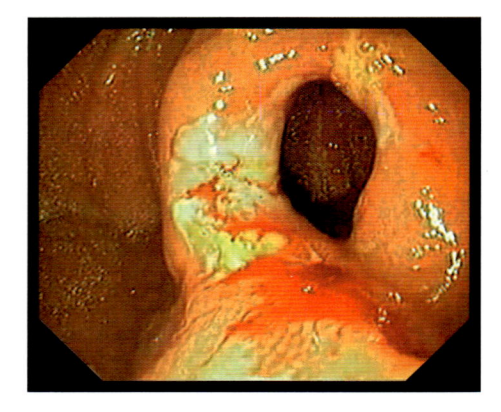

Fig. 14-10. Doença de Crohn ativa com subestenose e úlceras.

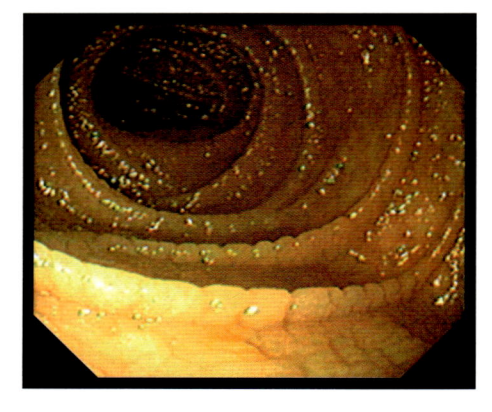

Fig. 14-11. Doença celíaca

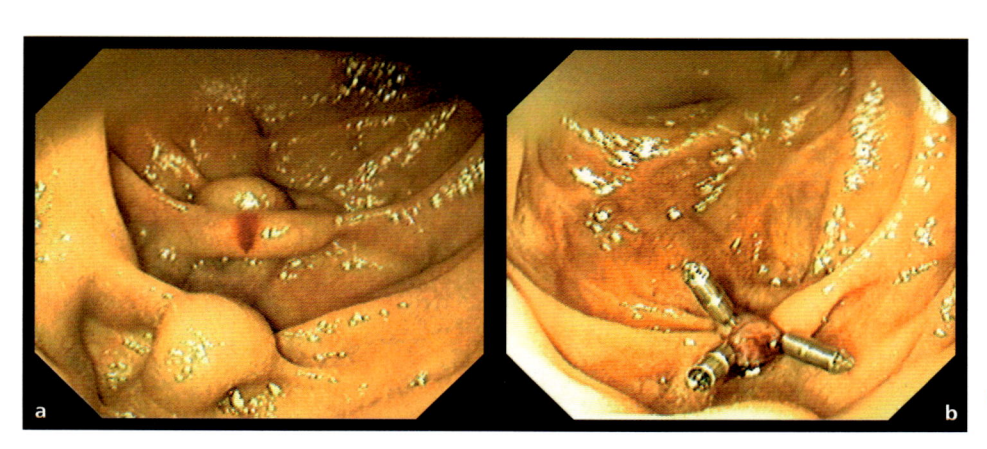

Fig. 14-12. (a) Variz ectópica em jejuno, com ponto de ruptura visível. (b) Clipagem de variz ectópica.

Fig. 14-13. Visualização do piloro e úlceras bulbares em paciente pós-*bypass* gástrico.

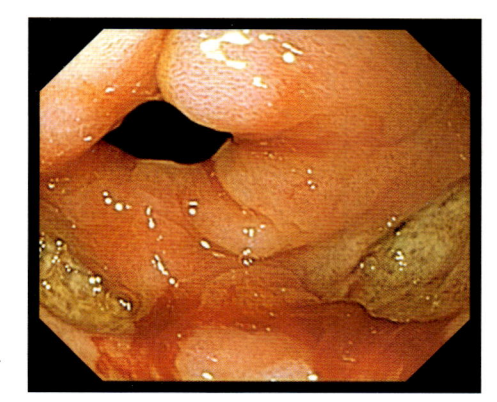

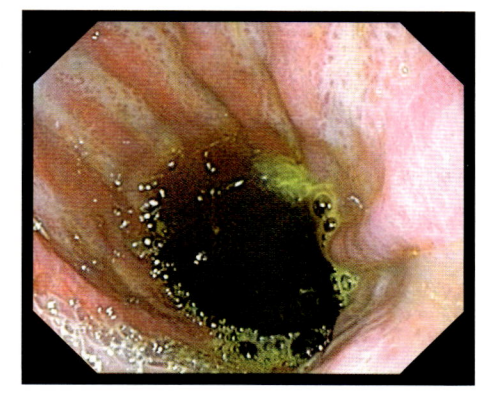

Fig. 14-14. Gastropatia por exclusão em estômago excluso pós-cirurgia bariátrica.

Fig. 14-15. Erosão de anel para o interior do estômago excluso pós-cirurgia bariátrica.

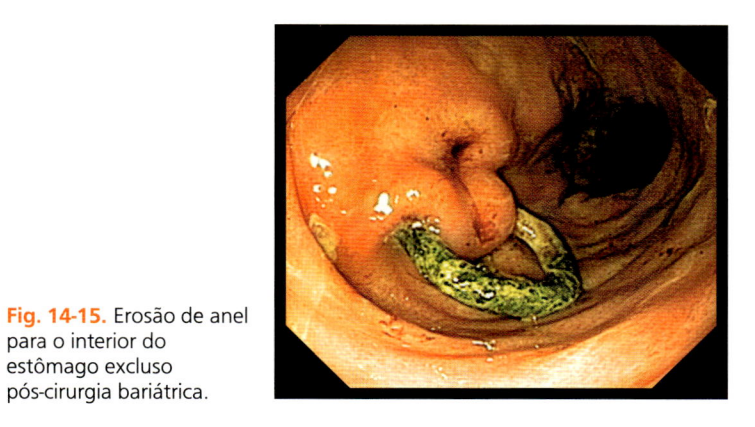

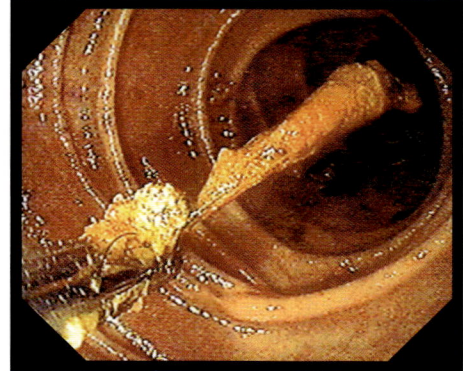

Fig. 14-16. Retirada de corpo estranho (restos alimentares) de vias biliares pós-derivação biliodigestiva em Y de Roux em paciente que cursava com colangites de repetição.

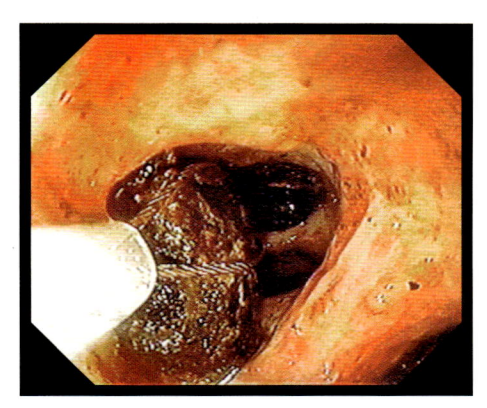

Fig. 14-17. Retirada de cálculos biliares em paciente pós-hepaticojejunal – anastomose em Y de Roux.

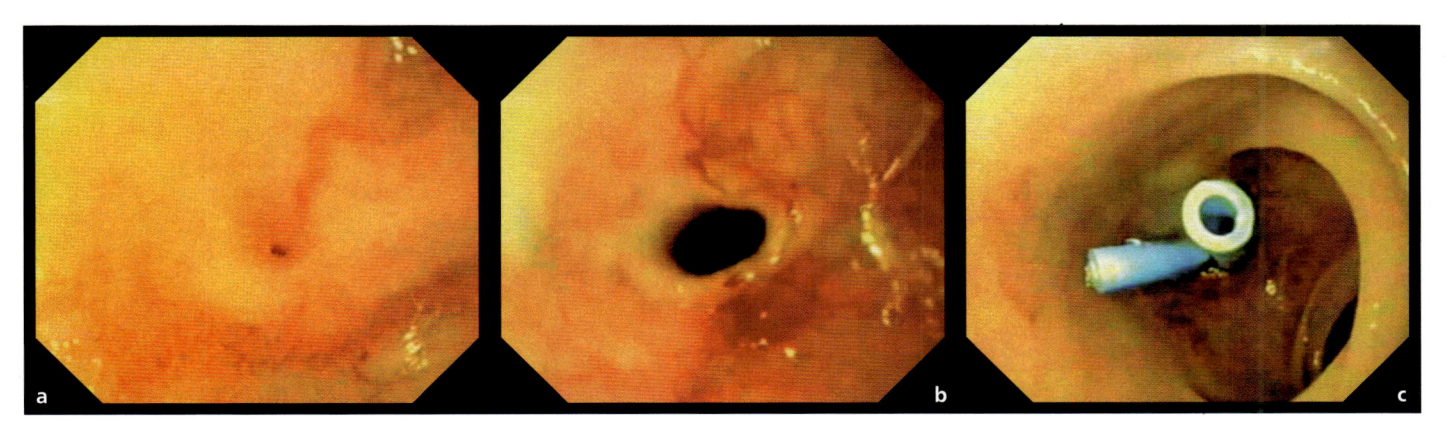

Fig. 14-18. (a) Estenose puntiforme de anastomose hepaticojejunal em pós-operatório tardio de transplante de fígado. (b) Aspecto pós-dilatação pneumática. (c) Passagem de 2 próteses 7FR após dilatação pneumática.

REFERÊNCIAS BIBLIOGRÁFICAS

1. Fleischer D. Capsule endoscopy: the voyage is fantastic – Will it change what we do? *Gastrointest Endosc* 2002;56(3):452-56.
2. Yamamoto H, Sekine Y et al. Total enteroscopy with a non-surgical steerable Double-balloon method. *Gastrintest Endosc* 2001;53:216-20.
3. Yamamoto H, Yano T, Kita H et al. New system of double-balloon enteroscopy for diagnosis and treatment of small intestinal disorders. *Gastroenterology* 2003;125:1556.
4. Kobayashi K, Haruki S et al. Clinical experience with a new model single-balloon enteroscope (XSIF-Q260Y) for the diagnosis and treatment of small-intestinal diseases. *Gastrointest Endosc* 2007;65(5).
5. Manno M, Barbera C et al. Single balloon enteroscopy: technical aspects and clinical applications. *World J Gastrointest Endosc* 2012;4(2):28-32.
6. ASGE Standards of Practice Committee, Fisher L, Lee Krinsky MT et al. The role of endoscopy in the management of obscure GI bleeding. *Gastrointest Endosc* 2010;72:471-79.
7. Buscaglia J, Okolo P. Deep enteroscopy: training, indications, and the endoscopic technique. *Gastrointest Endosc* 2011;73:1023-28.
8. Gerson L, Kamal A. Cost-effectiveness analysis of management strategies for obscure GI bleeding. *Gastrointest Endosc* 2008;68:937-39.
9. ASGE Standards of Practice Committee, Shen B, Khan K et al. The role of endoscopy in the management of patients with diarrhea. *Gastrointest Endosc* 2010;71:887-92.
10. ASGE Standards of Practice Committee, Fisher L, Lee Krinsky M et al. The role of endoscopy in the management of obscure GI bleeding. *Gastrointest Endosc* 2010;72:471-79.
11. Xin L, Liao Z et al. Indications, detectability, positive findings, total enteroscopy, and complications of diagnostic double balloon en- teroscopy: a systematic review of data over the first decade. *Gastrointest Endosc* 2011;74:563-70.
12. Frantz D et al. Single-balloon enteroscopy: results from an initial experience at a U.S. tertiary-care center. *Gastrointest Endosc* 2010;72:422-26.
13. Teshima C, Aktas H et al. Single-balloon–Assisted colonoscopy in patients with previously failed colonoscopy. *Gastrointest Endosc* 2010;71:1319-23.
14. Aktas H et al. Placement of percutaneous endoscopic jejunostomy with single-balloon enteroscopy. *Gastrointest Endosc* 2011;73(4):AB 457.
15. Wang AY et al. Single-balloon enteroscopy effectively enables diagnostic and therapeutic retrograde cholangiography in patients with surgically altered anatomy. *Gastrointest Endosc* 2010;71(3):641-49.
16. Mönkemüller K et al. Single Balloon Enteroscopy (SBE) Versus Double Balloon (DBE) ERCP in patients with Roux-en-Y Anastomosis. *Gastrointest Endosc* 2009;69(5):AB 139.
17. Costa A, Takahashi W et al. Use of single balloon enteroscopy in the evaluation of the excluded stomach after Roux-en-Y gastric bypass: results of a prospective study. *Endoscopy* 2010;42(Suppl I):A30.
18. Kurzynske FC et al. Single balloon enteroscopy in patients with surgically altered anatomy. *Gastrointest Endosc* 2014;79(5):AB 487.
19. Upchurch BR, Sanaka MR et al. The clinical utility of single-balloon enteroscopy: a single-center experience of 172 procedures. *Gastrointest Endosc* 2010;71(7):1218-23.
20. Pohl J, Delvaux M et al. European Society of Gastrointestinal Endoscopy (ESGE) Guidelines: flexible enteroscopy for diagnosis and treatment of small-bowel diseases. *Endoscopy* 2008;40:609-18.
21. Mehdizadeth S, Ross A et al. What is the learning curve associated with Double-balloon enteroscopy? Technical details and early experience in 6 U.S. tertiary care centers. Gastrointest Endosc 2006;64:740-50.
22. Moreels TG et al. Diagnostic and therapeutic double-balloon enteroscopy after small bowel Roux-en-Y reconstructive surgery. Digestion 2009;80(3):141-47.
23. Tsujikawa T, Saitoh Y et al. Novel single-balloon enteroscopy for diagnosis and treatment of the small intestine: preliminary experiences. *Endoscopy* 2008;40:11-15.
24. Hartmann D, Eickhoff A, Tamm R et al. Balloon-assisted enteroscopy using a single-balloon technique. *Endoscopy* 2007;39(Suppl 1):E276.
25. Manno M, Mussetto A et al. Preliminary results of alternative "simultaneous" technique for single-balloon enteroscopy. *Endoscopy* 2008;40:538; author reply 539.
26. Kudo S, Saito Y, Yasuda K et al. Practice of Single Balloon Enteroscopy Japanese enteroscope insertion technique study group. Published in collaboration with olympus Medical Systems Corp. 2007.
27. Hirai F, Beppu T et al. Carbon dioxide insufflation compared with air insufflation in double-balloon enteroscopy: a prospective, randomized, double-blind trial. *Gastrointest Endosc* 2011;73:743-49.
28. Kawamura T et al. Clinical evaluation of a newly developed single-balloon enteroscope. *Gastrointest Endosc* 2008;68(6):1112-16.
29. Ross AS. A decade of double-balloon enteroscopy: what have we learned? *Gastrointest Endosc* 2011;74(3):571-72.
30. Domagk D, Bretthauer M, Lenz P et al. Carbon dioxide insufflation improves intubation depth in double-balloon enteroscopy: a randomized, controlled, double-blind trial. *Endoscopy* 2007 Dec.;39(12):1064-67.
31. May A et al. Prospective Multicenter Trial Comparing Double Balloon Enteroscopy (DBE) and Single Balloon Enteroscopy (SBE) in patients with suspected small bowel disorder. Am J Gastroenterol, 2010 Mar.; 105(3) 575-81.
32. Takano N et al. Single-balloon versus double-balloon endoscopy for achieving total enteroscopy: a randomized, controlled trial. *Gastrointest Endosc* 2011;73(4):734-39.
33. Efthymiou M et al. A randomized, controlled trial comparing the efficacy and depth of insertion of single- and double-balloon enteroscopy by using a novel method to determine insertion depth. *Gastrointest Endosc* 2012;76(5):972-80.
34. Landaeta JL et al. Double balloon enteroscopy vs single balloon enteroscopy in obscure gastrointestinal bleeding.? *Gastrointest Endosc* 2009;69(5):AB187.
35. Shah RJ et al. A multicenter, US experience of single-balloon, double-balloon, and rotational overtube–assisted enteroscopy ERCP in patients with surgically altered pancreaticobiliary anatomy. *Gastrointest Endosc* 2013;77(4):593-600.
36. Moreels Tom G, Macken E et al. Single- and Double-balloon enteroscope for therapeutic endoscopic retrograde cholangiography after Roux-en-Y small bowel surgery: a single-center comparison. *Gastrointest Endosc* 2013;77(5):AB296.
37. Mönkemüller K et al. Single Balloon Enteroscopy (SBE) Versus Double Balloon (DBE) ERCP in patients with Roux-en-Y Anastomosis. *Gastrointest Endosc* 2008;69(5):AB139.
38. Costa A et al. Use of enteroscopy for treating pancreatitis in a pancreas and kidney transplantation patient with Roux-en-Y portoenteric derivation–A case report. *Transplant Proc* 2012;44(8):2505-6.
39. Ratuapli S, Leighton J et al. Endoscopic evaluation of excluded stomach after Roux-en-Y gastric bypass surgery using Double balloon enteroscopy: a multicenter retrospective analysis. *Gastrointest Endosc* 2014;79(5S).
40. Kuga R, Safatle-Ribeiro A et al. Usefulness of the Double-balloon enteroscope for endoscopic evaluation of the bypassed stomach after vertical banded gastroplasty with Roux-En-Y Gastric bypass for morbid obesity. *Gastrointest Endosc* 2006;63(5).
41. Khashab MA, Lennon AM et al. A comparative evaluation of single-balloon enteroscopy and spiral enteroscopy for patients with mid-gut disorder. *Gastrointest Endosc* 2010;72(4):766-7.

15

ENTEROSCOPIA EM ESPIRAL

Admar Borges da Costa Junior

INTRODUÇÃO

Enteroscopia em espiral (EE) é uma tecnologia relativamente nova que surgiu como alternativa à Enteroscopia Assistida por Balão (EAB).[15] À guisa de um parafuso, a enteroscopia em espiral vai pregueando o intestino delgado, o que resulta no avanço do enteroscópio e consequente visualização de sua mucosa.[22] Possui a vantagem potencial de ser mais fácil de uso e de diminuir o tempo de exame em comparação com a EAB.[1,13] A maior experiência recai sobre a enteroscopia em espiral por via anterógrada – oral – embora, mais recentemente, tenham surgido algumas publicações usando a via retrógrada – retal.[15,18] Como na EAB, a EE tem sido utilizada em pacientes com anatomia intestinal alterada, inclusive para realização de CPRE. Outros procedimentos terapêuticos bem estabelecidos na EAB também são praticados por meio da enteroscopia em espiral, como colocação de próteses, polipectomias, hemostasia etc.[2,8]

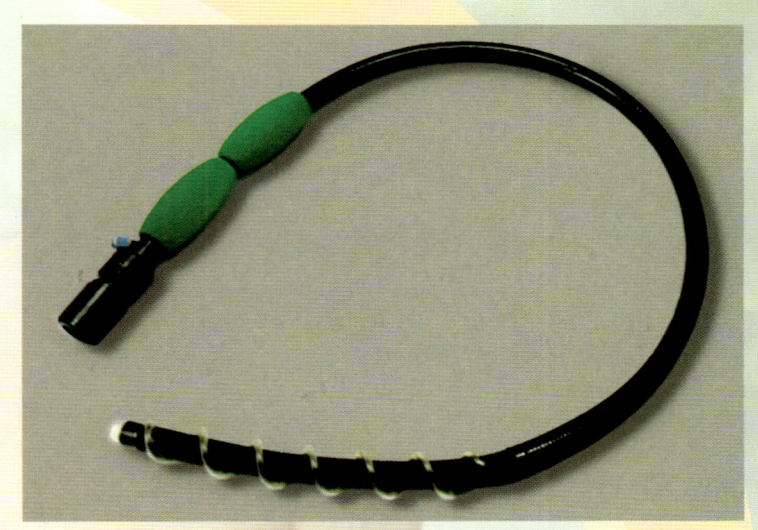

Fig. 15-1. O *overtube Endo-Ease Discovery® SB* possui na extremidade proximal dois punhos (verdes) para rotação manual pelo médico auxiliar. Na ponta distal ficam as hélices.

TÉCNICA

EE ocupa dois profissionais, um rodando o *overtube* e outro mantendo a visão no centro da luz intestinal.[19] *Endo-Ease Discovery® SB* (Spirus Medical, Bridgewater, USA) é um *overtube* flexível, fabricado de polivinilcloride, com 16 mm de diâmetro e 118 cm de comprimento, tendo nos seus 21cm distais um espiral helicoidal saliente com 5,5 mm de altura em relação ao *overtube* no qual está fixo (Fig. 15-1).[16]

Um enteroscópio é passado através da luz do *overtube* (Fig. 15-2). Esse conjunto, *overtube* com enteroscópio no seu interior, é introduzido através do esôfago e avançado até o ângulo de Treitz rodando-se gentilmente o *overtube* no sentido horário (Fig. 15-3). A partir dessa região a progressão geralmente se dá de maneira mais fácil e rápida procurando-se sempre manter a luz intestinal bem no centro do campo visual.[10] Sedação profunda com propofol é aconselhável.

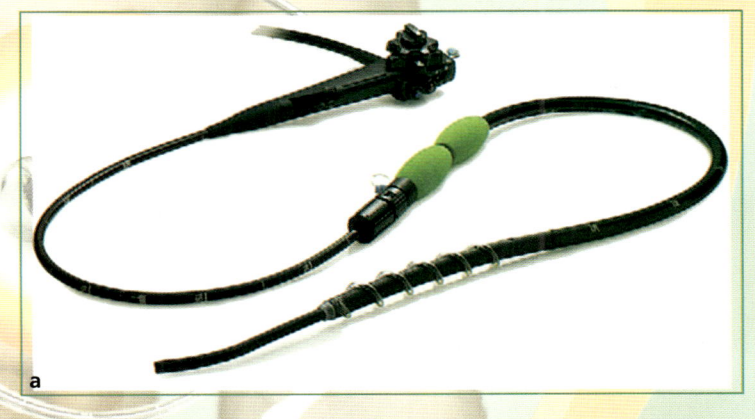

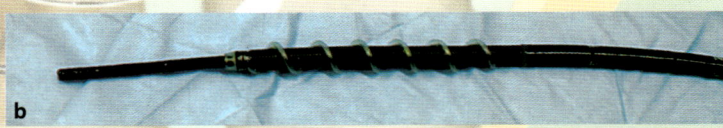

Fig. 15-2. (a) *Overtube* em espiral *(Endo-Ease Discovery®)* montado no enteroscópio.[21] (b) Detalhe do enteroscópio exteriorizando-se através do *overtube* em espiral *(Endo-Ease Discovery®)*.

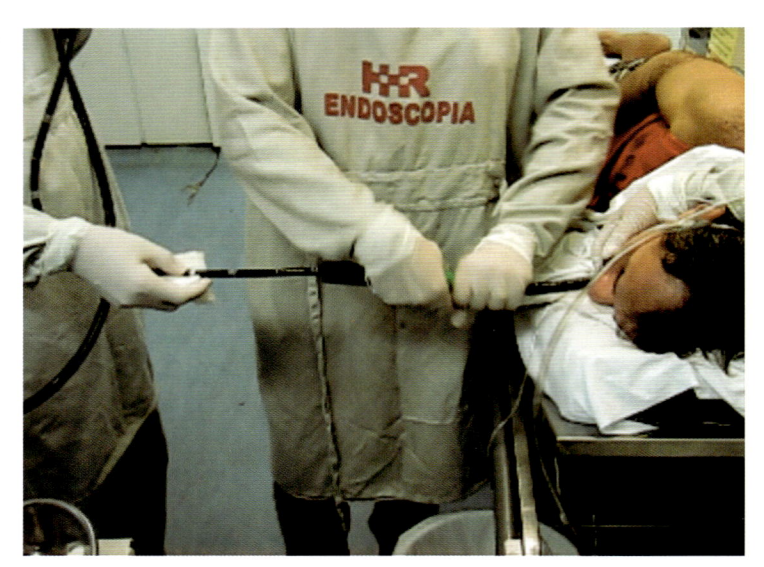

Fig. 15-3. Durante a realização da EE, um endoscopista controla o enteroscópio enquanto o segundo endoscopista gira manualmente o overtube (Endo-Ease Discovery® SB).

QUADRO 15-1. Comparação entre três tipos de técnicas enteroscópicas[6]

Tipo	EMB	EDB	EE
Profundidade de inserção	Similar	Similar	Similar
Taxa de enteroscopia completa	Similar	Maior	Similar
Tempo de procedimento	Similar	Similar	Menor
Índice de complicações	Similar	Similar	Similar
Curva de aprendizado	Similar	Similar	Similar
Eficácia diagnóstica	Similar	Similar	Similar
Eficácia terapêutica	Similar	Similar	Similar

EMB, enteroscopia de monobalão; EDB, enteroscopia de duplo-balão; EE, enteroscopia em espiral

COMPARAÇÃO ENTRE ENTEROSCOPIA EM ESPIRAL E ENTEROSCOPIA ASSISTIDA POR BALÃO

Acerca da profundidade de inserção, Khashab et al., em um estudo retrospectivo, encontraram como resultado uma maior profundidade com a EE por via anterógrada comparada à enteroscopia de monobalão (EMB) (Fig. 15-4).[7] Outras publicações mostraram profundidade de inserção semelhante entre enteroscopia de duplo-balão (EDB) (239 ± 24,3 cm), EMB (233 ± 3 cm) e EE (236 ± 23 cm).[9]

Apenas duração do procedimento não é um parâmetro apropriado para comparação já que perícia técnica do endoscopista, passado cirúrgico, aderências intestinais e obesidade estão entre os fatores relacionados com a duração de realização de um procedimento endoscópico (Quadro 15-1).[6]

Em razão da alta subjetividade existente quando o endoscopista estima a profundidade atingida, seja durante EMB, EDB ou EE, o único parâmetro válido para a comparação da profundidade de inserção seria a enteroscopia completa.[23] Messer et al. publicaram os resultados de um estudo comparativo, randomizado e prospectivo entre EDB e EE em que o objetivo primário foi avaliar a taxa de enteroscopia completa atingida. Iniciou-se usando-se a rota oral, se a enteroscopia completa não era atingida por essa rota, o ponto mais distante do intestino delgado foi tatuado. Um exame complementar através da via retal foi realizado no dia seguinte com a finalidade de alcançar o ponto marcado. Como resultado obtiveram uma taxa de enteroscopias completas 12 vezes maior com EDB (92%) do que a taxa conseguida com EE (8%).[13]

A taxa de visualização completa do intestino delgado e seu impacto clínico são controversos.[9,12,22] Embora a taxa de enteroscopia completa seja superior na EDB comparada à EE e à EMB, essas taxas não se refletem em maiores ganhos diagnósticos e terapêuticos.[5,9,11] Por isso, a completa visualização do intestino delgado só deve ser tentada quando houver indicação clínica, uma vez que o diagnóstico pode ser feito sem a realização de uma enteroscopia completa, na maioria dos casos.[6]

Quanto às evidências de resultados clínicos, duas publicações comparando eficiência no diagnóstico clínico entre EDB e EE e uma comparando EE e EMB não apresentaram diferenças.[4,13]

Khashab et al., após estudar comparativamente EE e EMB, concluíram que a primeira tem uma maior profundidade de inserção. Embora ambas as técnicas sejam efetivas, eficazes e seguras na avaliação de pacientes com doenças do intestino médio, e que ambas as técnicas são úteis na avaliação e no tratamento de pacientes com sangramento gastrointestinal obscuro.[7]

COMPLICAÇÕES

Complicações menores como desconforto à deglutição, dor de garganta, distensão ou desconforto têm sido as complicações mais descritas.[14] Complicações maiores, como perfuração, sangramento, pancreatite e enterite, têm frequência baixa em todos os métodos de enteroscopia.[9] Outras complicações comuns da EE são lesões da mucosa esofágica e intestinal por pinçamento e torção da mucosa apreendida entre o enteroscópio e o overtube, à medida que se avança sanfonando a mucosa.[19,24] Enquanto a mais importante complicação da EDB é pancreatite aguda, perfuração, embora rara, permanece como a maior preocupação da EE.[4,17] Em modelo animal, Soria F et al., acompanharam simultaneamente por visão laparoscópica a realização de EE e de EDB. Conseguiram, assim, avaliar as manobras enteroscópicas e concluíram que a irrigação vascular intestinal se mostrou aparente-

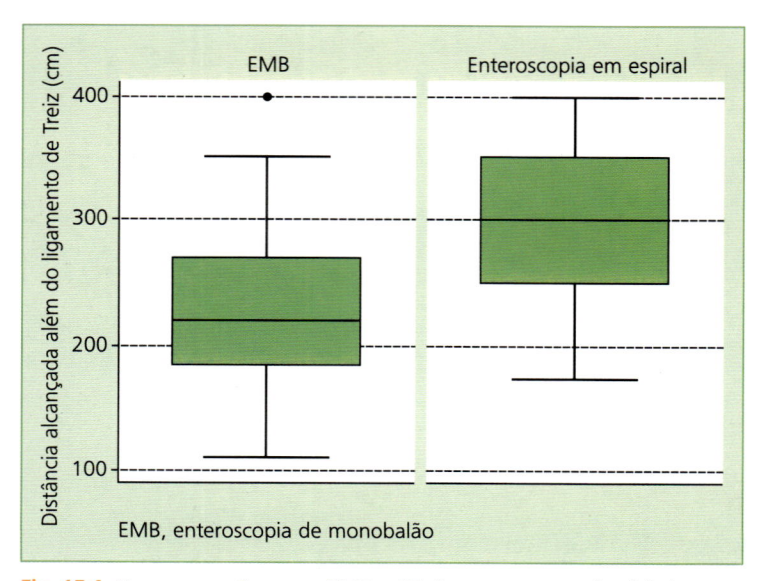

Fig. 15-4. Na comparação com a EMB, a EE alcançou uma profundidade significativamente maior.[7]

mente mais alterada durante a EE do que durante a EDB o que, provavelmente, deve-se a um efeito compressivo do *overtube* da EE na parede intestinal e à intensa rotação provocada na raiz do mesentério.[20] Entre 1.750 pacientes submetidos à EE, o idealizador desse método, Paul Akerman, relatou perfuração em 6 (0,34%).[3]

CONTRAINDICAÇÕES

De uma maneira geral, as contraindicações de EE são semelhantes àquelas das outras formas de enteroscopia. Entretanto, algumas contraindicações são específicas da EE, como varizes esofágicas e algumas estenoses. A preocupação está no largo diâmetro do *overtube* e na possibilidade de laceração que a força mecânica rotacional do sistema helicoidal poderia ocasionar.[17]

PROGRESSOS TÉCNICOS FUTUROS DA ENTEROSCOPIA EM ESPIRAL

Recentemente, surgiu um protótipo de um novo enteroscópio motorizado, com 160 cm de comprimento, espiral integrado, controlado por um pedal que aciona a rotação do espiral. Os pontos-chaves do novo enteroscópio em espiral motorizado são a necessidade de um único operador e a eliminação do *overtube*. A redução drástica do tempo do exame é outro fator referido. Essa aparelhagem ainda não teve seu uso liberado.[2]

REFERÊNCIAS BIBLIOGRÁFICAS

1. Akerman PA, Agrawal D, Chen W *et al*. Spiral enteroscopy: a novel method of enteroscopy by using the Endo-Ease Discovery SB overtube and a pediatric colonoscope. *Gastrointest Endosc* 2009;69:327-32.
2. Akerman PA, Haniff M. Spiral enteroscopy: Prime time or for the happy few? *Best Pract Res Clin Gastroenterol* 2012;26:293-301.
3. Akerman P. Severe complications of spiral enteroscopy in the first 1750 patients. *Gastrointest Endosc* 2009;69:AB127-28.
4. Frieling T, Heise J, Sassenrath W *et al*. Prospective comparison between double-balloon enteroscopy and spiral enteroscopy. *Endoscopy* 2010;42:885-88.
5. Gerson LB. Small-bowel enteroscopy. *Endoscopy* 2013;45:292-95.
6. Jeon SR, Kim JO. Deep enteroscopy: which technique will survive? *Clin Endosc* 2013 Sept.;46(5):480-85.
7. Khashab MA, Lennon AM, Dunbar KB *et al*. A comparative evaluation of single-balloon enteroscopy and spiral enteroscopy for patients with mid-gut disorders. *Gastrointest Endosc* 2010;72:766-72.
8. Lennon AM, Chandrasekhara V, Shin EJ *et al*. Spiral-enteroscopy-assisted enteral stent placement for palliation of malignant small-bowel obstruction (with video). *Gastrointest Endosc* 2010;71:422-25.
9. Lenz P, Domagk D. Double- vs. single-balloon vs. spiral enteroscopy. *Best Pract Res Clin Gastroenterol* 2012;26:303-13.
10. Lo SK. Techniques, tricks, and complications of enteroscopy. *Gastrointest Endosc Clin N Am* 2009 July;19(3):381-88.
11. May A, Färber M, Aschmoneit I *et al*. Prospective multicenter trial comparing push-and-pull enteroscopy with the single- and double-balloon techniques in patients with small-bowel disorders. *Am J Gastroenterol* 2010;105:575-81.
12. May A. How much importance do we have to place on complete enteroscopy? *Gastrointest Endosc* 2011;73:740-74.
13. Messer I, May A, Manner H *et al*. Prospective, randomized, single-center trial comparing double-balloon enteroscopy and spiral enteroscopy in patients with suspected small-bowel disorders. *Gastrointest Endosc* 2013;77:241-49.
14. Morgan D, Upchurch B, Draganov P *et al*. Spiral enteroscopy: a prospective US multicenter study in patients with small bowel disorders. *Gastrointest Endosc* 2010;72:992-98.
15. Nagula S, Gaidos J, Draganov PV *et al*. Retrograde spiral enteroscopy: feasibility, success, and safety in a series of 22 patients. *Gastrointest Endosc* 2011;74(3):699-702.
16. Pasha SF, Leighton JA. Endoscopic techniques for small bowel imaging. *Radiol Clin North Am* 2013 Jan.;51(1):177-87.
17. Rolniak D, DG Adler. Complications of small bowel endoscopy. *Tech Gastrointest Endosc* 2012;14:117-22.
18. Sanaka MR, Navaneethan U, Kosuru B *et al*. Antegrade is more effective than retrograde enteroscopy for evaluation and management of suspected small-bowel disease. *Clin Gastroenterol Hepatol* 2012 Aug.;10(8):910-16.
19. Schembre DB, Ross AS. Spiral enteroscopy: a new twist on overtube-assisted endoscopy. *Gastrointest Endosc* 2009;69:333-36.
20. Soria F, Lopez-Albors O, Morcillo E *et al*. Experimental laparoscopic evaluation of double balloon versus spiral enteroscopy in an animal model. *Dig Endosc. Dig Endosc* 2011 Jan.;23(1):98.
21. Voelkel JP, Palma JA. Deep enteroscopy. *South Med J* 2010;103(10):1045-48.
22. Xin L, Gao Y, Liao Z *et al*. The reasonable calculation of complete enteroscopy rate for balloon-assisted enteroscopy. *Endoscopy* 2011;43:832.
23. Yamamoto H. Is double-balloon enteroscopy superior to spiral enteroscopy? *Gastrointest Endosc* 2013 Feb.;77(2):250-51.
24. Yip WM, Lok KH, Lai L *et al*. Acute pancreatitis: rare complication of retrograde single-balloon enteroscopy. *Endoscopy* 2009;41(Suppl 2):E324.

Enteroscopia – Pólipos e Poliposes

Adriana Costa Genzini ▪ Wagner K. Takahashi ▪ Danielle Maia Minini

A enteroscopia assistida por balão vem modificando significativamente o manejo clínico dos pacientes portadores de pólipos de intestino delgado, pois permite a ressecção segura e o rastreamento e remoção profilática de lesões precursoras de câncer, devendo ser considerada na investigação e estadiamento destes pacientes (Figs. 16-1 a 16-8).[1]

Pólipos em intestino delgado podem ocorrer de forma incidental ou associados a doenças autossômicas dominantes raras como a síndrome de Peutz-Jeghers, síndrome de Lynch e a polipose adenomatosa familiar.

As lesões polipoides incidentais são raras, não havendo série de casos publicados na literatura. Frequentemente, estão associadas a complicações como sangramento ou oclusão intestinal. Para sua remoção endoscópica, deve-se levar em consideração suas características morfológicas e de ressecabilidade. Quando não há sinal de elevação ou quando a aparência é de uma lesão submucosa, a mesma não deve ser removida endoscopicamente.[2]

Na síndrome de Peutz-Jeghers, a incidência de pólipos harmartomatosos, principalmente em jejuno, chega a 64%.[3]

Cerca de 50% dos pacientes com pólipos maiores que 15 mm, necessitam de enterectomias de emergência ou enteroscopias intraoperatórias para tratamento de complicações como intussuscepção, obstrução e sangramento.[4,5]

Em crianças, a necessidade de múltiplas enterectomias consequentes a intussuscepções aumenta o risco desta população para síndrome do intestino curto.[5]

Rahmi et al.[2] sugerem a ressecção endoscópica de todos os pólipos maiores que 10 mm, onde o risco de sangramento e intussuscepção estão aumentados. Yamamoto et al.[4] recomendam a ressecção do máximo de pólipos possíveis por sessão, iniciando pela remoção dos pólipos maiores em uma primeira sessão, com o objetivo de diminuir as chances de intussuscepção.

Em estudo envolvendo 12 pacientes portadores de Peutz-Jeghers e com sintomas de dor abdominal crônica e anemia, Hernandez et al.[6] demonstraram remissão dos sintomas em 100% dos casos, após a ressecção das lesões polipoides maiores, por enteroscopia de duplo-balão.

A polipose adenomatosa familiar cursa com pólipos adenomatosos com alto risco de malignização e o duodeno é o segundo órgão mais acometido por estas lesões.[2] A existência de pólipos duodenais parece ser fator preditivo para lesões jejunais.[7]

Nestes pacientes, a remoção total de todos os pólipos é recomendada, pelo alto risco de malignização.[2,5]

Kuga et al.,[7] utilizando enteroscopia de monobalão para o rastreamento de pacientes portadores de polipose adenomatosa familiar, relataram a ressecção de um adenocarcinoma intramucoso bem diferenciado e um adenoma com atipia moderada, ambos em jejuno.

Monkemuller et al.[8] demonstraram incidência de 67% de pólipos jejunais nestes pacientes, com detecção adicional de pólipos em 2 pacientes, quando associada à cromoendoscopia ao exame de enteroscopia de duplo-balão.

A polipectomia é a técnica mais empregada para o tratamento endoscópico cirúrgico de pólipos, com risco de perfuração em torno de 1,5% no intestino delgado.[9] A exposição adequada da base do pólipo ou do seu pedículo é fundamental para evitar perfurações, e a mudança de decúbito parece facilitar esta exposição (RAHMI). Yamamoto et al.[4] preconizam a injeção submucosa de adrenalina antes da polipectomia para prevenir perfuração por injúria térmica e sangramentos.

Outros procedimentos terapêuticos, como a mucosectomia, são raramente realizados no delgado. Por ter paredes muito finas, o intestino delgado parece estar associado a um maior risco de perfurações.[10] Mucosectomias em delgado também parecem estar associadas a uma maior taxa de ressangramento, e a realização de terapêutica profilática deve ser considerada.[11]

Em um dos poucos trabalhos na literatura, Monkemuller et al.[10] realizaram, com sucesso, 8 mucosectomias jejunais em portadores de polipose adenomatosa familiar, Peutz-Jeghers e adenomas incidentais.

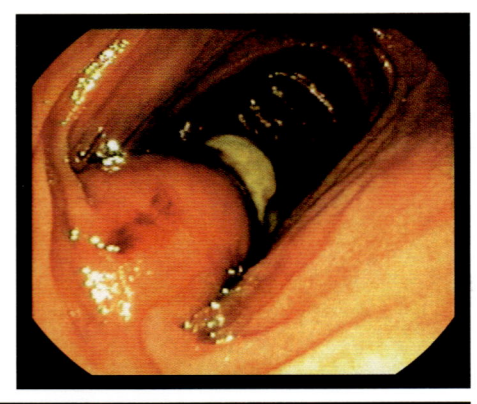

Fig. 16-1. Enteroscopia de balão único (EBU) evidenciando lipoma ulcerado medindo cerca de 5 cm em paciente de 23 anos, causando suboclusão, 20-30 cm após o ângulo de Treitz. Paciente tratada cirurgicamente.

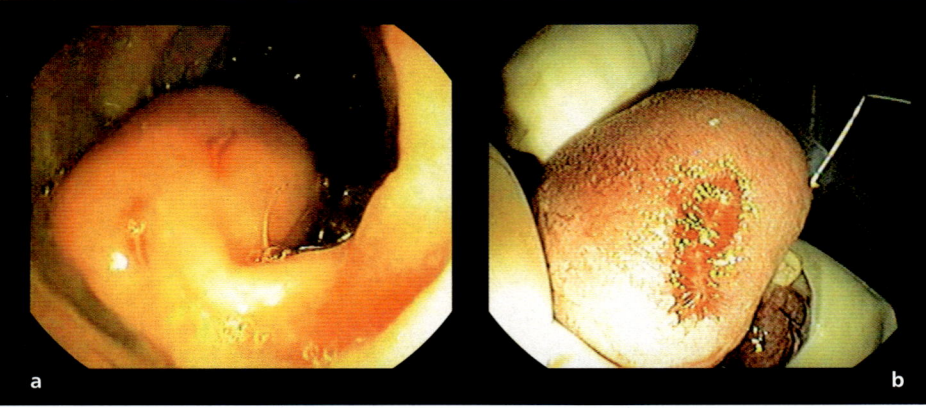

Fig. 16-2. (**a**) EBU evidenciando: brunneroma ulcerado e sangrante em quarta porção duodenal, em paciente de 72 anos. (**b**) Brunneroma após sua ressecção endoscópica.

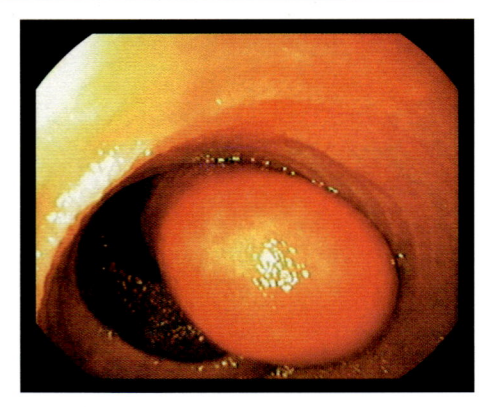

Fig. 16-3. Lipoma em íleo médio, em paciente de 53 anos, removido cirurgicamente após diagnóstico e tatuagem por EBU.

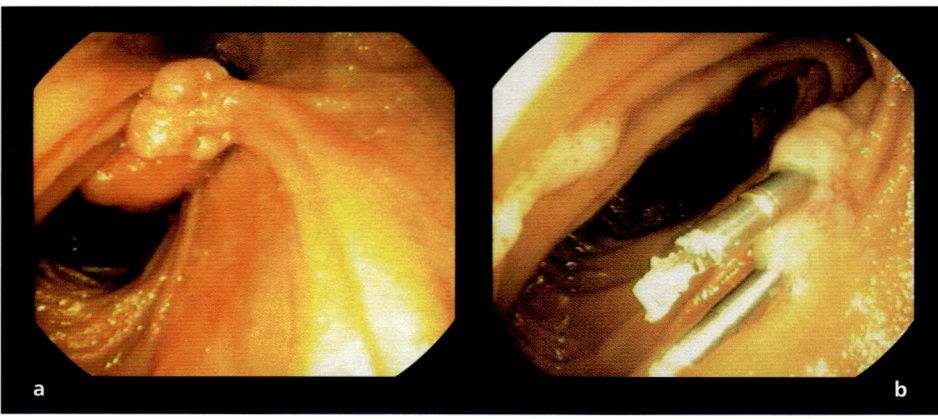

Fig. 16-4. (**a**) Pólipos harmartomatosos em jejuno proximal em criança de 9 anos portadora de síndrome de Peutz-Jeghers. (**b**) Aspecto pós-ressecção, com colocação de endoclipes preventivos.

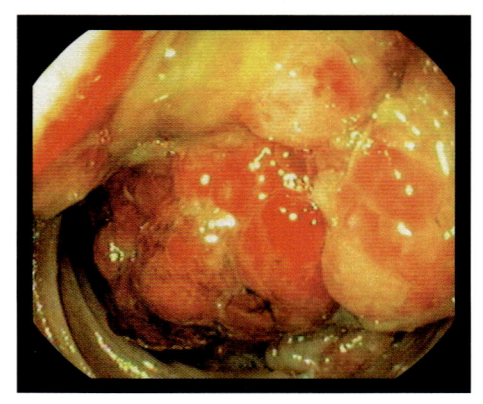

Fig. 16-5. Pólipo harmartomatoso sangrante, medindo cerca de 5 cm, ressecado endoscopicamente em paciente de 31 anos, portadora de síndrome de Peutz-Jeghers, com sintomas de dor abdominal e anemia. Ambos os sintomas melhoraram após ressecção endoscópica dos pólipos maiores.

Enteroscopia – Pólipos e Poliposes

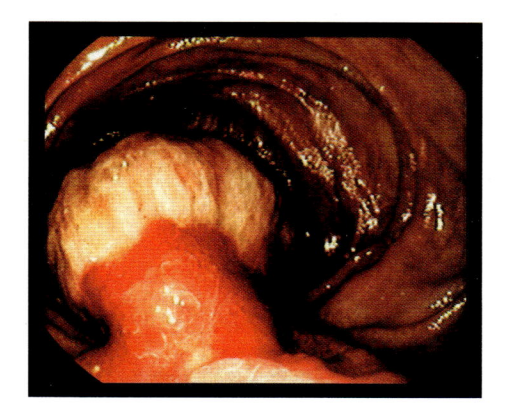

Fig. 16-6. Pólipo adenomatoso único, pediculado e ulcerado em seu ápice, medindo cerca de 3 cm em paciente de 31 anos, com queixas de melena intermitente.

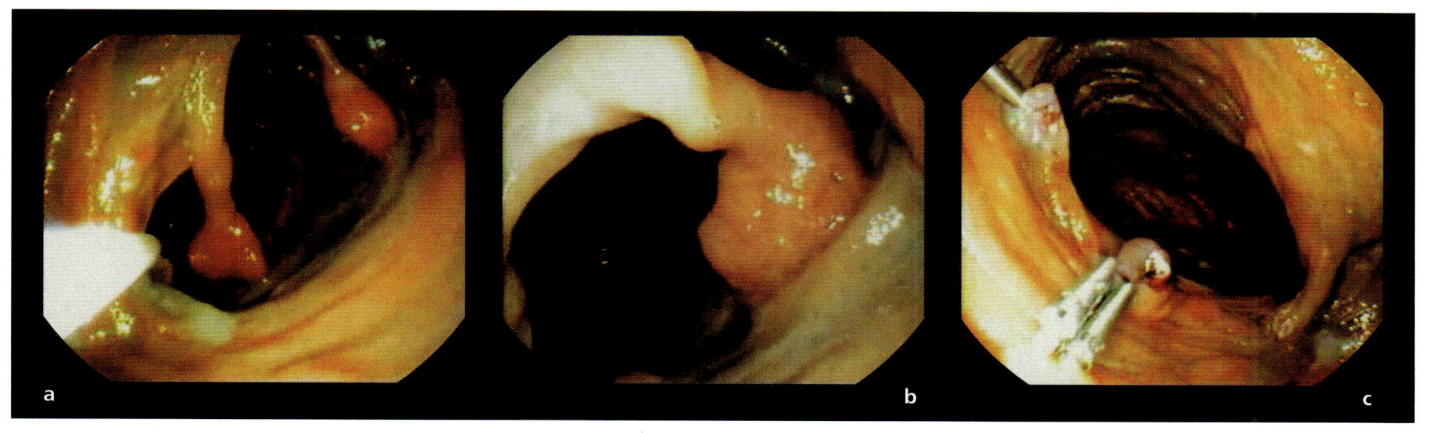

Fig. 16-7. (a) Pólipos harmartomatosos em portador de síndrome de Peutz-Jeghers. Note a mucosa azulada por provável intussuscepção recente pelos múltiplos pólipos nesta região. Alça de polipectomia laçando o pedículo de um terceiro pólipo na mesma topografia. (b) Imagem do terceiro pólipo descrito na imagem anterior. (c) Aspecto local após ressecção endoscópica dos pólipos, com colocação de endoclipes hemostáticos preventivos.

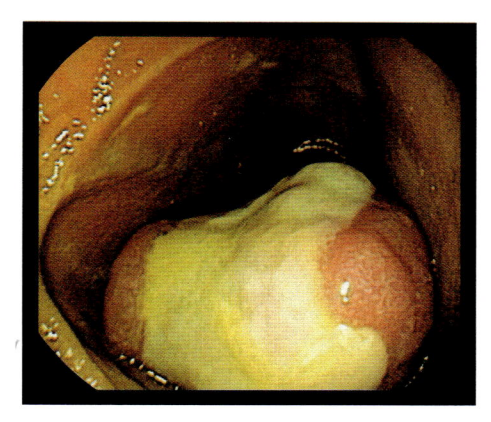

Fig. 16-8. Leiomioma ulcerado em jejuno médio diagnosticado por cápsula endoscópica e tratado por EBU, em paciente de 64 anos, com anemia crônica.

REFERÊNCIAS BIBLIOGRÁFICAS

1. Bizzotto A, Riccioni ME, Costamagna G et al. Balloon-assisted enteroscopy: a window to small bowel polypectomies in Peutz–Jeghers syndrome. *Video J Encyclop GI Endosc* 2014;1(1):212-14.
2. Rahmi G et al. Small bowel polypectomy by double balloon enteroscopy: correlation with prior capsule endoscopy. *World J Gastrointest Endosc* 2013;5(5):219-25.
3. Torroni F, Romeo E et al. Conservative approach in Peutz-Jeghers syndrome: Single-balloon enteroscopy and small bowel polypectomy. *World J Gastrointest Endosc* 2014;6(7):318-23.
4. Yamamoto H, Hayashi Y et al. Nonsurgical management of small-bowel polyps in Peutz-Jeghers syndrome with extensive polypectomy by using double-balloon endoscopy. *Gastrointest Endosc* 2011;74:328-33.
5. Van Lier MG, Mathus-Vliegen EM et al. High cumulative risk of intussusception in patients with Peutz-Jeghers syndrome: time to update surveillance guidelines? *Am J Gastroenterol* 2011 May;106(5):940-45.
6. Hernández V. Oscar, Valencia Blancas JM et al. Peutz Jeghers Syndrome (PJS): can Double Balloon Enteroscopy (DBE) Modify the Clinical Course and Complications Secondary to Small Bowel Polyps (SBP)? *Gastrointest Endosc* 2009;69(5):AB196.
7. Kuga R, Maluf-Filho F, Safatle-Ribeiro A et al. Prevalence of small bowel polyps in patients with familial adenomatous polyposis using the single-balloon enteroscope. *Gastrointest Endosc* 2009;69(5):AB202.
8. Monkemuller K et al. Feasibility of double-balloon enteroscopy-assisted chromoendoscopy of the small bowel in patients with familial adenomatous polyposis. *Endoscopy* 2007;39:52-57.
9. Möschler OL, May A et al. Complications in and performance of double-balloon enteroscopy (DBE): results from a large prospective DBE database in Germany. *Endoscopy* 2011 June;43(6):484-89.
10. Monkemuller K et al. Endoscopic Mucosal Resection for Jejunal Polyps Using Double-Balloon Enteroscopy (DBE). *Gastrointest Endosc* 2013;77(5):AB281-82.
11. Sorensen AS et al. TU1464 EMR in the duodenum is Associated With a Higher Delayed Bleeding Rate thn EMR in the Colon. *Gastrointest Endosc* 2013;77 (5 Suppl):AB281.

17

HEMORRAGIA DIGESTIVA ALTA APÓS CIRURGIA DE CAPELLA

Ricardo Leite Ganc ■ Arnaldo José Ganc

INTRODUÇÃO

Com o advento e a popularização da cirurgia bariátrica, o endoscopista deve estar apto a lidar com as novas e velhas afecções em uma nova anatomia.

Apesar das várias técnicas utilizadas, a mais frequente, e que mais preocupa o endoscopista, é a cirurgia de Capella ou *Bypass* gástrico. Nessa cirurgia, faz-se uma pequena bolsa gástrica, por onde o alimento passa, associada a uma anastomose gastrojejunal.

Mais distalmente, há uma enteroentero e anastomose, cuja alça aferente leva ao duodeno e ao estômago excluso (Fig. 17-1).

Não há dúvidas que a complicação mais frequente é a obstrução alta por alimentos. No entanto, as doenças do trato digestório excluso não são infrequentes, e o gastrenterologista precisa estar atento a isto, inclusive às modificações nos quadros clínicos de afecções nessa porção do TGI.

Para o estudo endoscópico desses pacientes, a enteroscopia com uso de balão se impõe uma vez que é o único método que consegue alcançar o estômago excluso. Ele pode ser muito útil e deve ser utilizado, mesmo que na urgência, como será descrito no caso a seguir (Fig. 17-2a-g).

RELATO DE CASO

Paciente de 37 anos submetida, 2 anos antes, a uma cirurgia bariátrica com perda de 45 kg, chegou ao pronto-socorro com queixa de enterorragia, palidez cutânea, tontura e sudorese 4 horas antes.

Ao exame inicial estava descorada, desidratada, taquicárdica (FC 130) e hipotensa (PA de 90/40 mmHg). Ao toque retal apresentava sangue vivo na luva.

Após reposição volêmica e realização de exames de sangue (Hb de 7,5 g/dL e Ht de 22%), foram solicitados 2 concentrados de hemácias, uma endoscopia e uma colonoscopia de urgência.

Durante o exame endoscópico, o foco de sangramento não foi encontrado, sendo que o endoscopista teve o cuidado de alcançar a anastomose enteroentérica, a qual não demonstrou a presença de sangue vindo da alça exclusa (Fig. 17-2a).

A colonoscopia demonstrou hemorroidas, e o íleo distal foi examinado nos seus 30 cm distais, sem qualquer sinal do foco de hemorragia (Fig. 17-2b e c).

Oito horas após o exame, a paciente apresentou novo episódio de enterorragia franca, com hipotensão (PA 70/30 mmHg) e taquicardia (FC 140 bpm). Neste momento, foi solicitada

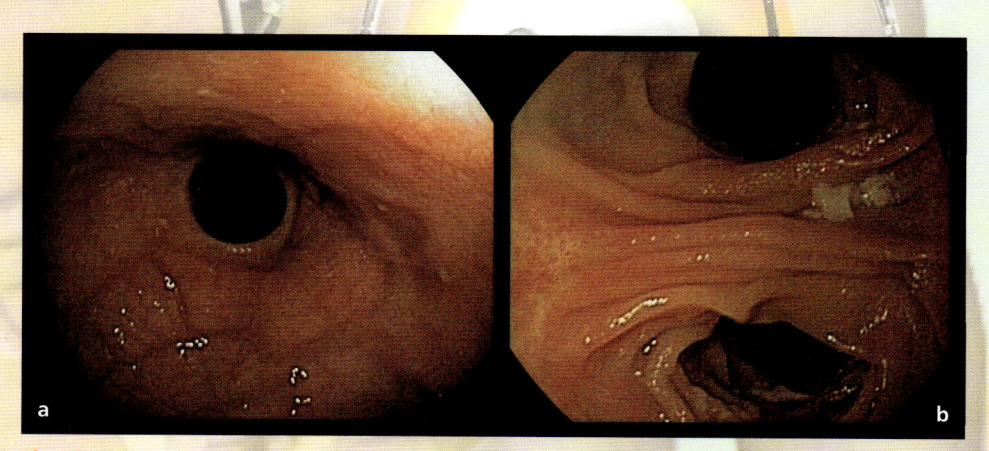

Fig. 17-1. Cirurgia de Capella. (**a**) Estômago remanescente no trânsito intestinal. (**b**) Anastomose enteroentérica com aspecto habitual pós-Capella.

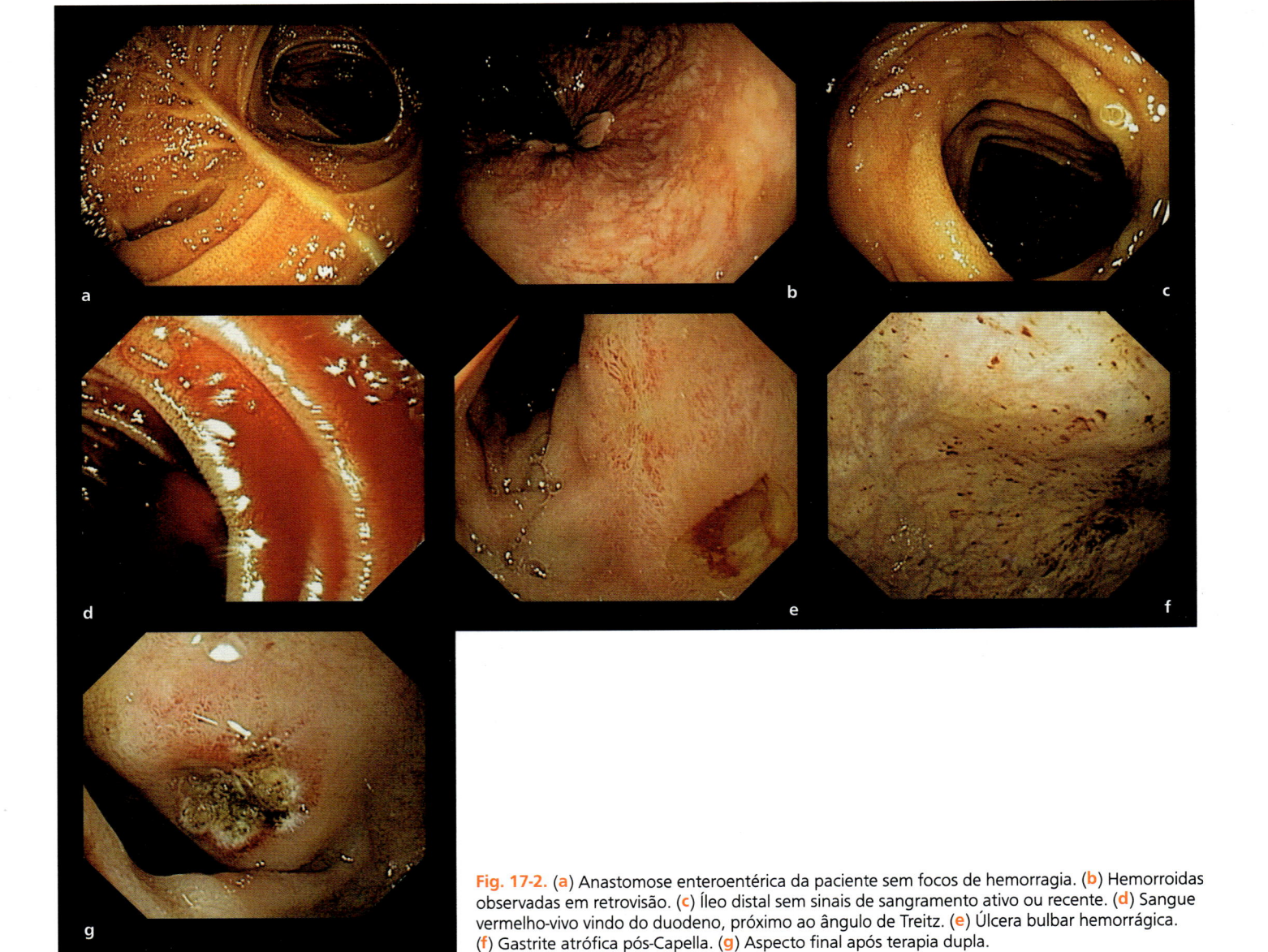

Fig. 17-2. (**a**) Anastomose enteroentérica da paciente sem focos de hemorragia. (**b**) Hemorroidas observadas em retrovisão. (**c**) Íleo distal sem sinais de sangramento ativo ou recente. (**d**) Sangue vermelho-vivo vindo do duodeno, próximo ao ângulo de Treitz. (**e**) Úlcera bulbar hemorrágica. (**f**) Gastrite atrófica pós-Capella. (**g**) Aspecto final após terapia dupla.

uma nova avaliação endoscópica. Desta feita, foi optado pela realização de uma enteroscopia com balão único para avaliar o TGI excluso.

Durante o exame, ao alcançar o ângulo de Treitz, pode-se observar sangue vermelho-vivo vindo do duodeno (Fig. 17-2d). Ao alcançar o bulbo, notou-se uma úlcera duodenal hemorrágica, com um coto vascular visível (Forrest IIA) (Fig. 17-2e). Além disso, havia uma gastrite atrófica com pontos de hematina (Fig. 17-2f).

Foi realizada terapia dupla, com injeção de adrenalina (1/10.000) e aplicação de plasma de argônio, com sucesso (Fig. 17-2g).

A paciente evoluiu favoravelmente e recebeu alta hospitalar 3 dias após, com bloqueador e bomba de prótons e tratamento para erradicação de *Helicobacter pylori*.

DISCUSSÃO

A cirurgia bariátrica tem um papel fundamental para o tratamento de pacientes com obesidade mórbida e suas comorbidades.

Com a epidemia de obesidade que assola o mundo e o Brasil, essas cirurgias têm sido aplicadas com mais e mais frequência. Por este motivo, doenças como as úlceras duodenais podem ter uma apresentação atípica e, dificilmente, apresentar-se com melena, uma vez que o trânsito intestinal é muito mais acelerado.

Nos pacientes operados, a enterorragia pode ser a principal queixa de uma hemorragia digestiva alta e a equipe médica deve estar atenta a isso.

Com o advento da enteroscopia com balão, o acesso ao TGI excluso, passou a ser mais fácil, dispensando a necessidade de uma enterotomia com enteroscopia intraoperatória, procedimento muito mais invasivo, demorado e pouco eficaz.

Mesmo assim, aquela não está disponível em todos os centros, o que pode dificultar o diagnóstico e consequente tratamento desse grupo de pacientes.

Com alguma habilidade, porém não em todos os casos, é possível alcançar o estômago excluso e o tratamento deve ser o habitual, com a terapia dupla sendo a regra, uma vez que não é possível a aplicação de clipe hemostático com o enteroscópio. Quando não se dispuzer de um enteroscópio, pode-se tentar acessar o estômago excluso com um colonoscópio infantil.

Vale lembrar que o início do tratamento é sempre a reposição volêmica, ainda que se deva evitar a transfusão de concentrados de hemácias em pacientes com níveis de hemoglobina acima de 7 g/dL.

A endoscopia digestiva alta sempre deve ser solicitada em todos os pacientes que apresentem enterorragia. Isso porque até 10% dos pacientes com hemorragia digestiva alta apresentam enterorragia ao invés de melena.

Nos pacientes com cirurgia de Capella, essa apresentação é muito mais frequente, e os cuidados devem ser redobrados.

A conduta inicial na paciente do caso apresentado seguiu essa regra, sendo que o foco não foi encontrado.

No segundo episódio, houve a suspeita de que o foco poderia ser do TGI excluso e, por isso, foi solicitada uma enteroscopia com balão único.

Caso não disponível, a realização de arteriografia seria uma boa opção diagnóstica, principalmente pelo potencial terapêutico, com a desvantagem de ser mais invasiva e necessitar de um fluxo de sangue contínuo.

Em virtude das altas taxas de recidiva hemorrágica pós-arteriografia, a conduta preferencial deve ser a endoscópica e, como no caso apresentado, com alta taxa de sucesso.

ALTERAÇÕES VASCULARES DO INTESTINO DELGADO

Artur Adolfo Parada ▪ Luciano de Souza Hybner ▪ Mariana Potrich Maymone
Fabio Rosa Moraes ▪ Evandro Andersen Pinheiro

INTRODUÇÃO

As formações vasculares aberrantes são frequentemente encontradas no trato digestório e constituem causa importante de sangramento do TGI. As razões pelas quais esta distorção de estruturas vasculares é adquirida ao longo da vida, são pobremente conhecidas. Estas lesões podem ser divididas em três categorias: tumores vasculares ou angiomas (que podem ser benignos ou malignos); anormalidades vasculares associadas a doenças congênitas ou sistêmicas (p. ex., síndrome de Osler-Weber-Rendu); e lesões esporádicas adquiridas (angiectasias, lesões de Dieulafoy, vasculopatias actínicas entre outras).

A angiectasia é a anormalidade vascular mais encontrada. São usados como sinônimo os termos angiodisplasia, malformação arteriovenosa e ectasia vascular, porém a denominação mais recomendada atualmente é angiectasia.

EPIDEMIOLOGIA

As MAV são mais encontradas no estômago (74%), seguido do duodeno (14%) e do jejuno (4%). São mais comuns em pacientes com mais de 60 anos, e a prevalência destas lesões é desconhecida, porém sabe-se que está aumentada em algumas condições predisponentes como insuficiência renal terminal, síndrome de Von Willebrand e estenose aórtica (síndrome de Heyde).[1]

FISIOPATOLOGIA

A histologia fundamental destas lesões consiste na presença de vasos dilatados nas camadas mucosa e submucosa. Algumas características podem diferenciar os subtipos das anormalidades vasculares adquiridas (Figs. 18-1 a 18-3).

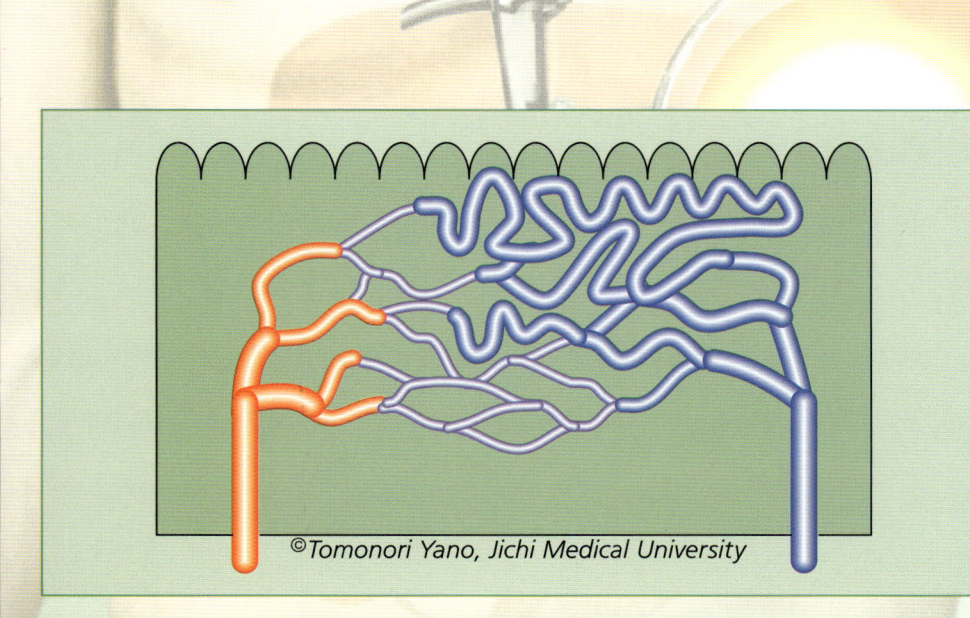

Fig. 18-1. Angiectasias: veias tortuosas e finas; ausência da camada elástica interna.

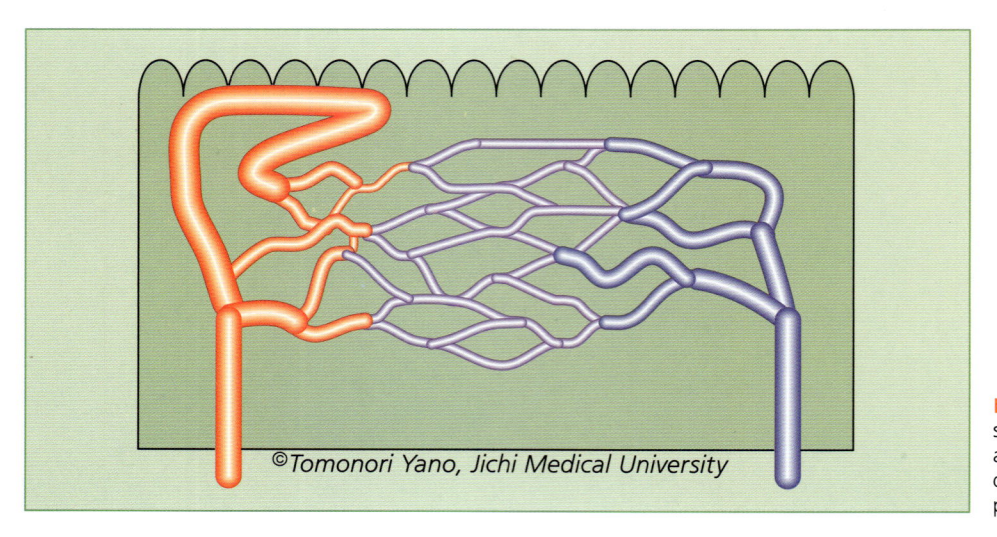

Fig. 18-2. Lesões de Dieulafoy: artéria aberrante na submucosa que causa protrusão na mucosa por uma abertura de 2 a 3 mm; há fibrose da camada subíntima da artéria, sem formação de aneurisma; ausência de processo inflamatório na borda de ruptura da mucosa.

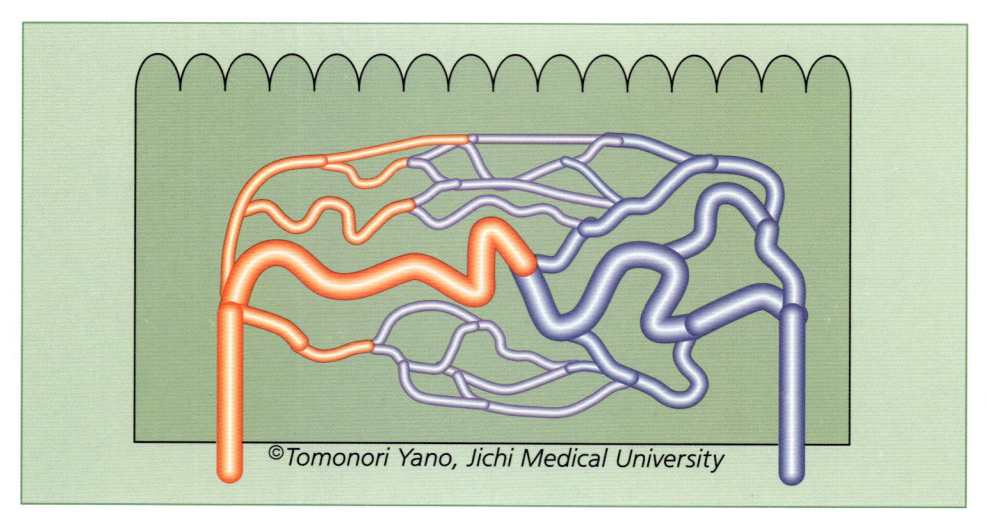

Fig. 18-3. MAV: vasos aberrantes com parede espessada e hipertrófica que variam de espessura abruptamente; camada elástica interna de aspecto arterial intercomunicando com veias sem a camada elástica interna.

CLASSIFICAÇÃO

As principais lesões vasculares são angiectasias, Dieulafoy, telangiectasias, varizes, flebectasias e aneurismas.

A classificação endoscópica das lesões vasculares de intestino delgado proposta por Yano e Yamamoto é útil não só para a padronização no diagnóstico, como também para orientar procedimentos hemostáticos (Fig. 18-4).[2]

Lesões tipos 1a e 1b são lesões venosas e chamadas angiectasias. Tipos 2a e 2b são lesões arteriais e consideradas Dieulafoy. As tipo 3 representam as malformações arteriovenosas. As tipo 4 são aquelas não classificadas em outra categoria.[2]

DIAGNÓSTICO

Geralmente é feito por endoscopia, porém, em alguns casos, podem ser necessários métodos radiográficos ou cirurgia (Fig. 18-5).

No intestino delgado, as MAV são frequentemente detectadas quando os pacientes são submetidos à avaliação por hemorragia digestiva alta de origem obscura, após realização de endoscopia

Tipo	Símbolo	Descrição
Tipo 1a	•	Eritema puntiforme (< 1 mm) sem ou com porejamento
Tipo 1b	●	Eritema (poucos mm) sem ou com porejamento
Tipo 2a	⌒	Lesões puntiformes (< 1 mm) com sangramento pulsátil
Tipo 2b	●	Protrusão vermelha pulsátil sem dilatação venosa ao redor
Tipo 3	(rede)	Protrusão vermelha pulsátil com dilatação venosa ao redor
Tipo 4	?	Outra (não classificada em nenhuma categoria)

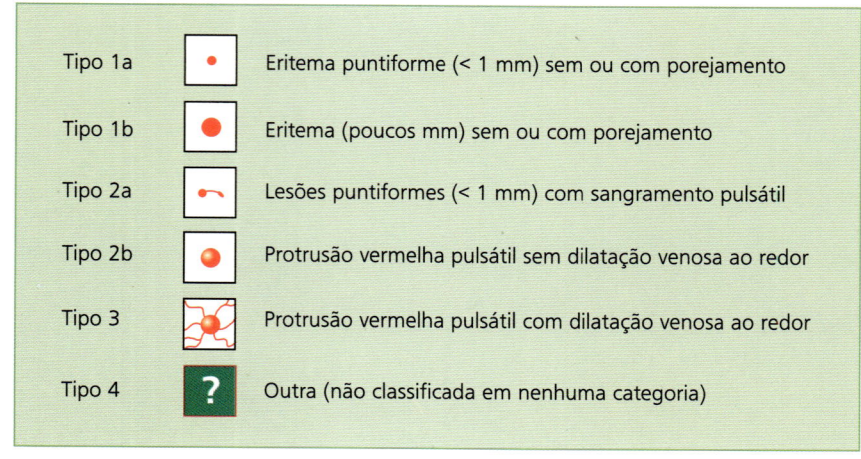

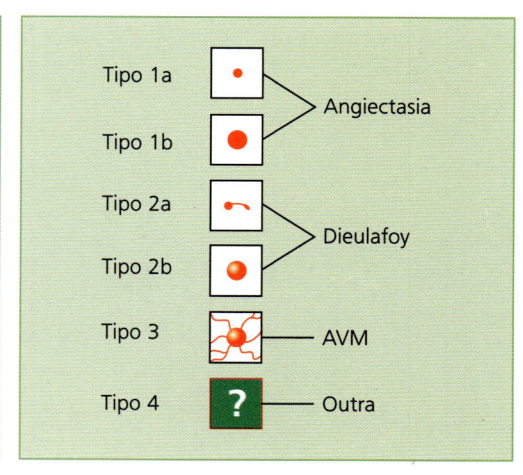

Tipo	Símbolo	Classificação
Tipo 1a	•	Angiectasia
Tipo 1b	●	Angiectasia
Tipo 2a	⌒	Dieulafoy
Tipo 2b	●	Dieulafoy
Tipo 3	(rede)	AVM
Tipo 4	?	Outra

Fig. 18-4. Classificação endoscópica das lesões vasculares do TGI.

Alterações Vasculares do Intestino Delgado

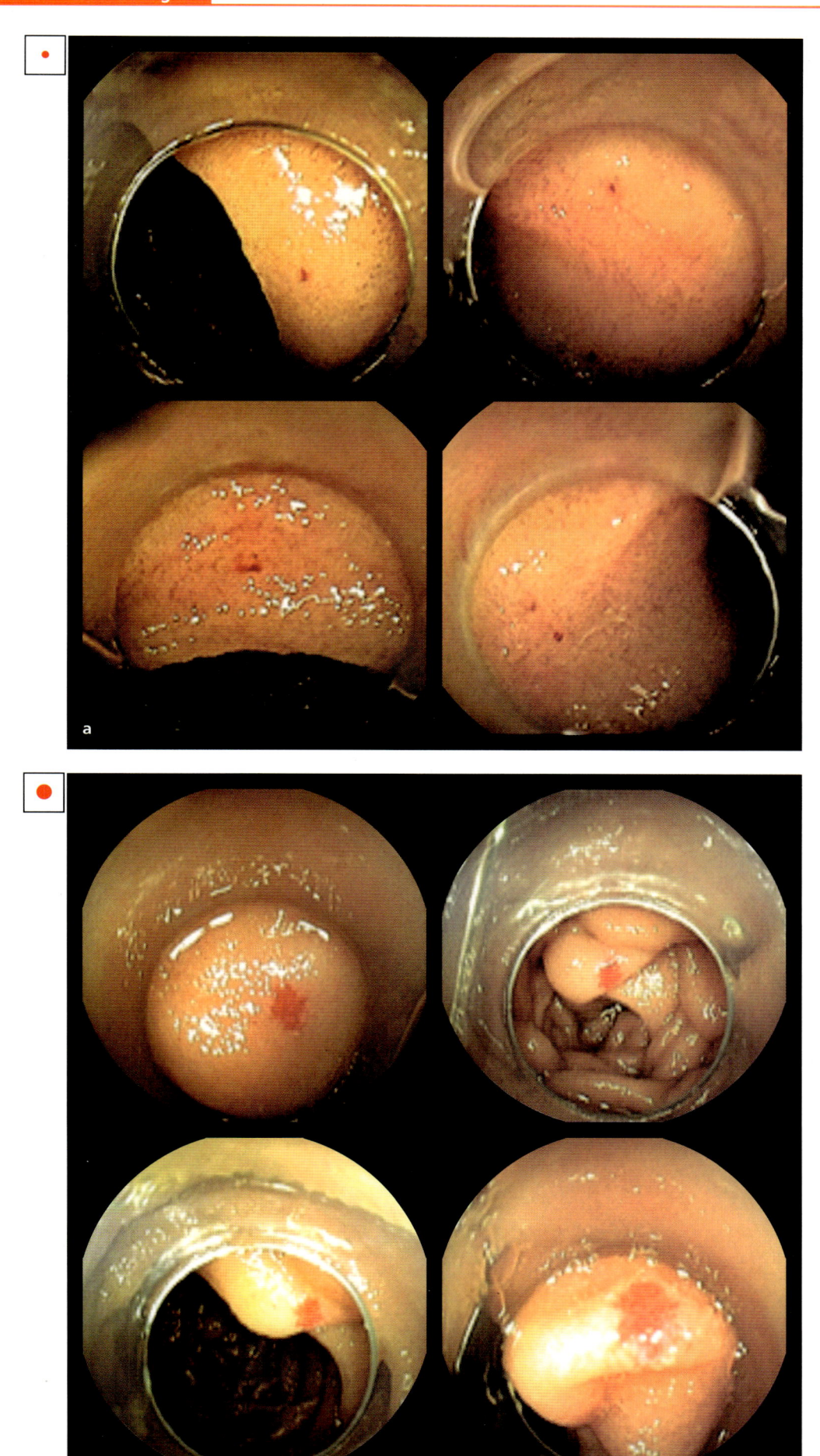

Fig. 18-5. Diagnóstico das lesões vasculares. (**a**) **Tipo 1a:** eritema puntiforme (< 1 mm) sem ou com porejamento. (**b**) **Tipo 1b:** eritema (poucos mm) sem ou com porejamento. *(Continua.)*

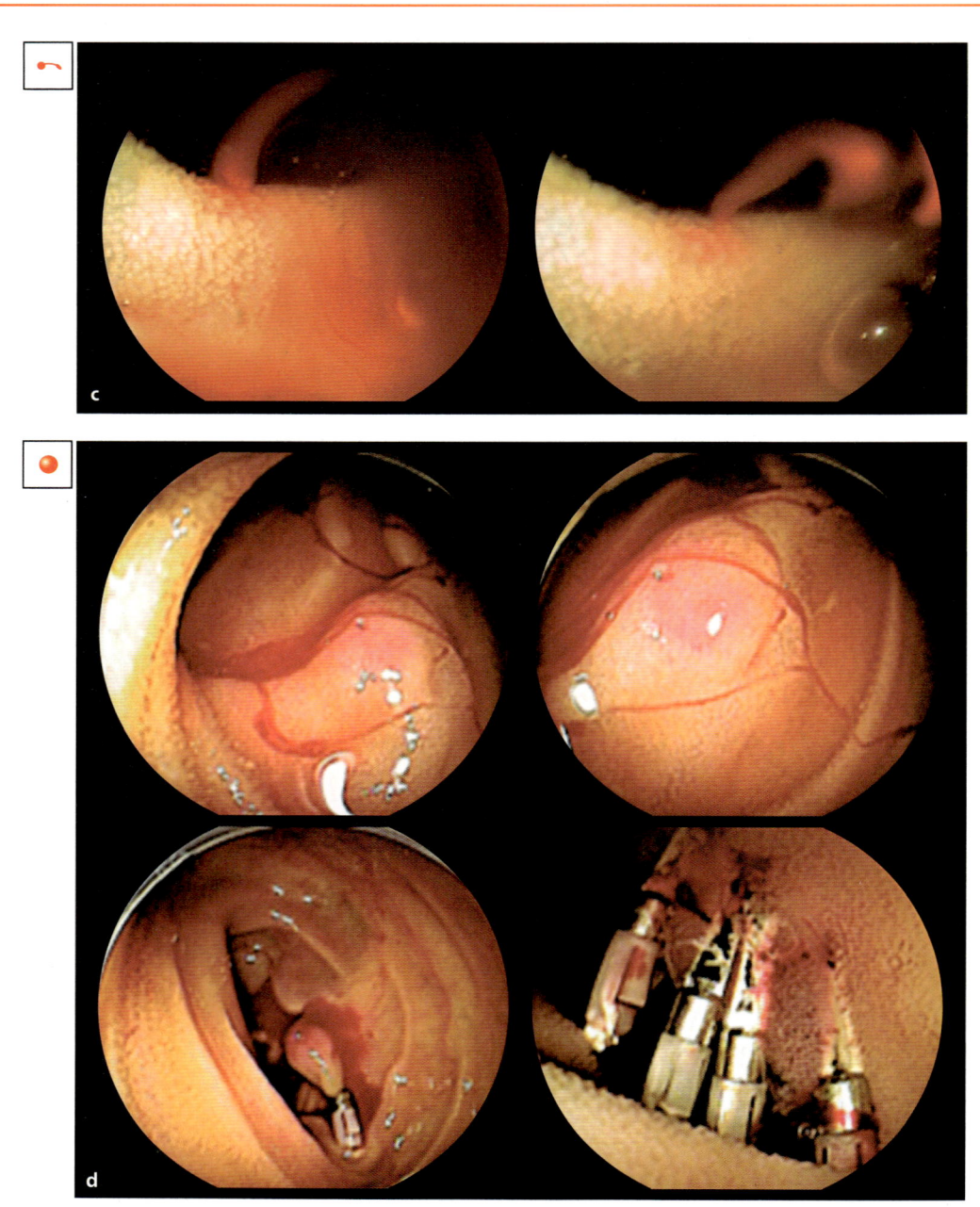

Fig. 18-5. *(Cont.)* (**c**) **Tipo 2a:** lesões puntiforme (< 1 mm) com sangramento pulsátil.
(**d**) **Tipo 2b:** protrusão vermelha pulsátil sem dilatação venosa ao redor.

Alterações Vasculares do Intestino Delgado

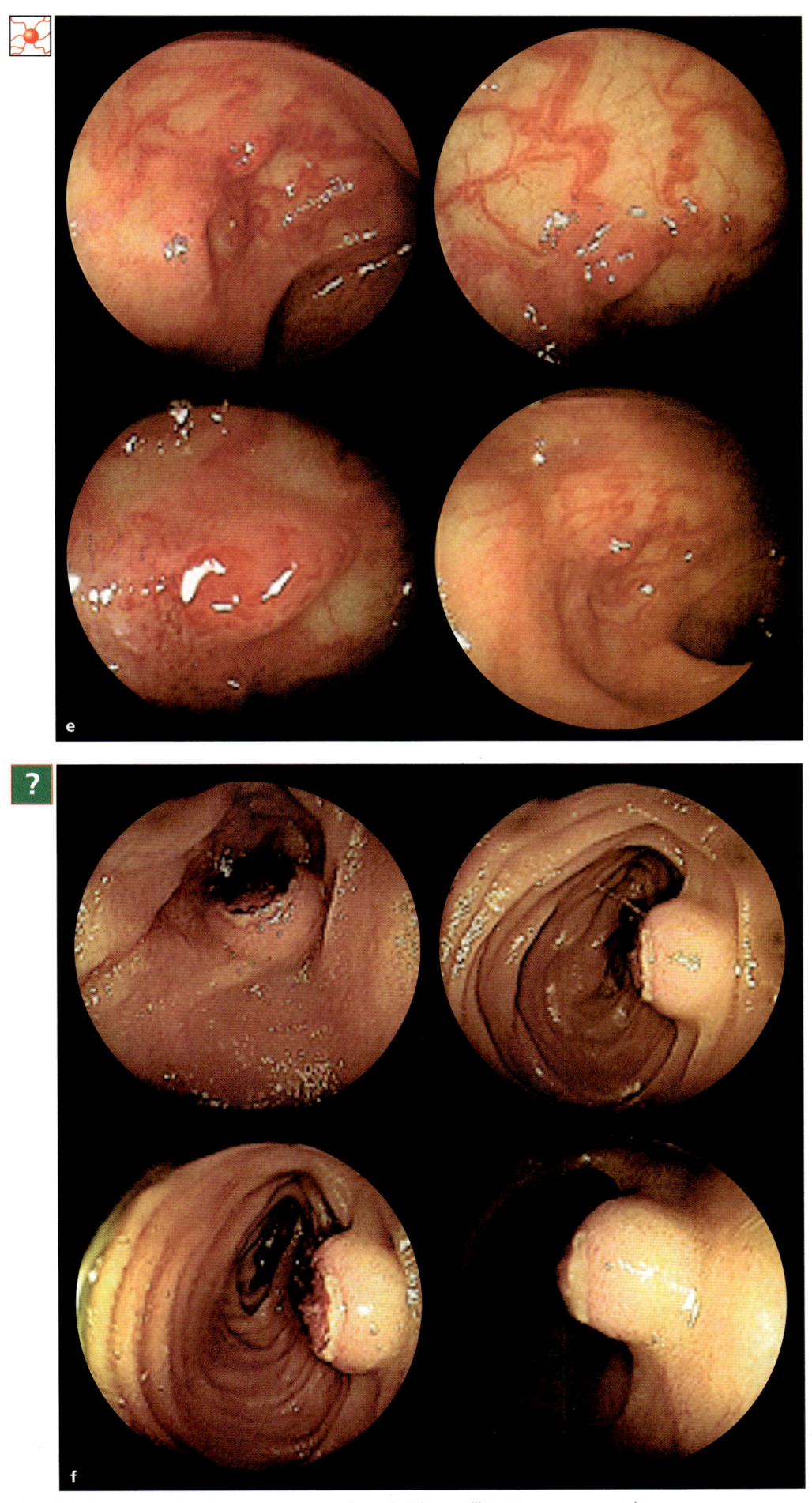

Fig. 18-5. *(Cont.)* **(e) Tipo 3:** protrusão vermelha pulsátil com dilatação venosa ao redor.
(f) Tipo 4: Outra (não classificada em nenhuma categoria).

alta e colonoscopia. Cerca de 5% dos pacientes que apresentam hemorragia do TGI não têm a fonte do sangramento identificada com a primeira investigação e uma fonte potencial será identificada no intestino delgado em 75% destes pacientes. Aproximadamente 40% dos episódios de hemorragia digestiva em paciente com mais de 40 anos, são provenientes de angiectasias do intestino delgado.

TRATAMENTO

As MAV devem ser conduzidas de acordo com a forma de apresentação. Nos casos de sangramento agudo, primeiramente deve ser realizada ressuscitação volêmica e estabilização clínica. Nos casos de sangramento intermitente ou sangramento oculto nas fezes, é feita a identificação da lesão por meio de enteroscopia, cintilografia ou angiografia e posterior abordagem terapêutica.

Entre as variadas formas de tratamento, estão o tratamento endoscópico com coagulação por plasma de argônio, uso de hemoclipes, fotocoagulação a *laser*, injetoterapia, eletrocoagulação, ligadura com bandas ou ainda terapia farmacológica, abordagem cirúrgica e manejo conservador. A escolha do tratamento endoscópico é baseada hoje na maioria dos serviços, na Classificação de Yano-Yamamoto.[2]

Lesões tipos 1a e 1b, lesões venosas, são tratadas com cauterização. As lesões tipos 2a, 2b e 3 podem causar sangramento arterial e devem ser tratadas com hemoclipes ou, eventualmente, com ligaduras. Tratamento cirúrgico é necessário em casos de sangramento recorrente ou na falha do tratamento endoscópico (Fig. 18-6).[2]

Pacientes não candidatos a terapias invasivas ou aqueles com lesões vasculares difusas podem ser tratados com agentes farmacológicos.[3]

A talidomida, que tem efeito inibitório na angiogênese por suprimir a expressão do fator de crescimento endotelial vascular, tem sido considerada como efetiva e relativamente segura para os casos de sangramento refratário, recorrente e perda sanguínea crônica.[4]

O octreotide já teve seu uso descrito em algumas séries de casos, cujo mecanismo seria melhorar a agregação plaquetária, vasoconstrição esplâncnica e inibição da angiogênese. Poderia ser usado em pacientes com sangramento refratário, lesões inacessíveis e naqueles com alto risco para outras intervenções.[3]

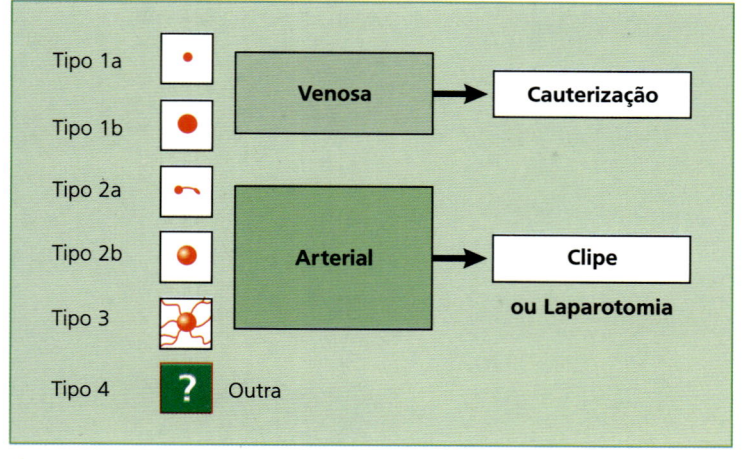

Fig. 18-6. Tratamento das lesões hemorrágicas.

O uso de terapia hormonal com estrogênio e progesterona, apesar de já descrito, não tem sido recomendado pela literatura atual.[5]

CASOS CLÍNICOS

Caso 1: Cápsula Endoscópica + Enteroscopia

R.A.S., 34 anos, sexo masculino:

- História prévia: sangramento digestivo intermitente há 25 dias; 2 internações em outros hospitais neste período, com necessidade de transfusões sanguíneas. Reinternado com sangramento importante.
- USG (17/06/13 – ambulatorial): nódulo ecogênico em lobo hepático esquerdo – hemangioma pode ser considerado no diagnóstico diferencial.
- EDA (08/08/13): normal; sem sinais de sangramento no presente exame.
- Colonoscopia (08/08/13): normal até o íleo distal; sem sinais de sangramento no presente exame.
- TC abdome (17/08): imagem nodular no lobo hepático esquerdo com características sugestivas de hemangioma. **Moldura intestinal sem alterações expressivas detectáveis ao método**. Demais aspectos avaliados sem alterações expressivas ao método.
- EDA (17/08/2013): gastrite enantemática discreta; bulboduodenite discreta.
- Êntero-TC (com contraste oral) 19/08: moldura intestinal apresenta distribuição, calibre e contornos preservados, sem lesões grosseiras detectáveis ao método.

Salienta-se, contudo, discutível espessamento do jejuno proximal com áreas murais lineares de maior impregnação do contraste nesta topografia, de natureza indeterminada neste estudo, não se afastando a possibilidade de lesão orgânica de pequenas dimensões ou mesmo alteração vascular (angiodisplasia?).

Esboços de divertículos cólicos, sem caracterizar espessamentos ou densificações em suas adjacências.

Reto e gordura perirretal de aspecto preservado.

Cápsula endoscópica: algumas erosões em bulbo. Presença de sangue vivo em duodeno distal para jejuno proximal. Ainda em jejuno proximal, há uma angiectasia plana, tipo Ib, com 2 mm no maior eixo. O restante do intestino delgado apresenta grande quantidade de coágulos e secreção sanguinolenta escura. Cólon com grande quantidade de coágulos e secreção sanguinolenta escura (Fig. 18-7).

- Enteroscopia: bulboduodenite discreta. Presença de sangue e coágulos em pequena a moderada quantidade a partir da terceira porção duodenal. **Em quarta porção duodenal, nota-se lesão ulcerada, com bordas elevadas, medindo cerca de 2,5 a 3 cm de diâmetro, com sangramento ativo. Realizadas biópsias nas bordas e injeção de solução de adrenalina (1:10.000), com redução significativa do sangramento.** Jejuno proximal e médio com grande quantidade de sangue e aparentemente sem lesões (Fig. 18-8).

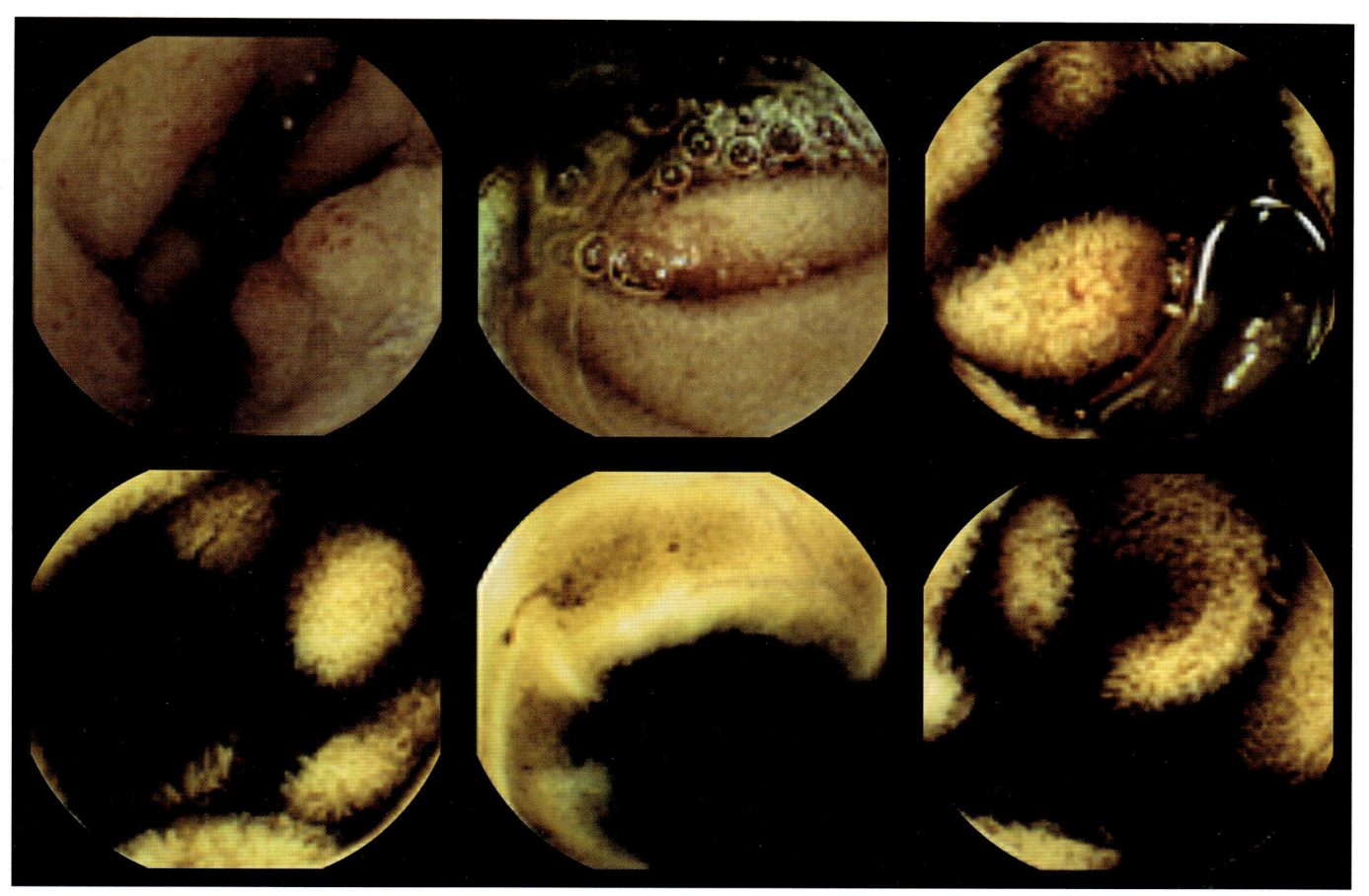

Fig. 18-7. 3ª internação – Imagens obtidas da cápsula endoscópica.

- Anatomia patológica – borda e fundo de úlcera: hiperplasia glandular de padrão reparativo; epitélio permeado por neutrófilos; crosta fibrino leucocitária. Etiologia não específica.
- Evolução: indicada cirurgia de urgência em virtude da persistência do sangramento com múltiplas transfusões.
- Cirurgia (29/08): "enterectomia com enteroenteroanastomose (duodeno/jejuno laterolateral) por lesão aparentemente tumoral em 4ª porção duodenal. Realizado teste com azul de metileno, sem exteriorização" (Fig. 18-9).
- Pós-operatório em UTI por 4 dias.
- Alta hospitalar em 08/09/2013 em boas condições.
- Anatomia patológica – intestino delgado: **malformação arteriovenosa**: proliferação de vasos dilatados com parede tortuosa e congestos em submucosa; múltiplos focos de trombose em organização; extensa área de hemorragia recente em submucosa e camada muscular própria. Sem indícios de malignidade.
- Margens cirúrgicas: edema de lâmina própria.
- Medidas: 2,5 × 1,5 cm.

Caso 2: Enteroscopia de Duplo-Balão

Paciente VCC, 45 anos, sexo feminino. Veio encaminhada ao serviço para realização de enteroscopia de duplo-balão anterógrada após ter realizado uma tomografia de abdome em decorrência de quadro clínico de dor abdominal intensa, tipo cólica, empachamento e gases; a qual evidenciou um "estreitamento na 4ª porção duodenal, ao nível da passagem pelo hiato aortomesentérico, com distância entre a aorta e a artéria mesentérica superior estimada em 7 mm nesta topografia (normal 10-34 mm), com aparente ectasia e dilatação de segmentos gastroduodenais à montante, alteração esta que pode estar relacionada com a síndrome da artéria mesentérica superior" (Fig. 18-10).

Realizada EDB, na qual não foi observada estase gástrica, nem dilatação de alças intestinais. Em jejuno proximal, nota-se um segmento de cerca de 25 a 30 cm de extensão, com mucosa edemaciada, hiperemiada, com coloração púrpura, muco e erosões, compatível com enteropatia isquêmica (Fig. 18-11).

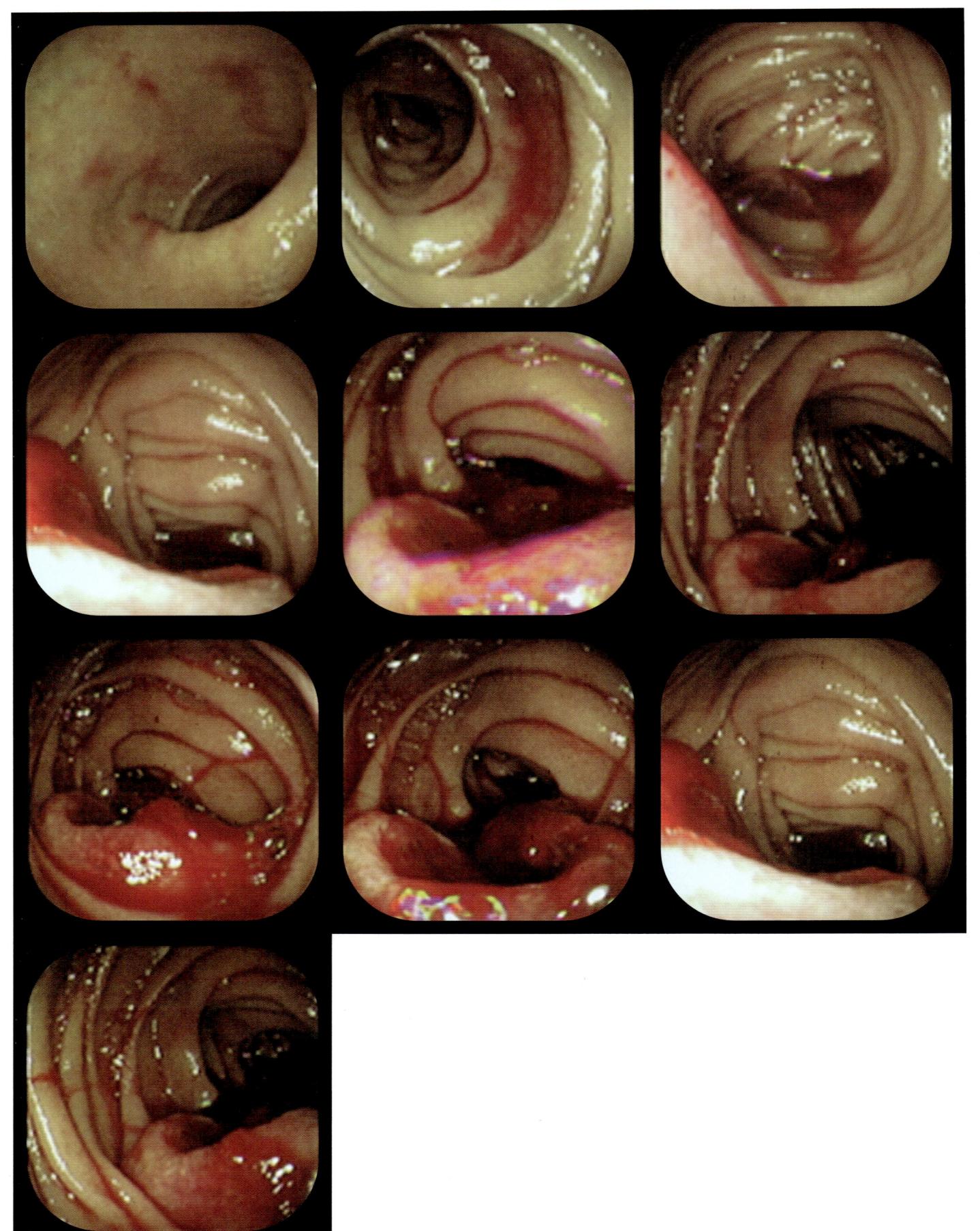

Fig. 18-8. 3ª internação – Imagens obtidas da enteroscopia.

Alterações Vasculares do Intestino Delgado

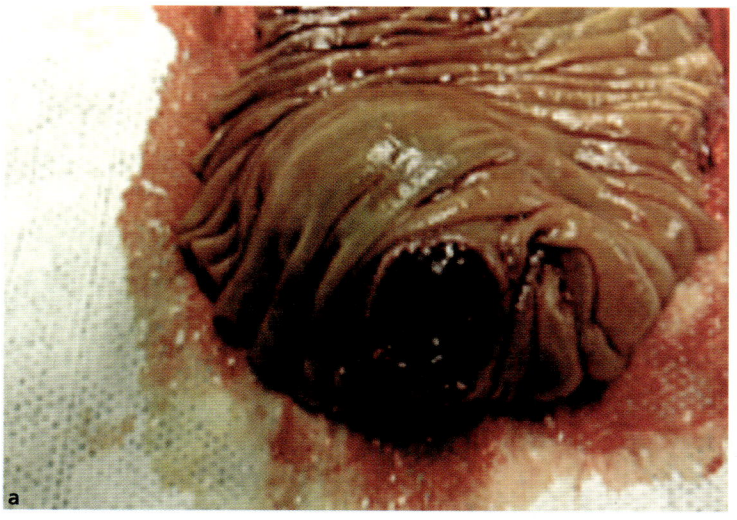

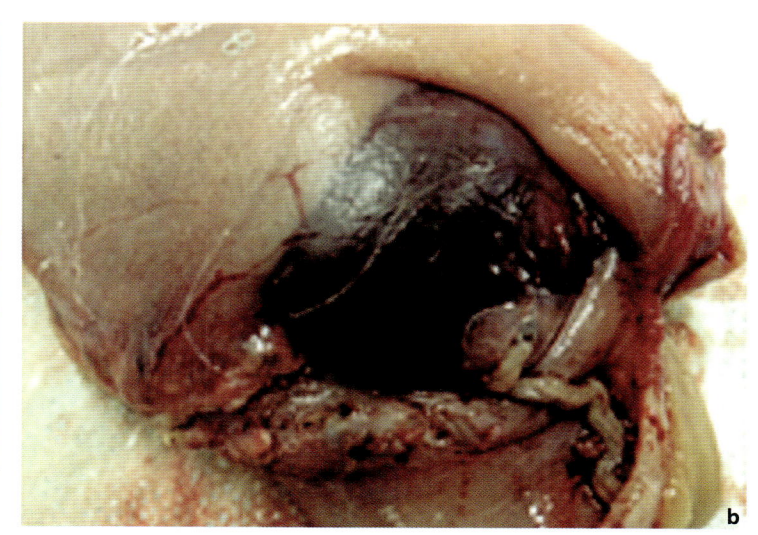

Fig. 18-9. Peça cirúrgica – 29/08/2013. (a) Intraluminal. (b) Extraluminal.

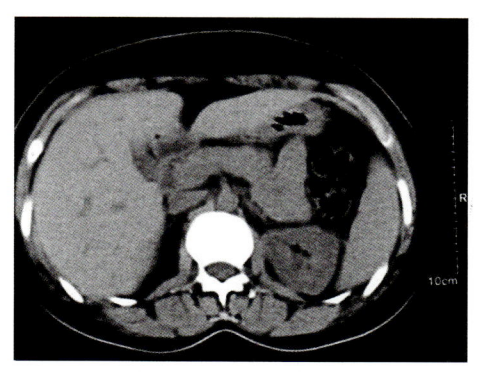

Fig. 18-10. TC de abdome.

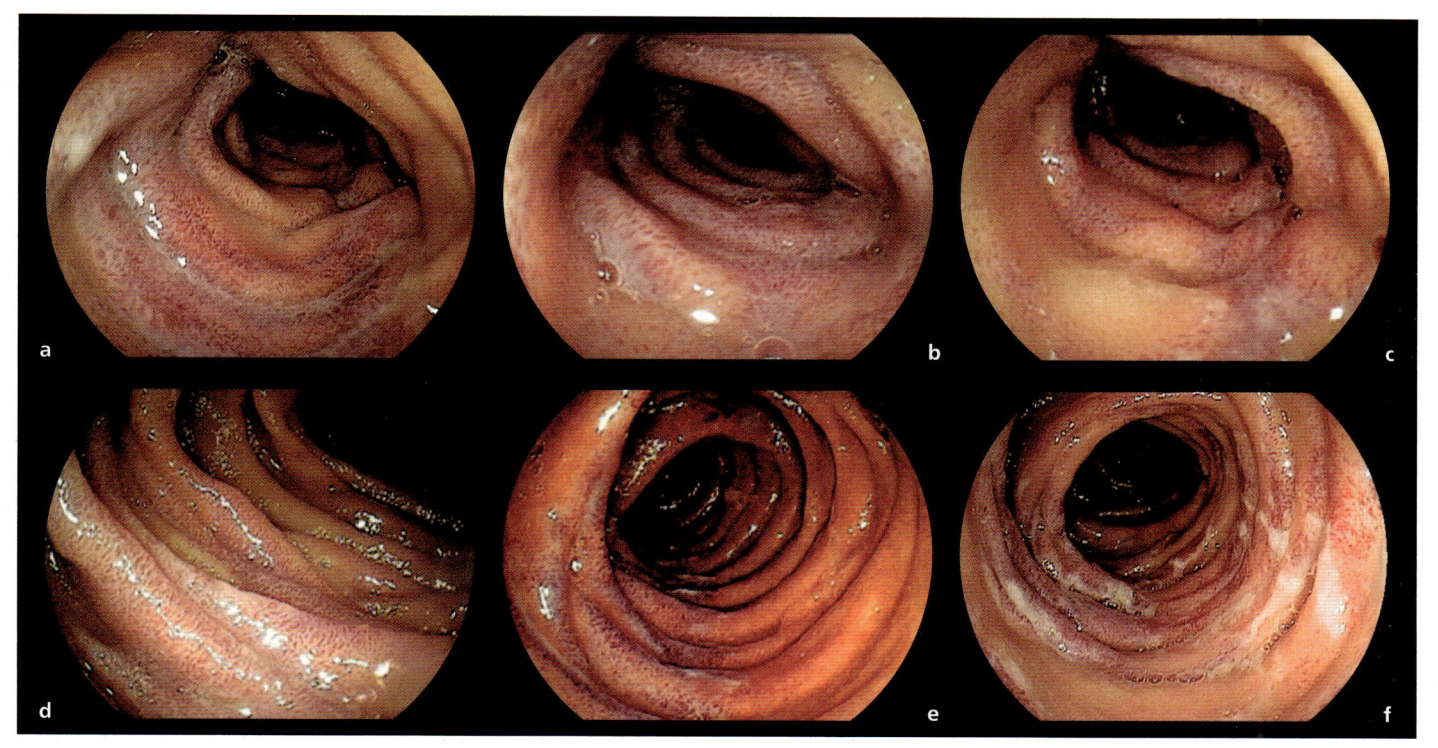

Fig. 18-11. (a-f) Imagens obtidas da EDB na paciente.

REFERÊNCIAS BIBLIOGRÁFICAS

1. Pedrosa MC et al. Angiodysplasia of the gastrointestinal tract. UpToDate 2014.
2. Yano T, Yamamoto H, Sunada K et al. Endoscopic classification of vascular lesions of the small intestine (with videos). *Gastrointest Endosc* 2008;67:169-72.
3. Szilagyi A, Ghali MP. Pharmacological therapy of vascular malformations of the gastrointestinal tract. *Can J Gastroenterol* 2006;20:171-78.
4. Chen HM, Ge ZZ, Liu WZ et al. The mechanisms of thalidomide in treatment of angiodysplasia due to hypoxia. *Zhonghua Nei Ke Za Zhi* 2009;48:295-98.
5. Lewis BS, Salomon P, Rivera-MacMurray S et al. Does hormonal therapy have any benefit for bleeding angiodysplasia? *J Clin Gastroenterol* 1992;15:99-103.

ENTEROSCOPIA EM PACIENTES COM CIRURGIA PRÉVIA

Rogério Kuga ■ Carlos Kiyoshi Furuya Júnior

INTRODUÇÃO

Em nosso meio, desde julho de 2004, a enteroscopia de duplo-balão vem-se estabelecendo como o exame endoscópico de escolha quando nos deparamos com pacientes onde há intenção de terapêutica endoscópica nas patologias do intestino delgado[1] e também na avaliação dos pacientes com anatomia gastrointestinal cirurgicamente alterada.[2,3]

Neste contexto, relatamos um paciente com hemorragia digestiva pós-cirurgia bariátrica em Y de Roux.

RELATO DE CASO

Paciente do sexo masculino, 60 anos, submetido à gastroplastia redutora em Y de Roux há 7 anos (IMC atual 35 kg/m²), revascularização do miocárdio há 5 anos, hipertensão arterial sistêmica (enalapril 50 mg/dia) e tabagista. Em uso de ácido acetil salicílico 200 mg por dia. Relato de fezes enegrecidas nos últimos 3 dias antes da internação. Ao exame físico, apresentava-se descorado ++/4+; PA: 118/75 mmHg, pulso: 102 bpm. Os exames laboratoriais de entrada revelaram: hemoglobina 8,9 g/dL, hematócrito 29%, plaquetas 303.000/mm³.

Solicitada endoscopia digestiva alta (EDA) logo na admissão hospitalar que evidenciou a gastroplastia redutora em Y de Roux e sem lesões hemorrágicas ou vestígios de hemorragia até o segmento avaliado (cerca de 30 cm além da anastomose gastrojejunal).

Cerca de 12 horas após a EDA, foi realizada colonoscopia que não evidenciou lesão hemorrágica até o íleo terminal. No entanto, durante todo o preparo de cólon, os resíduos fecais sempre apresentaram hematina, assim como durante a colonoscopia foram observados tais resíduos ao longo do cólon, inclusive no íleo terminal. Não se caracterizou sangue vivo ou coágulos.

Indicada a enteroscopia de duplo-balão (enteroscópio Fujinon EN-450T) para avaliação do intestino delgado, assim como o estômago e duodeno excluídos. Ao exame enteroscópico, não se caracterizou anormalidade ou vestígio de hemorragia até a anastomose jejunojejunal, no entanto, nesta topografia, assim como ao longo de cerca de 1 metro de alça jejunal comum, caracterizou-se hematina aderida esparsamente na mucosa (Fig. 19-1a e b). Identificada a alça jejunal biliopancreática que foi percorrida retrogradamente e também apresentava tal secreção hemática escura esparsamente (Fig. 19-1c). O duodeno excluso se revelou normal (Fig. 19-2). Ao entrar no estômago excluso, deparou-se com hematina e sangue na cavidade gástrica (Fig. 19-3a-d). Observada úlcera hemorrágica pré-pilórica com cerca de 1,5 cm de diâmetro que não era visível à retrovisão no antro, com pontos de hematina e pequeno coto vascular vermelho, sendo diagnosticada somente sob visão frontal (Fig. 19-4a-c). A terapêutica endoscópica realizada foi a injeção de solução de adrenalina 1:10.000 com glicose 50%. A evolução clínica foi satisfatória, não apresentando novos episódios de hemorragia após a terapêutica endoscópica.

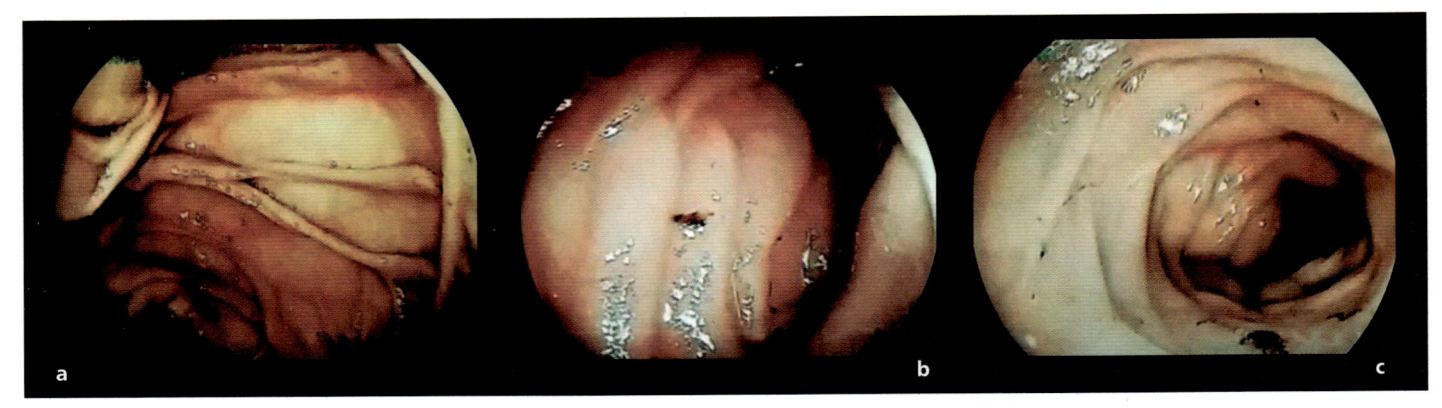

Fig. 19-1. (a) Anastomose jejunojejunal. (b) Alça jejunal comum. (c) Alça jejunal biliopancreática.

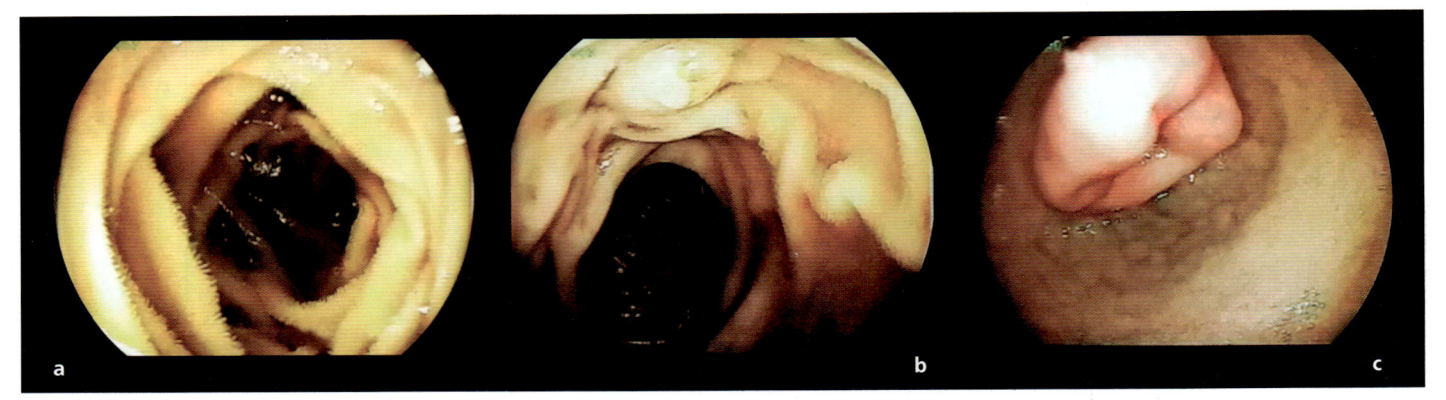

Fig. 19-2. (a) Duodeno. (b) Papila maior. (c) Piloro sob visão retrógrada pelo bulbo duodenal).

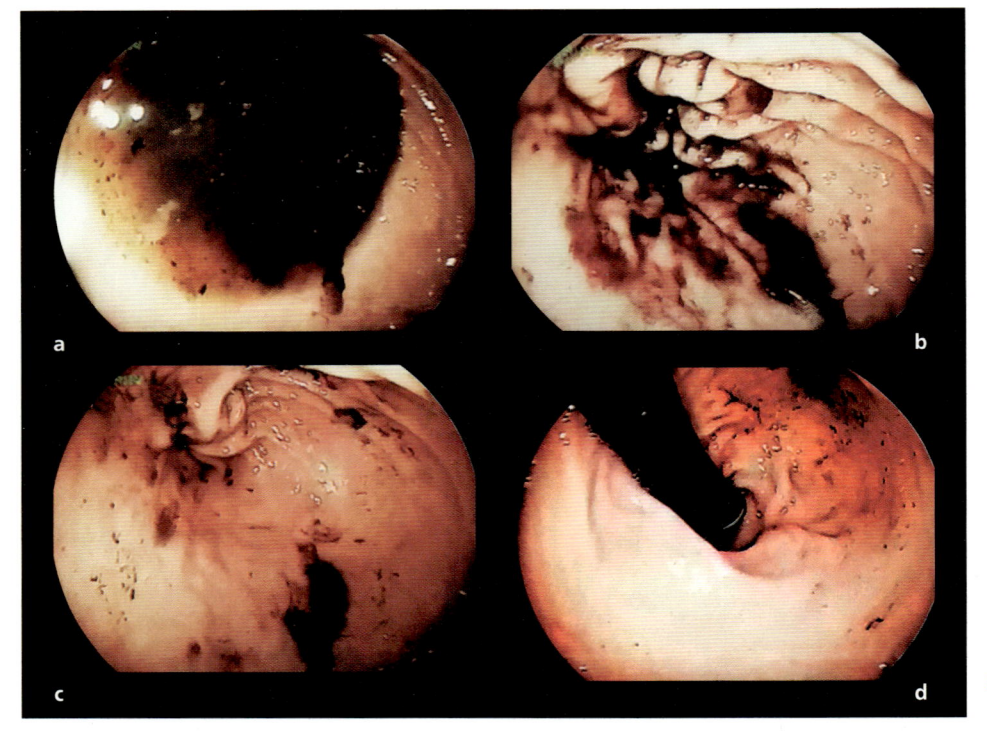

Fig. 19-3. (a) Fundo gástrico. (b, c) Corpo gástrico. (d) Retrovisão no antro.

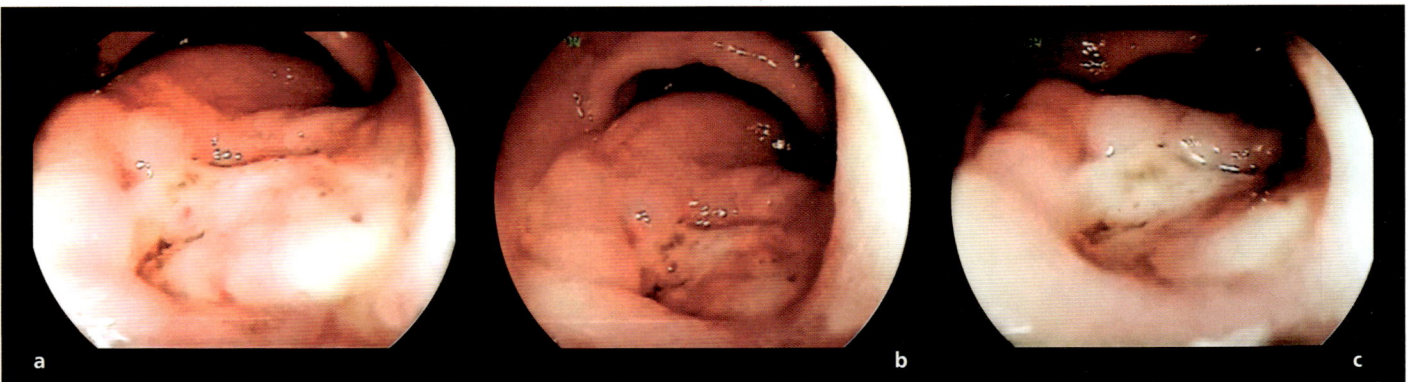

Fig. 19-4. (a-c) Úlcera gástrica pré-pilórica.

REFERÊNCIAS BIBLIOGRÁFICAS

1. Yamamoto H, Yano T, Kita H *et al.* New system of double-balloon enteroscopy for diagnosis and treatment of small intestinal disorders. *Gastroenterology* 2003 Nov.;125(5):1556.
2. Sakai P, Kuga R, Safatle-Ribeiro AV *et al.* Is it feasible to reach the bypassed stomach after Roux-en-Y gastric bypass for morbid obesity? The use of the double-balloon enteroscope. *Endoscopy* 2005 June;37(6):566-69.
3. Kuga R, Safatle-Ribeiro AV, Faintuch J *et al.* Endoscopic findings in the excluded stomach after Roux-en-Y gastric bypass surgery. *Arch Surg* 2007 Oct.;142(10):942-46.

Enteroscopia por Balão para Colangiopancreatografia Endoscópica Retrógrada em Pacientes com Anatomia Alterada Cirurgicamente

Flávio Hayato Ejima ▪ Wallace Acioli Freire de Góis ▪ Gustavo Werneck Ejima

INTRODUÇÃO

O intestino delgado é geralmente considerado de difícil acesso endoscópico por ser longo, tortuoso e sem pontos de fixação. Entretanto, com o recente desenvolvimento da enteroscopia assistida com *overtube* mono ou duplo-balão e a enteroscopia em espiral, a avaliação do intestino delgado se tornou acessível nos dias atuais.[9]

A alteração anatômica da via biliar é, por vezes, necessária, e a hepatojejunostomia em Y de Roux é o procedimento *standard* na maioria desses casos, em que é necessária a drenagem biliopancreática como nas gastrectomias, *bypass* gástrico nas operações desabsortivas.[3,7] Entretanto, com a confecção do Y de Roux ocorre uma descontinuidade do intestino delgado, retirando a via biliar da via aferente do bolo alimentar, impedindo, assim, o acesso convencional endoscópico. Nesses casos, se faz necessária para o acesso endoscópico a utilização de enteroscopia assistida por *overtube* mono ou duplo-balão.

Estas derivações podem ser classificadas pelo tamanho da alça eferente e papila biliar intacta ou não, o que pode permitir melhor planejamento do procedimento (Quadro 20-1).

INDICAÇÕES

A colangiopancreatografia retrógrada endoscópica (CPRE) em pacientes com anatomia alterada cirurgicamente tem sido necessária nas anastomoses biliodigestivas, pelas complicações como estenose, icterícia e colangite que ocorrem em cerca de 12 a 28% dos casos.[8,13] No caso do *bypass* gástrico, ocorre a formação de cálculos em decorrência da perda rápida de peso em cerca de 30% dos pacientes.[6] Portanto, as indicações mais comuns de enteroscopia para CPRE, são:

- Estenoses da anastomose biliodigestiva.
- Cálculos na via biliar principal.

QUADRO 20-1. Procedimentos cirúrgicos frequentes nas reconstruções em Y de Roux[10]

Tipo de operação	Drenagem biliar
Y de Roux com braço curto (< 50 cm)	
Operação de Whipple com Y de Roux hepático e pancreatojejunostomia	Anastomose bilioentérica
Derivação biliar com Y de Roux hepático ou coledocojejunostomia	Anastomose bilioentérica
Gastrectomia total com Y de Roux e esofagojejunostomia	Papila intacta
Y de Roux com braço longo (> 100 cm)	
Scopinaro com derivação biliopancreática em Y de Roux	Papila intacta
Bypass gástrico com Y de Roux	Papila intacta

- Colangite recorrente.
- Icterícia.

ASPECTOS TÉCNICOS

Como a distensão de alças é um procedimento de duração variável, devemos, antes de iniciar o exame, avaliar o tipo de anestesia a ser realizada podendo utilizar a sedação consciente ou anestesia geral. Para tanto, devemos levar em consideração aspectos do paciente que podem aumentar o tempo dos procedimentos como presença ou ausência de papila intacta e se o Y de Roux é de braço curto (< 50 cm) ou longo (> 100 cm).[2,11]

Outro aspecto é a via de acesso alta ou baixa, na maioria dos casos é realizada enteroscopia por via alta, devendo ser considerada a via baixa na técnica de Scopinaro,[5] onde, por vezes, o acesso a papila pela colonoscopia é mais tranquila.

Diversos aspectos podem dificultar a enteroscopia e podem levar à falha no procedimento de abordagem da via biliar:

A) Y de Roux com braço muito longo (< 150 cm) (Scopinaro).
B) Anastomose laterolateral.
C) Movimento antiperistáltico da alça.
D) Presença de três possibilidades na enteroenteroanastomose (*bypass* gástrico).
E) Falta de experiência da equipe.

Além destes, a enteroscopia para CPRE assistida por *overtube* com mono ou duplo-balão por vezes tem dificuldades na obtenção de materias compatíveis com o procedimento, ou seja, extralongos. Impossibilitando ou necessitando de adaptações nos procedimentos com utilização de balões dilatadores e próteses com maior frequência na esfincterotomia ou esfincteroplastia.

Detalhes Técnicos na Abordagem da Anastomose Biliodigestiva

) Tratamento de subestenose da anastomose hepaticojejunal (Fig. 20-1)

) Tratamento da subestenose da anastomose do ducto hepático comum jejunal (Fig. 20-2)

) Aspectos técnicos na abordagem da papila intacta – *bypass* gástrico

Esfincteroplastia (Fig. 20-3)

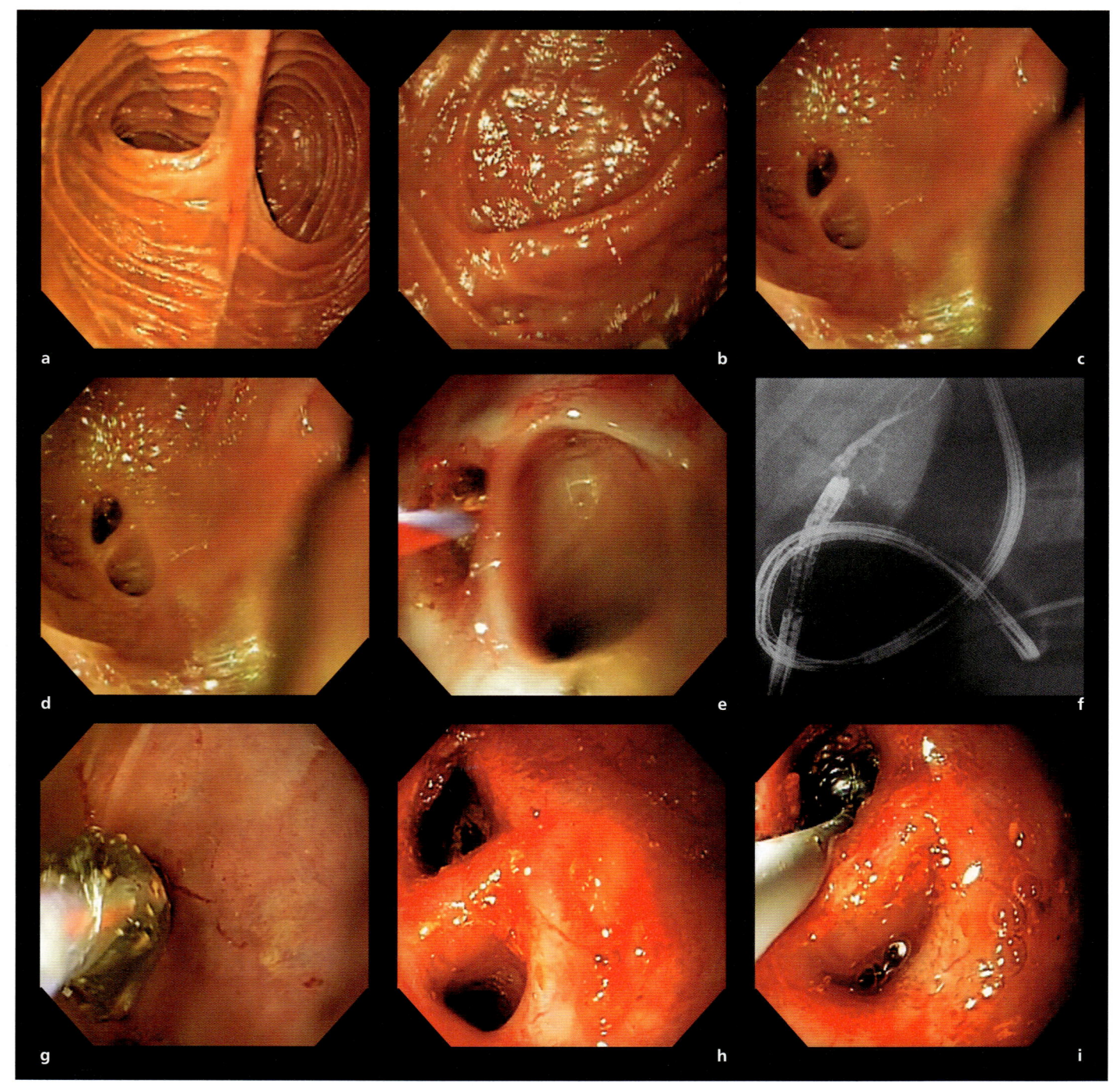

Fig. 20-1. (**a**) Anastomose enteroenteral. (**b**) Alça cega. (**c**) Enteroanastomose com estenose do ducto hepático esquerdo. (**d**) Cateterização do ducto hepático esquerdo. (**e**) Passagem de fio-guia hidrófilo no ducto hepático esquerdo. (**f**) Colangiografia com estenose do ducto hepático esquerdo. (**g**) Dilatação com balão dilatador do ducto hepático esquerdo. (**h**) Anastomose biliodigestiva após dilatação com balão do ducto hepático esquerdo. (**i**) Passagem de balão extractor no ducto hepático esquerdo com retirada dos cálculos.

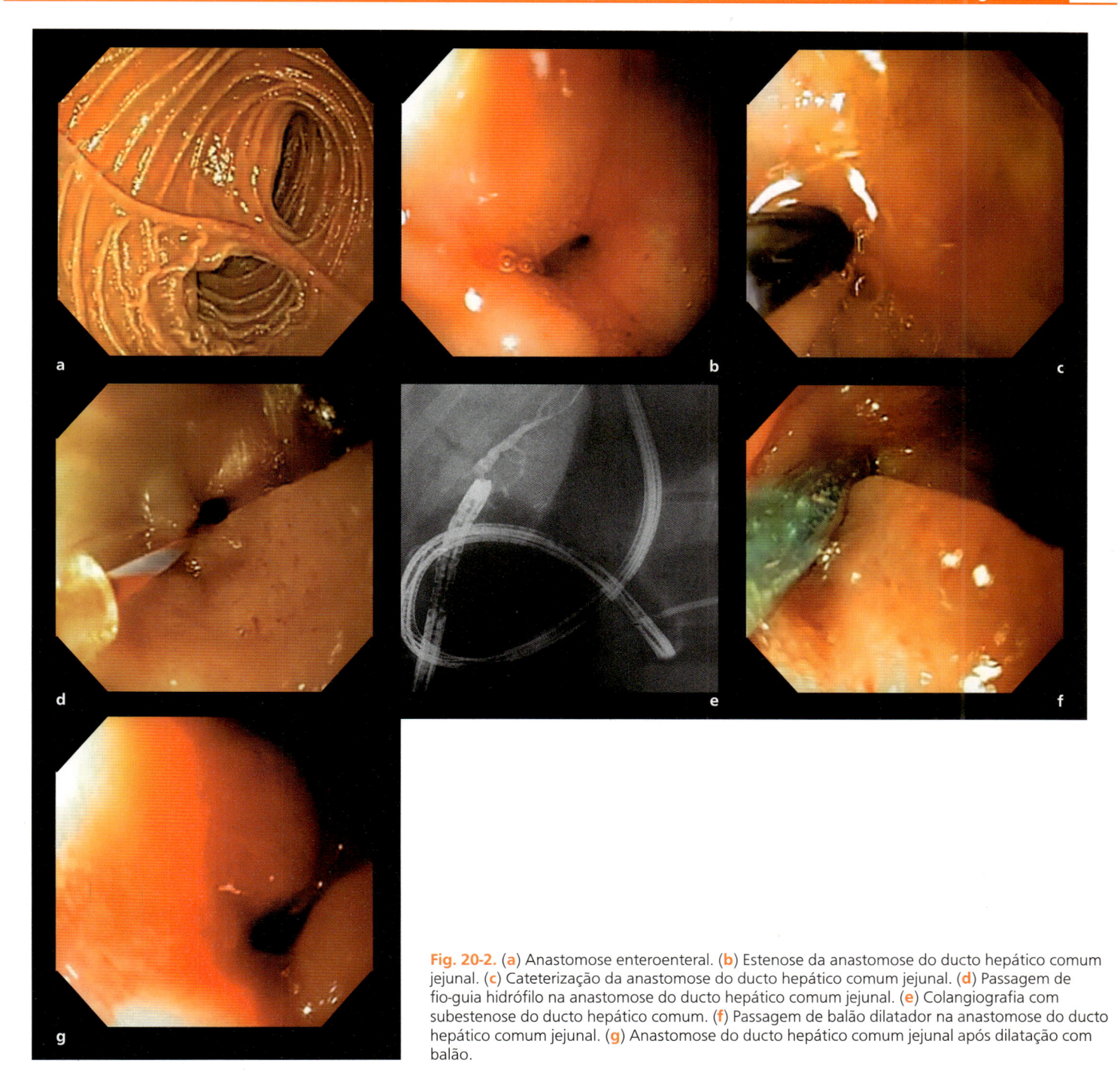

Fig. 20-2. (**a**) Anastomose enteroenteral. (**b**) Estenose da anastomose do ducto hepático comum jejunal. (**c**) Cateterização da anastomose do ducto hepático comum jejunal. (**d**) Passagem de fio-guia hidrófilo na anastomose do ducto hepático comum jejunal. (**e**) Colangiografia com subestenose do ducto hepático comum. (**f**) Passagem de balão dilatador na anastomose do ducto hepático comum jejunal. (**g**) Anastomose do ducto hepático comum jejunal após dilatação com balão.

Fig. 20-3. (**a**) Papila de Vater, visão da enteroscopia. (**b**) Cateterização da papila. (**c**) Passagem de fio-guia. (**d**) Passagem de balão dilatador na papila de Vater. Por vezes, em decorrência da fraca estabilização do aparelho no local de trabalho, é possível apenas observar o final do balão, que deve ser acompanhado pela radioscopia. (**e**) Aspecto final da esfincteroplastia.

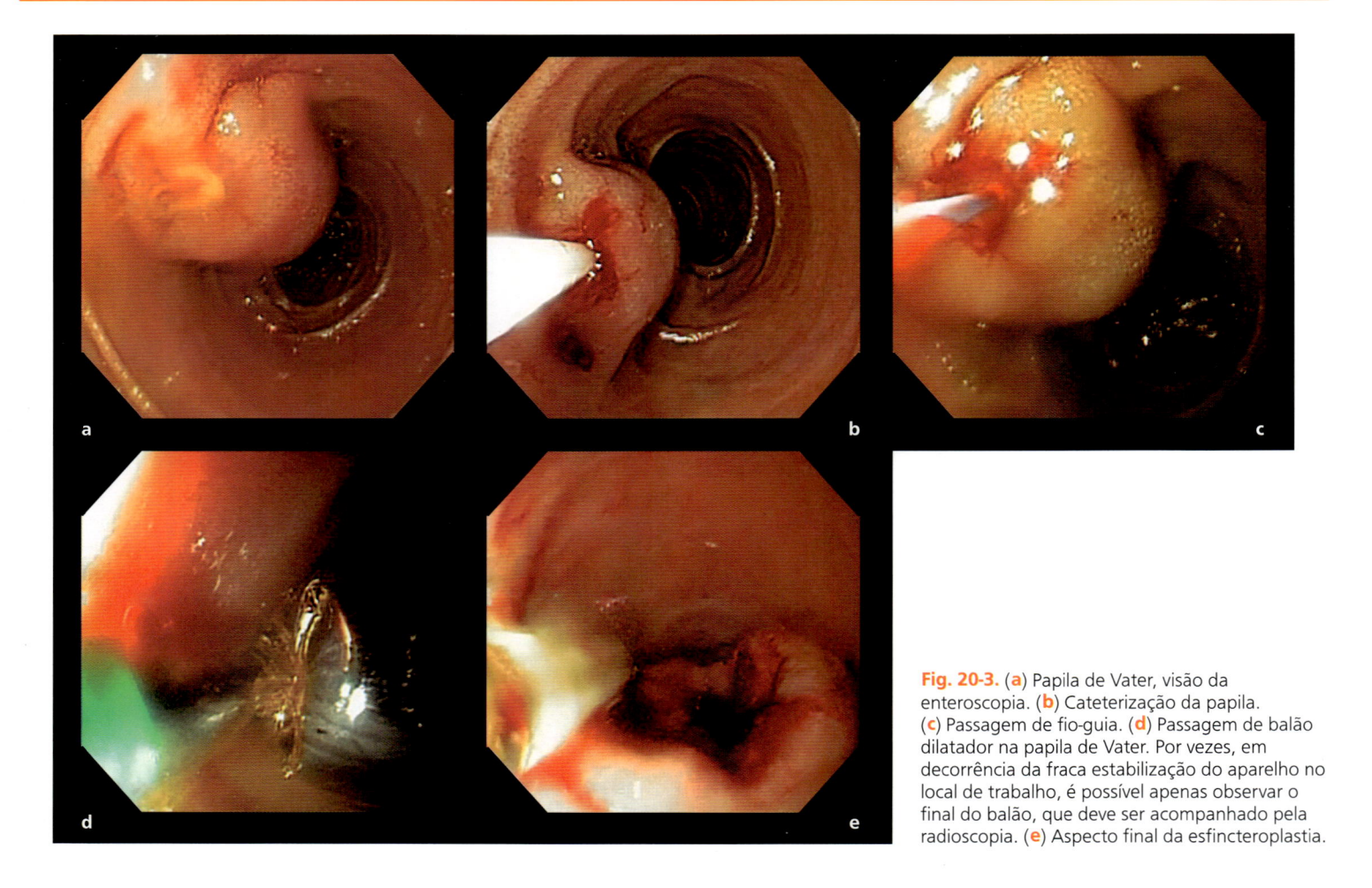

Esfincterotomia (Fig. 20-4)

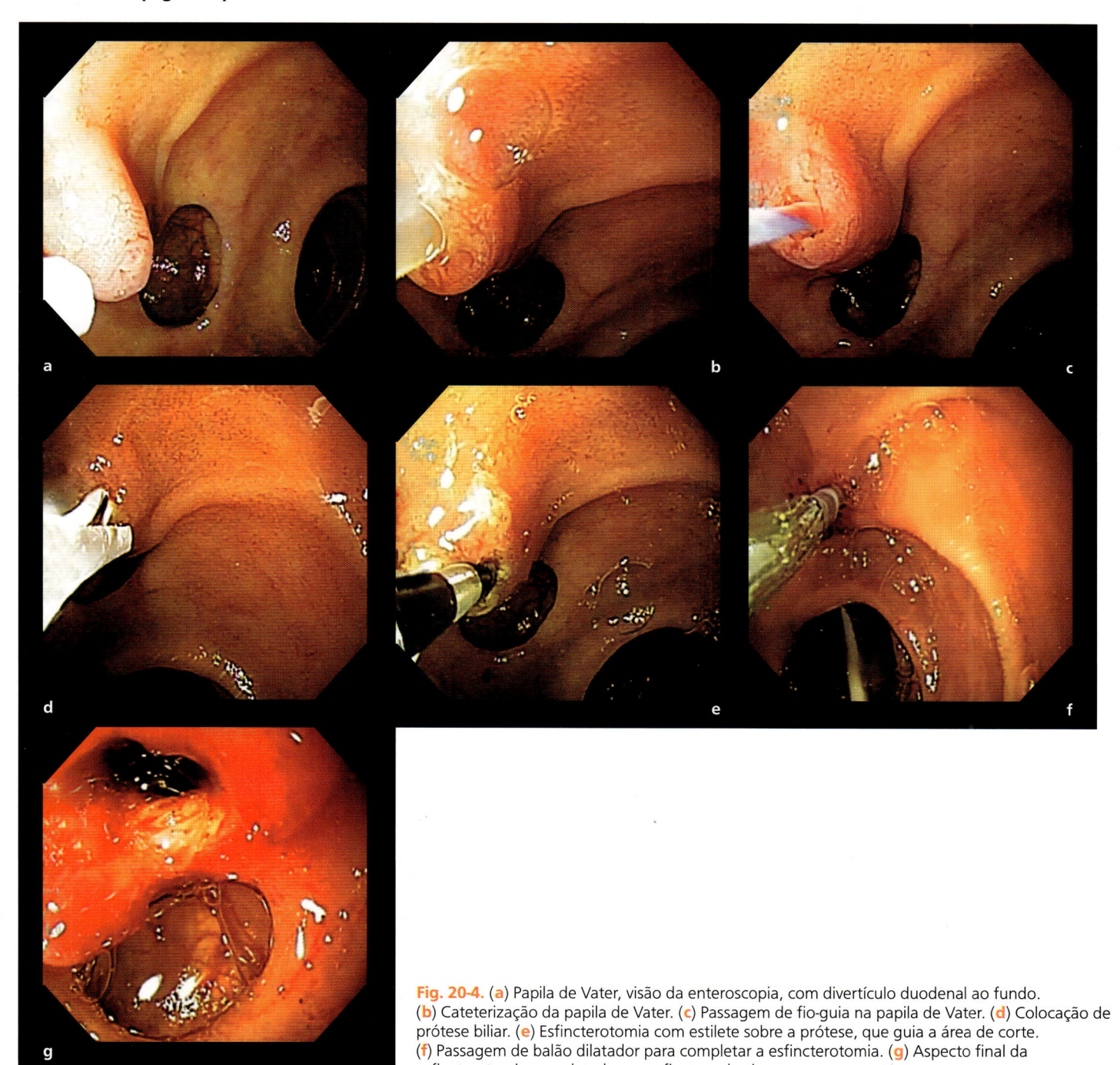

Fig. 20-4. (**a**) Papila de Vater, visão da enteroscopia, com divertículo duodenal ao fundo. (**b**) Cateterização da papila de Vater. (**c**) Passagem de fio-guia na papila de Vater. (**d**) Colocação de prótese biliar. (**e**) Esfincterotomia com estilete sobre a prótese, que guia a área de corte. (**f**) Passagem de balão dilatador para completar a esfincterotomia. (**g**) Aspecto final da esfincterotomia completada por esfincteroplastia.

Retirada de cálculo da anastomose biliodigestiva (Fig. 20-5)

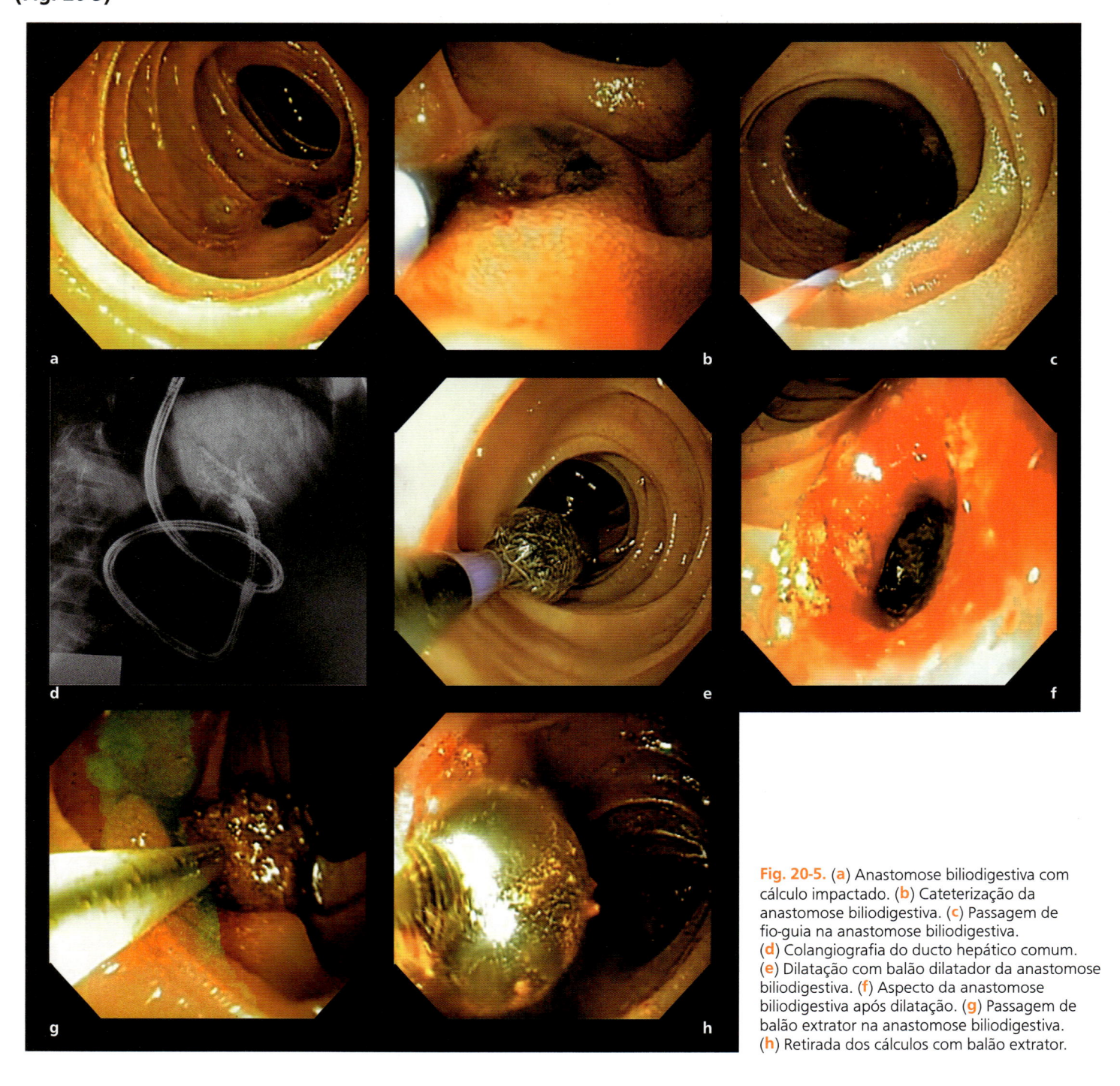

Fig. 20-5. (**a**) Anastomose biliodigestiva com cálculo impactado. (**b**) Cateterização da anastomose biliodigestiva. (**c**) Passagem de fio-guia na anastomose biliodigestiva. (**d**) Colangiografia do ducto hepático comum. (**e**) Dilatação com balão dilatador da anastomose biliodigestiva. (**f**) Aspecto da anastomose biliodigestiva após dilatação. (**g**) Passagem de balão extrator na anastomose biliodigestiva. (**h**) Retirada dos cálculos com balão extrator.

COMPLICAÇÕES

A enteroscopia para CPRE com *overtube* mono ou duplo-balão é um procedimento com baixa a moderada taxa de complicações, variando entre 0 a 19,5%, em sua maior parte resolvida com tratamento conservador. As principais complicações são:[10]

- Febre.
- Colangite.
- Pancreatite.
- Perfuração.
- Sangramento da anastomose bilioenteral.
- Sangramento gastrointestinal.

Estas complicações são decorrentes, em sua maior parte, da difícil estabilização da posição de trabalho durante a esfincterotomia ou esfincteroplastia com balão dilatador e distensão da parede enteral durante enteroscopia.[12]

CONSIDERAÇÕES

Enteroscopia com *overtube* mono ou duplo-balão é o procedimento que deve ser considerado na abordagem inicial nos pacientes com anatomia alterada que necessitam de CPRE, embora não haja consenso na literatura científica.

As taxas de sucesso na CPRE nas doenças biliopancreáticas em pacientes com anatomia inalterada chegam a 95%.[4] Já a enteroscopia convencional nos pacientes com anatomia alterada apresenta taxa de sucesso de cerca de 51%.[1] Com a utilização da enteroscopia em espiral e *overtube* com mono ou duplo-balão, as taxas de sucesso se aproximam da CPRE sem alteração cirúrgica, dependendo do tipo de alteração anatômica, como foi evidenciado em recente revisão sistemática (Quadro 20-2).[14]

Os casos operados com papila, preservada a taxa de sucesso na CPRE por enteroscopia com *overtube*, apresentam taxas de sucesso na cateterização da papila de 88%, e, nos casos operados com anastomose hepatojejunal as taxas de sucesso de cateterização da papila são de 92%.[14]

QUADRO 20-2. Taxas de sucesso nas enteroscopias com *overtube* mono ou duplo-balão endoscópico (visualização da papila) e CPRE (cateterização da papila em pacientes operados (por tipo de cirurgia)

Técnica cirúrgica	Sucesso endoscópico	Sucesso CPRE
bypass gástrico com reconstrução em Y de Roux.	80%	70%
Reconstrução em Y de Roux em hepatojejunostomia e Whipple com ou sem preservação do piloro	85%	76%
Billroth II	96%	90%

REFERÊNCIAS BIBLIOGRÁFICAS

1. Chahal P, Baron TH, Topazian MD *et al*. Endoscopic retrograde cholangiopancreatography in post-Whipple patients. *Endoscopy* 2006;38:1241-45.
2. Cho S, Kamalaporn P, Kandel G *et al*. 'Short' double-balloonenteroscope for endoscopic retrograde cholangiopancreatography in patients with a surgically altered upper gastrointestinal tract. *Can J Gastroenterol* 2011;25:615-19.
3. Deitel M. César Roux and his contribution. *Obes Surg* 2007;17:1277-78.
4. Freeman ML, Guda NM. ERCP cannulation: a review of reported tech- niques. *Gastrointest Endosc* 2005;61:112-25.
5. Haber G. Double balloon endoscopy for pancreatic and biliary access in altered anatomy. *Gastrointest Endosc* 2007;66:S47-50.
6. Hamdan K, Somers S, Chand M. Management of late postoperative complications of bariatric surgery. *Br J Surg* 2011;98:1345-55.
7. Haubrich WS. Roux of the Roux-en-Y anastomosis. *Gastroenterology* 2004;126:653.
8. Icoz G, Kilic M, Zeytunlu M *et al*. Biliary reconstructions and complications encountered in 50 consecutive right-lobe living donor liver transplantations. *Liver Transpl* 2003;9:575-80.
9. Moreels TG. History of endoscopic devices for the exploration of the small bowel. *Acta Gastroenterol Belg* 2009;72:335-37.
10. Moreels TG. Altered anatomy: enteroscopy and ERCP procedure. *Best Pract Res Clin Gastroenterol* 2012;26:347-57.
11. Neumann H, Fry LC, Meyer F *et al*. Endoscopic retrograde cholangiopancreatography using the single balloon enteroscope technique in patients with Roux-en-Y anastomosis. *Digestion* 2009;80:52-57.
12. Raithel M, Dormann H, Naegel A *et al*. Double-balloon enteroscopy-based endoscopic ?retrograde cholangiopancreatography in post-surgical patients. *World J Gastroenterol* 2011;17:2302-14.
13. Saidi RF, Elias N, Ko DS *et al*. Biliary reconstruction and complications after living-donor liver transplantation. *HPB* 2009;11:505-9.
14. Skinner M, Popa D, Neumann H *et al*. ERCP with overtube-assited enteroscopy technique: a systematic review. *Endoscopy* 2014;46:560-72.

ENTEROSCOPIA ASSISTIDA POR BALÃO – COMPLICAÇÕES E PRECAUÇÕES

Afonso Celso da S. Paredes

INTRODUÇÃO

A incidência de complicações relativas à enteroscopia assistida por balão é baixa. Dados da literatura mostram taxas de complicações que variam de 1 a 1,5%.[1-3] Um estudo multicêntrico conduzido por Moschler envolvendo 62 instituições praticantes de enteroscopia assistida por balão revelou taxa global de complicações de 1,2%.[4] Gerson et al. encontraram taxas de complicações de 0,9% entre vários centros.[5] Mesinsk et al., em um trabalho multicêntrico, observou taxa de complicações de 0,8% nos exames somente diagnósticos, e 4,3% quando foram incluídos procedimentos terapêuticos como polipectomia, hemostasia ou dilatação.[2]

As principais complicações da enteroscopia assistida por balão estão descritas no Quadro 21-1.

A pancreatite ocorre com a enteroscopia realizada pela via anterógrada e se dá quando os balões são inflados no duodeno provocando aumento da pressão na luz duodenal e refluxo do seu conteúdo através da papila de Vater. Na maioria das vezes, o curso clínico da pancreatite é brando com exames laboratoriais e de imagem mostrando alterações leves e com boa evolução com tratamento conservador.[3]

A perfuração está quase sempre associada a procedimentos terapêuticos como polipectomias, mucosectomias e dilatações. May et al. relatam incidência de 1,7% de perfuração após polipectomias em paciente portadores da síndrome de Peutz-Jeghers, todos os casos associados à retirada de pólipos maiores.[6]

A perfuração como consequência de dilatação endoscópica de estenoses inflamatórias do intestino delgado de diversas etiologias, ocorrem em cerca de 8%.[7,8] As estenoses inflamatórias do intestino delgado são, em sua maioria, decorrentes da doença de Crohn, sendo maior a ocorrência de perfuração por dilatação quando estão presentes úlceras profundas, angulações e aderências, associadas ao uso de imunossupressores. Uma metanálise conduzida por Fisher et al. relatar que 1,9% dos pacientes portadores de doença de Crohn, que são submetidos à dilatação endoscópica, apresentam esta complicação.[8] Halloram et. al. descrevem taxa de 2,5% de perfuração após dilatação de estenoses inflamatórias por doença de Crohn com balão hidrostático.[9]

O tratamento nos casos de perfuração por terapêutica endoscópica é, na maioria das vezes, conservador, empregando medidas clínicas como dieta zero e antibioticoterapia ou aplicação de *clip* por via endoscópica. Nos casos de doença de Crohn, o tratamento medicamentoso com objetivo de reduzir o processo inflamatório pode ser eficaz, enquanto que o tratamento cirúrgico é empregado quando há irritação peritoneal evidente.

O ocorrência de sangramento durante ou após a enteroscopia assistida por balão está relacionada com os procedimentos hemostáticos e ressecções endoscópicas. Dados da literatura mostram a incidência de 1,1% de sangramento pós-polipectomia[6] e 0,3% associado a outros procedimentos além da polipectomia, como hemostasia e biópsia.[1]

O tratamento da hemorragia inicialmente requer a reintrodução do enteroscópio para localização do ponto sangrante, o que já pode-se tornar uma dificuldade nos casos de sangramento ativo. Procedimentos hemostáticos como injeção de adrenalina e hemoclipe são empregados com eficácia comprovada. Eventualmente, é necessária utilização de métodos radiológicos como a angiografia, quando não é possível localizar a lesão pela enteroscopia, ou mesmo tratamento por meio de cirurgia videolaparoscópica.[10]

Outras complicações menores como hiperinsuflação e dor abdominal ocorrem, principalmente, quando ar ambiente é usado para insuflação. Quando o CO_2 é utilizado, observa-se redução

QUADRO 21-1. Complicações gerais da enteroscopia assistida por balão (diagnóstica e terapêutica)			
Complicações	Gerson et al.	Ohmyia et al.	May et al.
Pancreatite	0,2%	1,7%	
Perfuração	0,5%	0,8%	1,7%
Sangramento	0,2%		1,1%

marcante da dor abdominal e distensão pós-procedimento em virtude da rápida absorção deste gás.[11-13]

As complicações da enteroscopia assistida por balão, embora pouco frequentes, podem resultar em prejuizo importante para o paciente inclusive com necessidade de cirurgia de urgência. Para evitar estas complicações, algumas precauções devem ser tomadas durante os exames diagnósticos e terapêuticos:

- A importância da história do paciente:
  - História de cirurgias prévias e trauma abdominal, antevendo a presença de aderências que tornam o exame mais difícil.
  - História de uso de medicações anticoagulantes podem prever episódios hemorrágicos após ressecções endoscópicas.
  - História de quimioterapia de tumores que podem facilitar a perfuração do cólon mesmo no exame diagnóstico.
- A importância do preparo do paciente:
  - Avaliar a suspensão de drogas anticoagulantes e que interferem na adesividade plaquetária em face à necessidade de ressecção de lesões.
  - Atenção ao tipo de sedação a ser aplicada, de acordo com as comorbidades do paciente, levando em conta a estrutura e as condições do local do exame, para evitar ou manejar a hipoventilação.
- A importância da técnica do exame:
  - Evitar insuflação excessiva com ar ambiente durante o exame prevenindo a distensão abdominal, dor abdominal e restrição à ventilação. Em centros onde há disponibilidade, o uso do CO_2 deve ser preferido por ser absorvido rapidamente e minimizar a distensão abdominal.
  - Operar o *overtube* com leveza, evitando a introdução rápida ou forçada para não provocar trauma da parede intestinal.
  - Evitar deflexão excessiva da ponta do enteroscópio durante a transposição de curvas acentuadas. A introdução do aparelho nessas condições favorece a formação excessiva de alças concêntricas, dificultando a progressão e provocando distensão abdominal e suas consequências.
- A importância dos cuidados com a técnica nos procedimentos terapêuticos.
  - Lembrar sempre que a parede do intestino delgado tem espessura menor estando mais propensa à perfuração.
  - Nos casos de múltiplos pólipos, como na Sindrome de Peutz-Jeghers, elevar as bases das lesões maiores antes de realizar a polipectomia a fim evitar injúria térmica através da parede do intestino delgado.
  - No tratamento das angiectasias, os métodos empregados como plasma de argônio ou eletrocoagulação bipolar podem provocar aprofundamento da lesão térmica pela menor espessura da parede intestinal. Para evitar esta complicação, Yamamoto recomenda que seja feita infiltração da submucosa para elevar a mucosa e realizar a hemostasia com segurança de lesões maiores ou múltiplas.[7]
  - Ao utilizar plasma de argônio no tratamento das angiectasias, aplicar baixa intensidade de corrente elétrica e baixo fluxo de argônio a fim de evitar distensão abdominal.
  - Utilizar fluoroscopia sempre que possível, na abordagem das estenoses do intestino delgado, para o correto posicionamento do acessório.
  - Nas dilatações de estenoses, utilizar, preferencialmente, balões com expansão radial controlada (CRE), que proporcionam dilatação mais segura através da aplicação de força uniforme.

REFERÊNCIAS BIBLIOGRÁFICAS

1. Möschler O, May A, Müller MK *et al*. Complications in double-balloon enteroscopy: results of the German DBE register. *Z Gastroenterol* 2008;46:266-70.
2. Mensink PB, Haringsma J, Kucharzik T *et al*. Complications of double balloon enteroscopy: a multicenter survey. *Endoscopy* 2007;39:613-15.
3. Groenen MJ, Moreels TG, Orlent H *et al*. Acute pancreatitis after double balloon enteroscopy: an old pathogenetic theory revisited as a result of using a new endoscopic tool. *Endoscopy* 2006;38:82-85.
4. Möschler O *et al*. Complications in and performance of double-balloon enteroscopy (DBE): results from a large prospective DBE database in Germany. *Endoscopy* 2011;43:484-89.
5. Gerson L. Presentation American College of Gastroenterology. *ACG* 2008
6. May A, Nachbar L, Pohl J *et al*. Endoscopic interventions in the small bowel using double balloon enteroscopy: feasibility and limitations. *Am J Gastroenterol* 2007;102:527-35.
7. Despott EJ, Gupta A, Burling D *et al*. Effective dilation of small-bowel strictures by double-balloon enteroscopy in patients with symptomatic Crohn's disease. *Gastrointest Endosc* 2009 Nov.;70(5):1030-36.
8. ASGE Standards of Practice Committee, Fisher DA, Maple JT *et al*. Complications of colonoscopy. *Gastrointest Endosc* 2011;74:745-52.
9. Halloran BP, Melmed GY, Jamil LH *et al*. Double-baloon enteroscopy-assisted stricture dilation delays surgery in patients with small bowel Crohn's Disease. *Gastrointest Endosc* 2013;77:AB280.
10. Sugano K, Yamamoto H, Kita H. *Double-Baloon Endoscopy Theory and Practice*. Tokio: Springer, 2005.
11. Domagk D, Bretthauer M, Lenz P *et al*. Carbon dioxide insufflation improves intubation depth in double-baloon enteroscopy: a randomized, controlled, double-blind trial. *Endoscopy* 2007;39:1064-67.
12. Kantsevoy SV, Ofosu A, Bitner A et.al. Diagnostic and therapeutic advantages of carbon dioxide based double-baloon enteroscopy for management of small bowel disease: a 5-year single center experience. *Gastrointest Endosc* 2013;77:AB281.
13. Couckuyt H. Efficacy and safety of hydrostatic balloon dilatation of ileocolonic Crohn's strictures: a prospective long term analysis. *Gut* 1995 Apr.;36(4):577-80.

22

Enterografias: Enterotomografia e Enterorressonância – Métodos de Exame de Imagem Não Invasivos, com Boa Acurácia para Diagnóstico e Controle de Tratamento das Patologias do Intestino Delgado

Cecilia H. Tamer Langen

ENTEROGRAFIA POR TOMOGRAFIA COMPUTADORIZADA (ÊNTERO-TC)

A evolução tecnológica, produzindo aparelhos de tomografia computadorizada de multidetectores, com imagens de alta resolução espacial e temporal, associada a protocolos de distensão rápida do intestino delgado com contraste oral neutro, deu origem à ênteroTC, que permite visualização: luminal, do relevo mucoso e avaliação da espessura da parede da alça (com diferenciação entre edema – processo agudo – e deposição de gordura submucosa – processo crônico), além de alterações extraintestinais (Fig. 22-1).

Tem-se tornado o método de escolha na avaliação das doenças do intestino delgado, como alternativa ao tradicional trânsito intestinal baritado. A injeção do contraste venoso iodado não iônico permite identificar lesões hipervascularizadas e pontos de sangramento ativo.

As principais indicações do exame são: detecção e acompanhamento evolutivo de doenças inflamatórias intestinais (particularmente a doença de Crohn), investigação de tumores, dor abdominal e diarreia de origem indeterminada, doença celíaca e hemorragia digestiva alta de origem desconhecida. Além destes o estudo permite avaliação de dilatações, estenoses, fístulas, segmentos intestinais com acentuação anômala de contraste, vascularização mesentérica e linfonodos associados (Figs. 22-2 a 22-5).

Os protocolos de estudo utilizam aquisição de cortes finos em secções transversas do abdome e reconstruções multiplanares de 2,5 mm de espessura nos planos: coronal, sagital, oblíquos e com

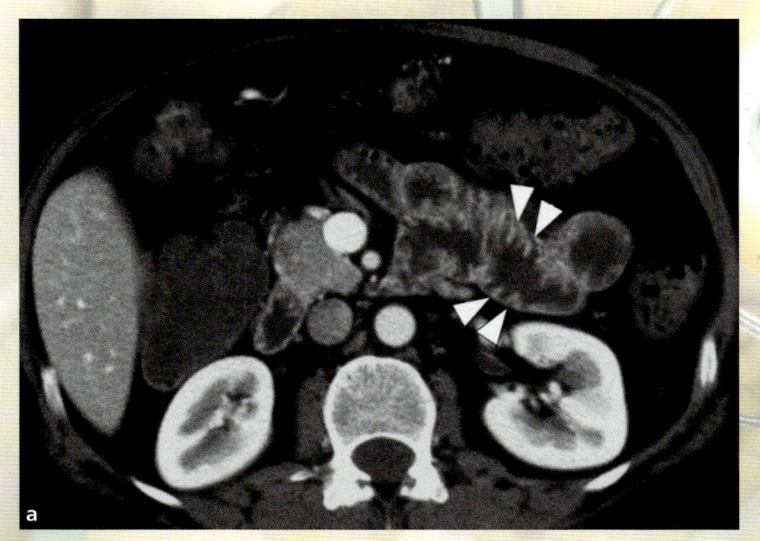

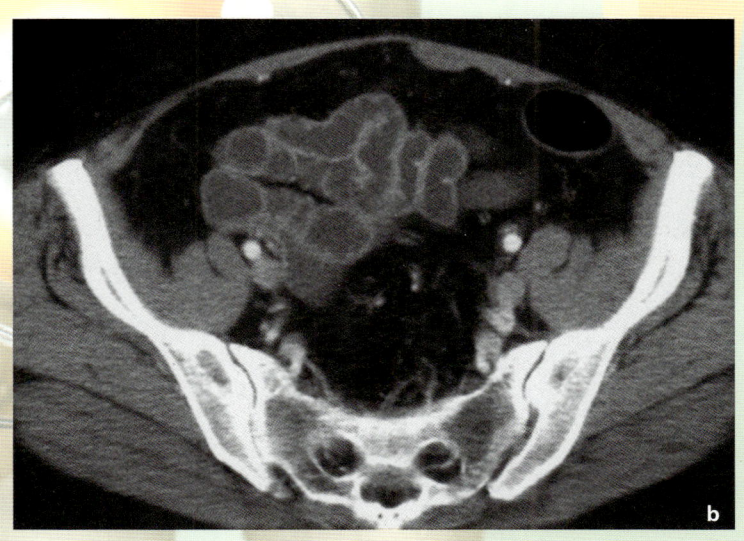

Fig. 22-1. (a e b) Imagens axiais com distensão adequada e aspecto normal do pregueado mucoso.

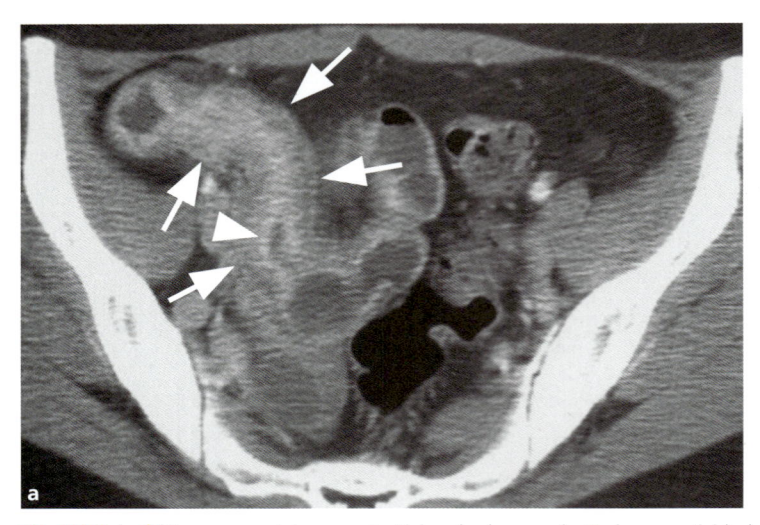

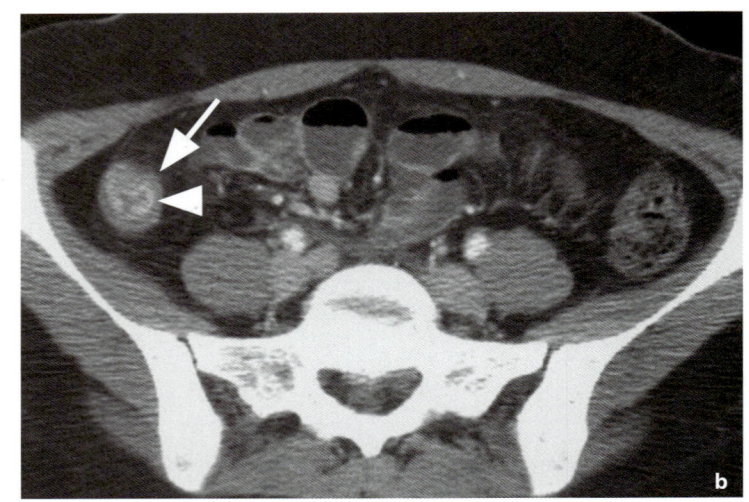

Fig. 22-2. (**a**, **b**) Imagens axiais, aspecto típico de doença de Crohn em atividade com espessamento parietal com estratificação, acentuação da mucosa e redução luminal.

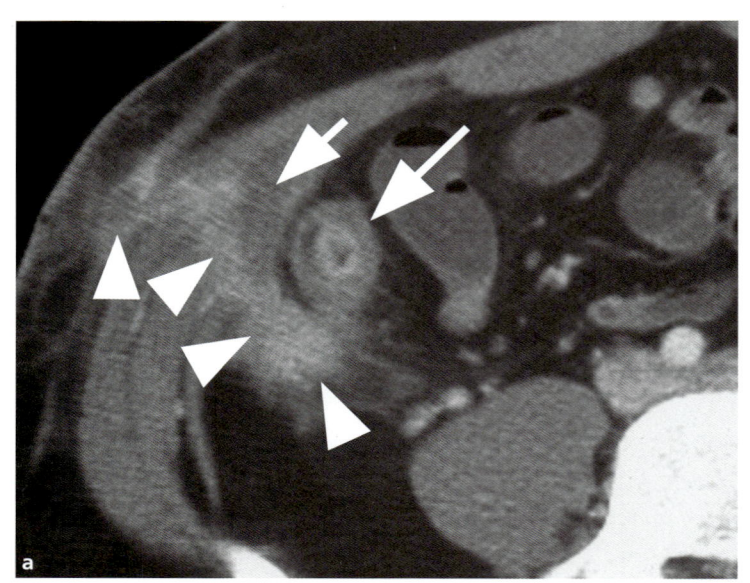

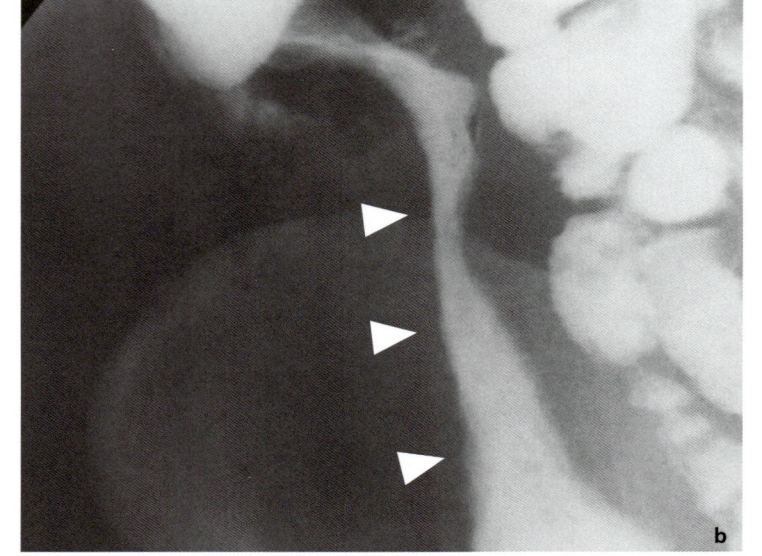

Fig. 22-3. (**a**) Êntero-TC, imagem axial com atividade inflamatória no íleo terminal e fístula enterocutânea. (**b**) Imagem radiográfica do trânsito intestinal na qual a fístula não é identificável.

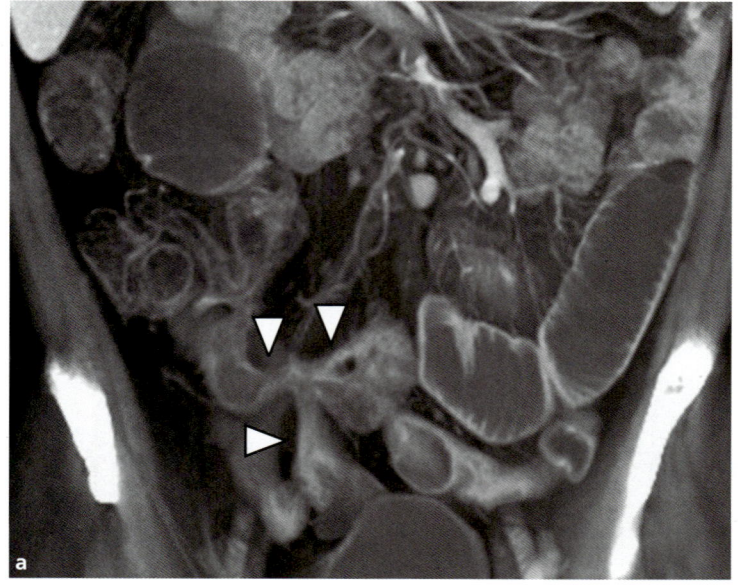

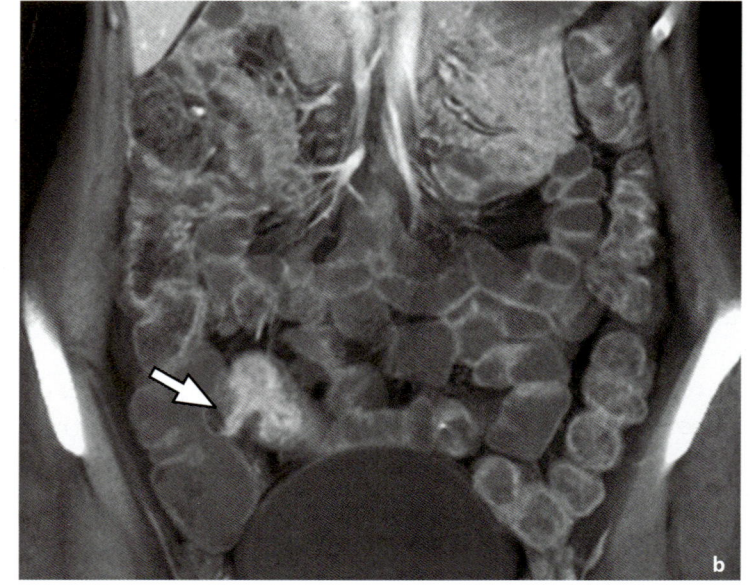

Fig. 22-4. (**a**, **b**) Imagens coronais, doença de Crohn, fístulas ileoileal à esquerda e ileocólica à direita.

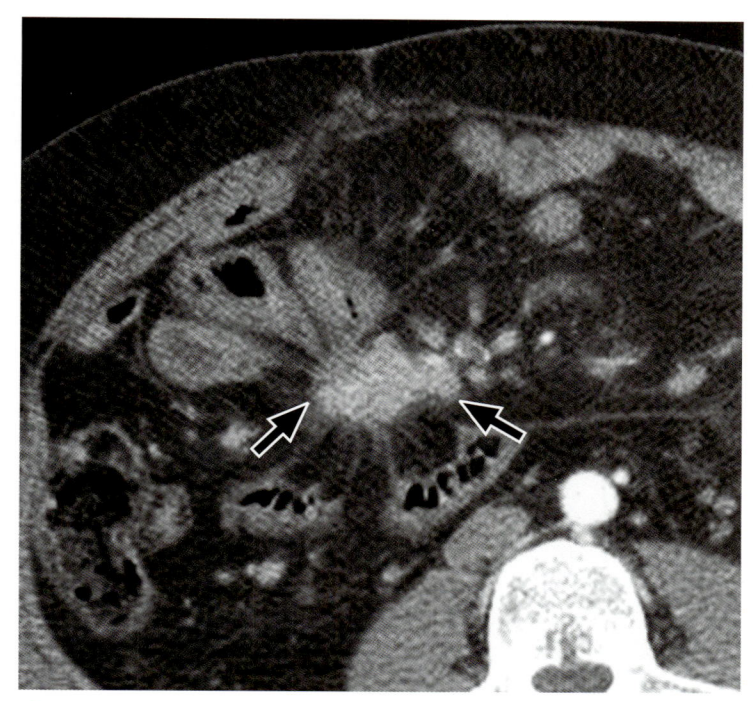

Fig. 22-5. Imagem axial com tumor carcinoide no mesentério.

O surgimento de sequências mais rápidas, de alta resolução, com boa diferenciação dos tecidos moles, associado à aquisição direta multiplanar com a distensão rápida do intestino delgado, possibilitou a avaliação entérica por ressonância magnética, com qualidade diagnóstica.

Indicada para avaliação de doença celíaca, neoplasias benignas e malignas, isoladas ou associadas à polipose, condições inflamatórias – particularmente doença de Crohn, enterite actínica, vasculites, processo infeccioso, doença diverticular, esclerose sistêmica e duplicação intestinal (Figs. 22-6 a 22-9).

O exame requer jejum prévio de 4 a 6 horas, seguido da ingestão de 1 a 1,5 L de solução em água de polietilenoglicol (PEG), entre outros, no período de 40 a 45 minutos. Aparelho de 1,5 a 3 T

máxima intensidade de projeção (MIP). Solicita-se ao paciente jejum prévio de 4 horas além da ingestão, para a distensão do delgado, de contraste neutro – pode ser utilizado, entre outros, o polietilenoglicol (PEG) diluído em água (cerca de 1 a 1,2 L) – no espaço de 40 a 45 min. Segue-se injeção de antiespasmódico e contraste venoso não iônico, com aquisição nas fases arterial (35 a 40 s) e entérica (55 a 70 s). O tempo de exame é de 2 a 5 minutos, e a dose média estimada de radiação: 5 a 10 mSv.

Considera-se normal alças intestinais com calibre médio de 25 mm, podendo chegar a 35 mm no jejuno e 30 mm no íleo, paredes com espessura de 1 a 2 mm. O jejuno apresenta em média 4 a 7 pregas a cada 2,5 cm de comprimento e o íleo 3 a 5 pregas na mesma extensão. Na doença celíaca, ocorre inversão deste padrão.

O contraste oral pode, eventualmente, causar náusea, cólica ou diarreia. Alguns tipos de obstrução, pequenos tumores ou inflamações em estágio inicial podem não ser detectados. É contraindicado em pacientes alérgicos a iodo ou com nefropatia severa não dialítica.

No caso de pacientes com sonda enteral pode ser realizada TC enteróclise com administração do contraste neutro através desta.

ENTEROGRAFIA POR RESSONÂNCIA MAGNÉTICA (ÊNTERO-RM)

Ressonância usa forte campo magnético, com pulsos de radiofrequência para obtenção das imagens, sendo contraindicado nos pacientes com: implante coclear, clipe de aneurisma antigo (mais de 20 anos), *stent* colocado a menos de 90 dias, tatuagem recente (menos de 1 mês) projétil de arma de fogo não fixo em osso, entre outros. Permitido geralmente cerca de 6 meses após colocação de próteses valvares artificiais cardíacas, *port-a-cath*, marca-passo e desfibrilador cardíaco apropriado, implante de estimulador neural, filtro de veia cava inferior e próteses metálicas.

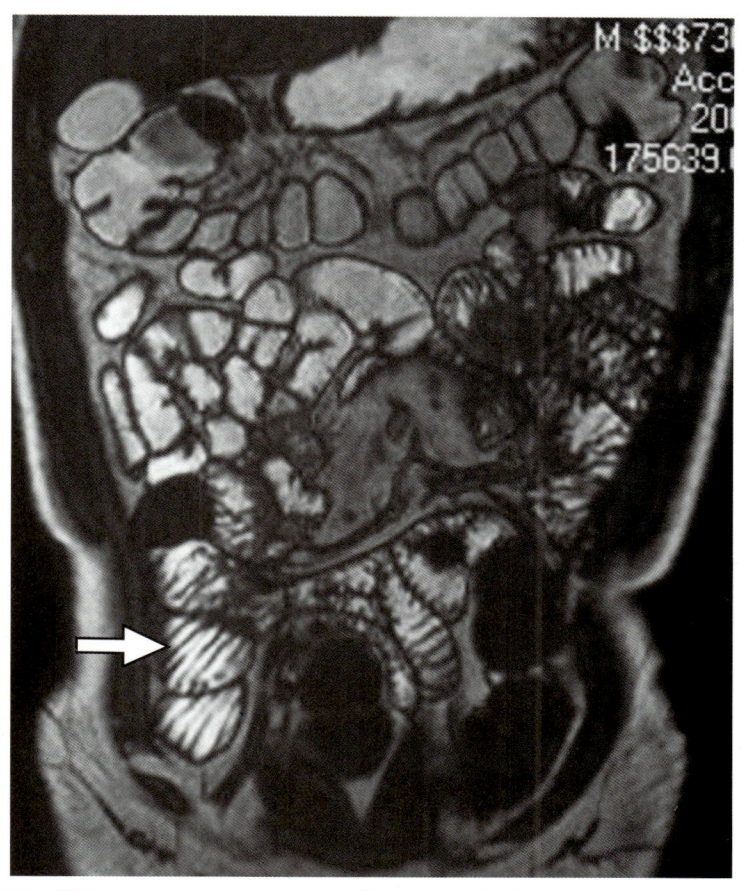

Fig. 22-6. Imagem coronal, doença celíaca em mulher de 23 anos. Aumento do número de pregas ileais.

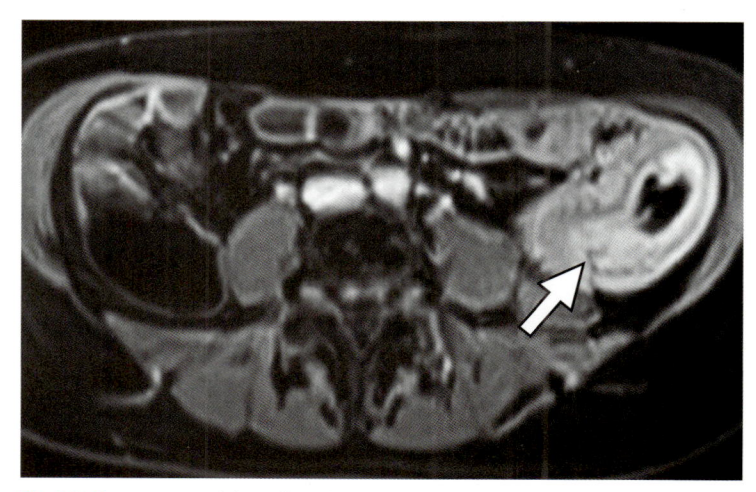

Fig. 22-7. Imagem axial, mulher de 63 anos com intussuscepção jejunal por lipoma.

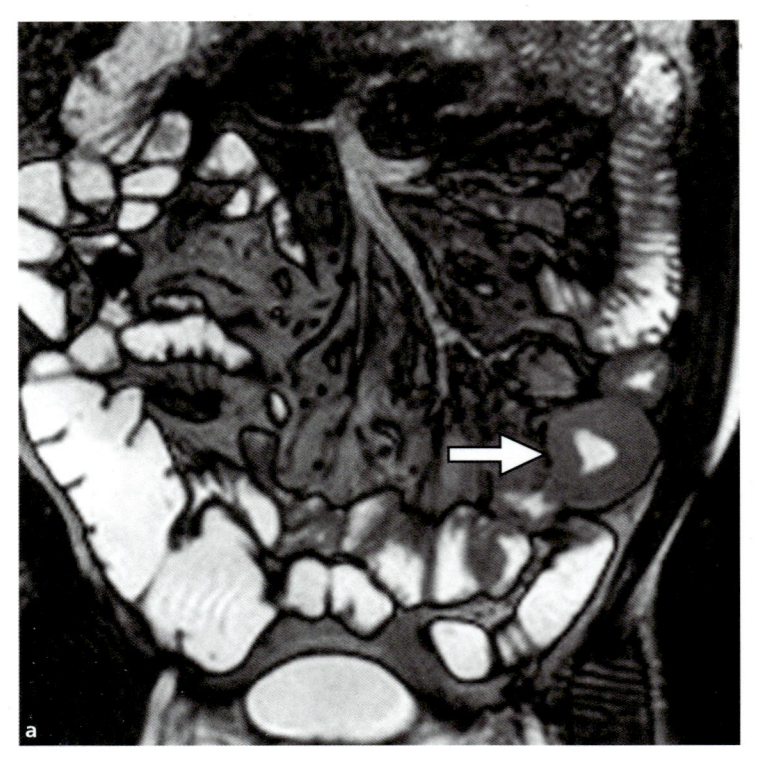

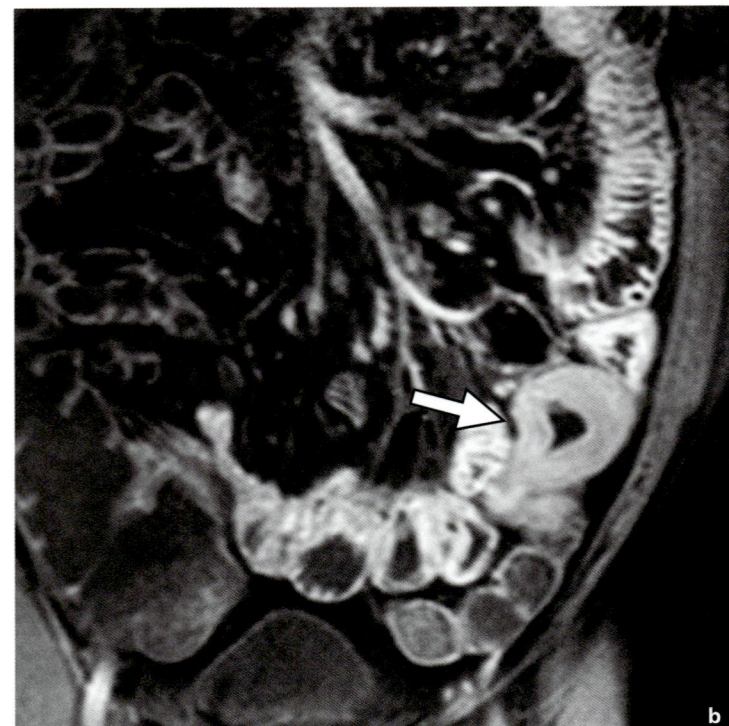

Fig. 22-8. (a, b) Imagens coronais, homem de 52 anos com dor abdominal, com segmento enteral com espessamento circunferencial à esquerda.

com bobina de abdome multicanal. Protocolo inclui injeção prévia de antiespasmódico seguida de fase contrastada com gadolínio (exceto em paciente nefropata, pelo risco de complicação rara de fibrose sistêmica nefrogênica). Tempo de exame de 30 a 45 minutos.

Êntero-RM é boa alternativa à êntero-TC no caso de estudos repetidos, por não utilizar radiação ionizante e nos casos de paciente alérgico ao iodo. Ambas são alternativas ao estudo com cápsula endoscópica para pacientes com estreitamentos e possibilidade de retenção, permitindo, adicionalmente, a avaliação abdominal extraenteral.

Entretanto, o maior custo, menor disponibilidade, exame mais demorado, dificuldade para pacientes com dispneia e impossibilidade de prender a respiração ou cujos artefatos podem comprometer as imagens são desvantagens a serem ponderadas. O exame apresenta, ainda, limitação em caso de pacientes muito obesos, com claustrofobia e/ou não colaborativos.

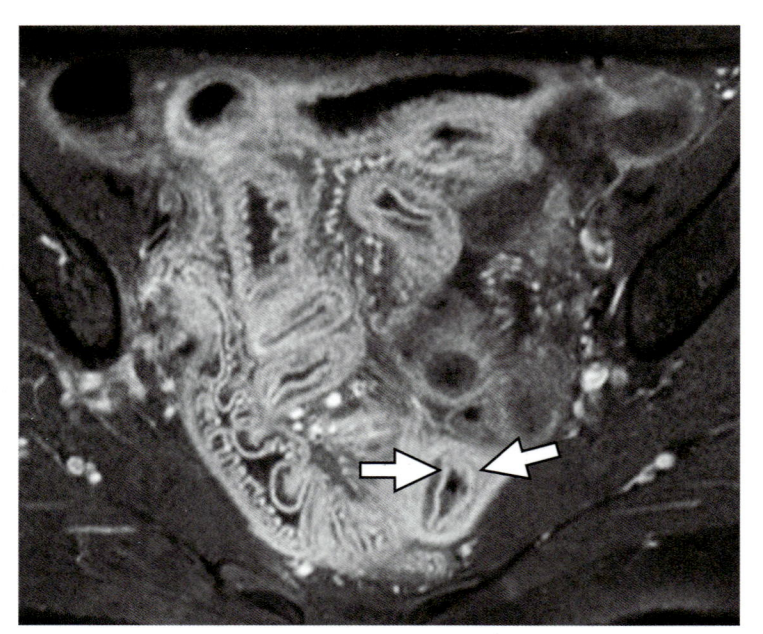

Fig. 22-9. Imagem axial de T1 contrastada mostra paredes espessadas e estratificadas com edema submucoso por enterite actínica.

BIBLIOGRAFIA

Elsayes KM, Al-Hawary MM, Jagdish J et al. CT enterography: principles, trends and interpretation of findings. *Radiographics* 2010;30:1955-74.

Wold PB, Fletcher JG, Johnson CD et al. Assessment of small bowel Crohn disease: noninvasive peroral CT enterography compared with other imaging methods and endoscopy–feasibility study. *Radiology* 2003;229:275-81.

Amzallag-Bellenger E, Oudjit A, Ruiz A et al. Effectiveness of MR enterography for the assessment of small-bower diseases beyond Crohn disease. *Radiographics* 2012;32:1423-44.

Papel da Arteriografia e Embolização nas Hemorragias do Intestino Delgado

Aline Cristine Barbosa Santos Cavalcante ▪ Airton Mota Moreira
André Moreira de Assis ▪ Francisco César Carnevale

INTRODUÇÃO

Tradicionalmente, a hemorragia digestiva baixa (HDB) é caracterizada pelo sangramento originado a partir do ligamento de Treitz.[1] Entretanto, alguns autores têm diferenciado entre o sangramento do intestino delgado (hemorragia do intestino médio) e do cólon (HDB). Pacientes com hemorragia do intestino médio são tipicamente identificados durante investigação para hemorragia gastrointestinal obscura, na qual não se identifica a fonte de sangramento após endoscopia digestiva alta (EDA) ou colonoscopia.

A hemorragia obscura do intestino médio (HIM) é caracterizada pelo sangramento persistente ou recidivante não esclarecido após avaliação endoscópica convencional das porções alta e baixa do trato digestório, sendo responsável por cerca de 5% dos casos de hemorragia digestiva. Nestes casos, o sangramento, na grande maioria das vezes, tem origem no intestino delgado (90%) e, nos 10% restantes, a lesão não foi detectada à EDA ou colonoscopia por motivo de falha técnica ou lesão inaparente (Dieulafoy, hemobilia, divertículo colônico que parou de sangrar etc.).[2,3]

A Associação Americana de Gastroenterologia propõe uma nomenclatura específica para descrever as perdas crônicas de sangue pelo trato digestório:

A) **Sangramento oculto:** ausência de sangue visível nas fezes para o médico ou para o paciente, que se apresenta, em geral, com uma anemia por deficiência de ferro não explicada ou com uma pesquisa positiva de sangue oculto nas fezes (PSOF).

B) **Sangramento obscuro:** sangramento de origem desconhecida que persiste ou recorre após uma investigação endoscópica primária inicial (EDA e/ou colonoscopia). Os sangramentos obscuros podem ser subdivididos em:
- *Oculto:* persistência ou recorrência da anemia ferropriva e/ou da positividade da PSOF, sem alterações visíveis nas fezes.
- *Visível:* persistência ou *recorrência* do sangramento visível, após resultados negativos dos estudos endoscópicos.

Pelas características da HIM, a dificuldade de diagnóstico etiológico assim como de sua terapêutica podem, geralmente, implicar na realização e repetição de vários exames endoscópicos e estudos de imagem antes que um diagnóstico etiológico definitivo seja estabelecido.[2]

Além do custo dos exames, deve-se considerar que a ausência do diagnóstico etiológico inviabiliza a instituição de terapêutica resolutiva implicando, desta forma, em múltiplas transfusões sanguíneas e repetidas internações.[4]

ETIOLOGIA

Existem múltiplas causas potenciais para a hemorragia digestiva de origem obscura (Quadro 23-1). Suas frequências relativas ainda não foram bem-definidas e dependem, em parte, da idade do paciente.[2,5]

DIAGNÓSTICO E CONDUTA

A avaliação da HIM consiste em uma pesquisa meticulosa da causa do sangramento, que deve ser guiada pela história clínica, exame físico e resultados das avaliações prévias (EDA e colonoscopia).

Testes adicionais podem ser indicados incluindo cápsula endoscópica, enteroscopia do intestino delgado e enteroscopia intraoperatória. A primeira avaliação após EDA e colonoscopia é a cápsula endoscópica para pacientes com sangramento oculto. A angiografia normalmente não é útil na avaliação de pacientes com sangramento oculto, em virtude do baixo volume de sangramento.[6]

QUADRO 23-1. Etiologia da hemorragia gastrointestinal de origem obscura

HDA e HDB não identificadas	Hemorragia do intestino médio
Lesões do trato digestório alto	**Pacientes abaixo dos 40 anos**
Úlceras de Cameron	Neoplasia
Varizes fúndicas	Divertículo de Meckel
Úlcera péptica	Lesão de Dieulafoy
Angiectasias	Doença de Crohn
Lesão de Dieulafoy	Doença celíaca
Ectasia gástrica vascular antral	**Pacientes acima de 40 anos**
	Angiectasias
Lesão do trato digestório Baixo	Enteropatia por AINES
Angiectasia	Doença celíaca
Neoplasia	**Causas Incomuns**
	Hemobilia
	Hemosuccus pancreaticus
	Fístula aortoentérica

Para pacientes com hemorragia maciça e sinais de instabilidade hemodinâmica, a ressuscitação volêmica e correção das discrasias da coagulação são etapas fundamentais do tratamento porque, na maioria dos casos, a HDB cessará espontaneamente.[7]

A diferenciação entre hemorragia digestiva alta (HDA) e HDB por meio da exteriorização de melena ou hematoquezia pode ser equivocada, dependendo do volume da perda sanguínea e do ritmo intestinal. Ambas as situações podem estar presentes tanto na HDA como na HDB. O aspirado bilioso ou de conteúdo gástrico pelo cateter nasogástrico ajuda a excluir ou confirmar a possibilidade de HDA. Da mesma maneira, a presença de lavado positivo pelo cateter nasogástrico, mesmo no paciente com hematoquezia, deve direcionar a investigação inicial para o trato gastrointestinal superior.

A colonoscopia de urgência com preparo rápido do cólon é considerada o exame de primeira linha após o paciente estar estabilizado hemodinamicamente e possibilita o tratamento das lesões intestinais com sangramento ativo ou recente. Os melhores resultados de acurácia diagnóstica da colonoscopia na HDB aguda variam de 72 a 86%.[8] Porém, em estudo que avaliou a colonoscopia de urgência, a taxa de sucesso no diagnóstico definitivo e do provável sítio de sangramento foi de apenas 13 e de 67%, respectivamente, mesmo com o preparo adequado do cólon.[9] A visualização direta da lesão fornece informação prognóstica em relação ao risco de ressangramentos e permite biópsia na suspeita de lesões malignas. Uma importante limitação do método é que o intestino delgado não é avaliado, e o preparo é completado em 3-4 horas. O sangramento ativo maciço pode dificultar ou até impossibilitar a investigação pela colonoscopia, principalmente quando associado a instabilidade hemodinâmica. Os procedimentos terapêuticos realizados por intermédio da colonoscopia incluem a injeção de epinefrina, eletrocoagulação, *laser* e a ligadura com bandas ou clipes metálicos.

A cintilografia com hemácias marcadas *in vitro* com tecnécio-99 é o exame mais sensível, com habilidade de detectar sangramentos de 0,1 a 0,4 mL/min. Porém, não determina precisamente a fonte anatômica do sangramento. Tem a vantagem de ser pouco invasivo, o radioisótopo possui uma meia-vida, o que permite repetir o exame durante o período de 24 horas. Atualmente, é utilizada para os casos de sangramento intermitente, pois necessita de muito tempo para sua realização.[10]

A angiotomografia (ângio-TC), utilizando o protocolo correto é capaz de detectar sangramentos de aproximadamente 0,3 mL/min, além de poder determinar a localização anatômica e provável causa de sangramento. A ângio-TC também demonstra a anatomia vascular completa e pode permitir melhor planejamento da intervenção endovascular subsequente. É recomendável incluir imagens sem contraste antes da injeção endovenosa do mesmo pra diferenciar sangue de outros materiais de alta densidade no intestino. A injeção rápida do contraste é importante para opacificar adequadamente as artérias e as aquisições tardias (venosas) devem ser realizadas. A administração de contraste oral deve ser evitada, pois dificulta o diagnóstico correto, visto que a localização do sangramento geralmente é baseada na presença de extravasamento de contraste para o lúmen intestinal.

A ângio-TC também permite o estudo de todo o trato gastrointestinal e estruturas adjacentes, além de mostrar a anatomia vascular completa da região, definindo a intervenção subsequente ou o tratamento conservador.[10]

Após a confirmação diagnóstica pela ângio-TC, a arteriografia mesentérica é direcionada, o que reduz o tempo de exame, o volume de contraste e da exposição à radiação ionizante ao paciente e para a equipe na sala de intervenção.

Mesmo em pacientes hemodinamicamente instáveis, a ângio-TC pode ser considerada como método de escolha por ser não invasiva e associada à alta velocidade de realização. Estudos mostram sensibilidade de 90,9%, especificidade de 99% e acurácia de 97,6% quando considerada hemorragia digestiva alta e baixa.[11]

A ângio-TC auxilia, ainda, no diagnóstico diferencial entre as duas principais causas de HDB, que são a doença diverticular dos cólons (DDC) e a angiodisplasia. Tal dado tem importante fator prognóstico uma vez que a recorrência da HDB é mais comum na angiodisplasia.[12]

A arteriografia com subtração digital é capaz de detectar sangramentos de aproximadamente 0,5 mL/min (Fig. 23-1). Sua sensibilidade varia de 40 a 86% para o trato digestório baixo, podendo ser aumentada com utilização de métodos provocativos como medicamentos vasodilatadores, fibrinolíticos ou uso de dióxido de carbono como contraste. Destaca-se a necessidade do cateterismo superseletivo com microcateter dos ramos suspeitos para o sangramento com o intuito de melhorar a interpretação diagnóstica. Isto deve ser feito porque, na maioria das vezes, não se identifica o sangramento quando do estudo arteriográfico com o cateter diagnóstico posicionado nos grandes troncos vasculares.[10]

A pouca cooperação do paciente e dificuldade de obter estudo de boa qualidade nos casos de obesidade, dispneia e movimentos involuntários podem reduzir a sensibilidade do exame angiográfico. Em casos extremos, podem ser feitas aquisições com protocolos utilizados em coronariografia com a aquisição de 15-30 imagens/segundo (com e sem subtração digital).

O sinal angiográfico clássico de hemorragia ativa é o extravasamento do meio de contraste para o lúmen da alça intestinal (Fig. 23-1c). Os sinais indiretos incluem, principalmente, a presença de pseudoaneurismas, hiperemia focal, amputação de ramos, altera-

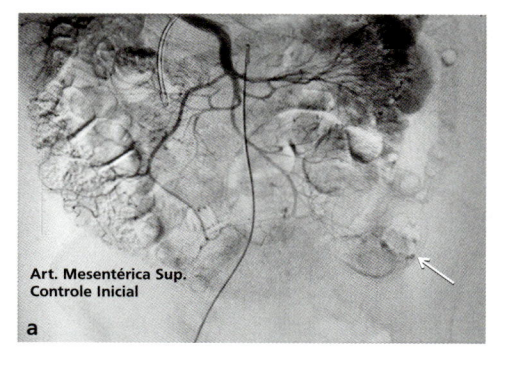

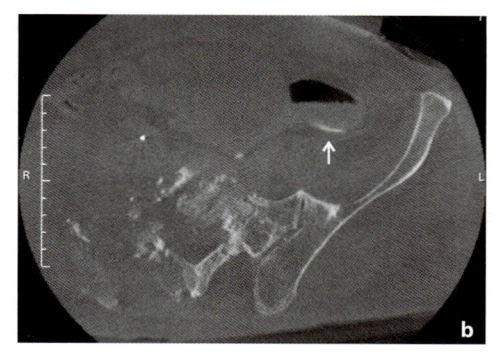

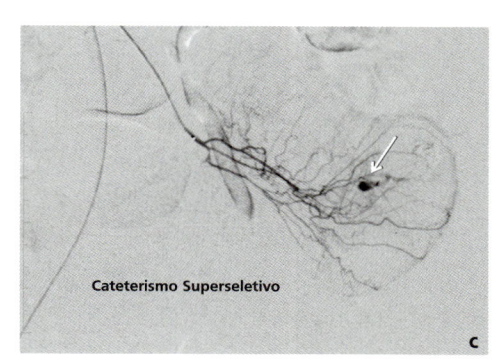

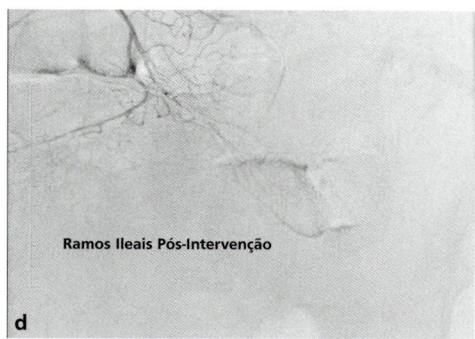

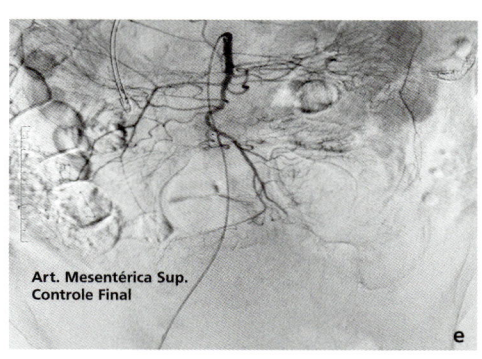

Fig. 23-1. Paciente de 71 anos internado há 10 dias e com sepse de foco pulmonar. Apresentou há 1 semana quadro de HDB tendo sido realizada EDA normal e colonoscopia que identificou coágulos em cólons, porém sem identificar a fonte de sangramento. Como o paciente encontrava-se estável hemodinamicamente, realizou-se cintilografia com hemáceas marcadas negativa para sangramento. Paciente permaneceu sem sangramentos por 4 dias. Há 12 horas apresentou novo episódio de enterorragia associada à queda de hemoglobina e instabilidade hemodinâmica, sendo indicada arteriografia de urgência. (**a**) Angiografia por subtração digital da artéria mesentérica superior sendo identificado área suspeita de sangramento ativo *(seta branca)*. (**b**) Tomografia computadorizada (ângio-TC rotacional – cone-beam CT) realizada durante o procedimento, confirmando o extravasamento de contraste em alça *(seta branca)*. (**c**) Arteriografia após o cateterismo seletivo de ramo ileal confirmando extravasamento ativo de contraste para alça *(seta branca)*. (**d**) Arteriografia seletiva de ramo ileal após embolização com partículas 400 µm demonstrando o controle do sangramento. (**e**) Arteriografia mesentérica superior após embolização sem novas imagens de sangramento ativo.

ção da velocidade e/ou sentido fluxo sanguíneo, irregularidades da parede arterial, *nidus angiomatoso* com drenagem venosa precoce (malformações arteriovenosas e angiodisplasias).[10]

A embolização seguida à angiografia deve ser realizada nos casos onde é identificado sangramento ativo ou lesão com alta probabilidade de sangramento (Fig. 23-1d).[10] Se o sangramento não for visualizado na angiografia, pode ser feita embolização "às cegas" no local mais provável de sangramento avaliado na ângio-TC ou por qualquer outro método diagnóstico.[13]

Os principais materiais utilizados na pesquisa e tratamento do sangramento intestinal pelo radiologista intervencionista são os microcateteres e microglias, além dos diferentes tipos de agentes embolizantes como microesferas calibradas, micropartículas, micromolas e agentes líquidos como o adesivo tecidual (cola). Destaca-se a necessidade de diferentes materiais disponíveis no momento de se realizar o estudo arteriográfico e consequente escolha do melhor agente embolizante para cada situação. O sucesso do tratamento no controle do sangramento está diretamente relacionado com a disponibilidade de materiais endovasculares.

Nas abordagens multidisciplinares, o radiologista intervencionista pode ser útil na marcação de local específico para ressecção cirúrgica. Na sala de angiografia (radiologia intervencionista) é feito o cateterismo superseletivo do sítio de sangramento mantendo-se fixo o posicionamento do cateter. O paciente é, então, encaminhado para sala de cirurgia e durante o ato operatório é injetado azul de metileno no ramo arterial proporcionando fácil identificação do segmento que será submetido à ressecção.

Se o paciente tem exame arteriográfico negativo, pode-se prosseguir a investigação com enteroscopia do intestino delgado ou nos casos de hemorragia maciça, com sangramento ativo, enteroscopia intraoperatória (Quadro 23-2).

CONTRAINDICAÇÕES AO ESTUDO ANGIOGRÁFICO

Não existe contraindicação absoluta definida para o estudo angiográfico com embolização, já que se trata de procedimento emergencial e que pode salvar a vida do paciente. Contraindicações relativas incluem cirurgias gastrointestinais extensas e radioterapia em virtude de maior risco de infarto gástrico e duodenal.[14]

Nos casos de alergia ou restrição ao uso de contraste iodado, podem ser utilizados contrastes alternativos como o CO_2 ou gadolínio.

Quando o paciente apresenta distúrbios significativos da coagulação o introdutor do acesso arterial deve ser mantido até a correção dos fatores de coagulação. Dispositivos de selamento do sítio de punção também podem ser utilizados minimizando os riscos de sangramento no local puncionado.

Pacientes com ateromatose visceral devem ser tratados com cautela, principalmente quando apresentam lesões ostiais na mesentérica superior e mesentérica inferior.

Resíduos de bário no intestino podem dificultar ou impedir a identificação do sangramento ativo e, dependendo da quantidade, contraindicar o estudo até que seja feita a lavagem intestinal adequada.

O uso de contraste não iônico isosmolar deve ser considerado em pacientes com função renal alterada, pois, normalmente, são utilizados volumes elevados de contraste nos estudos angiográficos.

QUADRO 23-2. Métodos de investigação por imagem na HIM

Técnica	Vantagens	Desvantagens	Sangramento mínimo
Colonoscopia	Seguro e efetivo no diagnóstico e tratamento, mesmo de lesões sem sangramento ativo. Possibilidade de biópsia de lesões suspeitas	Riscos inerentes ao método, como perfuração na hemorragia. Necessita de preparo adequado. A hemorragia maciça pode impossibilitar a realização do exame. O intestino delgado não é estudado	N/A*
Cintilografia	Não invasivo. Técnica de maior sensibilidade. Imagens tardias que são úteis na detecção do sangramento intermitente	Localização anatômica imprecisa. Exame demorado. Complexidade para aquisição de imagens tardias em pacientes mais graves	0,01 a 0,04 mL/min
Tomografia Computadorizada	Rápido e não invasivo. Sensível e amplamente disponível, permite a localização precisa do sítio de sangramento	Radiação ionizante e contraste iodado limitam estudos repetidos	0,3 mL/min
Arteriografia	Localização precisa e tratamento imediato	Exame invasivo, radiação, com complicações inerentes ao cateterismo vascular e administração do meio de contraste iodado	0,5 mL/min

NA, não aplicável.

RESULTADOS

Podem ocorrer episódios de melena ou hematoquezia no período de 12 a 24 horas após a embolização. Se os exames laboratoriais e os demais dados clínicos se mantiverem estáveis, a maior possibilidade é de sangramento residual, não havendo necessidade de novas intervenções.

A embolização do sítio de sangramento exibe alta taxa de sucesso, que varia de 90-100% imediatamente após o procedimento e a 81-91% em 30 dias de controle após a embolização.[15,16]

A presença de coagulopatia incorrigível é o fator preditivo negativo mais significativo para recorrência do sangramento e mortalidade. Outros fatores preditivos negativos incluem idosos, cirrose, doença oncológica, falência de múltiplos órgãos e tratamento vigente com corticoide.

Em decorrência de menor morbidade e mortalidade do tratamento endovascular em relação ao cirúrgico, atualmente o endovascular é o tratamento de escolha para a hemorragia digestiva após falha do tratamento conservador e endoscópico.

COMPLICAÇÕES

Além das complicações associadas a todos os procedimentos angiográficos (como reação ao contraste, insuficiência renal, complicações locais na região inguinal, dissecção e vasospasmo) a complicação mais comum e específica da embolização do trato gastrointestinal baixo é a isquemia. Ocorre de forma moderada (dor abdominal transitória) em 10% dos casos. Complicações isquêmicas graves requerendo tratamento cirúrgico (estenose isquêmica sintomática e infarto intestinal) ocorrem em até 2% dos casos.[10]

CONCLUSÃO

A Radiologia Intervencionista possui papel já bem-definido no tratamento das hemorragias digestivas. Os avanços tecnológicos aumentam as taxas de sucesso e segurança dos procedimentos, destacando-se a realização prévia da ângio-TC que reduz o número de angiografias negativas e direciona o intervencionista para o local do tratamento.

Os procedimentos de embolização para o tratamento da hemorragia digestiva apresentam alta taxa de sucesso técnico e baixo risco de isquemia intestinal quando realizados por profissionais devidamente capacitados e com disponibilidade de materiais adequados para o tratamento. Suas indicações devem ser discutidas por equipe multidisciplinar, visando sempre a melhor opção para cada paciente.

REFERÊNCIAS BIBLIOGRÁFICAS

1. Zuccaro Jr G. Management of the adult patient with acute lower gastrointestinal bleeding. American College of Gastroenterology. Practice Parameters Committee. *Am J Gastroenterol* 1998;93:1202-8.
2. Raju GS, Gerson L, Das A. American Gastroenterological Association (AGA). Institute Technical Review on Obscure Gastrointestinal Bleeding. *Gastroenterology* 2007;133:1697-717.
3. Raju GS, Gerson L, Das A. American Gastroenterological Association (AGA). Institute Medical Position Statement on Obscure Gastrointestinal Bleeding. *Gastroenterology* 2007;133:1694-96.
4. Flickinger EG, Stanforth AC, Sinar DR et al. Intraoperative video panendoscopy for diagnosing sites of chronic intestinal bleeding. *Am J Surg* 1989;157:137-44.
5. Okazaki H, Fujiwara Y, Sugimori S et al. Prevalence of mid-gastrointestinal bleeding in patients with acute overt gastrointestinal bleeding: multi-center experience with 1,044 consecutive patients. *J Gastroenterol* 2009;44(6):550-55.
6. Lima DCA, Albert LS, Safatle-Ribeiro AV. *Hemorragia gastrointestinal obscura*. Projeto Diretrizes – Sociedade Brasileira de Endoscopia Digestiva. Gestão 2009-2010.
7. Chait MM. Lower gastrointestinal bleeding in the elderly. *World J Gastrointest Endosc* 2010;2(5):147-54.
8. Zuckerman DA, Bocchini TP, Birnbaum EH. Massive hemorrhage in the lower gastrointestinal tract in adults: diagnostic imaging and intervention. *AJR Am J Roentgenol.* 1993;161:703-11.
9. Angtuaco TL, Reddy SK, Drapkin S et al. The utility of urgent colonoscopy in the evaluation of acute lower gastrointestinal bleeding: a 2-year experience from a single center. *Am J Gastroenterol* 2001;96(6):1782-85.
10. Valek V, Husty J. Quality improvement guidelines for transcatheter embolization for acute gastrointestinal nonvariceal hemorrhage. *Cardiovasc Intervent Radiol* 2013;36:608-12.
11. Navuluri R, Patel J, Kang L. Role of interventional radiology in the emergent management of acute upper gastrointestinal bleeding. *Semin Intervent Radiol* 2012;29:169-77.
12. Laing CJ, Tobias T, Rosenblum DI et al. Acute gastrointestinal bleeding: emerging role of multidetector CT angiography and review of current imaging techniques. *Radiographics* 2007;27:1055-70.
13. Drooz AT, Lewis CA, Allen TE et al. Quality improvement guidelines for percutaneous transcatheter embolization. *J Vasc Interv Radiol* 2003;14:S237-42.
14. Mauro MA, Murphy KPJ, Venbrux AC et al. *Image-guided interventions: expert radiology series*. Philadelphia: Saunders Elsevier 2008. p. 665-89.
15. Aina R, Oliva VL, Therasse E et al. Arterial embolotherapy for upper gastrointestinal hemorrhage: outcome assessment. *J Vasc Interv Radiol* 2001;12(2):195-200.
16. Rockey DC. Occult gastrointestinal bleeding. *N Engl J Med* 1999;341:38-46.

Cintilografia em Sangramento Intestinal

Heitor Naoki Sado ▪ Carla Rachel Ono

INTRODUÇÃO

A cintilografia para pesquisa de sangramento, em geral, é indicada na investigação de sangramento intestinal baixo (distal ao ângulo de Trietz), sendo complementar à colonoscopia ou retossigmoidoscopia, especialmente quando os mesmos não conseguem detectar o foco de hemorragia, como nas situações de sangramentos intermitentes ou de baixo débito, ou quando a causa for angiodisplasia, colite focal ou pequenos pólipos e divertículos. Nos casos de suspeita de sangramento por divertículo de Meckel, mais frequente na faixa etária pediátrica, a medicina nuclear também pode ser indicada como método diagnóstico, neste caso por meio da cintilografia para pesquisa de mucosa gástrica ectópica.[1]

CINTILOGRAFIA PARA PESQUISA DE SANGRAMENTO INTESTINAL

A cintilografia para pesquisa de sangramento intestinal é relativamente simples de ser realizada, não sendo necessário preparo específico, praticamente sem risco de evento adverso grave e dose de radiação segura, similar a exames de radiografia contrastada ou tomografia computadorizada. Como em qualquer método diagnóstico com emprego de radiação ionizante, uma contraindicação ao procedimento seria gestação ou amamentação.

A cintilografia para pesquisa de sangramento intestinal baseia-se no uso de radiofármacos que marcam o *pool* sanguíneo, que, nas imagens do abdome, apresentam acúmulo fisiológico em trajetos vasculares, fígado, baço além de fração de excreção urinária. Nos casos de sangramento ativo, o padrão considerado positivo para hemorragia seria a identificação do radiofármaco na luz intestinal (Fig. 24-1). Na prática clínica, as hemácias autólogas marcadas com tecnécio (^{99m}Tc-Hemácia) correspondem ao radiofármaco de escolha na pesquisa do sítio de sangramento intestinal, pois o mesmo permanece no espaço intravascular, possibilitando a realização de imagens durante várias horas, resultando em sensibilidade de cerca de 90%, sendo superior aos outros métodos nos casos de hemorragia intermitente ou de baixo débito. Como comparação, a cintilografia consegue detectar hemorragias ativas com débito entre 0,1 a 0,4 mL/min. Já a arteriografia, consegue localizar o sítio de sangramento apenas em pacientes com hemorragia ativa com débito maior que 1 mL/min, somado ao fato da injeção do meio de contraste permanecer no *pool* sanguíneo por apenas 20 a 30 segundos, necessitando que o sangramento ocorra nesta estreita janela temporal para ser visualizado angiograficamente. Limitação adicional da arteriografia seria nos casos de pacientes com insuficiência renal ou alergia ao meio de contraste, salientando que os radiofármacos utilizados nos diversos tipos de cintilografias não causam lesão renal, com baixíssima prevalência de alergias ou complicações graves, e risco relatado de reação adversa menor que 1:10.000.[2]

Apesar da alta sensibilidade do método cintilográfico na detecção de sangramento intestinal, sua habilidade em localizar o sítio de sangramento apresenta resultados conflitantes na literatura, com acurácia ou acerto de localização variando de 75 a 80%, e erro em torno de 20 a 25% dos casos. Um dos motivos para isso é que a presença de sangue na luz intestinal provoca aumento no peristaltismo, com movimentos anterógrados e retrógados que "deslocam" o radiofármaco que se encontra na luz intestinal, podendo acarretar em localização incorreta do foco de sangramento ou estudos falso-negativos. Em virtude de sua maior mobilidade, esta dificuldade torna-se mais significativa no intestino delgado, com valores de sensibilidade menores em relação a sangramentos em cólon (33 × 75%, segundo dados da literatura). Para minimizar esta perda de acurácia e melhorar o desempenho diagnóstico, recomenda-se a realização de imagens sequenciais e análise no modo dinâmico *(cine)*, com duração mínima do estudo de 1 a 2 horas, sendo o ideal continuar insistindo em imagens sequenciais enquanto não for detectado foco de sangramento, obviamente dentro das possibilidades do paciente e da rotina do serviço.

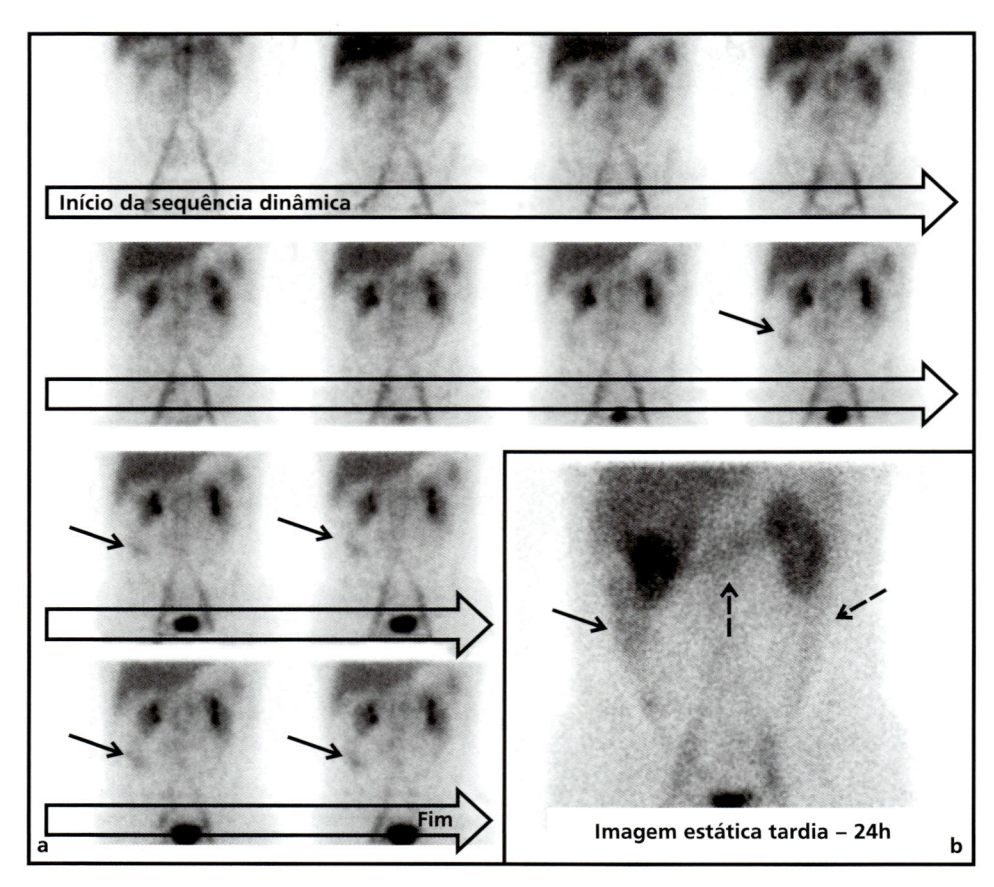

Fig. 24-1. Pesquisa de sangramento intestinal com hemácias marcadas com imagens na projeção anterior do abdome. (**a**) Sequência dinâmica com duração de hora demonstrando atividade anômala do radiofármaco na topografia do cólon ascendente *(seta contínua)*. (**b**) Imagem estática tardia após 24 horas demonstrando progressão por peristalse do radiofármaco e atividade em moldura cólica *(seta tracejada)*. Este estudo é compatível com foco de sangramento intestinal no cólon direito.

No contexto clínico de pacientes com quadro de hemorragia digestiva baixa, onde significativa parcela apresenta quadro autolimitado e baixa mortalidade, a cintilografia para pesquisa de sangramento intestinal, em virtude de sua alta sensibilidade de detecção e alto valor preditivo negativo, pode ser utilizada para prognóstico, visto que pacientes com estudos negativos, no geral, apresentam boa evolução, podendo contraindicar intervenções agressivas na fase aguda, reduzindo, portanto, a ocorrência de iatrogenias. Já nos casos de pacientes candidatos à intervenção mais agressiva, ou seja, naqueles com sangramento clinicamente significativo (necessidade de transfusão de pelo menos 2 unidades de concentrado de hemácias) ou com instabilidade hemodinâmica (necessidade de transfusão de mais de 5 unidades de concentrado de hemácias), a cintilografia é bem indicada para selecionar pacientes para angiografia assim como para propiciar melhor planejamento da cirurgia ou arteriografia seletiva.[3]

CINTILOGRAFIA PARA PESQUISA DE MUCOSA GÁSTRICA ECTÓPICA

Sangramentos intestinais decorrentes de ulceração péptica por mucosa gástrica ectópica, em geral, manifestam-se em pacientes pediátricos, estando relacionados com anomalias congênitas, sendo a causa mais frequente o divertículo de Meckel, e, em menor frequência, a duplicação intestinal.

O divertículo de Meckel é uma falha no fechamento do ducto onfalomesentérico do embrião, com formação de divertículo na face antimesenterial do delgado, geralmente a cerca de 90 cm da válvula ileocecal. Até 30% dos divertículos de Meckel contêm mucosa gástrica, podendo causar sangramento intestinal, frequentemente em crianças menores que 2 anos. Quando sintomático, seu tratamento é cirúrgico, sendo fundamental seu correto diagnóstico e sendo bem indicada a cintilografia para pesquisa de mucosa gástrica ectópica, uma vez que seus valores de sensibilidade e especificidade são altos, em torno de 80 a 90%, superiores à radiografia contrastada, pois este tipo de divertículo apresenta óstio estreito, com enchimento insuficiente e clareamento rápido do meio de contraste, dificultando sua detecção radiológica.

Na cintilografia para pesquisa de mucosa gástrica ectópica, o radiofármaco utilizado é o pertecnetato de sódio ($Na[^{99m}Tc]O_4^-$), por sua vez ativamente acumulado e secretado pelas células mucinoides do estômago. O padrão cintilográfico positivo para presença de mucosa gástrica ectópica no divertículo de Meckel é a presença de captação focal na fossa ilíaca direita, com ritmo de acúmulo do radiofármaco semelhante ao estômago (Fig. 24-2). Assim como a pesquisa de sangramento, a cintilografia para pesquisa de mucosa gástrica ectópica é um exame extremamente seguro, podendo ser realizado tanto em crianças como em adultos. É recomendado que os pacientes fiquem em jejum por pelo menos 4 a 6 horas antes do estudo.[4] Exames radiológicos baritados devem ser evitados por 2-3 dias antes do estudo. Medicamentos como os antagonistas da histamina nos receptores H_2 podem bloquear a secreção e reter o radiofármaco, teoricamente melhorando a detecção de mucosa gástrica ectópica, sendo recomendado, na prática clínica, uso do seguinte preparo farmacológico:

- Ranitidina (melhor para crianças):
    - *Crianças:* 2 a 4 mg/kg via oral de 12/12 h (máximo 300 mg/dia) por 2 dias antes do exame.

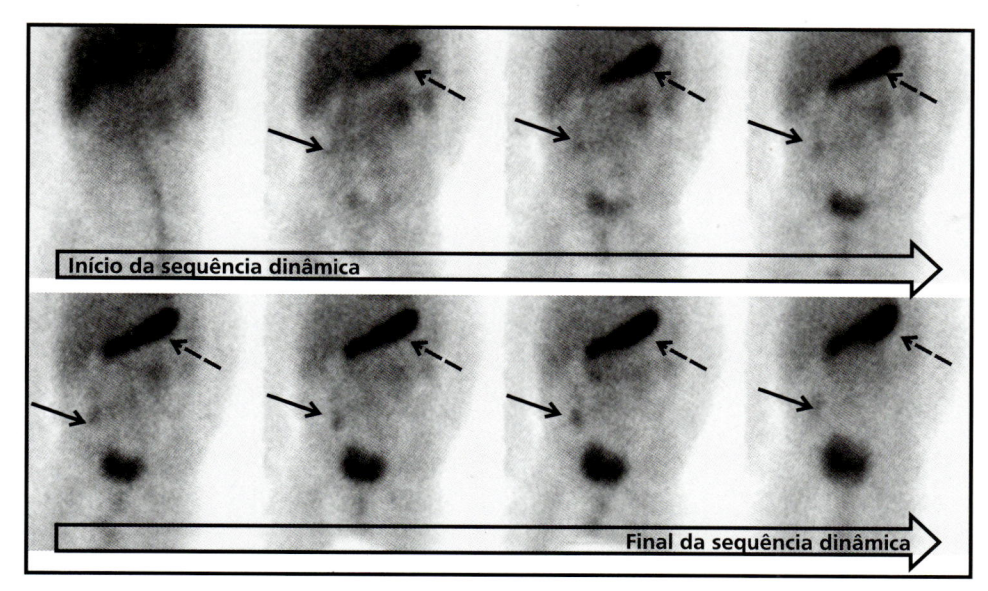

Fig. 24-2. Pesquisa de mucosa gástrica ectópica com pertecnetato em paciente pediátrico, imagens sequenciais na projeção anterior do abdome. Observe a presença de captação focal e gradativa do radiofármaco *(seta contínua)* na fossa ilíaca direita, com ritmo de captação semelhante ao estômago *(seta tracejada)*. Este estudo é compatível com suspeita clínica de divertículo de Meckel contendo mucosa gástrica ectópica.

- *Adultos:* 150 mg via oral de 12/12 h por 2 dias antes do exame ou 1 ampola de 300 mg endovenoso 5 minutos antes do exame.
- Cimetidina:
  - *Crianças:* 20 a 25 mg/kg/dia via oral de 6/6 h por 2 dias antes do exame.
  - *Adultos:* 200 mg via oral de 8/8 h (máximo 800 mg/dia) por 2 dias antes do exame.

REFERÊNCIAS BIBLIOGRÁFICAS

1. Howarth DM. The role of nuclear medicine in the detection of acute gastrointestinal bleeding. *Semin Nucl Med* 2006 Apr.;36(2):133-46.
2. Howarth DM, Tang K, Lees W. The clinical utility of nuclear medicine imaging for the detection of occult gastrointestinal haemorrhage. *Nucl Med Commun* 2002 June;23(6):591-94.
3. Sado HN. *Mucosa gástrica ectópica. Medicina nuclear princípios e aplicações.* São Paulo: Atheneu, 2012. p. 169-72.
4. Warrington JC, Charron M. Pediatric gastrointestinal nuclear medicine. *Semin Nucl Med* 2007 July;37(4):269-85.

DOENÇA INFLAMATÓRIA INTESTINAL NO INTESTINO DELGADO

Paula Bechara Poletti ▪ Ana Carolina Neves Santaella ▪ Debora Azeredo de Castro Pacheco

INTRODUÇÃO

A doença inflamatória intestinal (DII) é uma doença crônica, poligênica e multifatorial. Sua etiologia, ainda não esclarecida completamente, implica em fatores psicossomáticos, sociais, metabólicos, genéticos, alérgicos e imunes, o que corrobora a ideia de que é uma síndrome e não entidade única. Os fatores da imunidade (inata e adquirida), juntamente com fatores que envolvem a perda da barreira da mucosa intestinal, são os mais estudados recentemente. Diversos fenótipos espelham a doença inflamatória intestinal, porém os mais conhecidos são a doença de Crohn (DC) e a retocolite ulcerativa inespecífica (RCUI). O estabelecimento do diagnóstico de DII constitui um desafio na prática clínica, no entanto, diferenciar ambas as formas, nas inúmeras apresentações, pode ser outro maior ainda, principalmente quando se trata de acometimento colorretal exclusivo.[1] Este capítulo abordará a DII que acomete o intestino delgado e dará mais ênfase à DC. Abordará a RCUI nos seus aspectos de ileíte de refluxo e bolsite.

DOENÇA DE CROHN (DC)

A DC foi reconhecida pela comunidade médica em 1932 após a publicação do mais marcante trabalho da história referente a esta afecção (*"Regional ileitis: a pathologic and clinical entitiy"*), a qual recebeu a denominação de doença de Crohn como referência ao gastroenterologista que encabeçava a publicação, Burril B. Crohn.[2]

Caracteriza-se por doença inflamatória crônica, cuja inflamação é transmural, segmentar e pode acometer qualquer parte do trato gastrointestinal, "da boca ao ânus", com aspecto histológico clássico, não específico, caracterizado pela presença de granulomas não caseosos. Pode ser classificada como inflamatória, estenosante ou fistulizante/penetrante e tem predileção pela região ileocecal (Fig. 25-1).

Epidemiologia

A DII é mais prevalente em indivíduos da raça caucasiana, e sua incidência é maior em países industrializados e em desenvolvimento. A DC apresenta padrão de incidência bimodal, sendo o primeiro entre 15 e 29 anos e o segundo entre as 5ª e 7ª décadas de vida, no entanto, têm-se observado cada vez mais diagnósticos na faixa etária pediátrica. A DC é mais prevalente no sexo feminino e tem íntima relação com o tabagismo.

Manifestações Clínicas

Dependem basicamente da localização, extensão e das complicações da doença. Geralmente, caracterizada por crises intercaladas por fases de remissão de forma variável, fazendo jus a cronicidade da doença. Dessa forma, influencia substancialmente na qualidade de vida do paciente, prejudicando suas relações interpessoais e perspectivas no emprego.

Em cerca de 1/3 dos casos acomete exclusivamente o íleo terminal e, em mais da metade, há acometimento da região ileocecal. O acometimento isolado do cólon é raro e é o principal fator de confusão na diferenciação entre DC e RCUI; em até 10% dos casos há comprometimento anorretal isolado. As manifestações também dependem do tipo de doença, se inflamatória, estenosante ou fistulizante/penetrante, apesar dessa classificação caracterizar mais provavelmente a evolução progressiva da doença do que fases distintas entre si.

Os sintomas, de um modo geral, são heterogêneos, refletindo o tipo, a forma de apresentação e o tempo de evolução da doença e incluem dor abdominal, diarreia e perda de peso. Anemia, febre e hiporexia são sintomas comuns, mas, inespecíficos, que refletem uma doença crônica sistêmica. Dor abdominal e sangramento intestinal baixo são mais característicos da RCUI ou da doença de Crohn de acometimento exclusivo do intestino grosso. A doença que acomete o delgado pode-se caracterizar por epigastralgia, tipo cólica, intermitente, associada à diarreia, indicando atividade da doença. A diarreia pode ser tão intensa que resulte em quadro de má-absorção e, consequentemente, à perda ponderal e desnutrição. A febre é reflexo da atividade inflamatória e/ou de complicações como abscessos. As estenoses e subestenoses podem ocasionar quadros clínicos variáveis chegando até quadros de suboclusão, enquanto que as fístulas, dos mais diferentes trajetos e graus de complexidade, podem se dar para a pele ou outros órgãos, como a bexiga. Massas abdominais palpáveis podem ser indicativas de abscessos ou tumorações.

Manifestações Extraintestinais

Ocorrem em cerca de 30% dos casos e podem preceder, acompanhar ou surgir após o início das manifestações intestinais. A explicação para tais manifestações é de ordem imunológica, em virtude dos complexos imunológicos circulantes nestes pacientes. Alterações metabólicas secundárias a má-absorção, como nefrolitíase, e a terapia medicamentosa também comprometem outros sistemas.

Das manifestações extraintestinais, as mais comuns são as que acometem as articulações, a pele e os olhos.[3]

As manifestações osteoarticulares periféricas comprometem joelhos, tornozelos e cintura escapular como uma monoartrite ou uma poliartrite migratória. Sua evolução é paralela à atividade da DC e é mais frequente nas formas colite/ileocolite. Não é destrutiva, portanto, não deixa sequelas. A forma axial, mais rara, se manifesta como uma espondilite anquilosante ou sacroileíte. Associa-se ao HLA-B27, e o curso evolutivo independe da atividade da doença.

Das manifestações cutaneomucosas, a mais clássica é o eritema nodoso, que reflete a atividade inflamatória da doença. O pioderma gangrenoso, embora possa estar presente, é mais raro na DC. O acometimento da cavidade oral se dá por lesões mais específicas, análogas às lesões granulomatosas ou lesões menos específicas, não diagnósticas, como aftas e a pioestomatite vegetante, rara e mais associada à RCUI.[1,4]

As manifestações oculares ocorrem em 10% dos pacientes com DC de acometimento colônico/ileocolônico e, geralmente, na presença de pelo menos mais uma manifestação extraintestinal. A uveíte, esclerite ou episclerite são exemplos e ocorrem paralelamente à atividade inflamatória intestinal.

Além destas, uma alteração presente em até 15% dos pacientes é elevação de aminotransferases,[5] associada a medicamentos (corticosteroides, sulfassalazina) e nutrição parenteral total. A colangite esclerosante primária é mais comum na RCUI, mas também pode estar presente na DC.

Atividade da Doença

A classificação da apresentação clínica no momento do diagnóstico e no seguimento do paciente com DC é fundamental para o manuseio da doença. São utilizados vários sistemas de análise, sendo os mais conhecidos: Índice de atividade da doença de Crohn (IADC)[6] e Índice de Harvey-Bradshaw.[4]

Desenvolvido na década de 1970, o IADC é composto por variáveis subjetivas e objetivas. É considerado padrão ouro, mas utiliza variáveis subjetivas, além de precisar ao menos de 7 dias para completar a avaliação, o que constituem os vieses desse sistema (Quadro 25-1).

O Índice de Harvey-Bradshaw, criado em 1980, é mais simples e não necessita dos 7 dias para completar sua avaliação, porém também é composto por variáveis subjetivas (Quadro 25-2).

Diagnóstico

A suspeita clínica é confirmada por investigações laboratoriais, imagenológicas, endoscópicas e histológicas. Hemograma completo, função renal e hepática, eletrólitos, velocidade de hemossedimentação (VHS), dosagem da proteína C-reativa (PCR), ferritina, saturação de transferrina, vitamina B12 e folato fazem parte da investigação laboratorial inicial.

QUADRO 25-1. Índice de atividade da doença de Crohn[6]

	Multiplicar
Nº de evacuações líquidas na última semana	× 2
Dor abdominal (sem = 0, leve = 1, moderada = 2, grave = 3). Considerar a soma na última semana	× 5
Estado geral (ótimo = 0, bom = 1, regular = 2, mau = 3, péssimo = 4). Considerar a soma na última semana	× 7
Nº de sintomas/sinais associados – listar por categorias: a) artralgia/artrite, b) irite/uveíte, c) eritema nodoso/pioderma gangrenoso/aftas orais, d) fissura anal, fístula ou abscesso, e) outras fístulas, f) febre	× 20 (máximo = 120)
Consumo de antidiarreico (não = 0, sim = 1)	× 30
Massa abdominal (sem = 0, duvidosa = 2, definida = 5)	× 10
Déficit no hematócrito homens: 47-Ht; mulheres: 42-Ht (diminuir em vez de somar se o peso do paciente for > do que o padrão)	× 6
Peso*:% abaixo do esperado (diminuir em vez de somar caso o peso do paciente for maior que o esperado)	× 1

Soma total (IA da DC) = < 150 = remissão
          150-250 = leve
          250-350 = moderada
          > 350 = grave	

Peso esperado ou ideal = Altura (m^2) × 25,5 = peso em kg (homens) Altura (m^2) × 22,5 = peso em kg (mulheres)	

QUADRO 25-2. Índice de Harvey-Bradshaw, criado em 1980[4]

	Pontuação
Estado geral (ótimo = 0, bom = 1, regular = 2, mau = 3, péssimo = 4)	0-4
Dor abdominal (sem = 0, duvidosa = 1, moderada = 2, grave = 3)	0-3
Nº de evacuações líquidas/dia	nº/dia
Massa abdominal (sem = 0, duvidosa = 1, definida = 2, definida e dolorosa = 3	0-3
Complicações: artralgia/artrite, uveíte/irite, eritema nodoso, aftas orais, pioderma gangrenoso, fissura anal, fístula, abscesso etc.	1 ponto cada
< 8: inativa leve 8-10: leve/moderada > 10: moderada/grave	

Os marcadores sorológicos disponíveis são autoanticorpos, o ASCA e o p-ANCA. O ASCA é anticorpo contra a levedura *Saccharomyces cerevisae* e se expressa mais em doentes com DC. A dosagem de calprotectina fecal diferencia doença em atividade daquela em remissão.[7] Os dados laboratoriais, isoladamente, são pouco sensíveis para diferenciar DC e RCUI, portanto, os dados de história clínica, exame físico, exames de imagem e endoscópicos devem ser somados na tentativa de um diagnóstico mais preciso.

O Rx simples de abdome é útil na pesquisa de sinais de complicações, como suboclusão. Os exames de trânsito intestinal e enema opaco caracterizam edema e irregularidades da mucosa, assim como úlceras maiores, estenoses e fístulas. Um exame que tem ganhado cada vez mais espaço é a enterografia por tomografia computadorizada ou ressonância magnética, proporcionando avaliações mais minuciosas da parede intestinal, mesentério e da topografia acometida pela doença.

A colonoscopia examina a superfície da mucosa e ainda permite a coleta de biópsias, porém, para a DC de acometimento do delgado, torna-se limitada, já que alcança apenas o íleo terminal. Nesse ínterim, fez-se necessário o desenvolvimento de outros exames que pudessem não só alcançar segmentos mais proximais do tubo digestivo, mas que também pudessem proporcionar a coleta de biópsia e dilatações de segmentos estenóticos, como a *push* enteroscopia ou, mais recentemente, a enteroscopia auxiliada por balão (Fig. 25-1). A cápsula endoscópica pode ser uma propedêutica diagnóstica nos casos em que há suspeita, porém os exames radiológicos e a ileocolonoscopia foram inconclusivos. A limitação associada a este exame é a possibilidade de retenção em pontos de estenose.[8]

Macroscopicamente caracteriza-se por áreas de mucosa normal entremeadas por mucosa comprometida, de forma segmentar; úlceras aftoides ou lineares, sendo estas no sentido longitudinal da luz do órgão, as quais podem ser profundas e coalescer. O típico aspecto calcetado denota o caráter mais infiltrativo da doença (transmural). Na doença estenosante, observam-se estenoses segmentares, únicas ou múltiplas, podendo estender-se por vários centímetros. A biópsia deve ter o cuidado de abranger a submucosa para a visualização dos granulomas não caseosos, os quais, quando presentes, são indicativos da DC. Microscopicamente, os granulomas são pequenos, não necróticos, com halo linfocítico podendo ou não apresentar células gigantes.[9]

Para sistematizar os achados endoscópicos e acompanhar a recorrência da doença, alguns escores foram criados baseando-se em critérios como a presença e o tamanho das úlceras, extensão e áreas acometidas e presença de estenose. São eles: Escore Endoscópico Simples da Doença de Crohn (EESDC) e o Escore de Rutgeers (Quadro 25-3).

Escore Rutgeerts

Desenvolvido para acompanhar a evolução de recorrência endoscópica pós-cirúrgica da DC na região ileal, avalia aspecto da mucosa e número de ulcerações aftoides. Atualmente, é considerado o melhor sistema de avaliação pós-operatória na DC (Quadro 25-4).

O Escore de Lewis (LS) foi proposto em 2008 na tentativa de sistematizar os achados inflamatórios da cápsula endoscópica. Os achados de atividade inflamatória são aplicados automaticamente em uma calculadora presente no próprio *software* e se dividem em:

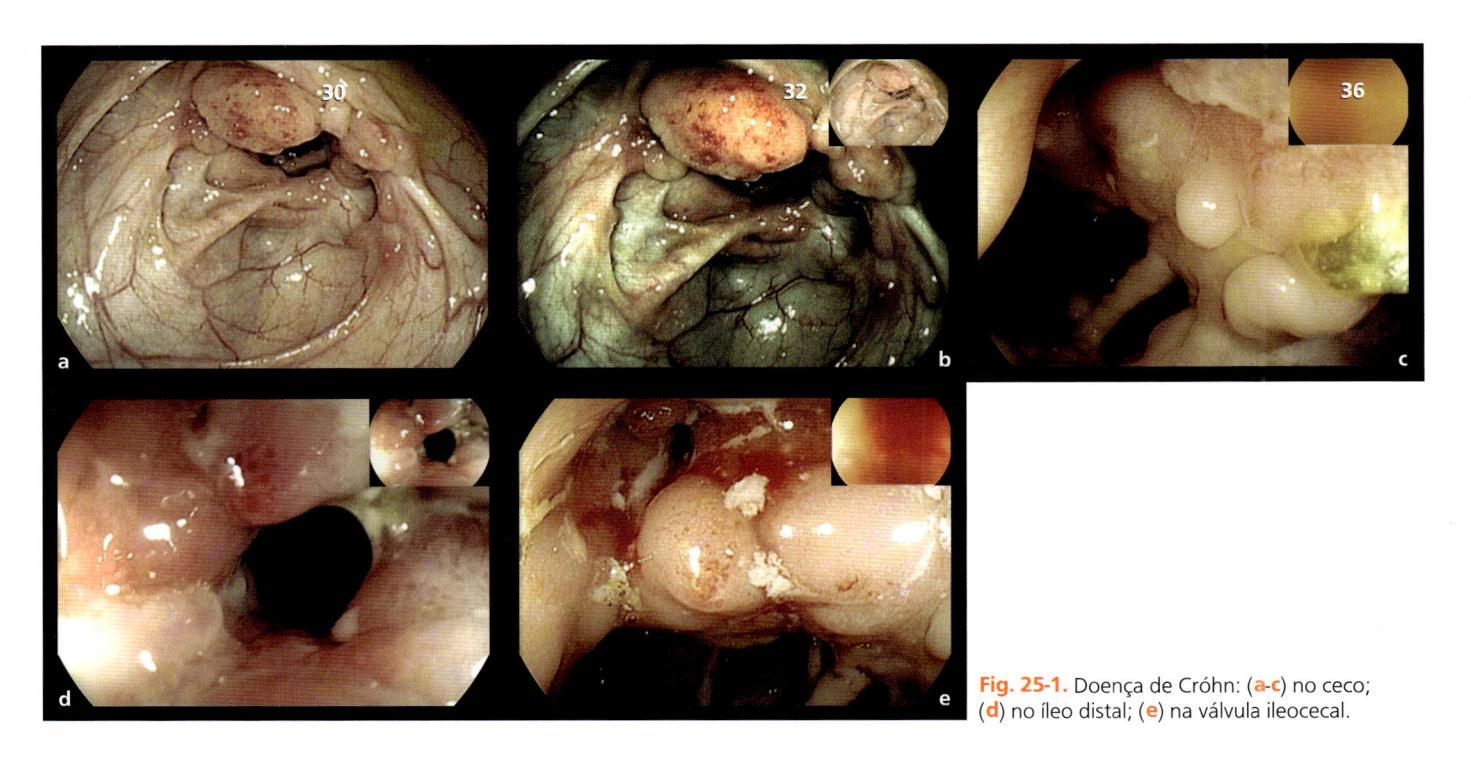

Fig. 25-1. Doença de Cróhn: (**a-c**) no ceco; (**d**) no íleo distal; (**e**) na válvula ileocecal.

QUADRO 25-3. Valores do EESDC				
	0	1	2	3
Variável		Úlceras aftoides	Úlceras grandes	Úlceras maiores
Tamanho das úlceras	Nenhuma	1-5 mm	5-20 mm	> 20 mm
Superfície ulcerada	Nenhuma	< 10%	10-30%	> 30%
Superfície afetada	Nenhuma	< 50%	50-75%	> 75%
Presença de estenoses	Nenhuma	Única, pode ser ultrapassada	Múltiplas, podem ser ultrapassadas	Não podem ser ultrapassadas

QUADRO 25-4. Escore de Rutgeers	
Grau	Achados endoscópicos
i0	Ausência de lesão ileal
i1	< 5 úlceras aftoides menores do que 5 mm
i2	> 5 úlceras aftoides intercaladas por mucosa normal OU lesões maiores focais OU lesões confinadas à anastomose ileocólica, menores do que 10 mm
i3	Ileíte aftoide difusa com inflamação difusa da mucosa
i4	Ileíte difusa com úlceras maiores, nodularidade e/ou estenose

doença ausente ou clinicamente insignificante (LS < 135); doença leve (135 </= LS </= 790); e doença moderada ou severa (LS > 790).[10]

RETOCOLITE ULCERATIVA INESPECÍFICA (RCUI)

Ileíte de Refluxo

A inflamação pancolônica, tanto na DC forma colônica, quanto na RCUI na forma da pancolite pode, de forma secundária, em decorrência do refluxo do conteúdo colônico para o íleo terminal, resultar em ileíte de refluxo, a qual pode estar presente em cerca de 17% dos casos.[9]

Bolsite

A bolsa ileal é uma técnica de reconstrução em casos de proctocolectomia total com anastomose ileoanal. O objetivo é a formação de um reservatório para o conteúdo ileal, diminuindo o número de evacuações diárias (Fig. 25-2).

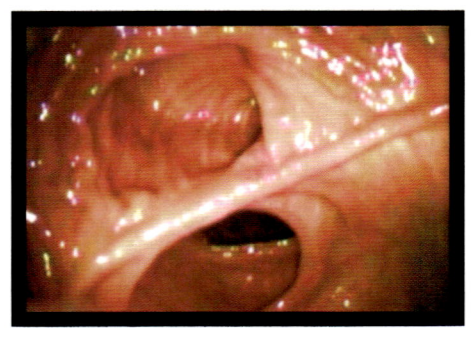

Fig. 25-2. Visão endoscópica de um reservatório ileal.

A inflamação da mucosa da bolsa ileal, denominada por bolsite, pode apresentar-se em intensidade variável, decorrente do aumento da população ou alteração da flora bacteriana.

Na RCUI, a cirurgia está indicada nos casos de difícil manejo clínico ou quando há suspeita ou diagnóstico de neoplasia. Raramente empregada na DC, é reservada para raros casos de intratabilidade na doença de comprometimento colônico. A avaliação recorrente da mucosa ileal e do reto remanescente (cerca de 2 a 3 cm) é mandatória, principalmente em se tratando de RCUI, pelo risco de neoplasia na mucosa retal ainda existente.[1]

REFERÊNCIAS BIBLIOGRÁFICAS

1. Cardozo WS, Sobrado CW. *Doença inflamatória intestinal.* Barueri: Manole, 2012.
2. Crohn BB, Ginzburg L, Oppenheimer GD. Regional ileitis: a pathologic and clinical entity. *JAMA* 1932;99:1223.
3. Cury DD, Moss AC. *Doenças inflamatórias intestinais: retocolite ulcerativa e doença de Crohn.* Rio de Janeiro: Rubio, 2011.
4. Harvey RF, Bradshaw JM. A simple index of Crohn's-disease activity. *Lancet* 1980;1(8167):514.
5. Laudanna AA. *Gastroenterologia e hepatologia.* São Paulo: Atheneu, 2010.
6. Best WR, Becktel JM, Singleton JW et al. Development of a Crohn's disease activity index. National Cooperative Crohn's Disease Study. *Gastroenterology* 1976;70(3):439-44.
7. Sutherland AD, Gearry RB, Frizelle FA. Review of fecal biomarkers in inflammatory bowel disease. *Dis Colon Rectum* 2008;(51):1283-1291.
8. Averbach M et al. *Atlas de endoscopia digestiva da SOBED.* Rio de Janeiro: Revinter, 2011.
9. Flores C. *Doença inflamatória intestinal: acompanhamento endoscópico.* Projeto Diretrizes da SOBED. Dezembro, 2008.
10. Rosa B, Moreira MJ, Rebelo A et al. Lewis Score: a useful clinical tool for patients with suspected Crohn's Disease submitted to capsule endoscopy. *J Crohns Colitis* 2012;6(6):692-97.

Papel da Cápsula Endoscópica na Doença Inflamatória Intestinal

Paula Bechara Poletti ▪ Artur Adolfo Parada ▪ Thiago Festa Secchi
Maiza da Silva Costa ▪ Maria Juliana Loriggio Cavalca

INTRODUÇÃO

As doenças inflamatórias intestinais caracterizam-se por serem doenças crônicas, de uma vida inteira, resultantes, provavelmente, da interação entre fatores genéticos e ambientais, apresentações clínicas, tanto de sintomas e sinais clínicos, quanto da intensidade destes, assim como da extensão e local de acometimento da doença, o diagnóstico é realizado com base na combinação de dados clínicos, biológicos, radiológicos, endoscópicos e histológicos.[1,2,3] Marcadas por vários episódios de recorrência, necessitam, não só para seu diagnóstico definitivo, mas também para acompanhamento, de repetições frequentes dos exames laboratoriais, radiológicos, endoscópicos e histológicos.[1,4]

Apesar das diferenças de apresentação e acometimento do trato digestório a mudança de diagnóstico dentre doença de Crohn e retocolite ulcerativa durante o primeiro ano de evolução pode ocorrer em cerca de 10 a 15% dos casos, enquanto que, em outros 10%, o acometimento restrito ao cólon, apesar de toda a investigação, não pode ser caracterizado como doença de Crohn ou Retocolite Ulcerativa, recebendo a denominação de doença inflamatória intestinal não classificada, refletindo no retardo da instituição terapêutica adequada a este grupo de pacientes.[1]

O diagnóstico precoce da doença inflamatória intestinal, apesar do extenso número de exames diagnósticos disponíveis, permanece um desafio, refletindo na continuidade e progressão da atividade inflamatória, a qual pode resultar em danos irreversíveis já estabelecidos no momento do diagnóstico.[5]

A avaliação do acometimento do intestino delgado em pacientes com doença de Crohn e naqueles portadores da forma de doença inflamatória intestinal não classificada, até poucos anos, era realizada por meio de exames radiológicos, ou de forma parcial por meio de exames endoscópicos que permitiam a visualização apenas do duodeno, jejuno proximal e do íleo distal.[1,6] Com a introdução de novas tecnologias, a cápsula endoscópica e os enteroscópios assistidos por acessórios (guiados por balão ou espiral), a avaliação endoscópica de praticamente toda a superfície do intestino delgado tornou-se uma realidade na prática clínica permitindo maior acurácia diagnóstica, diagnósticos de formas mais precoces, classificações mais adequadas, sobretudo em relação à extensão da doença, permitindo, assim, um melhor manejo clínico.[1,4-7]

CÁPSULA ENDOSCÓPICA

A introdução da cápsula entérica possibilitou o rompimento de uma das últimas fronteiras endoscópicas do trato digestório, permitindo o acesso endoscópico a toda a extensão do intestino delgado, que permanecia acessível somente à enteroscopia intraoperatória, que, pelas características e morbidade inerentes ao método, era reservada apenas a casos extremos.

O desenvolvimento da cápsula endoscópica teve início na década de 1980, e após a superação dos inúmeros desafios tecnológicos, em maio de 2000, na Digestive Disease Week (DDW), Dr. Swain apresentou os resultados de estudos iniciais do protótipo do Sistema da cápsula endoscópica. Em 2001, demonstrados os resultados satisfatórios de estudos clínicos, o Sistema obteve aprovação do FDA e o CE Mark Certification para utilização em seres humanos na pesquisa do sangramento de origem obscura.[8,9]

Em 2 de julho de 2003, o FDA, com base na análise de 32 estudos, totalizando 691 pacientes, que compararam a acurácia diagnóstica para patologias do intestino delgado da cápsula endoscópica, de 71%, com a acurácia dos demais exames em uso corrente para avaliação do intestino delgado disponíveis até então (trânsito intestinal, *push* enteroscopia, TC abdominal, cintilografia e enteroscopia intraoperatória) de 41%, estabeleceu que: a cápsula endoscópica passava a ser método diagnóstico de primeira linha para a avaliação e a detecção de patologias do intestino delgado (Fig. 26-1).[9]

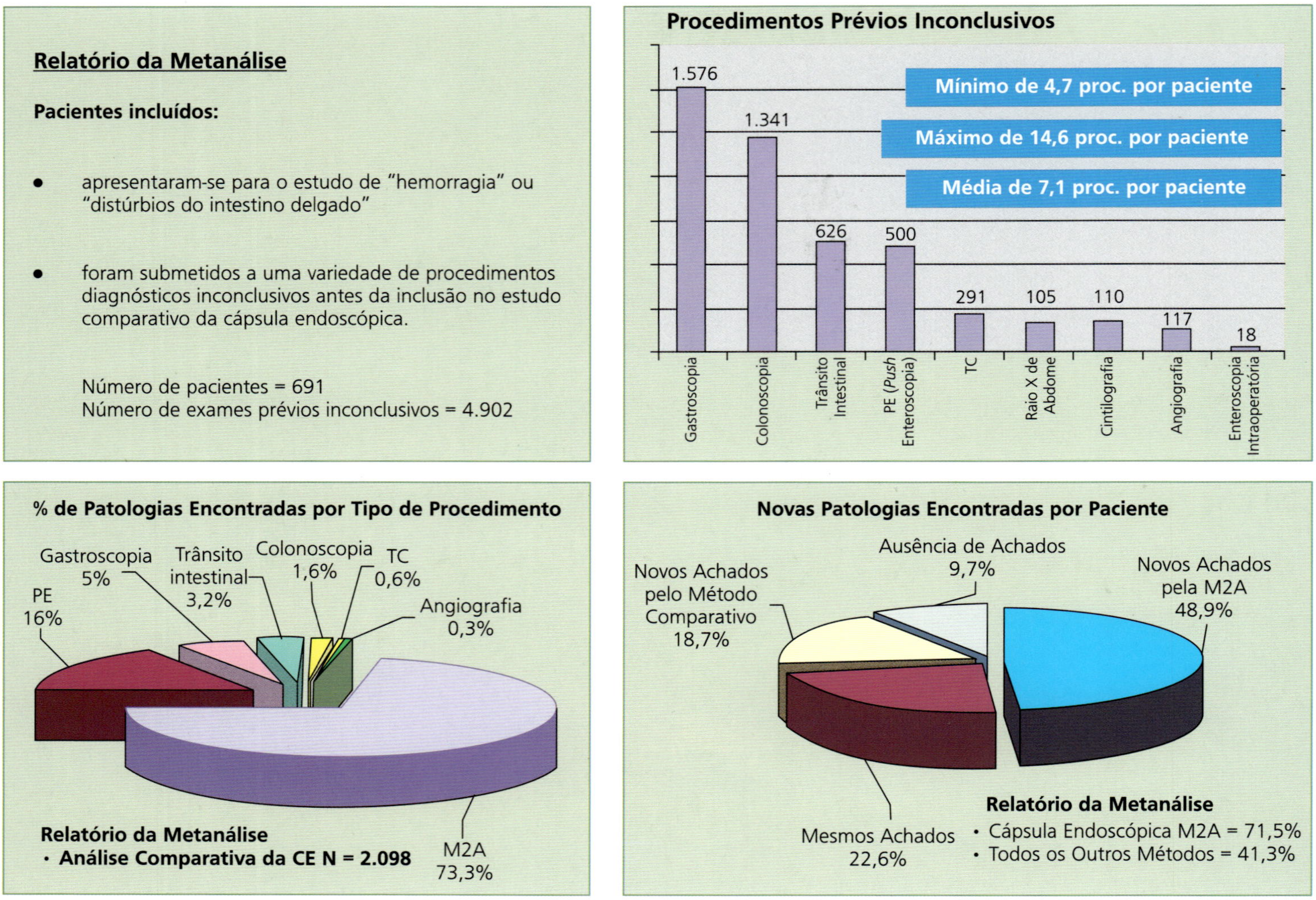

Relatório da Metanálise

Pacientes incluídos:

- apresentaram-se para o estudo de "hemorragia" ou "distúrbios do intestino delgado"

- foram submetidos a uma variedade de procedimentos diagnósticos inconclusivos antes da inclusão no estudo comparativo da cápsula endoscópica.

Número de pacientes = 691
Número de exames prévios inconclusivos = 4.902

Procedimentos Prévios Inconclusivos

- Gastroscopia: 1.576
- Colonoscopia: 1.341
- Trânsito Intestinal: 626
- PE (Push Enteroscopia): 500
- TC: 291
- Raio X de Abdome: 105
- Cintilografia: 110
- Angiografia: 117
- Enteroscopia Intraoperatória: 18

Mínimo de 4,7 proc. por paciente
Máximo de 14,6 proc. por paciente
Média de 7,1 proc. por paciente

% de Patologias Encontradas por Tipo de Procedimento

- PE 16%
- Gastroscopia 5%
- Trânsito intestinal 3,2%
- Colonoscopia 1,6%
- TC 0,6%
- Angiografia 0,3%
- M2A 73,3%

Relatório da Metanálise
• Análise Comparativa da CE N = 2.098

Novas Patologias Encontradas por Paciente

- Novos Achados pelo Método Comparativo 18,7%
- Ausência de Achados 9,7%
- Novos Achados pela M2A 48,9%
- Mesmos Achados 22,6%

Relatório da Metanálise
• Cápsula Endoscópica M2A = 71,5%
• Todos os Outros Métodos = 41,3%

Fig. 26-1. Metanálise avaliada pelo FDA.[9]

SISTEMA DA CÁPSULA ENDOSCÓPICA

O sistema da cápsula endoscópica é composto por:

1. **Cápsula:** tem formato cilíndrico, com 11 × 27 mm a 11 × 31 mm, pesa cerca de 3,7 g dependendo da marca e do modelo, é recoberta por material biocompatível, resistente à ação da secreção digestiva e não absorvível. É composta por um sistema óptico de formato convexo, que previne a reflexão da luz, e por uma ou duas lentes esféricas, que captam as imagens; um sistema de iluminação tipo LED (Light Emitting Diodes) que fornece luz branca para a obtenção das imagens; um sistema de baterias que consiste de 2 baterias de óxido de prata, as quais fornecem energia para todo o sistema durante cerca de 9 a 10 horas; um sistema de captação de imagens, CMOS (Complementary Metal Oxide Silicon), ou CCD (Charged Coupled Device) e um sistema de transmissão ASIC (radiotransmissor telemétrico VHF de frequência ultra-alta) composto por uma antena que emite os sinais e os transmite por radiofrequência para os sensores ou HBC (Human body comunication) que transmite as imagens através dos tecidos do corpo humano. As imagens obtidas pela cápsula têm um campo visual de 140° a 15°, com magnificação de 1:8, com alcance de profundidade variando de 1 a 30 mm e uma capacidade de detecção de lesões de tamanho igual ou superior a 1 mm de diâmetro (Fig. 26-2).

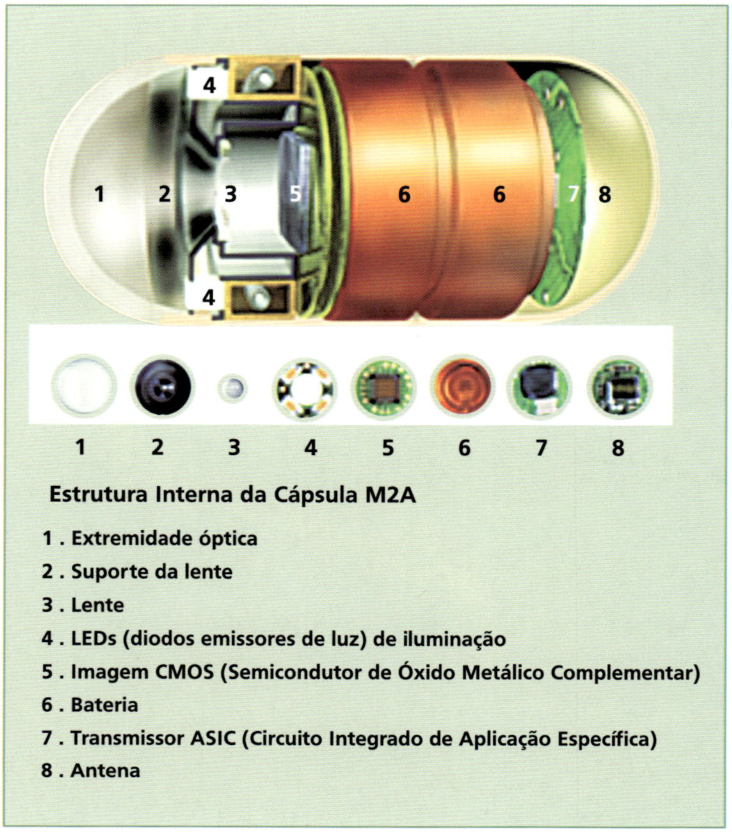

Estrutura Interna da Cápsula M2A

1. Extremidade óptica
2. Suporte da lente
3. Lente
4. LEDs (diodos emissores de luz) de iluminação
5. Imagem CMOS (Semicondutor de Óxido Metálico Complementar)
6. Bateria
7. Transmissor ASIC (Circuito Integrado de Aplicação Específica)
8. Antena

Fig. 26-2. Cápsula.

- **Cápsula entérica:** tamanho: 11 × 26,5 mm, peso: 3,7 g, um sistema óptico, campo de visão: 140° a 156°, magnificação de imagem: 1:8, tempo de duração da bateria: 8 a 11 horas, capta cerca de 02 a 06 imagens por segundo e cerca de 50.000 a 100.000 imagens durante o exame (Quadro 26-1 e Fig. 26-3).
2. **Sensores:** que, ajustados ao abdome do paciente captam os sinais de radiofrequência ou transmitidos pelo sistema HBC pela cápsula e os transferem para o *recorder*.
3. **Recorder:** um microcomputador que fica na cintura, acondicionado no cinturão, que recebe os sinais das imagens captadas pela cápsula e as armazena. Alguns modelos de *recorder* contam com sistema que permite a visualização da imagem que está sendo capturada pela cápsula em tempo real *(real time)*, permitindo, desta forma assegurar que a cápsula atingiu o intestino delgado.
4. **Work Station:** computador e programa que processam as imagens obtidas pela cápsula e transmitidas ao *recorder* e as transformam em um filme, o qual será analisado. Estes programas contam com vários recursos que auxiliam na análise das imagens obtidas pela cápsula e já permitem a emissão de laudos com videoendofotografias e filmes digitais. Nos programas mais recentes, já é possível a cromoscopia digital e ferramentas que permitem avaliação aproximada do tamanho da lesão (Fig. 26-4).

PREPARO DO EXAME

Não há, até o presente momento, consenso a respeito do preparo ideal para a realização dos exames de cápsula entérica: como recomendação principal para o exame do intestino delgado permanece apenas o jejum de 8 a 12 horas. Alguns estudos avaliaram a utilização de preparo com soluções purgativas como polietilenoglicol e o fosfato de sódio, mas estes não demonstraram resultados conclusivos quando comparados à dieta com líquidos claros quando se avalia a taxa de exames completos, assim como o tempo de esvaziamento gástrico e o tempo de trânsito intestinal, apesar de parecer melhorar a visualização da mucosa. O emprego de procinéticos e simeticona também não se mostrou significativamente superior. Temos recomendado dieta líquida na véspera, laxante às 14 horas e 1 litro de água com 150 gotas de simeticona das 19 às 21 horas. A seguir, jejum até 8 horas da manhã, quando realizamos o exame.

TÉCNICA DO EXAME

A cápsula endoscópica, após a instalação dos sensores na superfície abdominal ou torácica do paciente, e a conexão destes ao *recorder*, é deglutida com um copo de água. Recomenda-se que alguns minutos antes do início do exame (ingestão da cápsula), o paciente tome algumas gotas de um surfactante para a eliminação de bolhas nas secreções gastrointestinais, embora vários estudos randomizados não tenham demonstrado que esta prática seja efetiva na melhora da visualização da mucosa do intestino delgado.[11]

Logo que a cápsula é retirada de seu invólucro protetor dá se início à captação de 2 a 6 imagens por segundo, até o final da capacidade de suas baterias, ou seja, de 8 até 12 horas, conforme o modelo de cápsula em questão, fornecendo cerca de 50.000 a 260.000 imagens adquiridas em sua passagem pelo tubo digestivo.

Para a avaliação do intestino delgado, após a ingestão da cápsula, o paciente é orientado a manter suas atividades habituais, podendo ingerir líquidos claros após 2 horas, e, após 4 horas, fazer uma dieta leve. Decorridas 12 horas, o paciente retorna, para a retirada do *recorder*. Como o tempo médio de esvaziamento gástrico varia de 10 a 319 minutos (média de 63 minutos) e o tempo de trânsito do delgado, de 70 a 322 minutos (média de 194 minutos),

QUADRO 26-1. Características das diferentes cápsulas entéricas				
	Pill cam SB2	EndoCapsule	MiroCam	OMOM Capsule
Comprimento mm	26	26	24	27,9
Diâmetro mm	11	11	11	13
Peso	3,4	3,8	3,4	6
Nº disparos/segundos	2	2	3	0,5-2
Sensor de imagem	CMOS	CCD	CCD	CCD
Campo de visão	156°	145°	150°	140°
Iluminação	6 LED brancos	6 LED brancos	6 LED brancos	NA
Antenas (body leads), nº	8	8	9	14
Antenas de visão em tempo real	Visualizador em TR	Visualizador VE-1	Miro-visualizador	Monitoramento em TR
Tempo de gravação/horas	8	9	11	7-9

CMOS, semicondutor de óxido metálico complementar; CCD, charged coupled device; LED, diodos emissores de luz.

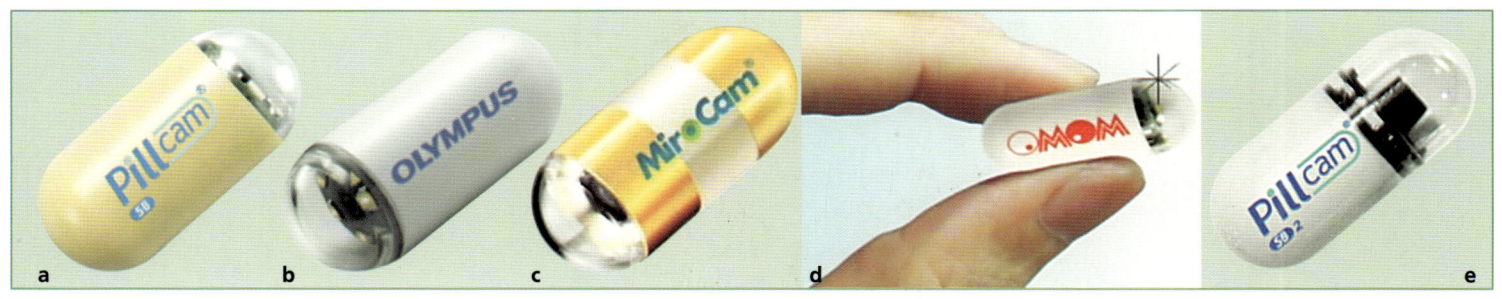

Fig. 26-3. (**a**) Cápsula entérica de primeira geração. (**b-e**) Cápsulas entéricas de segunda geração.

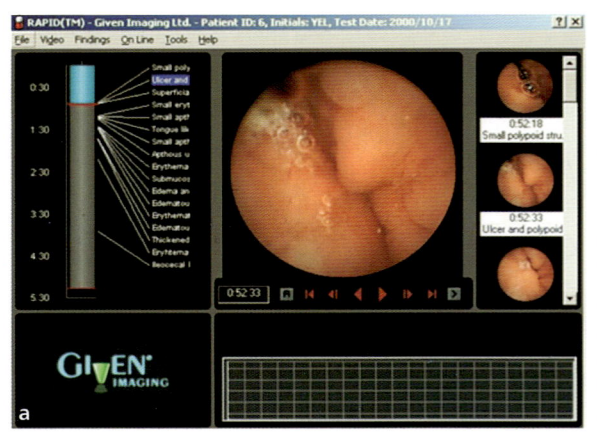

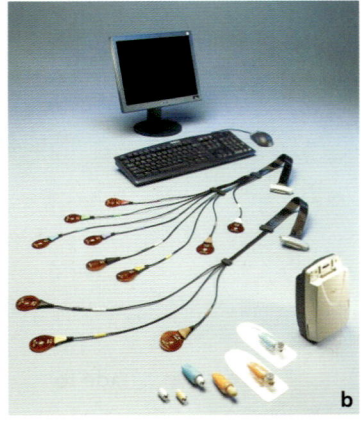

Fig. 26-4. (**a** e **b**) *Work Station* e *recorder*.

em mais de 90% dos casos, a cápsula atinge o cólon antes do término das baterias, fornecendo, frequentemente, visualização completa do delgado.[8,11]

A análise das imagens será realizada após a transmissão dos dados do *recorder* para a *work station*, que as processa e transforma em um filme digital com duração variável e que poderá ser assistido em diferentes velocidades, em geral 1 a 2 horas, dependendo muito da experiência do examinador, da progressão da cápsula, do preparo e das condições do exame e do caso investigado.

A cápsula é eliminada nas evacuações, na grande maioria das vezes sem que o paciente perceba, não havendo necessidade de recuperá-la.[1,8,10,11]

ROTINA DO EXAME

Para a realização do exame de cápsula entérica, o paciente, após a instalação dos sensores, apenas ingere a cápsula com um copo de água e retorna após 8 a 12 horas para retirar o *recorder*. Após duas horas do início do exame pode ingerir líquidos claros e, após 4 horas, iniciar dieta leve (Fig. 26-5).

CONTRAINDICAÇÕES AOS EXAMES DE CÁPSULA ENDOSCÓPICA

- *Absolutas:* quadros obstrutivos ou suboclusões gastrointestinais.
- *Relativas:* alterações de motilidade intestinal (gastroparesia), suspeita de aderências ou fístulas, presença de marca-passo ou desfibriladores implantados, grandes ou numerosos divertículos de delgado, divertículo de Zenker, distúrbios da deglutição e doença de Crohn de delgado extensa com sintomas sugestivos de estenoses e gravidez.[10,11]

INDICAÇÕES DA CÁPSULA ENDOSCÓPICA NA DOENÇA INFLAMATÓRIA INTESTINAL

A avaliação da superfície mucosa do intestino delgado se faz necessária em vários e diferentes momentos da doença inflamatória Intestinal: para o estabelecimento do diagnóstico definitivo de do-

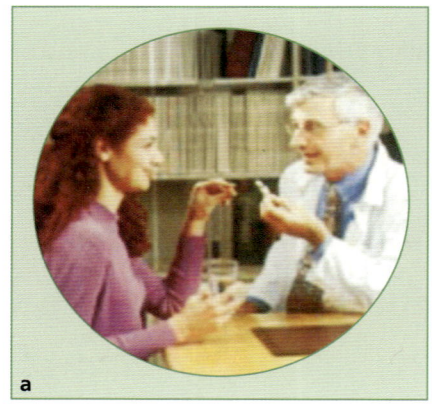

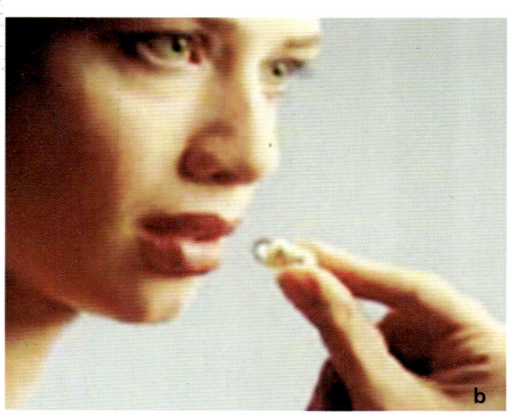

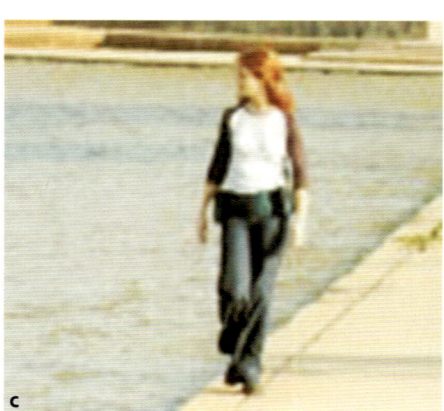

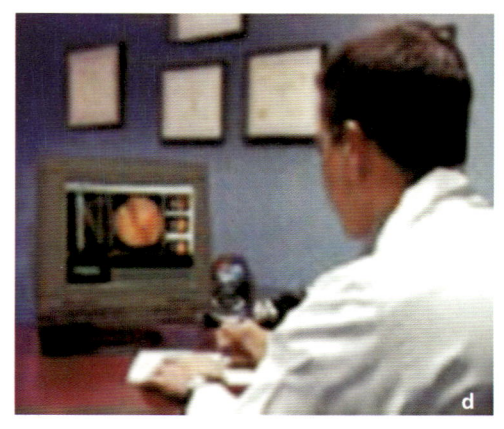

Fig. 26-5. Rotina do exame. (**a**) Orientação para ingestão. (**b**) Ingestão da cápsula. (**c**) Manter rotina normal. (**d**) Após 12 h, retirada e visualização do *recorder*.

ença de Crohn, para avaliação da extensão e gravidade das lesões no intestino delgado, para monitoramento da resposta terapêutica e da cicatrização da mucosa, para monitoramento de recorrência no pós-operatório, para investigação de sintomas inexplicáveis e para auxílio no diagnóstico diferencial das formas de doença inflamatória não classificada e retocolite ulcerativa de difícil controle.[1,2,4,6,10,12-14]

Suspeita Diagnóstica de Doença de Crohn

Não há, até o momento, nenhum exame que seja considerado como padrão ouro para o diagnóstico da doença de Crohn, o qual é realizado através dos dados de história clínica, exame físico, exames laboratoriais, radiológicos, endoscópicos e histopatológicos.[1,2,4,12-14] O acometimento do intestino delgado na doença de Crohn está presente em cerca de 75 a 80% dos casos, ocorrendo de forma isolada em cerca de 30%, sendo necessários, em média, 36 meses entre o início dos sintomas e a presença de anormalidades identificáveis aos exames radiológicos do intestino delgado, pois as lesões precoces, limitadas à mucosa, não são detectáveis aos exames radiológicos, retardando o diagnóstico e o tratamento destes pacientes.[1,6,13,15-17] Sabe-se que, na história natural da Doença de Crohn, há acometimento do jejuno em mais de 50% dos pacientes com doença do intestino delgado e que a presença de lesões jejunais está relacionada com o maior risco de recorrência da doença e pior prognóstico, sendo estas também de mais difícil detecção aos exames radiológicos.[18]

Muitos estudos têm sido publicados nos últimos anos na tentativa de estabelecer o real papel da cápsula endoscópica no diagnóstico da doença de Crohn do intestino delgado, uma vez que, apesar de ser o método de maior acurácia na detecção de lesões da mucosa do delgado, 13% da população normal e assintomática apresentam pequenas erosões na mucosa do intestino delgado sem nenhum significado patológico.[1,2,16] Soma-se a este dado, o fato de que grande parte das lesões de mucosa encontradas na doença de Crohn não são específicas, podendo ocorrer em enteropatias de outras etiologias como linfoma de intestino delgado, enteropatia actínica, enteropatia por anti-inflamatórios não hormonais (AINH), enteropatias isquêmicas, enteropatias oportunísticas do HIV, na tuberculose intestinal e na doença de Behcet.[1,2,4,6,12-14,16] Destes, o diagnóstico diferencial que mais frequentemente se impõe é o das lesões induzidas por AINH, pois úlceras e erosões podem estar presentes no intestino delgado após curto período de utilização do AINH e a incidência destas lesões em usuários crônicos pode chegar a 70%.[6]

O espectro de lesões observadas pela cápsula endoscópica em pacientes com doença de Crohn é similar às lesões dos demais exames endoscópicos convencionais, variando de acordo com o grau de atividade e com a extensão do acometimento da doença. As alterações da mucosa evidenciadas na doença de Crohn são: eritema, edema, áreas desnudas com perda de vilosidades, erosões aftoides, fissuras, úlceras lineares, úlceras irregulares e confluentes em toda a circunferência do órgão, subestenoses e mucosa com aspecto de calçamento em paralelepípedo.[13]

Os critérios endoscópicos para o diagnóstico de doença de Crohn do intestino delgado com a cápsula endoscópica têm sido discutidos. O critério mais utilizado foi proposto por Mow e consiste no achado de, no mínimo, três úlceras na ausência da ingestão de AINH por 2 semanas. Este critério confere sensibilidade de 77%, especificidade de 89%, valor preditivo positivo de 55% e valor preditivo negativo de 96%.[1,12] Outros autores, apesar de menor sensibilidade, defendem que a presença de 10 ou mais erosões aftoides dispostas em um mesmo segmento ou com distribuição em diferentes segmentos, seria suficiente para sugerir o diagnóstico endoscópico da doença de Crohn do intestino delgado.[12]

De acordo com achados endoscópicos, dois escores de gravidade foram propostos: o Escore de Lewis que leva em consideração a porção acometida do delgado e achados endoscópicos sugestivos de processo inflamatório pontuando de acordo com estes, desta forma, um escore inferior a 135, corresponde a alterações inflamatórias insignificantes da mucosa, um escore entre 135 e 790 indica atividade inflamatória leve e, um escore maior que 790, inflamação moderada a intensa.

O Escore de Lewis foi avaliado no estudo de Rosa *et al.*, que evidenciou valor preditivo positivo de 82,6%, valor preditivo negativo de 87,9%, sensibilidade de 82,6% e especificidade de 87,9% no diagnóstico e atividade da doença de Crohn do intestino delgado.[19] O outro escore proposto é o CECDAI (Capsule Endoscopy Crohn's Disease Activity Index) ou Escore de Niv, o qual leva em consideração o acometimento do intestino delgado em dois segmentos, o proximal e o distal, pontuando, em cada um deles, a presença de inflamação da mucosa (A), a extensão da doença (B) e a presença de subestenoses (C). Desta forma, pacientes com escore zero correspondem à ausência de atividade inflamatória, e escore com 26 pontos, a inflamação intensa.[1,6,17,20,21] O Escore de Niv ou CECDAI foi validado por estudo multicêntrico prospectivo para seguimento de pacientes portadores de doença de Crohn do intestino delgado.[20-22]

Um dado interessante, demonstrado em alguns estudos, consiste em que, apesar de não existir consenso sobre quais os critérios endoscópicos para o diagnóstico de doença de Crohn, a ausência de lesões ou alterações da mucosa durante a avaliação do intestino delgado por meio do exame de cápsula endoscópica em pacientes com sintomatologia sugestiva desta patologia, praticamente exclui o diagnóstico de doença de Crohn.[1,22,23]

Vários estudos e metanálises têm sido publicados comparando a sensibilidade, especificidade e acurácia diagnóstica da cápsula endoscópica com os demais métodos endoscópicos e radiológicos na tentativa de estabelecer um algoritmo que oriente a investigação diagnóstica destes pacientes. Uma metanálise de 12 estudos comparando a acurácia da cápsula endoscópica para o diagnóstico da doença de Crohn do intestino delgado, assim como da avaliação de comprometimento do delgado em pacientes com diagnóstico de doença de Crohn, evidenciou que a cápsula foi superior ao trânsito intestinal, à tomografia computadorizada (TC) com enterografia, à colonoscopia com ileoscopia retrógrada e à ressonância magnética, na avaliação da suspeita de doença de Crohn de delgado e, mais efetiva na avaliação do acometimento do delgado em pacientes portadores de doença de Crohn quando comparada ao trânsito intestinal, à TC com enterografia e à *push* enteroscopia, mas com resultados inferiores à ressonância magnética (RM) nesta população.[16]

Em um estudo prospectivo, comparando a sensibilidade e especificidade entre a cápsula endoscópica, a TC e a RM na avaliação da doença de Crohn do íleo terminal, a cápsula apresentou sensibilidade de 100% e especificidade de 91% enquanto que a TC, 81 e 86%, e a RM, 76 e 85%; evidenciando, portanto, diferença estatisticamente significativa na sensibilidade da cápsula em relação à TC enquanto que a diferença com a RM não atingiu significância. A especificidade não diferiu entre os três métodos.[24]

Com o intuito de orientar a solicitação da avaliação do intestino delgado por novos métodos endoscópicos atualmente disponíveis, recomendações das Sociedades de Endoscopia e Gastroenterologia, assim como alguns Consensos, têm sido divulgados. Dentre estes, destaca-se o Consenso realizado pela Organização Mundial de Endoscopia Digestiva (OMED) e a Organização Europeia de Colite e Crohn (ECCO), que estabelece as seguintes orientações quanto ao emprego da cápsula endoscópica na avaliação diagnóstica da doença de Crohn do intestino delgado.[1,23]

▶ Recomendações OMED e ECCO: cápsula na investigação da doença de Crohn

- A ileocolonoscopia deve ser realizada antes da cápsula endoscópica na investigação da doença de Crohn.
- Um exame radiológico deve, geralmente, preceder ao exame de cápsula na investigação da doença de Crohn. A escolha do exame dependerá da disponibilidade e expertise disponível.
- Não há evidências que suportem a realização de preparo para o exame de cápsula em pacientes em investigação para doença de Crohn.
- A cápsula endoscópica é capaz de identificar lesões da mucosa compatíveis com a doença de Crohn não identificáveis aos demais exames endoscópicos e radiológicos.
- Como os demais exames de imagem, o diagnóstico da doença de Crohn não deve ser fundamentado apenas em dados obtidos pelo exame da cápsula.
- Um exame de cápsula endoscópica normal tem alto valor preditivo negativo na exclusão diagnóstica de doença de Crohn ativa no intestino delgado.
- Não há, até o momento, critérios endoscópicos validados para o diagnóstico de doença de Crohn através da cápsula endoscópica.
- A cápsula endoscópica parece ser superior à radiografia contrastada do intestino delgado, a RM, a TC e a TC com enteróclise no diagnóstico de lesões da mucosa do intestino delgado compatíveis com doença de Crohn.
- A enteroscopia guiada por balões pode ser empregada para a avaliação do intestino delgado na investigação da doença de Crohn e apresenta a vantagem de possibilitar a realização de biópsias, no entanto, não há dados que sugiram que os achados histológicos obtidos resultem em alteração na conduta e manejo do paciente.
- A decisão quanto à realização da avaliação do intestino delgado através da cápsula endoscópica ou da enteroscopia guiada dependerá do segmento intestinal em que se suspeita o acometimento, assim como da disponibilidade e da expertise local.
- Preferencialmente, a cápsula deve preceder a enteroscopia na investigação da doença de crohn do intestino delgado por ser menos invasiva e por orientar, em caso de necessidade, a rota da Enteroscopia.

Recentemente, o Consenso Europeu de Doença Inflamatória Intestinal estabeleceu que em pacientes com suspeita diagnóstica de doença de Crohn sem alterações na ileocolonoscopia devem ser submetidos à avaliação endoscópica do intestino delgado através da cápsula endoscópica na ausência de sinais ou sintomas obstrutivos. Nos pacientes com suspeita de subestenoses, deve-se preferir os exames de imagem como CT enterografia e RM.[23]

Apesar de não propiciar a realização de biópsias para obtenção de material para estudo histológico, a suspeita diagnóstica da doença de Crohn do intestino delgado consiste, atualmente, na segunda indicação mais importante para o emprego da cápsula endoscópica em adultos e na principal indicação na faixa etária de 10 a 18 anos, sendo mais custo-efetiva quando, além da sintomatologia clínica, há dados laboratoriais sugestivos de atividade inflamatória como anemia, trombocitose, marcadores sorológicos e/ou fecais positivos de inflamação.[10,12,25,26]

Avaliação de Pacientes com Diagnóstico Estabelecido de Doença de Crohn

Os exames endoscópicos têm importante papel na avaliação e monitoramento da doença de Crohn avaliando o grau de atividade da doença e permitindo intervenções terapêuticas, as quais eram, até recentemente, limitadas até o alcance dos endoscópios tradicionais, ou seja, incapazes de avaliar o jejuno médio e distal, assim como a porção proximal, média e parte da distal do íleo. A introdução da cápsula endoscópica e dos enteroscópios guiados nos permitiu abordar endoscopicamente estes segmentos, no entanto, o papel destes na avaliação e no monitoramento da doença de Crohn ainda está sendo estabelecido.[1,4,10,12,14,23]

A cápsula endoscópica demonstrou, em pacientes com diagnóstico estabelecido de doença de Crohn uma acurácia diagnóstica na detecção de lesões e alterações sugestivas de atividade da doença variando de 78 a 93%, enquanto que o trânsito intestinal obteve acurácia de 32%, a TC com enterografia/enteróclise, 38% e a RM com enterografia, 79%. A cápsula e a RM apresentaram boa correlação na detecção de atividade inflamatória, assim como, na localização desta; no entanto, a avaliação da RM, permite também avaliação transmural e detecção de atividade de doença extraintestinal tornando-a o exame de imagem de primeira linha para monitoramento de atividade da doença.[1,4,10,23]

Um interessante aspecto a ser considerado é que quando comparada com a TC e RM, a cápsula apresentou maior capacidade de detecção de lesões no intestino delgado proximal, diagnosticando lesões no jejuno em mais de 50% de pacientes com diagnóstico de doença de Crohn de íleo, porém, o significado clínico deste achado ainda precisa ser elucidado.[23] Diante deste cenário, atualmente, a cápsula deve ser reservada, aos pacientes com diagnóstico estabelecido de doença de Crohn, para a investigação de sintomas inexplicados como dor abdominal, diarreia, flatulência, anemia ferropriva e sangramentos e na investigação de recidiva pós-operatória quando a ileocolonoscopia está contraindicada ou não é possível por dificuldades técnicas.[1,4,6,12,23]

O potencial papel da cápsula no monitoramento da cicatrização da mucosa e, desta forma, na resposta à terapêutica medicamentosa ainda precisa ser estabelecido.[1,23] A cicatrização da mucosa é definida pela ausência de alterações visíveis macroscopicamente de atividade inflamatória, implicando em um importante marcador de eficiência do tratamento e associada à redução de risco de complicações a longo termo.[6] Alguns importantes estudos demonstraram que a melhora dos sintomas clínicos não está correlacionada, em todos os casos, à cicatrização ou melhora das lesões da mucosa. Sabe-se, hoje em dia, que os sintomas da doença não ocorrem na ausência de alterações da mucosa, mas, nem toda lesão da mucosa está associada a sintomas e, portanto, a monitorização da cicatrização da mucosa parece ser importante para a orientação do tratamento medicamentoso.[1,4,6,23]

▶ Recomendações OMED e ECCO: cápsula na doença de Crohn com diagnóstico

- Pacientes que apresentem sintomas inexplicáveis à investigação por meio de outros métodos.[1,4,6,12,23]

- Pacientes com recorrência pós-operatória na impossibilidade da realização da ileocolonoscopia.[1,4,6,12,23]

- Para avaliação da cicatrização quando esta avaliação for necessária.[1,4,6,12,23]

- A realização da cápsula endoscópica deverá ser precedida pela RM com enterografia ou TC com enterografia pois estas permitem identificar lesões obstrutivas, avaliar a distribuição, o acometimento transmural e extraintestinal da doença.[1,4,6,12,23]

Diagnóstico Diferencial da Doença Inflamatória Intestinal não Classificada

Estudos populacionais têm demonstrado que cerca de 4 a 10% dos pacientes adultos apresentam doença inflamatória intestinal colônica cuja apresentação não permite o diagnóstico diferencial entre doença de Crohn e retocolite ulcerativa inespecífica, recebendo o diagnóstico de doença inflamatória intestinal não classificada. A incapacidade do estabelecimento de um diagnóstico definitivo tem consequentes implicações no tratamento medicamentoso e na evolução clínica destes pacientes.[1,6,23] Sabe-se que cerca de 30% destes pacientes terão o diagnóstico de doença de Crohn durante o curso de sua doença, geralmente por meio da identificação de lesões no intestino delgado.[1,6,23]

Alguns pequenos estudos avaliaram o papel da cápsula endoscópica na investigação diagnóstica deste grupo de pacientes com diagnóstico de doença de Crohn por meio da detecção de lesões da mucosa do intestino delgado variando de 17 a 70% nas diferentes casuísticas, no entanto os critérios utilizados para o estabelecimento do diagnóstico foram arbitrários.[1,6,23]

É importante destacar que a ausência de lesões na mucosa do intestino delgado no momento do exame da cápsula neste grupo de pacientes não permite excluir um futuro diagnóstico de doença de Crohn.[1,4,6,14,23]

▶ Recomendações OMED e ECCO: cápsula na investigação da doença inflamatória intestinal não classificada

- Nos pacientes com diagnóstico de doença inflamatória não classificada, a avaliação do intestino delgado através da cápsula endoscópica pode auxiliar a definição do diagnóstico no caso de identificação de lesões sugestivas de doença de Crohn.[1,4,23]

- A ausência de lesões detectáveis no exame da cápsula endoscópica no intestino delgado de pacientes portadores de doença inflamatória não classificada não exclui a possibilidade de um diagnóstico de doença de Crohn no futuro.[1,4,23]

- Nos pacientes portadores de doença inflamatória não classificada, a cápsula endoscópica tem maior acurácia diagnóstica para lesões do intestino delgado que o trânsito intestinal. Não há dados comparativos com outros métodos radiológicos.[1,23]

Diagnóstico Diferencial da Retocolite Ulcerativa de Difícil Controle

O diagnóstico da retocolite ulcerativa inespecífica é realizado com base nos dados clínicos, laboratoriais, endoscópicos e histológicos típicos, não existindo a necessidade de estudo do intestino delgado. No entanto, cerca de 10% destes pacientes serão reclassificados como portadores de doença de Crohn, durante sua evolução. A cápsula endoscópica é capaz de detectar lesões na mucosa do intestino delgado compatíveis com a doença de Crohn, permitindo, desta forma, orientar a terapêutica a ser instituída.[1,25]

Em um estudo retrospectivo, cerca de 10% dos pacientes portadores de sintomas atípicos, 9% dos pacientes refratários à terapia medicamentosa e 33% dos pacientes com recidiva dos sintomas após colectomia foram reclassificados como portadores de doença de Crohn através da evidência de três ou mais úlceras no intestino delgado pela cápsula endoscópica.[1]

▶ Recomendações OMED e ECCO: cápsula na investigação da retocolite ulcerativa inespecífica

- O diagnóstico de retocolite ulcerativa inespecífica não requer o estudo do intestino delgado.[1,23]

- A avaliação do intestino delgado através da cápsula endoscópica pode ser indicada naqueles pacientes com sintomas inexplicáveis à investigação convencional.[1,23]

- A cápsula é capaz de identificar lesões no intestino delgado de pacientes portadores de retocolite ulcerativa, principalmente naqueles com sintomas atípicos e refratários à terapia medicamentosa, no entanto, o real significado destas lesões ainda necessita de esclarecimentos.[1,23]

COMPLICAÇÕES DA CÁPSULA ENDOSCÓPICA

A retenção da cápsula é a principal complicação deste novo método endoscópico sendo definida como a presença comprovada da cápsula por meio do RX simples do abdome após 2 semanas da ingestão da mesma.[27] Este período de 2 semanas foi estabelecido porque, em até 20% dos casos, podem ocorrer exames incompletos em virtude do trânsito intestinal lento.[27]

As taxas de retenção da cápsula variam de acordo com a indicação do exame: em voluntários saudáveis estas não ocorreram (0%), em pacientes com suspeita de doença de Crohn do delgado, ocorreram em 1%, nos pacientes portadores de doença de Crohn, em 4 a 5%, nos pacientes em investigação para sangramento de origem obscura, em até 1,5% e, em pacientes com quadros suspeitos de suboclusão, em até 21%.[28] Também são pacientes mais susceptíveis a esta complicação os usuários crônicos de anti-inflamatórios não hormonais, pacientes submetidos à radioterapia abdominal, pacientes com antecedentes de cirurgias abdominais e anastomoses entéricas.

Até o momento, não há nenhum método diagnóstico que possa assegurar, em 100% dos casos, que não ocorrerá retenção ou impactação da cápsula.[29,30] Sugere-se a realização de exames radiológicos com contraste por via oral na tentativa de exclusão de pacientes com subestenoses subclínicas.[28]

Riccioni ME *et al.* demonstraram bons resultados na prevenção da impactação ou retenção da cápsula com a utilização do "Agile Patency System",[29,30] no entanto, estudos preliminares têm demonstrado valores preditivos positivos de 100%, mas os valores preditivos negativos ainda merecem mais estudos.

O sistema Agile de patência consiste de uma cápsula com dimensão igual à cápsula entérica (11 × 26 mm), constituída por material biodegradável, a qual após 30 horas de contato com os fluidos digestivos se desintegra. A cápsula de teste Agile possui um marcador que emite radiofrequência, permitindo, desta forma, assegurar se a cápsula-teste foi ou não expelida do tubo digestivo além de ser radiopaca, o que permite a sua localização por meio do raio X simples de abdome. Quando a cápsula é eliminada dentro destas 30 horas e, portanto, sem evidências de desintegração, há segurança na realização do exame (Fig. 26-6).[29,30]

Pacientes que apresentem dor e/ou distensão abdominal durante a avaliação com a cápsula de permeabilidade não devem ser submetidos a exames com cápsulas endoscópicas.[10,11,29,30]

Carey J *et al.* e Hollerbach S *et al.* foram os primeiros a relatarem o sucesso da introdução guiada da cápsula por endoscopia por meio de diferentes técnicas (utilização de *overtube* e pinças de corpo estranho) em pacientes com antecedentes de cirurgias gástricas, subestenoses esofágicas, gástricas ou pilóricas, disfagia e gastroparesia. Atualmente, já existem acessórios especialmente desenhados para esta finalidade e denominados de introdutores de cápsulas que tornam esta prática de fácil execução, devendo ser reservada àqueles pacientes portadores de alterações anatômicas que possam dificultar a deglutição da cápsula ou passagem desta para o delgado, como, por exemplo, portadores de gastrectomias ou gastroplastias.[10,11,32]

A aspiração da cápsula para a árvore brônquica é uma complicação descrita, mas, felizmente, muito rara, mais frequente em pacientes idosos do sexo masculino. É aconselhável, em pacientes portadores de disfunções da deglutição, que a cápsula tenha sua passagem realizada por meio de orientação endoscópica,[10,11,32] com mais segurança com a utilização de *overtubes* no esôfago ou com intubação orotraqueal.

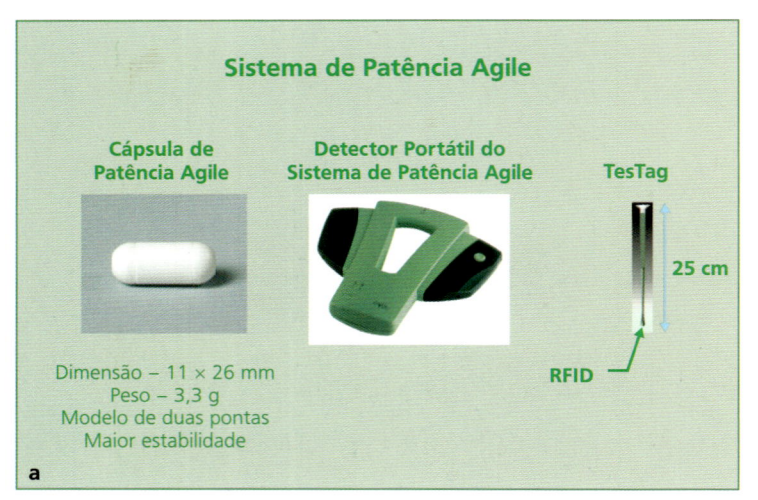

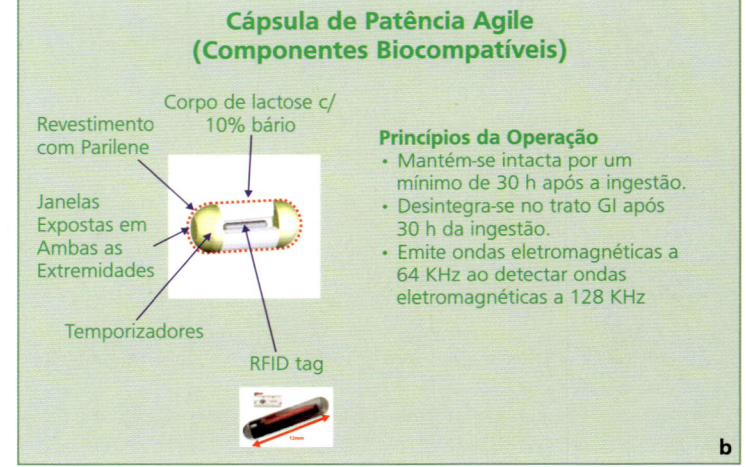

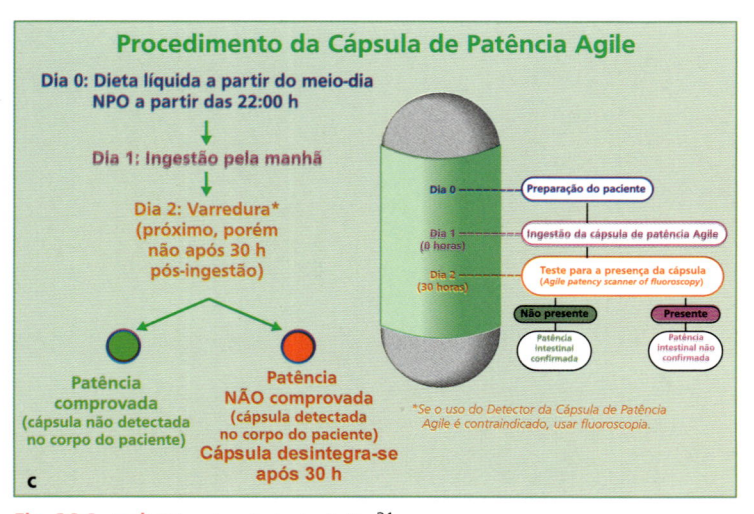

Fig. 26-6. (a-d) Cápsulas de teste Agile.[31]

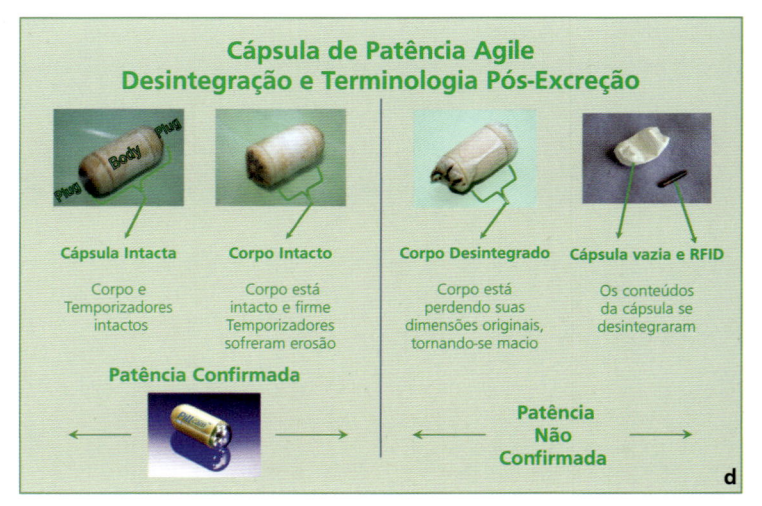

Papel da Cápsula Endoscópica na Doença Inflamatória Intestinal

Recomendações OMED E ECCO: complicações da cápsula endoscópica na investigação e no monitoramento da doença inflamatória intestinal

- Nos pacientes em investigação para doença de Crohn, o risco de retenção da cápsula é baixo e comparável ao risco da indicação de pesquisa de sangramento de origem obscura.[1,23]
- Nos pacientes com doença de Crohn estabelecida, o risco de retenção é maior podendo chegar a 13%. O estudo radiológico normal não exclui o risco de retenção da cápsula.[1,23]
- A cápsula de permeabilidade reduz o risco de retenção e deve ser considerada sempre que houver suspeita ou indícios de subestenoses.[1,23]
- Não há evidências de que a cápsula cause complicações ou interferências em marca-passos ou desfibriladores implantáveis e vice-versa.[1]

IMAGENS DE CÁPSULA ENDOSCÓPICA: DOENÇA DE CROHN (FIG. 26-7)

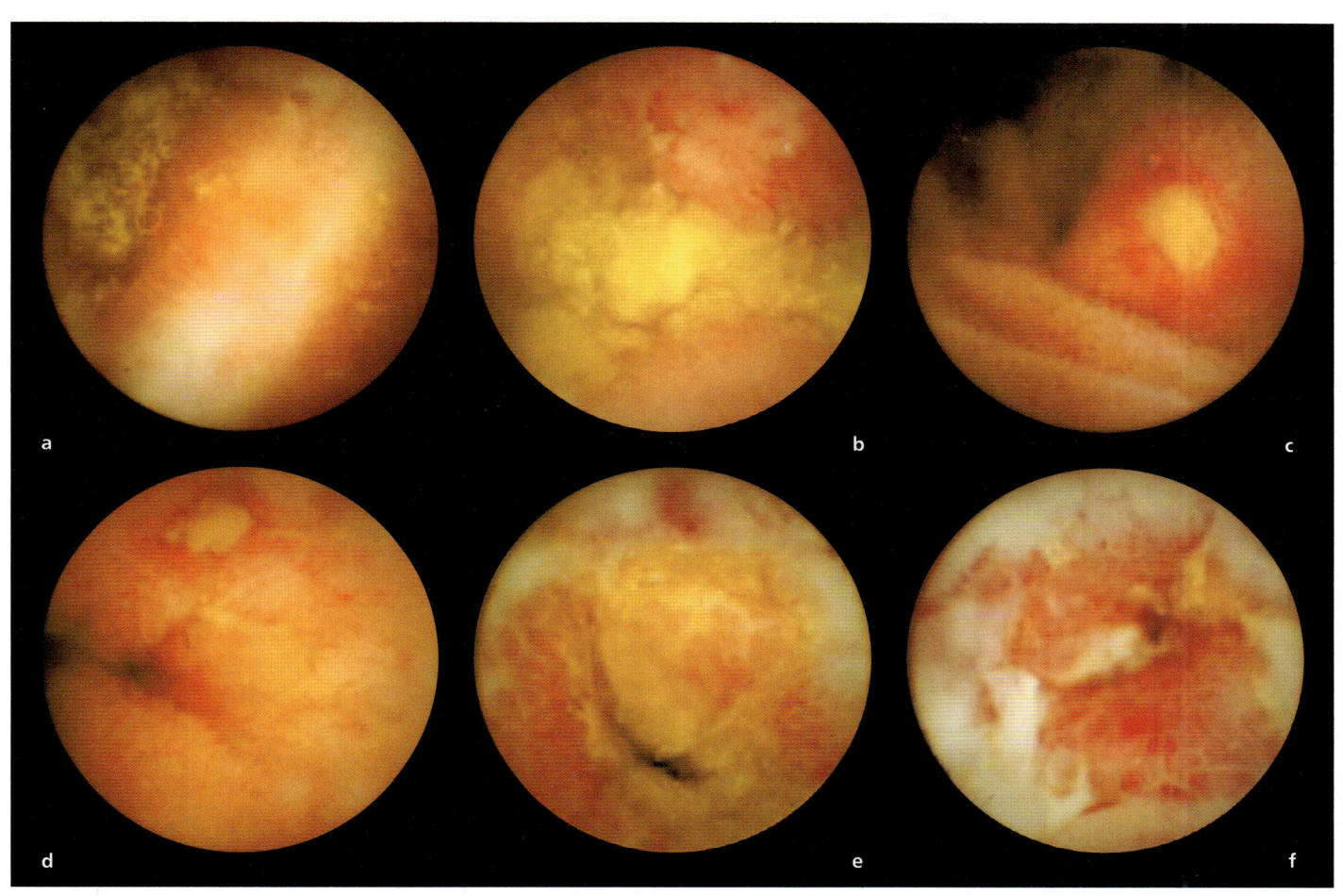

Fig. 26-7. (**a**) Subestenose cicatricial. (**b**) Úlcera longitudinal. (**c**) Úlcera ativa. (**d**) Úlcera em subestenose. (**e**) Subestenose fibrótica. (**f**) Subestenose com úlcera. *(Continua.)*

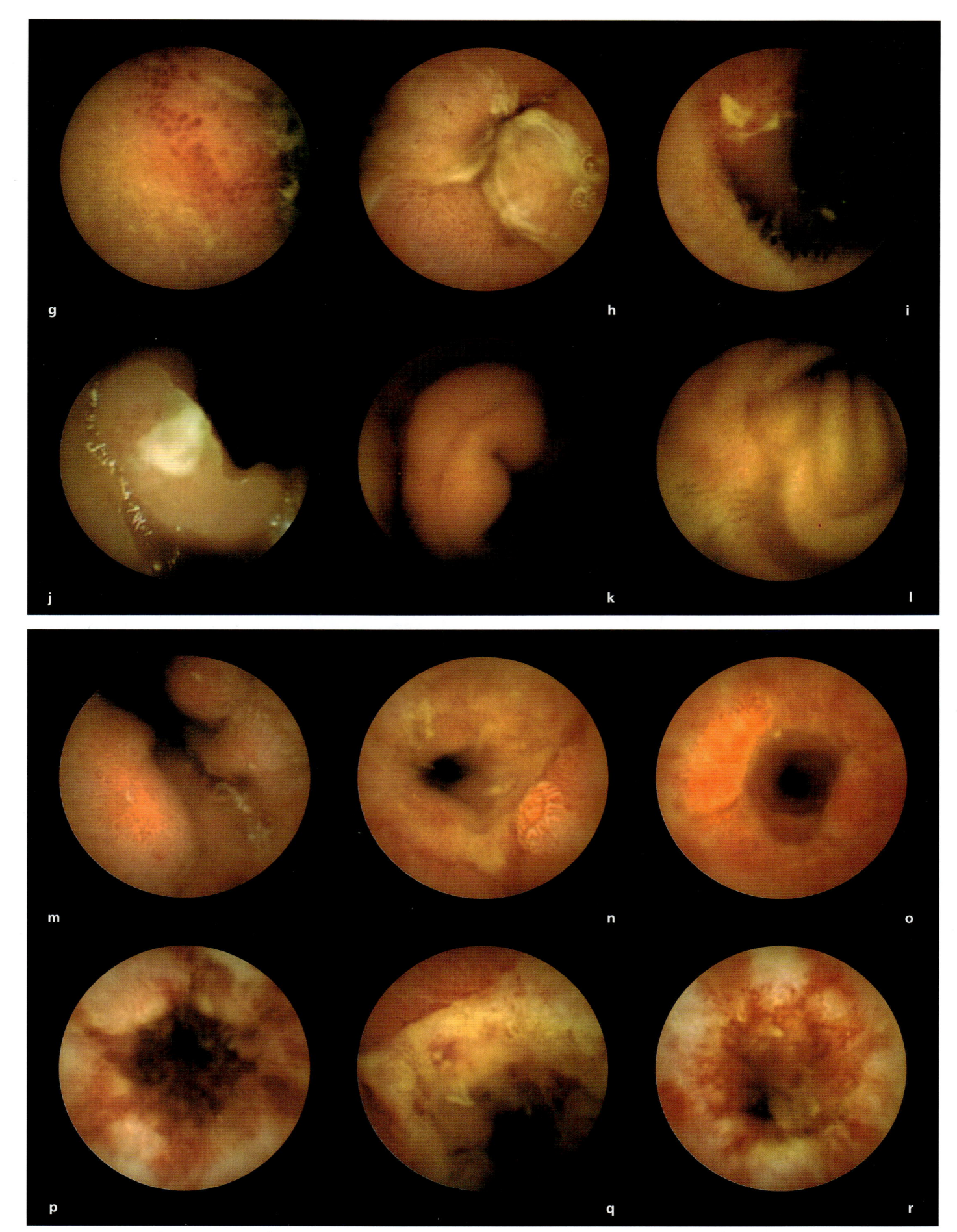

Fig. 26-7. *(Cont.)* (**g**) Úlcera linear. (**h-j**) Úlceras. (**k**) Fissura. (**l** e **m**) Erosões aftoides. (**n-q**) Úlcera circunferencial. (**r**) Úlcera e subestenose.

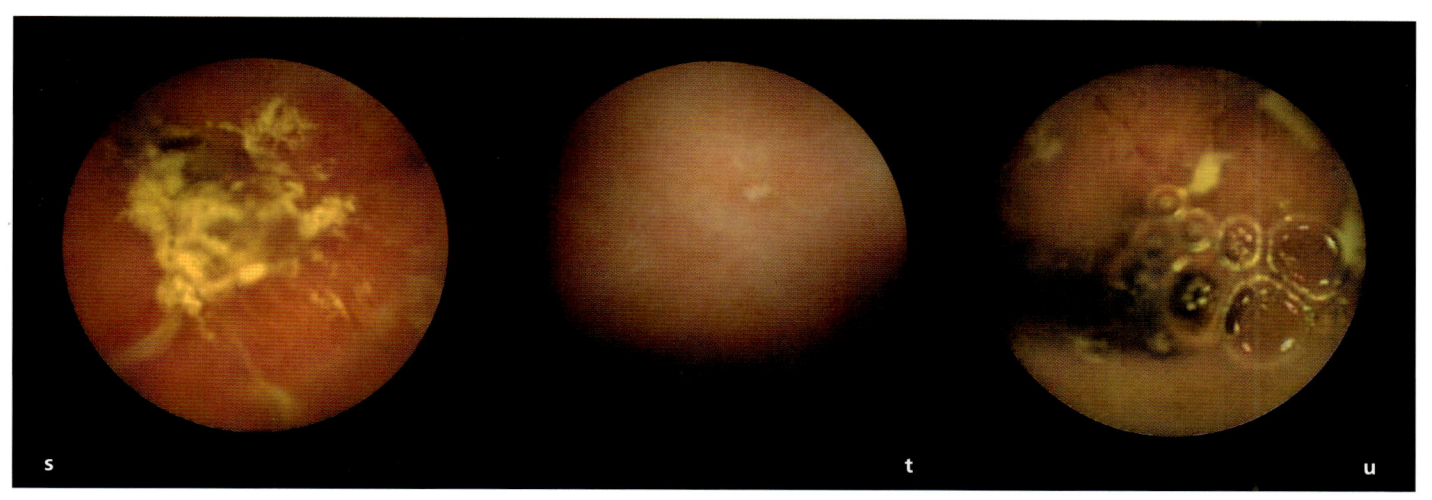

Fig. 26-7. *(Cont.)* (**s**) Úlcera linear. (**t**) Erosão aftoide. (**u**) Erosões e pequenas úlceras.

REFERÊNCIAS BIBLIOGRÁFICAS

1. Bourreille A *et al.* Role of small-bowel endoscopy in IBD: international OMED–ECCO consensus. *Endoscopy* 2009;41:618-37.
2. Gert Van A *et al.* For the European Crohn's and Colitis Organisation (ECCO) the second European evidence-based consensus on the diagnosis and management of Crohn's disease: definitions and diagnosis. *J Crohns Colitis* 2010;4:7-27.
3. Dignass A *et al.* Second European evidence-based consensus on the diagnosis and management of ulcerative colitis part 1: definitions and diagnosis. *J Crohns Colitis* 2012 Dec.;6(10):965-90.
4. Laurent Peyrin-Biroulet *et al.* Endoscopy in inflammatory bowel disease: recommendations from the IBD Committee of the French Society of Digestive Endoscopy (SFED). *Endoscopy* 2013;45:936-43.
5. Panaccione R, Hibi T, Peyrin-Biroulet L *et al.* Implementing changes in clinical practice to improve the management of Crohn's disease. *J Crohns Colitis* 2012;6:S235-42.
6. Kopylov U *et al.* Capsule endoscopy in inflammatory bowel disease. *World J Gastroenterol* 2014 Feb. 7;20(5):1155-64.
7. Tharian B *et al.* Enteroscopy in Crohn's disease. *World J Gastrointest Endosc* 2013 Oct. 16;5(10):476-86.
8. ASGE Technology Evaluation Report. *Gastrointest Endosc* 2002;56:621-24.
9. Internal data at Given Imaging Ltd. Reviewed by the FDA, 2001.
10. Ladas SD *et al.* ESGE recommendations on VCE in investigation of small-bowel, esophageal, and colonic diseases. *Endoscopy* 2010;42:220.
11. ASGE Technology Status Evaluation Report: wireless capsule endoscopy. *Gastrointest Endosc* 2006;63(4):539-45.
12. Luján-Sanchis M *et al.* Indications of capsule endoscopy in Crohn's disease. *Rev Esp Enferm Dig* 2014;106(1):37-45.
13. Arguelles-Arias F *et al.* Capsule endoscopy in the small bowel Crohn's disease. *Gastroenterol Res Pract* 2014;2014:529136.
14. Hirokazu Yamagami *et al.* small bowel endoscopy in IBD. *Clin Endosc* 2013;46:321-26.
15. Leighton JA *et al.* CE vs SBFT before ileocolonoscopy in Crohn's disease clinical. *Gastroenterol Hepatol* 2014;12:609-15.
16. Dionisio PM *et al.* Role of CE in patients with suspected and established CD. *Am J Gastroenterol* 2010;105:1240-48.
17. Niv Y. Capsule endoscopy in the diagnosis of Crohn's disease. *Med Devices* 2013;6:85-89.
18. Lazarev M *et al.*. Relationship between proximal Crohn's disease location and disease behavior and surgery: a cross-sectional study of the IBD genetics consortium. *Am J Gastroenterol* 2013;108(1):106-12.
19. Rosa B *et al.* Lewis Score: a useful clinical tool for patients with suspected Crohn's Disease submitted to capsule endoscopy. *J Crohns Colitis* 2012;6(6):692-97.
20. Niv Y *et al.* Validation of the capsule endoscopy Crohn's Disease Activity Index (CECDAI or Niv score): a multicenter prospective study. *Endoscopy* 2012 Jan.;44(1):21-26.
21. Niv Y *et al.* Capsule endoscopy in the diagnosis of Crohn's disease. *Med Devices* 2013;6:85-89.
22. Hall B *et al.* Capsule endoscopy: high negative predictive value in the long term despite a low diagnostic yield in patients with suspected Crohn's disease. *United European Gastroenterol J* 2013;1(6):461-66.
23. Annese V *et al.* On behalf for ECCO European evidence based consensus for endoscopy in inflammatory bowel disease. *J Crohns Colitis* 2013;7:982-1018.
24. Jensen MD, *et al.* Diagnostic accuracy of capsule endoscopy for small bowel Crohn's disease is superior to that of MR enterography or CT enterography *Clin Gastroenterol Hepatol* 2011; 9:124-129.
25. ASGE guideline: endoscopy in the diagnosis and treatment of inflammatory bowel disease. *Gastrointest Endoscopy* 2006;63(4):558-66.
26. Wireless capsule endoscopy technology status evaluation report. *Gastrointest Endosc* 2013;78(6):805-16.
27. Cave D, Legnani P, de Francis R *et al.* ICCE consensus for capsule retencion. *Endoscopy* 2005;37:1065-67.
28. Barkim JS, O'Loughlin C. Capsule endoscopy contraindications and how to avoid their occurrence. *Gastrointest Endosc Clin N Am* 2004;14:61-65.
29. Herrerias JM, Leighton JA, Costamagna G *et al.* Agile patency system eliminates risk of capsule retention in patients with known intestinal strictures who undergo capsule endoscopy. *Gastrointest Endosc* 2008;67:902-9.
30. Riccioni ME, Hasaj O, Spada C *et al.* M2A patency capsule to detect intestinal stictures: preliminary results. *Program and abstracts of the Second Conference on Capsule Endoscopy.* Berlin, 23-25 March 2003.
31. Cave DR. Technology insight: current status of video capsule endoscopy. *Nat Clin Pract Gastroenterol Hepatol* 2006 Mar.;3(3):158-64.
32. Koulaouzidis A *et al.* Small-bowel capsule endoscopy: a ten-point contemporary review. *World J Gastroenterol* 2013 June 28;19(24):3726-46.

Papel da Cápsula Endoscópica no Manejo da Doença de Crohn de Intestino Delgado

Genoile Oliveira Santana Silva ▪ Neogelia Pereira de Almeida ▪ Cândida A. Lima Leitão Guerra

INTRODUÇÃO

A doença de Crohn (DC) com envolvimento do intestino delgado constitui-se em um desafio há várias décadas. Inicialmente, não se dispunha de métodos para avaliação direta da mucosa. A investigação era basicamente realizada com métodos radiológicos contrastados. Com o surgimento da enteroscopia e da avaliação pelo método de cápsula endoscópica (CE), possivelmente, muitos casos que seriam diagnosticados como Síndrome do Intestino Irritável (SII), por exemplo, puderam ser diagnosticados como DC com envolvimento exclusivo do intestino delgado (ID). Estes métodos diagnósticos não são excludentes e, ao contrário, são complementares na avaliação desses pacientes.[6,8] Hoje, com os novos recursos diagnósticos, estima-se que 30% dos pacientes com DC tenham envolvimento exclusivo de delgado.[1]

A CE possui algumas vantagens importantes para pacientes com doença inflamatória intestinal (DII), principalmente a excelente visualização de toda a mucosa do intestino delgado e a boa tolerabilidade.[11] No passado, o diagnóstico ou suspeita de DC era considerada contraindicação para a realização da CE pelo risco de retenção proximal a uma estenose. A visão mudou e, atualmente, é a segunda indicação mais comum no adulto e a principal indicação na faixa etária pediátrica. As aplicações potenciais da CE na doença inflamatória intestinal incluem: diagnosticar DC de delgado, monitorar a atividade e resposta ao tratamento da DC de delgado, avaliar recorrência da doença no pós-operatório, analisar o intestino delgado na DII não classificada com potencial para reclassificação da mesma.[11]

ACHADOS

Os achados da cápsula são variados e muito semelhantes aos encontrados na endoscopia convencional. Estes dependem da extensão e gravidade da DC.[1] Podem ser encontrados ulcerações (Fig. 27-1), estenose, mucosa em padrão *paralelepipedo (cobblestone)*, pseudopólipos, lesões sangrantes e lesões mais sutis, como eritema, edema da mucosa, perda de vilosidades, áreas desnudas, erosões aftoides que podem não ser visualizadas por exames de imagem (Fig. 27-2).[11] Sabe-se que nenhum desses achados é específi-

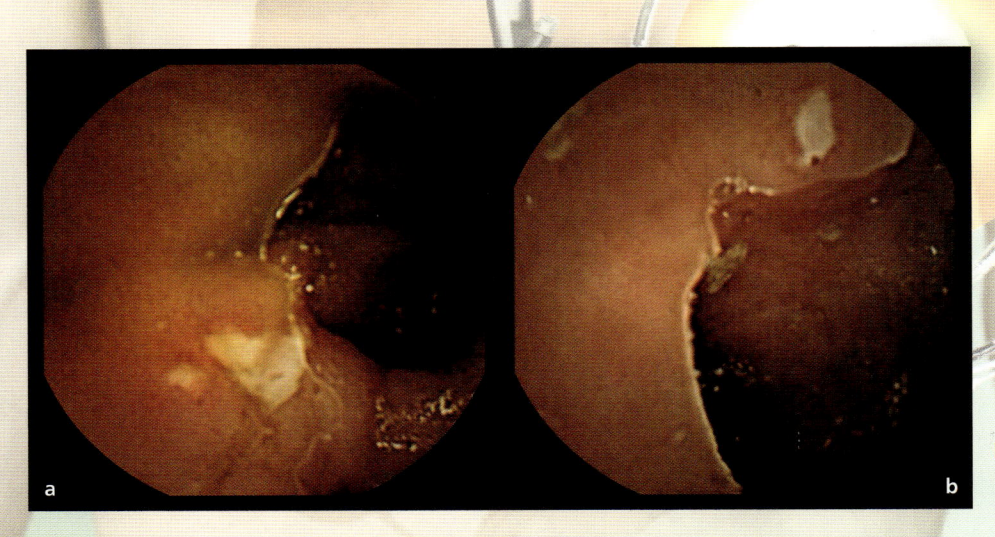

Fig. 27-1. (**a**, **b**) Úlceras no intestino delgado (Serviço de Endoscopia do Itaigara Memorial – Dra. Neogelia Almeida).

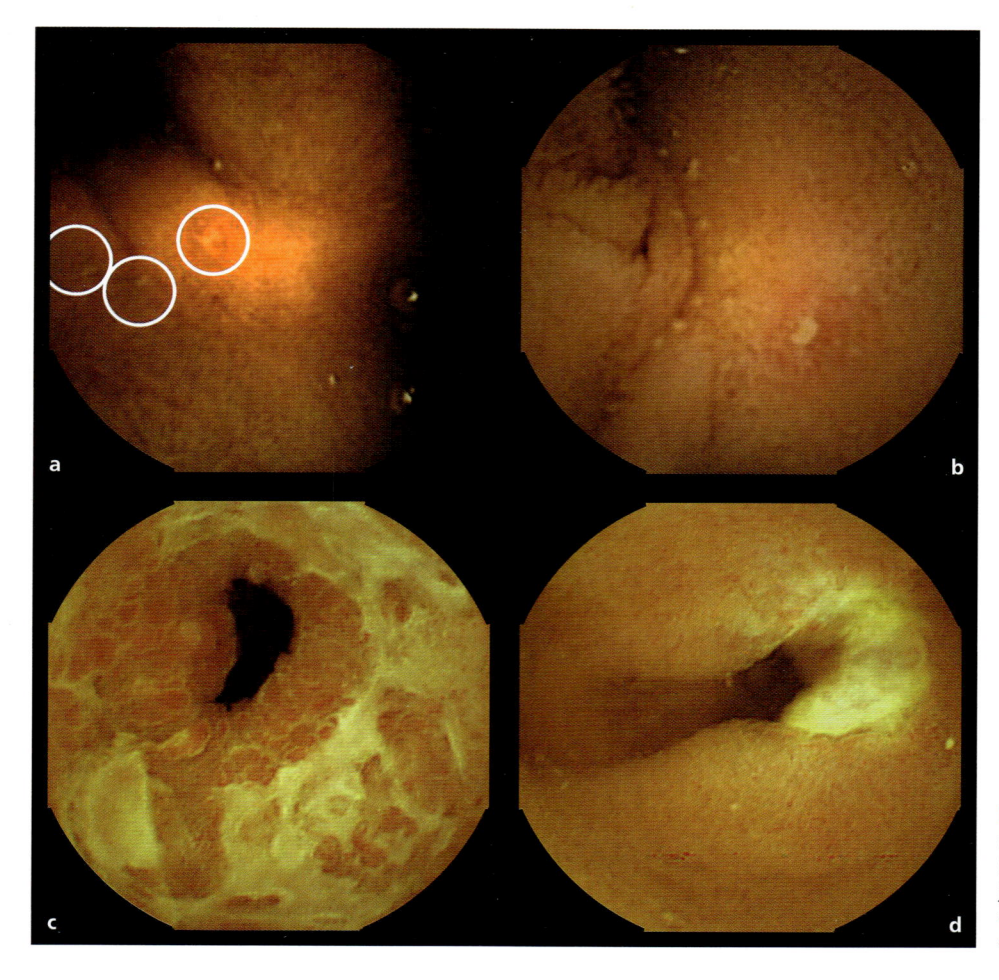

Fig. 27-2. (**a**, **b**) Erosões aftoides no intestino delgado (Serviço Endoscopia HGRS – Dra Neogelia Almeida). (**c**) Lesão ulcerada estenosante circunferencial em jejuno proximal. (**d**) Lesão ulcerada semicircunferencial com edema e halo de hiperemia em duodeno (Serviço de Endoscopia CHUPES – Dra. Emília Magalhães).

co para DC e que, em cerca de 10% dos pacientes normais, podem ser encontradas lesões mínimas no intestino delgado.[20] O principal diagnóstico diferencial deve ser feito com a enteropatia induzida por anti-inflamatórios não esteroides (AINEs). Estas alterações podem ser vistas em 70% dos usuários de AINEs.[20] Portanto, o paciente deve ser orientado a evitar o uso de AINEs por, no mínimo, 1 mês antes do exame. Esses achados podem ser encontrados também no linfoma, enterite por radiação, tuberculose intestinal, doença de Behçet e infecção oportunista em portadores de síndrome da imunodeficiência adquirida.

Escores Diagnósticos

Os critérios para diagnóstico de DC usando a CE não têm sido bem estabelecidos. Inicialmente, a presença de mais de 3 úlceras foi proposta por *Mow et al.*, porém o valor preditivo positivo (VPP) observado foi de apenas 50% para DC e o estudo não avaliou a distribuição, a intensidade da atividade inflamatória ou a presença de estenose.[15]

O critério diagnóstico mais utilizado e validado é o escore de Lewis, que divide o intestino delgado em 3 porções de acordo com o tempo de trânsito da cápsula. Este escore avalia 3 parâmetros (aparência das vilosidades, úlceras e estenose), levando em consideração extensão e distribuição do edema e o número, tamanho e distribuição das úlceras no terço intestinal mais acometido, associado à pontuação da estenose (única/múltipla, ulcerada/não ulcerada, atravessada/não atravessada) (Quadro 27-1).[7] A pontuação de Lewis é encontrada no *software* usado para leitura e interpretação de imagens pela PillCam (RAPID). Pontuação menor que 135 é considerada alteração inflamatória clinicamente insignifi-

QUADRO 27-1. Escore de Lewis

Parâmetros	Número	Extensão longitudinal	Distribuição
Aparência vilositária (tercil mais cometido)	0. Normal 1. Edematosa	8. Segmento curto (< 10% do tercil) 12. Segmento longo (11-50% do tercil) 20. Todo segmento (> 50% do tercil)	1. Localização 14. Desigual 17. Difusa
Úlcera (tercil mais comentado)	0. Ausente 3. Única (1 úlcera) 5. Poucas (2-7 úlceras) 10. Múltiplas (≥ 8 úlceras)	5. Segmento curto (< 10% do tercil) 10. Segmento longo (11-50% do tercil) 15. Todo segmento (> 50% do tercil)	9. < 1/4 12. 1/4-1/2 18. > 1/2
Estenose (todo intestino delgado)	0. Ausente 14. Única 20. Múltiplas	24. Ulcerada 2. Não ulcerada	7. Atravessada 10. Não atravessada

Escore de Lewis = escore do tercil mais acometido [(parâmetro vilositário × extensão × distribuição) + (número de úlceras × extensão × tamanho)] + escore da estenose (número × aspecto ulcerado ou não × atravessada ou não). (Adaptado de *Gralnek IM et al.*)[7]

cante, entre 135 e 790 indica doença leve, e uma pontuação maior ou igual a 790 é considerada atividade inflamatória moderada a grave. Em pacientes com suspeita de DC, o diagnóstico foi confirmado durante o seguimento em 82,6% com Lewis maior ou igual a 135 e em apenas 12,1% com pontuação menor que 135.[3,7,11]

Outro escore adicional, o Índice de Atividade da DC pela cápsula endoscópica (escore do CECDAI) foi recentemente validado e apresenta a vantagem de incluir as alterações encontradas de todo o intestino delgado, porém ainda é pouco utilizado.[4,9] Avalia três principais características da DC: 1. inflamação, 2. extensão da doença 3. e presença de estenoses, nos segmentos proximal e distal do intestino delgado. A pontuação final representa a soma dos achados dos dois segmentos (Quadro 27-2).[1,11]

Deve-se ressaltar que, embora estas pontuações tentem quantificar a severidade e a extensão da DC no intestino delgado, as lesões não são patognomônicas e podem representar outras causas de inflamação do intestino.[5]

O principal desafio para o acompanhamento de pacientes com DII é um estabelecimento de um escore quantitativo validado para avaliação da cicatrização da mucosa. Isto é especialmente importante em DC, onde os resultados em ensaios clínicos são frequentemente avaliados por intermédio de outros marcadores (escores clínicos, marcadores inflamatórios) e a avaliação da cicatrização da mucosa limitada ao cólon e ao íleo terminal, que frequentemente não reflete a atividade inflamatória do intestino delgado.[1,5]

QUANDO INDICAR

Diagnóstico da DC do intestino delgado

O diagnóstico da DC depende da correlação do quadro clínico com achados bioquímicos, radiológicos, endoscópicos e anatomopatológicos. O papel da CE deve ser avaliado no contexto das diferentes técnicas disponíveis. A CE deve ser reservada para pacientes com alta suspeita clínica de DC. Raramente, a CE vai evidenciar lesões relevantes do intestino delgado em pacientes com dor abdominal ou diarreia crônica de forma isolada. A Conferência Internacional sobre cápsula endoscópica (CICE) recomenda que paciente com suspeita de DC deve ser selecionado para cápsula se apresentar sintomas típicos (dor abdominal crônica, diarreia crônica, perda de peso ou deficit do crescimento) associados a manifestações extraintestinais (febre, artrite, artralgia, pioderma gangrenoso, doença perianal ou colangite esclerosante primária), marcadores inflamatórios (deficiência de ferro, elevação de VHS, PCR ou leucocitose) ou alteração nos exames de imagem (estudo contrastado do intestino delgado ou tomografia computadorizada).[12] Se três ou mais critérios estão presentes, maior a probabilidade de encontrar lesões significantes e confirmação de DC, aumentando o valor preditivo positivo. (Fig. 27-3). Neste contexto, a calprotectina fecal também poderia ser importante, e estudo recente demonstrou que valor maior que 200 mg/g foi associado a um maior rendimento da CE (65%) e DC confirmada em 50% dos casos, entretanto, com valor menor que 100 mg/g a CE não estaria indicada.[10]

A avaliação do intestino delgado por enteroscopia e exames radiológicos tem limitações reconhecidas, e a enterorressonância magnética (entero-RM) tem emergido como um método útil para o diagnóstico de lesões intestinais. Recente metanálise evidenciou que o rendimento diagnóstico da CE para lesões do intestino delgado é maior que a ileocolonoscopia, trânsito Intestinal e enterotomografia computadorizada (ênтеro-TC), mas não em relação à ênтеro-RM.[3] No entanto, este exame possui sensibilidade menor que a CE para detectar lesões mucosas iniciais, particularmente na DC do delgado proximal. A sensibilidade superior da CE para DC proximal é uma vantagem importante, já que esta forma de apresentação da doença é considerada um fator de prognóstico ruim. Além disso, a CE tem um alto valor preditivo negativo para DC de delgado.[11]

A CE é um método diagnóstico útil para observar lesões do intestino delgado não detectáveis por endoscopia convencional e exames radiológicos. Segundo consenso europeu, pacientes com suspeita de DC e ileocolonoscopia negativa, a CE pode ser o método diagnóstico inicial na avaliação do intestino delgado na ausência de sintomas obstrutivos ou de estenose conhecida.[13] Caso estejam presentes, a ênтеro-TC ou ênтеro-RM devem ser o método de escolha.[1,11]

Monitorar DC conhecida

A CE é uma ferramenta potencial para o monitoramento da DC do delgado. Recente metanálise demonstrou superioridade da cápsula à ileocolonoscopia, trânsito intestinal e ênтеro-TC na avaliação de

---

QUADRO 27-2. Escore do CECDAI

A. Inflamação
0. Ausente
1. Leve a moderado edema, hiperemia, área desnuda
2. Intenso edema, hiperemia, área desnuda
3. Sangramento, exsudato, alfas, erosões e úlceras pequenas (< 0,5 cm)
4. Úlcera moderada (0,5-2 cm), pseudopólipo
5. Úlcera grande (> 2 cm)

B. Extensão da doença
0. Nenhuma doença
1. Localizada (segmento único)
2. Irregular (2-3 segmentos)
3. Difusa (> 3 segmentos)

C. Estenose
0. Nenhuma
1. Única ultrapassável
2. Múltipla ultrapassável
3. Obstrução (retenção da cápsula)

CECDAI = proximal ($[A1 \times B1] + C1$) + distal ($[A2 \times B2]$) + C2.
(Adaptado de Gal E et al.)[5]

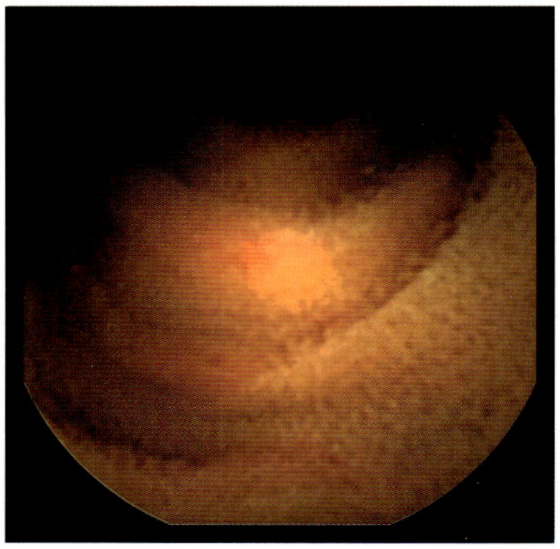

Fig. 27-3. Paciente de 34 anos, masculino, com história de fístula perianal há 3 anos, diarreia esporádica, ASCA positivo, endoscopia e colonoscopia normais. Hiperemia em duodeno (Serviço de Endoscopia Itaigara Memorial – Dra. Genoile Santana).

DC estabelecida e maior sensibilidade para detecção de lesões proximais comparada à êntero-TC e à êntero-RM.[2] A cicatrização da mucosa à endoscopia é um marcador importante de resposta sustentada em longo prazo e redução de complicações. A CE fornece informações significativas sobre atividade inflamatória na mucosa do intestino delgado, semelhante à ileocolonoscopia convencional para o cólon e íleo terminal. Entretanto, o potencial diagnóstico da CE na avaliação da cicatrização da mucosa ainda não é bem-definido.[11]

Estenose intestinal deve ser afastada antes que o exame de cápsula endoscópica seja realizado em pacientes com diagnóstico de DC em virtude do risco aumentado, em torno de 5%, para retenção da cápsula. Êntero-RM ou êntero-TC são geralmente preferíveis à CE do intestino delgado em pacientes com DC estabelecida, pois podem identificar lesões obstrutivas e a presença de doença extraluminal. O papel da CE em pacientes com DC conhecida deve-se concentrar em pacientes com deficiência de ferro inexplicada ou sangramento obscuro ou naqueles com sintomas inexplicáveis quando outras investigações são inconclusivas (Fig. 27-4). A CE poderia ser utilizada para manejo terapêutico em pacientes com DC conhecida, mas a questão crucial é se as decisões terapêuticas feitas baseadas nas conclusões da cápsula teriam uma influência positiva sobre o curso da doença. Ainda são necessários estudos prospectivos para uma melhor definição.[11]

Recorrência pós-operatória da DC

A recidiva DC no íleo neoterminal após ressecção cirúrgica pode ser demonstrada em 73 a 93% dos pacientes após 01 ano da colectomia direita. Lesões intestinais associadas à recorrência pós-operatória são frequentemente quantificadas pelo escore de Rutgeerts.[10,18] A precisão da CE na detecção de recorrência pós-operatória foi avaliada em um estudo com 31 pacientes. A recorrência ocorreu em 21 pacientes (68%) e foi detectada por ileocolonoscopia em 19 deles. A sensibilidade da CE utilizando o escore Rutgeerts foi de 62 a 76% e especificidade foi de 90 a 100%.[2] A gravidade das lesões por ambos os métodos se correlacionaram significativamente ($p < 0,05$). Em outro estudo com 24 pacientes com DC, a recorrência pós-operatória definida pelo escore de Rutgeerts maior que i2 foi demonstrado por ileocolonoscopia em 25% e CE em 62%.[17] A CE detectou lesões proximais inacessíveis por ileocolonoscopia em 13 pacientes. CE é uma modalidade de monitorização atraente para pacientes em pós-operatório, proporcionando uma visualização não invasiva e precisa de todo o intestino delgado, incluindo o íleo neoterminal (Fig. 27-5).[11]

DII de cólon não classificada

Em 10 a 15% dos pacientes com DII de cólon, não é possível uma diferenciação entre DC e retocolite ulcerativa (RCU). Cerca de 30% desses pacientes com DII não classificada serão reclassificados como DC, durante o curso de sua doença, após identificação de lesões do intestino delgado. A correta classificação dos pacientes é importante, principalmente, na tomada de decisão sobre a intervenção cirúrgica, pois, as taxas de bolsite crônica, falha da bolsa e formação de fístula depois da colectomia total com reservatório ileal são significativamente maiores em pacientes com DC. Alguns estudos têm avaliado a utilidade da CE para reclassi-

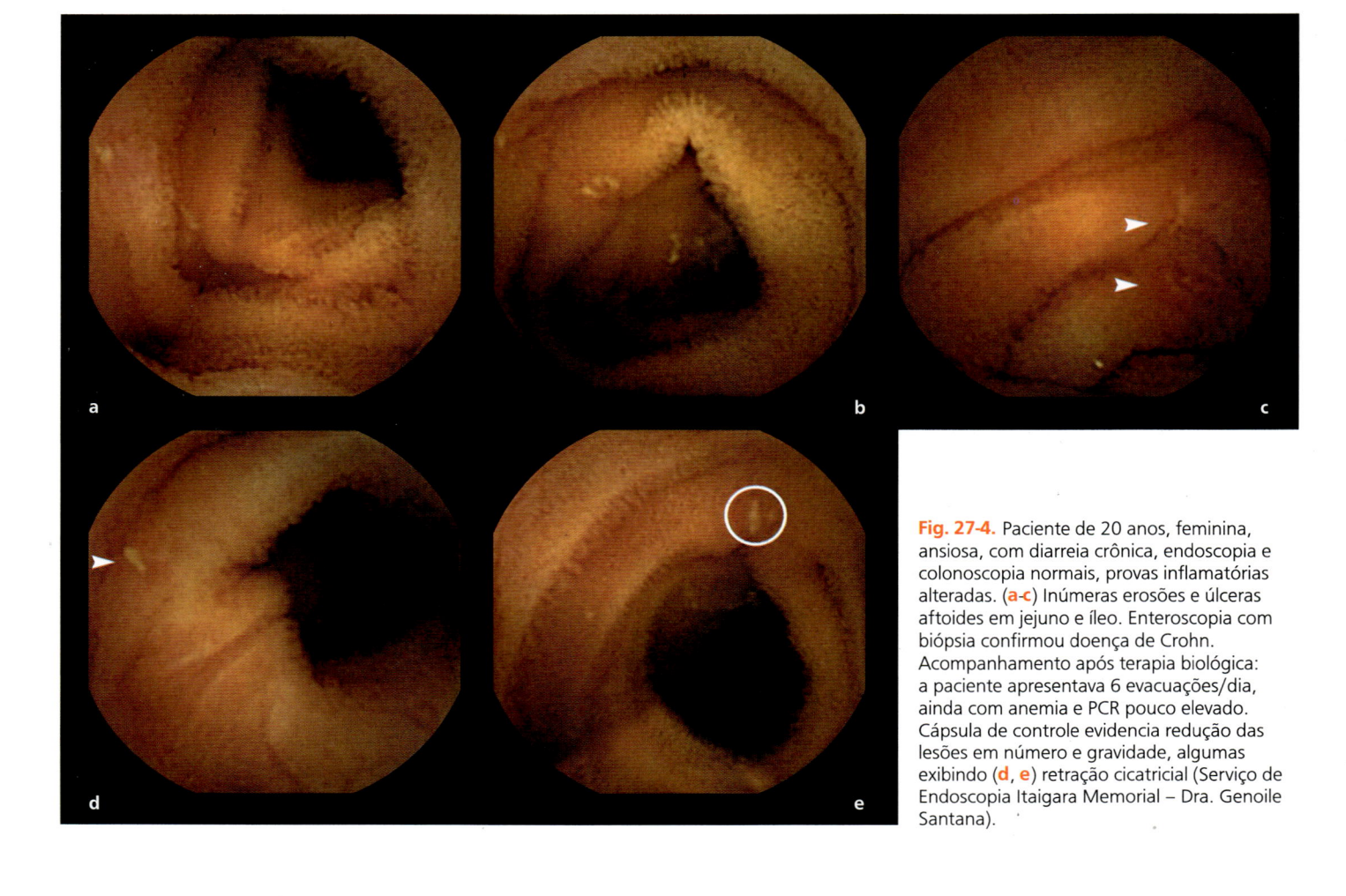

Fig. 27-4. Paciente de 20 anos, feminina, ansiosa, com diarreia crônica, endoscopia e colonoscopia normais, provas inflamatórias alteradas. (**a-c**) Inúmeras erosões e úlceras aftoides em jejuno e íleo. Enteroscopia com biópsia confirmou doença de Crohn. Acompanhamento após terapia biológica: a paciente apresentava 6 evacuações/dia, ainda com anemia e PCR pouco elevado. Cápsula de controle evidencia redução das lesões em número e gravidade, algumas exibindo (**d, e**) retração cicatricial (Serviço de Endoscopia Itaigara Memorial – Dra. Genoile Santana).

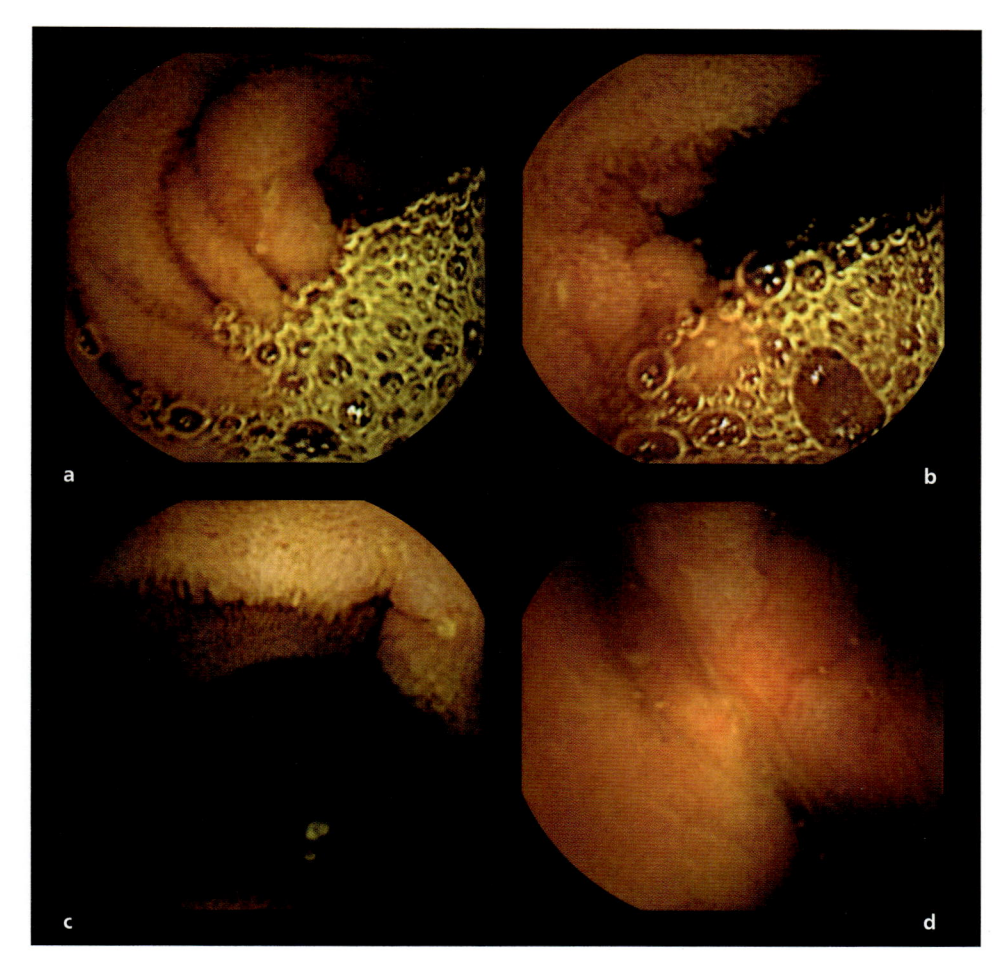

Fig. 27-5. Paciente com doença de Crohn em pós-operatório tardio de colectomia direita sendo submetida à CE para avaliar recorrência da doença. (**a-c**) Úlceras e erosões em jejuno; (**d**) anastomose pérvia, sem lesões ulceradas ou elevadas. Escore i 0 de Rutgeerts (Serviço de Endoscopia HGRS – Dra. Neogelia Almeida).

ficação de pacientes com DII não classificada. *Mehdizadeh et al.* avaliaram 120 pacientes com história de RCU ou DII não classificada submetidos à CE e evidenciou DC de delgado em 15,8% dos pacientes.[14] Outro estudo também avaliou a presença de alterações inflamatórias em intestino delgado em 23 pacientes com RCU. Treze (57%) apresentaram lesões do delgado. Em 9 de 23 pacientes avaliados com RCU, o escore de Lewis foi consistente com leve a moderada inflamação do intestino delgado (maior ou igual a 135).[10] O significado clínico e patológico destas lesões não está claro, porém, neste cenário, o exame de cápsula pode trazer contribuição para o diagnóstico.

COMPLICAÇÕES

A principal complicação da CE é a retenção de cápsula, definida como uma incapacidade de eliminar a cápsula por 02 semanas ou mais, exigindo intervenção endoscópica ou cirúrgica. Trânsito lento com eliminação retardada da cápsula é muito comum, visto em até 20% dos casos. Realização da CE é contraindicada em pacientes com conhecida estenose, distúrbios da deglutição e história de obstrução intestinal. Cirurgia abdominal recente é uma contraindicação relativa. Em pacientes com sintomas obstrutivos, exames de imagem devem ser realizados antes da CE para excluir estenoses; no entanto, a ausência de estenose em exame de imagem transversal não impede a retenção da cápsula. A taxa de retenção de CE depende da indicação: 0% nos controles saudáveis, 1,4% em hemorragia gastrointestinal obscura, 1,48% em suspeita de DC, 5 a 13% em DC conhecida e 21% na suspeita de obstrução intestinal. Pacientes com Doença de Crohn do intestino delgado extensa, uso crônico de AINEs e danos causados pela radiação abdominal também têm maior risco desta complicação.[11]

A retenção da cápsula é geralmente assintomática, mas pode estar associada a sintomas de obstrução intestinal parcial ou completa. Raros casos de perfuração intestinal foram relatados. Se a causa for uma estenose inflamatória, corticoide tem sido útil em alguns casos. Normalmente, a cápsula empactada pode ser retirada com cirurgia ou enteroscopia. Não há consenso sobre o melhor momento de intervenção (Figs. 27-6 e 27-7).[11,20]

A cápsula de patência foi elaborada para superar o perigo potencial de retenção da cápsula em pacientes de alto risco e deve ser deglutida antes para avaliar possíveis complicações. Esta cápsula é idêntica à cápsula de vídeo em tamanho e forma, porém preenchida por material biodegradável, como lactose, e protegida por um tampão. Se a cápsula vier a empactar no trato gastrointestinal, há um orifício que permite o influxo intestinal, o que, por sua vez, dissolve o material em um período de tempo predeterminado de aproximadamente 30 a 40 horas. Pequenos estudos têm recomendado seu uso seguro em pacientes com estenoses conhecidas do intestino delgado.[19] Quando a cápsula de patência é eliminada com sucesso ou não é detectada na radiografia de abdome, após 30 horas da ingestão, é geralmente seguro realizar a CE. Em estudo com 77 pacientes com DC que receberam a cápsula de patência antes de realizar a CE, a cápsula de patência não foi eliminada em 7,8% dos pacientes. A taxa de conclusão sem intercorrências da CE após a efetiva eliminação da cápsula de patência aproxima-se de 100%.[11] A grande limitação para o seu uso em larga escala é o seu custo elevado.

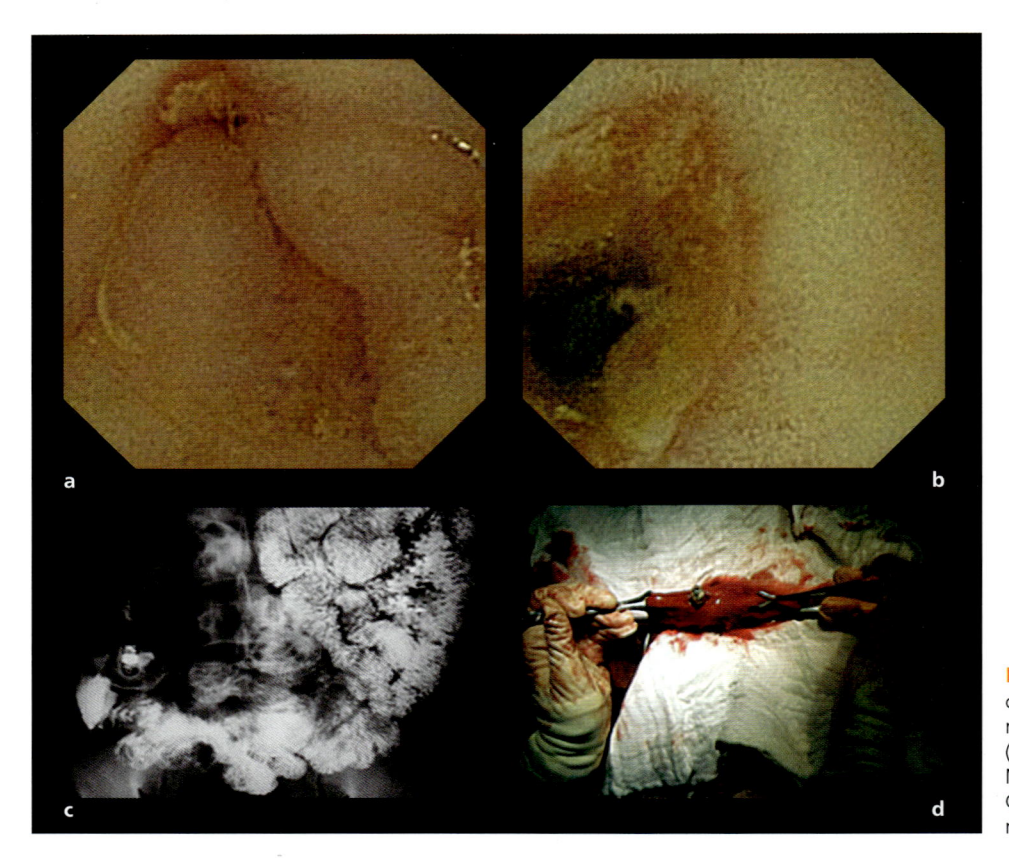

Fig. 27-6. (**a**, **b**) Paciente de 34 anos, sexo masculino, com úlcera ativa extensa, rasa, circunferencial, fundo recoberto por fibrina, reduzindo a luz em íleo proximal (Serviço de Endoscopia CHUPES – Dra. Emilia Magalhães). (**c**) Radiografia do abdome evidenciando CE impactada. (**d**) Intraoperatório de cirurgia para retirada da CE.

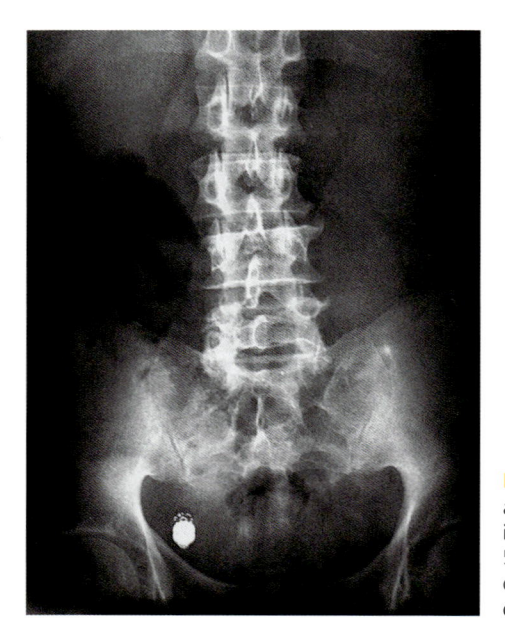

Fig. 27-7. Radiografia do abdome evidenciando CE impactada em paciente de 57 anos, masculino, com doença de Crohn de delgado.

LIMITAÇÕES E PERSPECTIVAS

Atualmente, a grande limitação da cápsula endoscópica é a impossibilidade de obtenção de fragmentos, portanto, não confirmando a etiologia das lesões observadas por meio de estudos anatomopatológicos.[220] Outro aspecto é a impossibilidade de controlar os movimentos da cápsula e a impossibilidade de realizar procedimentos terapêuticos. Estão sendo realizados estudos com o intuito de obter o controle remoto da cápsula, e novos modelos estão sendo testados para obtenção de espécimes. Além disso, estão em desenvolvimento recursos tecnológicos adicionais, com a aplicação de medicamentos e coagulação, o que pode resultar em maior utilidade clínica da cápsula endoscópica.[16,19]

REFERÊNCIAS BIBLIOGRÁFICAS

1. Aris FA, Oballe JR, Chang CD et al. Capsule endoscopy in the small bowel Crohn's disease. *Gastroenterol Res Pract* 2014 Mar. 11;2014:529136.
2. Bourreille A, Jarry M, D'Halluin PN et al. Wireless capsule endoscopy versus ileocolonoscopy for thediagnosis of postoperative recurrence of Crohn's disease: a prospective study. *Gut* 2006;55:978-83.
3. Dionisio PM, Gurudu SR, Leighton JA et al. Capsule endoscopy has a significantly higher diagnostic yield in patients with suspected and established small-bowel Crohn's disease: a meta-analysis. *Am J Gastroenterol* 2010;105:1240-48.
4. Fireman Z, Kopelman Y. New frontiers in capsule endoscopy. *J Gastroenterol Hepatol* 2007 Aug.;22(8):1174-77.
5. Gal E, Geller A, Fraser G et al. Assessment and validation of the new capsule endoscopy Crohn's disease activity index (CECDAI). *Dig Dis Sci* 2008;53:1933-37.
6. Goenka MK, Majumder S, Goenka U. Capsule endoscopy: present status e future expectation. *World J Gastroenterol* 2014 Aug.;20(29):10024-37.
7. Gralnek IM, Defranchis R, Seidman E et al. Development of a capsule endoscopy scoring index for small bowel mucosal inflammatory change. *Aliment Pharmacol Ther* 2008;27:146-54.
8. Hall B, Holleran G, McNamara D. Capsule endoscopy: high negative predictive value in the long term despite a low diagnostic yield in patients with suspected Crohn's disease. *Unitec European Gastroenterol J* 2013 Dec.;1(6):462-66.
9. Hallin ML, Natha T, Kjeldsen J et al. High sensitivity of quick view capsule endoscopy for detection of small bowel Crohn's disease. *J Gastroenterol Hepatol* 2014 May;29(5):992-96.
10. Jensen MD, Kjeldsen J, Nathan T. Fecal calprotectin is equally sensitive in Crohn's disease affecting the small bowel and colon. *Scand J Gastroenterol* 2011;46(6):694-700.
11. Kopylov U, Seidman EG. Role of capsule endoscopy in inflammatory bowel disease. *World J Gastroenterol* 2014 Feb. 7;20(5):1155-64.
12. Kornbluth A, Colombel JF, Leighton JA et al. ICCE consensus for inflammatory bowel disease. *Endoscopy* 2005;37(10):1051-54.
13. Ladas SD, Triantafyllou K, Spada C et al. European Society of Gastrointestinal Endoscopy (ESGE): recommendations recommendations (2009) on clinical use of video capsule endoscopy to investigate small-bowel, esophageal and colonic diseases. *Endoscopy* 2010;42:220.
14. Mehdizadeh S, Chen G, Enayati PJ et al. Diagnostic yield of capsule endoscopy in ulcerative colitis and inflammatory bowel disease of unclassified type. *Endoscopy* 2008;40:30-35.

15. Mow WS, Lo SK, TArgan SR *et al.* Initial experience with wireless capsule enteroscoy in the diagnosis and management of inflammatory bowel disease. *Clin Gastroenterol Hepatol* 2004 Jan.;2(1):31-40.
16. Niv Y, Ilani S, Levi Z *et al.* Validation of the capsule Endoscopy Crohn's Disease Activity Index (CEDDAI or Niv score): a multicentre prospective study. *Endoscopy* 2012;44:21-26.
17. Pons Beltrán V, Nos P, Bastida G *et al.* Evaluation of postsurgical recurrence in Crohn's disease: a new indication for capsule endoscopy? *Gastrointest Endosc* 2007;66:533-40.
18. Rutgeerts P, Geboes K, Vantrappen G *et al.* Predictability of the postoperative course of Crohns disease. *Gastroenterology* 1990;99:956-63.
19. Sanchis ML, Artero LS, Callol OS *et al.* Indications of capsule endoscopy in Crohn's disease. *Rev Esp Enferm Dig* (Madrid) 2014;106(1):37-45.
20. Sidhu R, Sanders DS, Morris AJ *et al.* Guidelines on small bowel eneroscopy and capsule in adults. *Gut* 2008;57:125-13.

28

O Papel da Cápsula Endoscópica na Doença de Crohn

Ana Botler Wilheim ■ Hugo Leonardo Carvalho Jerônimo

INTRODUÇÃO

Desde a sua introdução na prática clínica em 2001,[1] a cápsula endoscópica (CE) estabeleceu-se como uma ferramenta valiosa para a investigação de uma grande variedade de doenças gastrointestinais. Milhares de trabalhos foram publicados nos últimos 10 anos, abordando diversos aspectos da CE, e as importantes sociedades do sistema digestório elaboraram diretrizes a seu respeito.[2-4]

Evidências mostram que a CE é um teste confiável, não invasivo e viável economicamente para examinar todo o intestino delgado. Um entendimento claro das indicações, riscos e limitações da CE é essencial para o uso criterioso deste instrumento, especialmente na doença de Crohn (DC) do delgado.

CASO CLÍNICO

Avaliação das chances diagnósticas de uma DC suspeita pela CE (Fig. 28-1):

- FAM, 27 anos, masculino, natural de Recife e procedente de MG, com história de dor abdominal, tipo cólica, de longa data.
- Sem vômito ou distensão abdominal.
- EDA e colonoscopias repetidas sem alterações.
- US abdominal sem anormalidades; PCR e VSH aumentados.

Como havia marcadores inflamatórios positivos, a probabilidade de o paciente ser diagnosticado com DC estava aumentada em mais de 3 vezes (Figs. 28-2 e 28-3).

Este paciente faz parte dos 30% dos casos onde a DC limita-se ao delgado. Demonstramos, a seguir, a distribuição da DC enterocólica:

A) Em 30% dos casos, o acometimento é restrito ao intestino delgado.
B) Em 10% → pacientes portadores de colite não classificada.
C) 50% → acometimento simultâneo dos intestinos grosso e delgado.
D) Em 20% → acometimento apenas dos cólons.

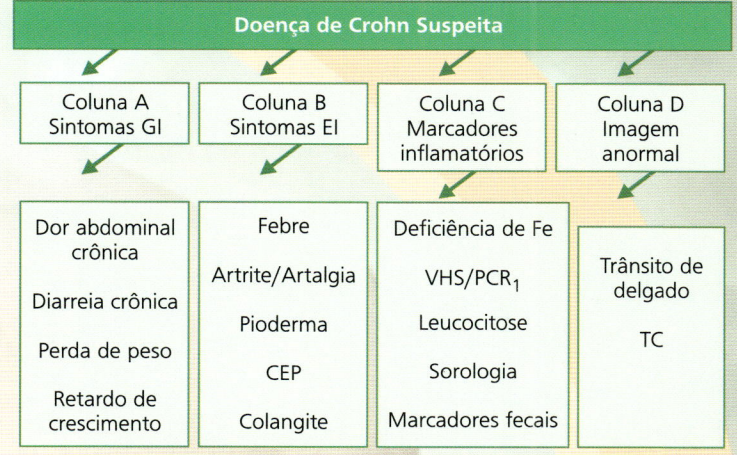

Doença de Crohn Suspeita

Coluna A Sintomas GI	Coluna B Sintomas EI	Coluna C Marcadores inflamatórios	Coluna D Imagem anormal
Dor abdominal crônica	Febre	Deficiência de Fe	Trânsito de delgado
Diarreia crônica	Artrite/Artralgia	VHS/PCR$_1$	TC
Perda de peso	Pioderma	Leucocitose	
Retardo de crescimento	CEP	Sorologia	
	Colangite	Marcadores fecais	

OR + 3,2 principalmente quando presentes marcadores de inflamação
CEDAP – Plus Study

Fig. 28-1. Algoritmo diagnóstico da suspeita de doença de Crohn.[5]

Introduzidos aminossalicilatos e, posteriormente, azatioprina, houve melhora importante do quadro clínico, que se manteve até 2012.

AVANÇOS NAS TÉCNICAS ENDOSCÓPICAS E DE IMAGEM NA DOENÇA INFLAMATÓRIA INTESTINAL (DII)

A CE e a enteroscopia assistida por balão, bem como estudos de imagens transversais (enterotomografia e ressonância nuclear magnética com enteróclise) revolucionaram o estudo da DII, especialmente a DC. A posição exata dessas modalidades no algoritmo de CD continua a ser uma questão de debate.[6]

A seguir, resultados de uma extensa metanálise comparando CE com outras modalidades:[7]

- Incluídos 30 estudos e 1.008 pacientes.
- Comparado o rendimento diagnóstico da CE com trânsito de delgado, ileocolonoscopia, push enteroscopia, êntero-TC e êntero-RM.

CÁPSULA ENDOSCÓPICA (23/04/05)

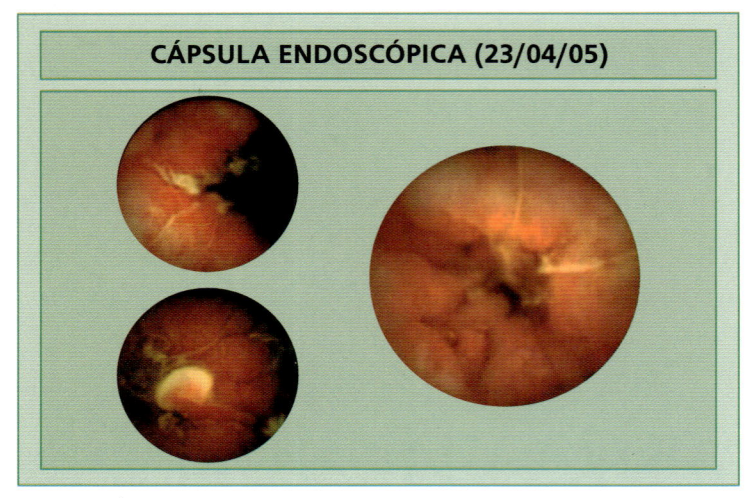

Fig. 28-2. Úlceras lineares, com fibrina em suas superfícies e mucosa adjacente enantemática (imagem superior esquerda). Pseudopólipo (imagem inferior esquerda).

CÁPSULA ENDOSCÓPICA (23/04/05)

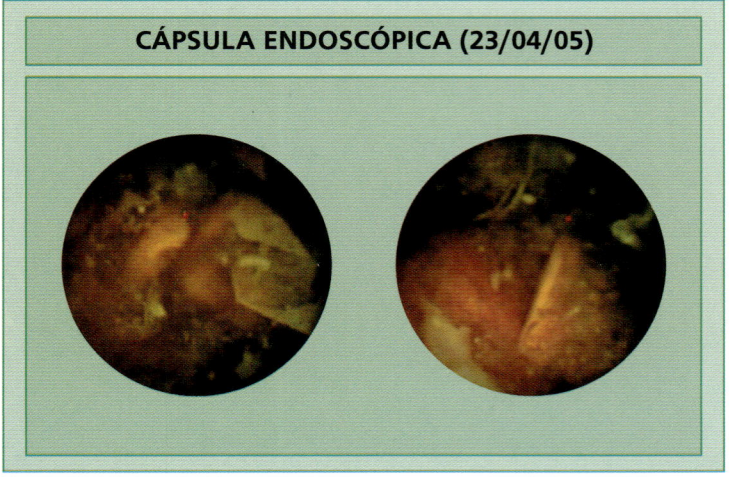

Fig. 28.3. Úlcera calosa em íleo distal.

- CE na DC suspeita: superior ao trânsito de delgado, êntero-TC e ileocolonoscopia.
- CE na DC estabelecida: superior ao trânsito de delgado, êntero-TC e *push* enteroscopia.
- CE e Êntero-RM: papéis semelhantes.

A CE foi considerada superior à *push* enteroscopia (PE), ileocolonoscopia, trânsito de delgado (TD) e enterotomografia, com rendimento diagnóstico de 42, 39, 37 e 39%, respectivamente.[7]

Outra metanálise de nove estudos de Pasha *et al.* comparando a CE com enteroscopia de duplo-balão encontrou rendimento diagnóstico semelhante para ambos os métodos.[8]

Apesar de ser um método não invasivo e indolor, a CE tem limitações, em virtude da ausência de critérios bem definidos para achados anormais e incapacidade de realizar biópsias da mucosa.

CÁPSULA ENDOSCÓPICA NA DOENÇA DE CROHN SUSPEITA

Achados da CE na DC incluem enantema e edema de mucosa, ulcerações, fissuras, estreitamentos e, ocasionalmente, fístulas. O papel diagnóstico da CE na DC suspeita é alto (até 55%), representando este método a investigação de escolha.[9] No entanto, a interpretação de anormalidades leves, que nem sempre refletem DC, tem sido um grande problema. Isto é particularmente verdadeiro diante da ingestão de fármacos anti-inflamatórios não hormonais (AINHs); portanto, recomenda-se evitar AINHs por 1 mês antes de se realizar CE por suspeita de DC.

A seguir, a importância em se diferenciar a DC leve da enteropatia pelo uso de AINHs:[10]

- Diagnóstico de DC: se presentes muitas úlceras no delgado, diagnóstico diferencial com enteropatia por uso de AINH.
- Critério mais comum (European Crohn's and Colitis Organization [ECCO]): presença de, no mínimo, três úlceras na ausência de uso de AINH.
- Cerca de 12% dos pacientes que apresentam erosões em mucosa entérica não são portadores de DC.

Estudos demonstram a efetividade da CE na DC suspeita, com incremento diagnóstico significativo, principalmente na presença de doença perianal e níveis de calprotectina fecal elevados. A CE também apresenta um alto valor preditivo negativo (95%) na exclusão do diagnóstico de DC.[11,12]

CÁPSULA ENDOSCÓPICA NA DOENÇA DE CROHN ESTABELECIDA

Em 2007, permanecendo o paciente assintomático, foi realizado outro exame de CE para avaliação da cicatrização da mucosa (Fig. 28-4).

Em outubro/2012, novamente foi realizado um novo exame de CE para a avaliação da mucosa. Paciente assintomático (Fig. 28-5).

Alguns estudos têm relatado o uso de CE para avaliar a atividade da DC estabelecida, particularmente para explicar novos sintomas e demonstrar cicatrização da mucosa. Critérios de inflamação, fornecido pelo escore de Lewis, pelo índice de atividade da DC, ambos incorporados ao *software* da Given Imaging®, bem como a correlação com a calprotectina fecal, podem ser utilizados com esta finalidade.[13-15]

Para os pacientes que precisam de avaliação de recidiva pós-operatória de DC, a CE pode detectar pequenas lesões do intestino proximal e devem ser consideradas, quer após uma ileocolonoscopia inicial ou em caso de ileocolonoscopia sem sucesso.[16]

CÁPSULA ENDOSCÓPICA (20/10/07)

Segundo exame de CE em outubro /2007

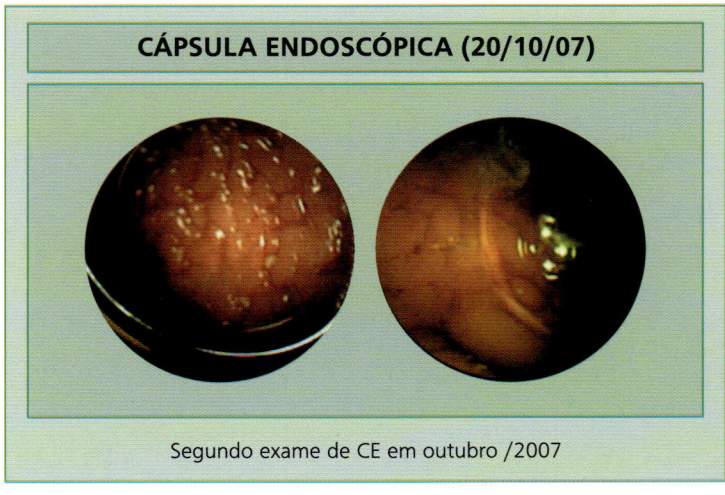

Fig. 28-4. Padrão de cicatrização da mucosa.

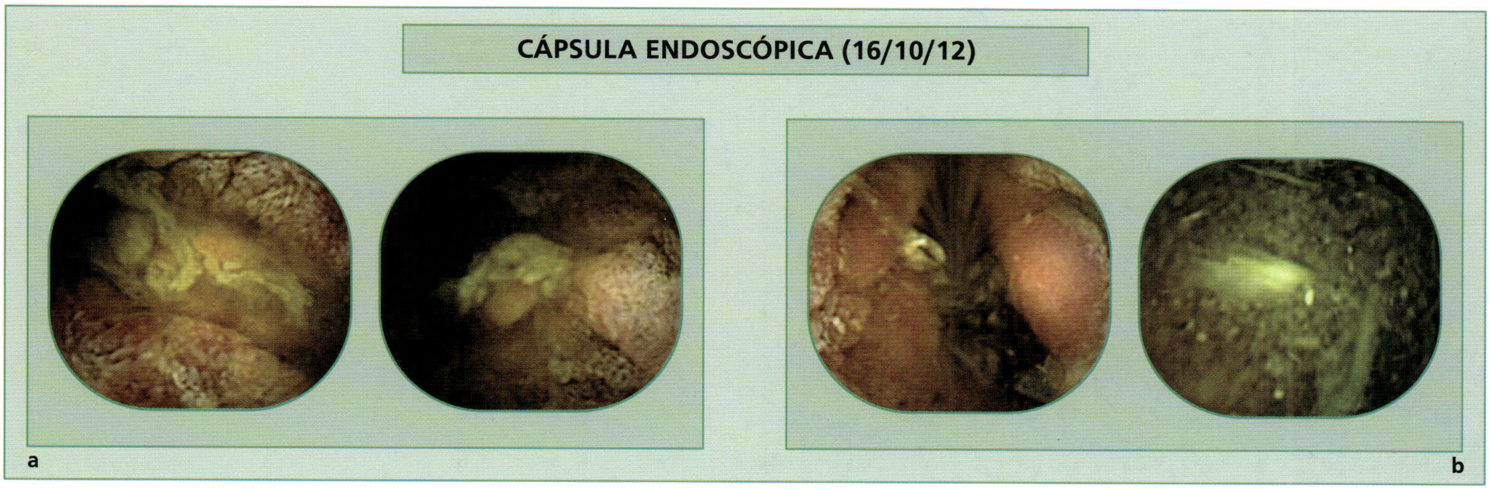

CÁPSULA ENDOSCÓPICA (16/10/12)

Fig. 28-5. (a, b) Observou-se piora importante do quadro endoscópico, com comprometimento intenso da mucosa e estreitamento de segmento ileal. Apesar do comprometimento do quadro endoscópico, houve a impressão de que a cápsula havia migrado para o ceco.

A taxa de retenção da CE para pacientes com DC estabelecida é uma questão a ser considerada.

Oito meses depois, foi solicitado novo exame de cápsula endoscópica, após mudança terapêutica, permanecendo o paciente assintomático (Fig. 28-6).

Enterotomografia demonstrou a retenção das duas cápsulas em íleo.

RETENÇÃO DA CÁPSULA SEM SUSPEITA DE OBSTRUÇÃO

A seguir, considerações em relação à retenção da cápsula endoscópica:[17,18]

- Permanência da CE no delgado por 2 semanas ou mais.
- Taxa de retenção (TR): 1-2,5%. Em pacientes com DC conhecida, TR pode chegar a 13% e na DC suspeita 5%.
- Retenção mais longa descrita até hoje: 7 anos.
- Tratamento clínico? Enteroscopia? Cirurgia?

A maioria das retenções de CE não tem impacto em sua história natural. Uma vez diagnosticada a retenção, o paciente deve ser tranquilizado e deve-se programar a sua remoção.[6]

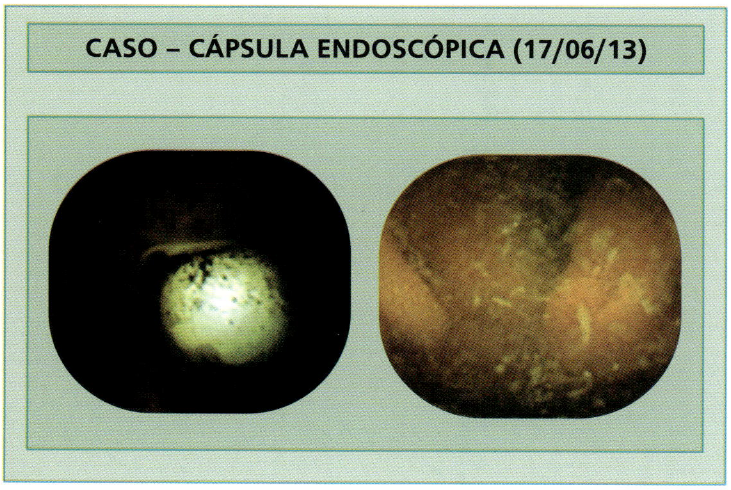

CASO – CÁPSULA ENDOSCÓPICA (17/06/13)

Fig. 28-6. Constatada, em íleo, a presença de CE retida, ocorrida durante o exame anterior.

RETENÇÃO DA CÁPSULA COM SUSPEITA DE ESTENOSE

Em pacientes com suspeita de estenose do intestino delgado, o risco de retenção da cápsula é alto. A prevenção desta complicação por meio do trânsito de delgado está associada a altas doses de radiação, bem como resultados falso-negativos. A Given Imaging desenvolveu um sistema chamado Agile Patency Cápsule que utiliza cápsulas biodegradáveis em tempo controlado, com um sistema de radiofrequência (RFID), que permite a sua localização por um *scanner* (Fig. 28-7).

Estas cápsulas têm as mesmas dimensões das cápsulas reais, mas possuem uma parede de celofane preenchido com a mistura de lactose, de bário e de RFID no seu centro. O preenchimento de lactose da cápsula dissolve após 40 horas levando ao colapso da membrana externa, que é, então, excretada.

A presença de cápsula de patência ou de prova no organismo pode ser determinada usando o leitor de RF. A cápsula de bário, de conteúdo radiopaco, pode ser detectada por radiografia simples também.

A Figura 28-8 demonstra as eventualidades de haver ou não a eliminação da cápsula de prova.

A utilização da cápsula de prova, antes da CE real, pode, em quase todos os casos, eliminar o risco de retenção da cápsula. Um estudo retrospectivo recente descobriu que a cápsula de prova, a enterotomografia computadorizada e a enterorressonância magnética com enteróclise têm um valor preditivo negativo semelhante para a retenção da cápsula e podem ser complementares (Fig 28-9).[19]

DOENÇA INFLAMATÓRIA INTESTINAL E COLITE ULCERATIVA

A CE é também uma ferramenta importante para reclassificar DII quando exclui comprometimento do intestino delgado.[20]

Similarmente, ela tem sido utilizada para avaliar pacientes com colite ulcerativa com sintomas atípicos.

Assim, a CE tem um papel importante em diagnosticar e avaliar a DC. A Ileocolonoscopia continua sendo a primeira investigação para DC suspeita, mas a CE é aceita como segundo método de es-

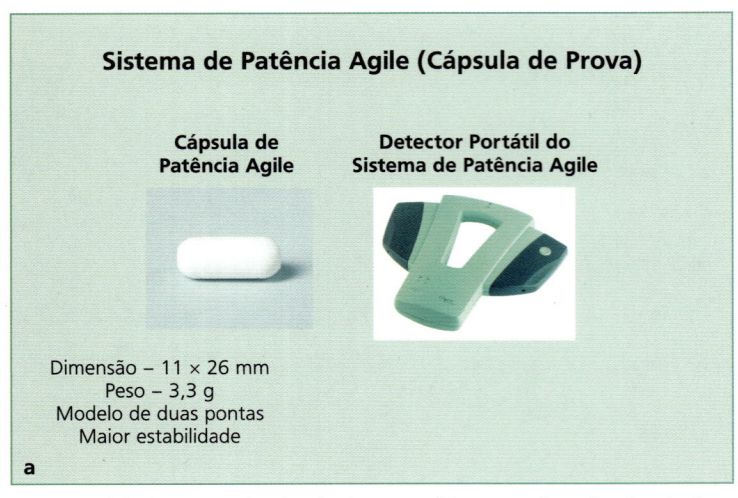

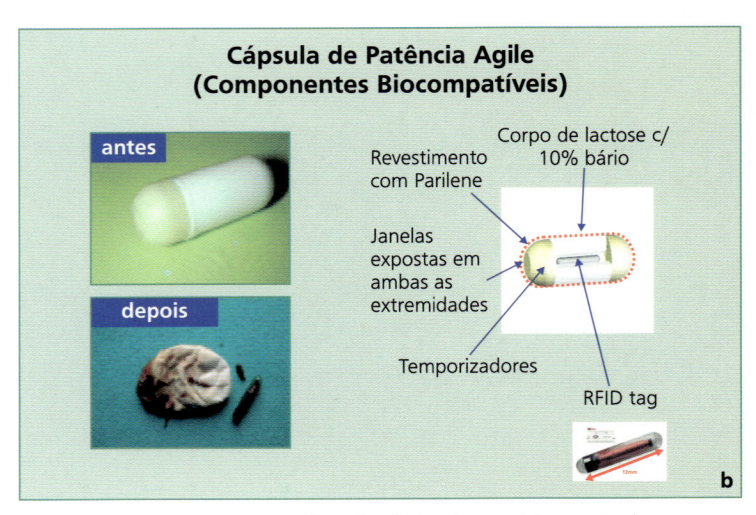

Fig. 28-7. (a) Elementos da cápsula de prova. (b) Composição da cápsula de prova e o seu aspecto antes e, caso não seja eliminada, o colabamento da mesma se não eliminada.

colha para suspeita de DC. Para a DC estabelecida, a CE é geralmente indicada somente quando uma estenose for excluída por meio de um estudo de imagem transversal. Entretanto, o diagnóstico de DC deve ser sempre fundamentado em achados clínicos, laboratoriais, radiológicos e endoscópicos, ao invés de um achado isolado de CE. O diagnóstico diferencial deve incluir jejunoileíte inespecífica, linfoma, tuberculose e uso de AINHs induzindo doença intestinal.

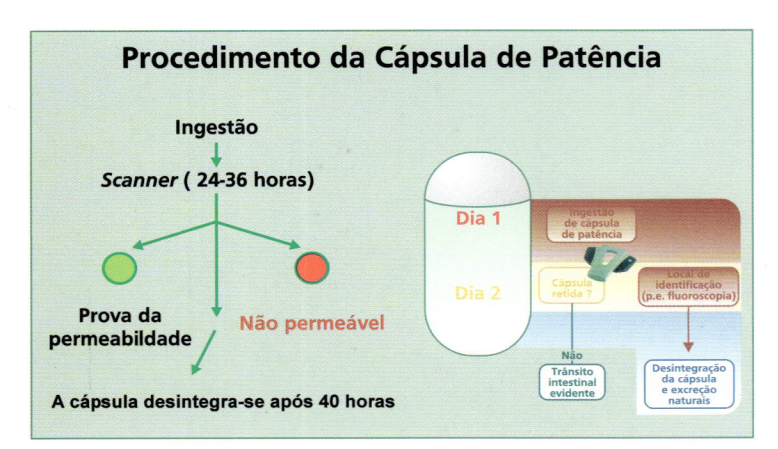

Fig. 28-8. Avaliação da permeabilidade do trato digestório.

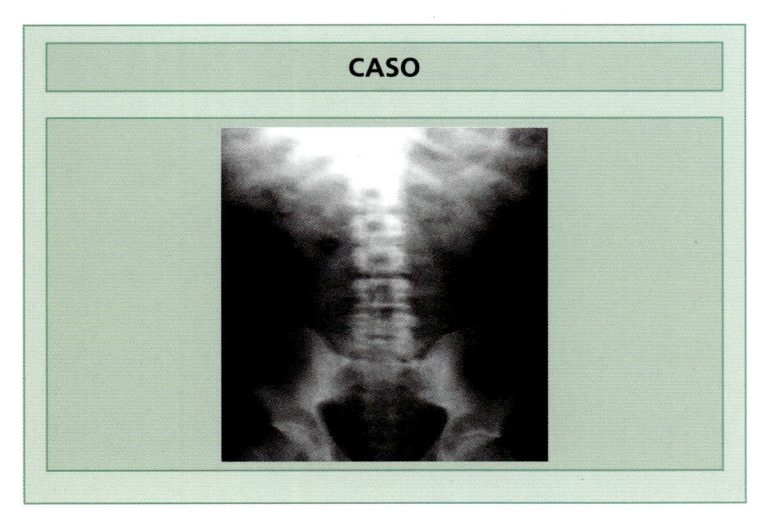

CASO

Fig. 28-9. Em setembro/2013, após a primeira infusão de infliximabe, as duas cápsulas foram eliminadas, sendo realizada radiografia de abdome logo em seguida.

CONCLUSÃO

A cápsula endoscópica do intestino delgado encontrou o seu lugar definido no algoritmo para investigação de doenças entéricas. O sangramento digestivo de origem oculta e a doença de Crohn são as indicações mais importantes para realização da CE. As suas limitações atuais se residem na falta de um controle externo, na impossibilidade de obtenção de material para biópsia e de se oferecer terapêutica. Alguns desenvolvimentos nessas áreas são desafiantes e, uma vez na prática clínica, provavelmente mudarão a abordagem destas doenças.

REFERÊNCIAS BIBLIOGRÁFICAS

1. Iddan G, Meron G, Glukhovsky A et al. Wireless capsule endoscopy. *Nature* 2000;405:417.
2. Sidhu R, Sanders DS, Morris AJ et al. Guidelines on small bowel enteroscopy and capsule endoscopy in adults. *Gut* 2008;57:125-36.
3. Rey JF, Ladas S, Alhassani A et al. European Society of Gastrointestinal Endoscopy (ESGE). Video capsule endoscopy: update to guidelines (May 2006). *Endoscopy* 2006;38:1047-10.
4. Mishkin DS, Chuttani R, Croffie J et al. ASGE Technology Status Evaluation Report: wireless capsule endoscopy. *Gastrointest Endosc* 2006;63:539-45.
5. Mergener K, Ponchon T, Gralnek I et al. Literature review and recommendations for clinical application of small-bowel capsule endoscopy, based on a panel discussion by international experts. Consensus statements for small-bowel capsule endoscopy, 2006/2007. *Endoscopy* 2007;39:895-909.
6. Goenka MK, Majumder S, Goenka U. Capsule endoscopy: present status and future expectation. *World J Gastroenterol* 2014;20(29):10024-37.
7. Dionisio P, Gurudu S, Leighton J et al. Capsule endoscopy has a significantly higher diagnostic yield in patients with suspected and established small-bowel Crohn's disease: a meta-analysis. *Am J Gastroenterol* 2010;105:1240-48.
8. Pasha S, Leighton J, Das A et al. Double-balloon enteroscopy and capsule endoscopy have comparable diagnostic yield in small-bowel disease: a meta-analysis. *Clin Gastroenterol Hepatol* 2008;6:671-76.
9. Halling ML, Nathan T, Kjeldsen J et al. High sensitivity of quick view capsule endoscopy for detection of small bowel Crohn's disease. *J Gastroenterol Hepatol* 2014;29:992-96.
10. Mosli M, Al Beshir M, Al-Judaibi B et al. Advances in the diagnosis and management of inflammatory bowel disease: challenges and uncertainties. *Saudi J Gastroenterol* 2014 Mar.-Apr.;20(2):81-101.
11. Koulaouzidis A, Douglas S, Rogers MA et al. Fecal calprotectin: a selection tool for small bowel capsule endoscopy in suspected IBD with prior negative bi-directional endoscopy. *Scand J Gastroenterol* 2011;46:561-66.
12. Adler SN, Yoav M, Eitan S et al. Does capsule endoscopy have an added value in patients with perianal disease and a negative work up for Crohn's disease? *World J Gastrointest Endosc* 2012;4:185-88.
13. Rosa B, Moreira MJ, Rebelo A et al. Lewis Score: a useful clinical tool for patients with suspected Crohn's Disease submitted to capsule endoscopy. *J Crohns Colitis* 2012;6:692-97

14. Niv Y, Ilani S, Levi Z et al. Validation of the capsule endoscopy Crohn's disease activity index (CECDAI or Niv score): a multicenter prospective study. *Endoscopy* 2012;44:21-26.
15. Koulaouzidis A, Douglas S, Plevris JN. Lewis score correlates more closely with fecal calprotectin than capsule endoscopy Crohn's disease activity index. *Dig Dis Sci* 2012;57:987-93.
16. Van Assche G, Dignass A, Bokemeyer B, Danese S, Gionchetti P, Moser G et al. Second European evidence-based consensus on the diagnosis and management of ulcerative colitis part 3: special situations. *J Crohns Colitis* 2013;7:1-33.
17. Cave D, Legnani P, de Ranchis R et al. ICCE consensus for capsule retention. *Endoscopy* 2005;37:1065-67.
18. Harrington C, Rodgers C. The longest duration of retention of a video capsule. *BMJ Case Rep* 2014 July 8;2014.
19. Yadav A, Heigh RI, Hara AK et al. Performance of the patency capsule compared with nonenteroclysis radiologic examinations in patients with known or suspected intestinal strictures. *Gastrointest Endosc* 2011;74:834-39.
20. Maunoury V, Savoye G, Bourreille A et al. Value of wireless capsule endoscopy in patients with indeterminate colitis (inflammatory bowel disease type unclassified). *Inflamm Bowel Dis* 2007;13:152-55.

29

DOENÇAS INFLAMATÓRIAS INTESTINAIS – QUAL O MÍNIMO REQUERIDO PARA O DIAGNÓSTICO DA DOENÇA INFLAMATÓRIA INTESTINAL?

Flávio Antonio Quilici

INTRODUÇÃO

O diagnóstico de DII é confirmado pela avaliação clínica e uma combinação de investigações hematológicas, endoscópicas, histológicas e/ou baseadas em imagens.

No caso da retocolite ulcerativa (RCU), o diagnóstico deve ser feito com base na suspeita clínica apoiada por achados macroscópicos apropriados à sigmoidoscopia ou colonoscopia, achados histológicos típicos à biópsia e exames de fezes negativos para agentes infecciosos.

Na doença de Crohn (DC), o diagnóstico depende da demonstração de uma inflamação focal, assimétrica e frequentemente granulomatosa, mas as investigações selecionadas variam de acordo com as manifestações presentes, os achados físicos e as complicações.

AVALIAÇÃO CLÍNICA

A história clínica é importante para a avaliação da DII. Alguns dados podem não contribuir diretamente para seu diagnóstico, porém são essenciais para a orientação terapêutica. Nela, avalia-se alimentação, características da diarreia, dor abdominal, emagrecimento, anemia, fraqueza, queda do estado geral, relação com o estado emocional e gravidez.

A anamnese completa deve incluir a pesquisa de viagens recentes, medicações (inclusive antibióticos e anti-inflamatórios não esteroides), a história sexual e de vacinações, quando relevantes. Deve-se prestar atenção particular aos fatores de risco estabelecidos, inclusive tabagismo, antecedentes familiares, apendicectomia prévia e episódios recentes de gastroenterite infecciosa. A história deve incluir a frequência das evacuações e a consistência das fezes, a presença ou não de urgência para defecar, sangramento retal, dor abdominal, mal-estar, febre, perda de peso e sintomas de manifestações extraintestinais (articulares, cutâneos e oculares) da DII. É importante, também, perguntar se o paciente foi submetido a tratamento com irradiação pélvica, bem como seus antecedentes familiares para DII.

O exame físico geral deve incluir o bem-estar do paciente, seu peso, o cálculo do índice de massa corporal, a medida do pulso, da pressão arterial, a temperatura, a presença ou não de anemia e depleção de fluidos.

Nos exames físicos específicos, deve-se valorizar a região abdominal, observando-se a presença ou não de sensibilidade ou distensão, tumorações palpáveis e a região perineal. No períneo, pode-se observar lesões, como fissuras, fístulas e/ou ulcerações, que contribuem para o quadro clínico, embora a RCU raramente apresente comprometimento nesta região, diferentemente da DC. À palpação pode-se identificar abscessos ou tumorações. O toque retal sempre deverá ser realizado.

EXAMES LABORATORIAIS

As investigações laboratoriais iniciais devem incluir um hemograma completo, dosagem de ureia, creatinina e eletrólitos, todos os testes de função hepática, velocidade de hemossedimentação e proteína C-reativa, ferritina, saturação de transferrina, vitamina B12 e folato. O exame completo de fezes, com, no mínimo, três amostras, também é necessário, sobretudo em nosso meio. Algumas vezes, será necessário individualizar a função tireoidiana ou a presença de doença celíaca.

Não há base de evidências para se recomendar o uso dos marcadores sorológicos pANCA e ASCA no diagnóstico da DII, embora eles estejam presentes em significativa proporção de pacientes.

A dosagem de calprotectina fecal é acurada para a detecção de inflamação colônica e pode ajudar a identificar a diarreia funcional, no entanto, sua disponibilidade no Brasil ainda é rara.

O teste microbiológico para detecção da toxina do *Clostridium difficile*, também pouco disponível em várias regiões do Brasil, é cada vez mais importante, porque tem prevalência mais alta em pacientes com DII e está associada a um aumento da mortalidade.

O citomegalovírus (CMV) deve ser considerado na colite grave ou refratária, pois a reativação é comum em pacientes com DII em tratamento imunossupressor.

Testes adicionais podem ser necessários para pacientes que tenham viajado para outros países. Testes genéticos para as DII ainda não estão disponíveis no Brasil.

EXAMES ENDOSCÓPICOS

Colonoscopia

A colonoscopia contribui, significativamente, no estudo das DII, não só por permitir exame cuidadoso da superfície mucosa do reto, do cólon e do íleo terminal, mas também pela possibilidade de serem obtidas biópsias seriadas nestes segmentos do tubo digestivo. A colonoscopia com múltiplas biópsias (ao menos duas biópsias de cinco locais, incluindo o íleo distal e o reto) constitui o procedimento de primeira linha para o diagnóstico da RCU. Ela permite a classificação da doença com base na sua extensão endoscópica, na gravidade da doença da mucosa e em aspectos histológicos. Ela também permite a avaliação de suspeita de estenose no íleo distal ou no cólon. À endoscopia, a RCU caracteriza-se pela continuidade, pela uniformidade e pelo gradiente distal da lesão da mucosa cólica. Diferentemente, a DC colônica caracteriza-se pelo gradiente proximal da lesão, comprometendo sobretudo o íleo terminal, e pela descontinuidade e variedade de lesões na mucosa.

Somente, nas fases agudas, a colonoscopia tem contraindicação relativa quando há risco de perfuração.

Retossigmoidoscopia

Como o reto está invariavelmente envolvido na RCU, a retossigmoidoscopia, rígida ou flexível, no momento da consulta e sem qualquer preparo prévio, poderá ser realizada para avaliar os aspectos macroscópicos da enfermidade e a realização de biópsias. Uma biópsia retal é a melhor opção para o exame histológico, mesmo sem alterações macroscópicas. Tem baixo custo, discreto incômodo ao paciente, além de ser de fácil execução e, normalmente, isento de complicações.

Na colite aguda grave, raramente é necessário realizar uma colonoscopia completa, e esse exame pode até mesmo estar contraindicado.

Endoscopia Digestiva Alta

A endoscopia do trato gastrointestinal (GI) superior deve ser considerada se houver dispepsia coexistente.

Enteroscopia e Cápsula Endoscópica

O papel da endoscopia do intestino delgado, seja pela enteroscopia ou pela cápsula, embora importantes na DC do delgado, ainda não está completamente definido.

EXAME HISTOPATOLÓGICO

O diagnóstico por biópsia intestinal deve considerar a RCU, a DC, as colites infecciosas, a colite pelo uso de antibióticos (colite pseudomembranosa) e a colite isquêmica. A RCU caracteriza-se, do ponto de vista histopatológico, por atingir preferencialmente, a mucosa cólica com o infiltrado inflamatório localizado, com maior intensidade nas criptas, sendo acompanhado de sua acentuada distorção e composto por neutrófilos, linfócitos, plasmócitos e raros histiócitos e mastócitos. A DC, entretanto, caracteriza-se por ser inflamação transmural, com a presença de granulomas, sobretudo, na submucosa.

O exame histopatológico de espécimes de biópsia deve procurar definir o tipo de DII, mencionar outros diagnósticos ou complicações coexistentes e mencionar a ausência ou presença de displasia e o seu respectivo grau.

EXAMES POR IMAGEM

Os exames por imagem podem ser úteis no diagnóstico, na avaliação da extensão da gravidade da doença e na investigação de suspeitas de complicações. Cada modalidade tem suas próprias vantagens e desvantagens e os exames são, muitas vezes, complementares. É desejável que as suas indicações sejam cuidadosamente avaliadas para evitar-se a exposição desnecessária do paciente à radiação ionizante.

Radiografia Simples Abdominal

Uma radiografia abdominal é essencial na avaliação inicial de pacientes com suspeita de DII grave: ela exclui a dilatação colônica e pode ajudar a avaliar a extensão da RCU. Na DC, a radiografia abdominal pode dar a impressão de uma tumoração na fossa ilíaca direita, ou mostrar evidências de dilatação do intestino delgado.

Ultrassonografia

Os exames de ultrassonografia não são capazes de avaliar o intestino de maneira abrangente quando usados isoladamente. Em mãos experientes, o exame possui alta sensibilidade para a detecção da DC, particularmente no íleo terminal. Entretanto, tal expertise não está amplamente disponível. As técnicas de doppler são úteis na avaliação do grau de atividade da doença. Elas possuem razoável sensibilidade para a documentação da presença de abscessos, particularmente nos pacientes mais magros. É importante observar que nele não é necessário utilizar radiação ou um agente de contraste, e o exame é seguro na gravidez.

Ressonância Magnética

Os equipamentos modernos de ressonância magnética (RM) facilitam a avaliação rápida e acurada do intestino delgado (enterografia). É importante ressaltar que não se utiliza radiação, o que torna a técnica ideal para os pacientes com DC, considerando-se a necessidade de exames repetidos. As sequências empregadas são complementares para a caracterização da parede intestinal na DC (como a documentação da presença de edema mural ou padrões de contraste anormal com gadolínio). Grandes estudos comparativos com as técnicas fluoroscópicas convencionais com bário não estão disponíveis no momento, mas dados recentes sugerem a superioridade da RM, particularmente nos pacientes com doença estabelecida. A doença inicial da mucosa, como a ulceração aftosa, é mais bem observada por meio de cápsula endoscópica ou estudos fluoroscópicos de alta qualidade. A RM fornece informações sobre a atividade da doença e pode ser útil para a distinção entre a estenose inflamatória e fibrótica. Ela possui sensibilidade muito elevada para a detecção de complicações extralúmen intestinal (incluindo a formação de abscessos) e demonstra fistulização interna com boa acurácia. A RM pélvica tem posição especial na avaliação da doença perianal e representa um modo de avaliação complementar à ultrassonografia endoanal e ao exame sob anestesia. A colangiopancreatografia por RM é a investigação inicial de escolha na suspeita de colangite esclerosante.

Tomografia Computadorizada

A imagem do intestino por tomografia computadorizada (TC, por enteróclise ou enterografia) fornece informações similares às da RM, embora a sua capacidade de caracterização tecidual seja menor. Esse exame é tradicionalmente o "padrão ouro" para detecção de complicações extralúmen, sobretudo a formação de abscesso. A administração de contraste intravenoso é geralmente realizada durante a TC. As vantagens em relação à RM incluem a ampla disponibilidade, a rápida aquisição das imagens e a resolução espacial superior. Entretanto, a TC impõe uma significativa carga de radiação, o que pode acarretar risco de câncer. Além disso, as doses cumulativas de radiação podem ser significativas com a repetição dos exames. A TC sem preparo tem importante papel na avaliação rápida e acurada de complicações agudas como a obstrução intestinal ou a sepse.

Fluoroscopia com bário

Estudos de alta qualidade com bário possuem sensibilidade superior à das técnicas de corte transversal da doença inicial sutil na mucosa, embora nos pacientes com doença estabelecida e/ou mais avançada tanto a TC como a RM possam ser equivalentes e também forneçam informações sobre a doença da submucosa. No entanto, é cada vez mais difícil encontrar-se serviços com essas especificações no Brasil.

Exames com Isótopos Marcados

Várias técnicas de medicina nuclear podem ser usadas na avaliação da DII, embora não tenham papel no diagnóstico primário da DII. A marcação de leucócitos com tecnécio-99 m continua sendo um método cintilográfico amplamente aceitável para a avaliação da extensão da doença e da sua gravidade. A tomografia por emissão de pósitrons parece ser um método promissor para a medida da inflamação em pacientes com DII. Essas técnicas podem ser consideradas quando a colonoscopia não for bem-sucedida ou outras modalidades de exames por imagem forem negativas.

BIBLIOGRAFIA

Allan RN, Rhodes JM, Hanauer SB. *Inflammatory bowel diseases*. 3th ed New York: Churchill Livingstone, 2007.

Bayless TM, Hanauer SB. *Advanced in inflammatory bowel diseases*. 3th ed Connecticut: Medical Publishing House, 2011.

Cardozo WS, Sobrado CW. Doença inflamatória intestinal. São Paulo: Manole, 2012.

Crohn's & Colitis Foundation of America. Disponível em: <www.ccfa.org>

European Crohn's and Colities Organisation (ECCO). Disponível em: <www.ecco-ibd.eu>

Kane S. What are the minimal requirements for a diagnosis fo IBD? *Inflamm Bowel Dis*, 2008;14:148-49.

Kirsner JB. *Inflammatory bowel disease*. 5th ed. Philadelphia: WB Saunders, 2000.

Mowat C, Cole A, Windsor A et al. Diretrizes para o manejo da DII em adultos. *Gut* 2011;60:571-607.

Quilici FA, Miszputen SJ. *Doença inflamatória intestinal – Guia prático*. São Paulo: Elsevier, 2010.

Quilici FA, Reis Neto JA. Formas clínicas de apresentação da Retocolite ulcerativa. In: Habr-Gama A. *Doença inflamatória intestinal*. São Paulo: Atheneu, 1997. p. 21-26.

Quilici FA. *Colonoscopia*. São Paulo: Lemos, 2000.

Quilici FA. Doença de Crohn perianal. In: Quilici FA, Reis Neto JA. *Atlas de proctologia*. São Paulo: Lemos, 2000.

Quilici FA. Doença inflamatória intestinal. In: Moreira H. *Coloproctologia – Conceitos*. Goiânia: Escaleno, 1993. p. 95-123,.

Quilici FA. *Doença inflamatória intestinal*. São Paulo: Elsevier, 2007.

Quilici FA. *Retocolite ulcerativa*. São Paulo: Lemos, 2002.

Sandborn WJ. Serologic markers in IBD: state of the art. *Rev Gastroenterol Disord* 2004;4:167-74.

Yusoff IF, Ormond DG, Hoffman NE. Routine colonic mucosal biopsy and ileoscopy for diarrhea. *J Gastroenterol Hepatol*. 2002;17:276-80.

Doença Inflamatória Intestinal – Visão do Patologista

Humberto Kishi ▪ Roberto El Ibrahim ▪ Filadelfio E. Venco

INTRODUÇÃO

As moléstias inflamatórias intestinais abrangem dois grupos de doenças principais: retocolite ulcerativa e doença de Crohn. A patogênese dessas doenças ainda é obscura, mas as vias propostas atualmente apontam para a importância da alteração da resposta imune inata e adaptativa direcionada contra bactérias luminais e seus produtos encontrados na luz intestinal, além de fatores genéticos e moleculares específicos.[1,2]

O diagnóstico de cada uma dessas entidades é fundamentado na correlação entre os dados clínicos, endoscópicos e anatomopatológicos. Não há achados patognomônicos que, isoladamente, permitam diagnóstico específico para retocolite ulcerativa ou doença de Crohn.

A interpretação de **biópsias** do intestino grosso requer conhecimento da histologia do cólon normal e sadio, de acordo com a topografia em que as biópsias são colhidas. Apesar de a presença de plasmócitos ser uma constante na mucosa colorretal, a celularidade da lâmina própria é variável, de modo que o ceco e o cólon direito são mais celulares do que outras porções, com diminuição progressiva em direção ao cólon esquerdo. Outra característica regional relevante é a irregularidade do formato de criptas encontradas no reto distal, quando comparadas ao restante da mucosa colônica. Além disso, a quantidade de linfócitos intraepiteliais habitualmente é maior no ceco e cólon direito. Nessas condições, os espécimes obtidos durante a **colonoscopia** devem ser identificados separadamente para que uma mucosa normal não seja inadequadamente interpretada como doente.

Os principais **marcadores microscópicos de cronicidade** de uma colite são: **linfoplasmocitose basal** e **distorção arquitetural de criptas**. Mesmo nas fases iniciais das moléstias inflamatórias intestinais, o infiltrado de linfócitos e plasmócitos entre as criptas e a porção mais superficial da muscular da mucosa já se faz presente, quando comparadas às outras colites não específicas. As **células de Paneth**, presentes no cólon direito, quando encontradas além da flexura hepática, também caracterizam cronicidade de lesões na mucosa do cólon.[3,4]

RETOCOLITE ULCERATIVA

Aspectos Clínicos

A retocolite ulcerativa é uma moléstia intestinal inflamatória crônica confinada ao cólon. Acomete, principalmente, brancos e jovens, mas outras faixas etárias e grupos raciais são também acometidos. Sua incidência apresenta correlação inversa com o tabagismo. Manifesta-se por diarreia, urgência para evacuar, diarreia sanguinolenta, dor abdominal e perianal. O sintoma mais característico é a presença de sangue e muco nas fezes. A dor abdominal correlaciona-se com a topografia das lesões, de modo que afecções do cólon esquerdo causam dores hipogástricas, enquanto a pancolite acarreta dor abdominal difusa. O sangramento origina-se da ulceração difusa da mucosa sobre vasos telangiectásicos da lâmina própria. Fatores associados à progressão da doença incluem: extensão das lesões no momento do diagnóstico, sintomas articulares, idade jovem ao diagnóstico e sangramento intenso. Infecções pelo Citomegalovírus, *Salmonella*, Clostridium, medicações, isquemia podem complicar ou piorar os sintomas.

Aspectos Patológicos

▶ Macroscopia

Na retocolite ulcerativa, o acometimento dos segmentos distais do intestino grosso é o mais comumente observado. Como o processo inflamatório é limitado à mucosa, o exame externo dos espécimes ressecados é normal, a não ser nos casos em que há megacólon tóxico ou carcinoma associados.

Nas colites ativas, há extravazamento de sangue da mucosa à abertura do intestino. Tipicamente, as lesões estão presentes no reto com extensão proximal contínua, em dimensões variáveis. A transição entre as úlceras e a mucosa normal é abrupta. O uso de **enemas com esteroides** pode levar ao aspecto normal do reto.

Nas colites inativas, a aparência da mucosa é difusamente hemorrágica, uniformemente granular e eritematosa. Úlceras, **pólipos** e **pseudopólipos** são comuns. Frequentemente, **pólipos pós-inflamatórios** podem persistir e indicam episódios prévios de colite e são mais comuns no cólon do que no reto e podem fundir-se, criando aspecto de **pontes mucosas**. Amplas áreas de ulceração com exsudato mucopurulento com perda parcial ou total da mucosa podem ser observadas. As **úlceras** tem padrão linear de distribuição, acompanhando o trajeto das tênias e podem atingir até a muscular própria em formas fulminantes de colite ulcerativa e **megacólon tóxico**.

Nas fases quiescentes, a mucosa apresenta-se granular, sem componente hemorrágico, com ou sem pólipos pós-inflamatórios. Quando em remissão, a mucosa exibe aspecto normal ou atrófico com perda do pregueamento mucoso. O intestino pode apresentar-se mais curto do que o habitual com perda de haustrações.

▶ Microscopia

A retocolite ulcerativa é uma doença que exibe inflamação primariamente restrita à mucosa, com ocasional extensão à submucosa. Os sinais de cronicidade são semelhantes aos da Doença de Crohn, com graus variáveis de **inflamação ativa**. A atividade é determinada pela presença de neutrófilos, com nível de atividade proporcional ao infiltrado linfoplasmocitário da lâmina própria. O termo **colite crônica ativa** denota infiltrado inflamatório agudo em um contexto de lesões crônicas. Nessas situações, o epitélio glandular é agredido por neutrófilos, ocorre depleção de mucina e ulceração da superfície. A atividade pode ser graduada em leve, moderada e intensa. As etapas da formação das úlceras podem ser assim resumidas:

- *Criptite:* agressão de criptas por neutrófilos.
- *Abscessos de criptas:* exsudato neutrofílico com debris celulares na luz das glândulas.
- *Úlceras:* o infiltrado inflamatório espalha-se lateralmente pela lâmina própria, por baixo do epitélio de revestimento, descolando-o, causando a úlcera. Estas tendem a ser pequenas e superficiais, com ou sem formação de granulomas de mucina adjacentes à base das criptas.

Outros achados microscópicos incluem agregados linfoides, sobretudo no reto, infiltrado linfoplasmocitário e eosinófilos ocasionais.

Na fase de resolução da colite, observa-se redução da atividade e das lesões às criptas, regeneração e **remodelamento de criptas** e, por último, o desaparecimento do infiltrado linfoplasmocitário basal.

Quando a moléstia está quiescente, a mucosa pode apresentar-se com aspecto normal ou difusamente atrófica, com perda do paralelismo entre criptas, perda, ramificações e encurtamento de criptas.

Pacientes com **pancolite** podem apresentar lesões ileais pelo refluxo de conteúdo cecal, conhecidas como **ileíte de refluxo**.[5] As alterações morfológicas incluem atrofia de vilos, regeneração de criptas sem inflamação evidente, infiltrado inflamatório neutrofílico e mononuclear na lâmina própria, focos de criptite e abscessos de criptas, e erosões superficiais e focais. De forma geral, o grau de lesões ileais reflete a severidade da doença nos cólons.[5]

DOENÇA DE CROHN

A doença de Crohn é uma moléstia idiopática, que acomete, principalmente, o íleo e ceco, embora qualquer região do trato gastrointestinal possa ser lesada. É caracterizada por apresentar segmentos doentes intercalados por áreas endoscopicamente normais. Seu maior pico de incidência ocorre entre as segunda e terceira décadas de vida, com um pico secundário menor entre as quarta e quinta décadas.

Aspectos Clínicos

Os primeiros sintomas da doença de Crohn podem ser inicialmente brandos, levando a um diagnóstico tardio, em meses a anos. Qualquer segmento do trato gastrointestinal pode ser acometido, sendo que, aproximadamente, 30 a 40% dos pacientes apresentam lesões restritas ao intestino delgado, 30 a 40% sofrem envolvimento ileocolônico e apenas 10 a 20% exibem acometimento exclusivo do intestino grosso.[4]

A localização e a extensão das lesões são determinantes para as manifestações clínicas. A inflamação transmural progressiva com **úlceras** e cicatrizes profundas podem levar a sintomas associados à obstrução intestinal, **perfurações**, sangramentos e **fístulas**. A hemorragia digestiva baixa, por exemplo, é resultado de fístulas ou úlceras, enquanto sintomas obstrutivos geralmente são complicações de **estenoses** no íleo distal.

Aspectos Patológicos

Macroscopia (subitem de aspectos patológicos) Os pacientes com maior severidade da doença são os principais candidatos à ressecção intestinal. Nesses casos, o patologista examinará **espécimes cirúrgicos** em estádios avançados, com lesões mucosas segmentares, com áreas de acometimento parcial ou transmural dos intestinos. Embora não sejam específicas, **úlceras aftosas** são o primeiro sinal de doença. A seguir, forma-se um contorno hemorrágico, facilitando sua visualização. As úlceras aftosas, eventualmente, progridem para úlceras descontínuas, serpiginosas ou lineares. Nesta fase, a mucosa adjacente encontra-se hiperemiada e edemaciada. Ilhas de mucosa não ulcerada entremeadas por úlceras produzem o típico **aspecto de pedra de calçamento**. Conforme ocorre a progressão da doença, toda a espessura do intestino altera-se com fibrose de todas as camadas e atrofia da mucosa. Outros achados incluem **pseudopólipos** e **pólipos inflamatórios** de tamanhos e formas variáveis, incluindo filiformes. **Fístulas, adesões** e **estenoses** são mais comuns no íleo distal e podem ocorrer espontaneamente ou em estados pós-cirúrgicos com doença residual. **Perfurações** são pouco comuns já que o processo inflamatório é lento, de modo que aderências entre alças com formações de plastrões são protetoras. Externamente, pode haver hiperemia, serosite, adesões fibrosas densas entre alças, outros órgãos abdominais e pélvicos, ou parede abdominal, além de retração do tecido gorduroso pericólico nas áreas comprometidas.

Microscopia (subitem de aspectos patológicos): Em **biópsias**, os aspectos histológicos clássicos da doença de Crohn não são específicos, especialmente quando apenas a mucosa e a submucosa são representados nas amostras. Mesmo assim, o padrão e a distribuição das lesões podem contribuir para o diagnóstico, se correlacionados com achados clínicos e endoscópicos. Em peças cirúrgicas, por outro lado, todas as lesões podem ser contempladas.

A doença de Crohn apresenta áreas de colite segmentar alternadas com áreas de mucosa não acometida. Como as lesões são multifocais, em uma mesma lâmina podem ser encontradas mucosas normais, com lesões agudas, crônicas ou regenerativas. As alterações arquiteturais presentes na atividade da doença são glândulas de formatos irregulares, ramificadas, encurtadas ou com diâmetros variáveis. **Metaplasia pilórica** e hiperplasia de **células de Paneth** também são evidentes.

A heterogeneidade na densidade e distribuição do infiltrado linfoplasmacítico é uma característica marcante desta moléstia. Agrupamentos linfoplasmocitários são frequentemente separados por áreas paucicelulares e edemaciadas. Agregados linfoides na doença de Crohn contêm criptas em seus centros, enquanto em folículos linfoides comuns, as criptas são deslocadas para a periferia. Folículos linfoides com centros germinativos em junção mucosa-submucosa são muito sugestivos de doença de Crohn quando associados à fibrose ou edema de submucosa, sem lesões significativas na mucosa.

Os **granulomas** da doença de Crohn são pequenos, compactos, sem necrose associada. Habitualmente, são acompanhados por halo de linfócitos no entorno, podem apresentar ou não células gigantes, mas não são indicadores de atividade. Se houver necrose, supuração ou estiverem associados a fissuras, não são considerados específicos da doença. **Granulomas pericrípticos de mucina**, com macrófagos espumosos, podem ocorrer também na retocolite ulcerativa. A pesquisa de agentes infecciosos específicos deve ser realizada.

Úlceras surgem com aumento da atividade e do dano epitelial superficial e das criptas. **Úlceras aftosas** surgem associadas a agregados linfoides e são pequenas. As úlceras associadas a fissuras são profundas, estreitas e perpendiculares à mucosa. Podem acometer toda a parede e são acompanhadas por infiltrado inflamatório agudo com tecido de granulação e histiócitos proeminentes.

Outros aspectos histopatológicos frequentes incluem lesões vasculares obliterantes, **hipertrofia de nervos** e enterite/colite cística profunda. Os diagnósticos diferenciais levam em consideração a retocolite ulcerativa, formas de enterocolites infecciosas e gastroenterocolites granulomatosas, principalmente infecciosas (Quadro 30-1). Em íleo terminal, podem ser observadas as mesmas alterações do cólon e, em particular, a metaplasia pilórica, marcadora de cronicidade.

QUADRO 30-1. Diferenças histopatológicas entre doença de Crohn (DC) e retocolite ulcerativa

Aspecto	Doença de Crohn	Retocolite ulcerativa
Distribuição da inflamação	Multifocal, transmural	Difusa, mucosa e submucosa, transmural no megacólon tóxico
Distorção de criptas	Mínima	Acentuada
Metaplasia de células de Paneth	Pode ocorrer	Comum
Mucina citoplasmática	Discretamente reduzida	Depletada
Telangiectasia vascular	Ocasional	Proeminente
Edema	Acentuado	Mínimo
Hiperplasia linfoide	Comum, separada da muscular da mucosa, transmural e tecidos pericólicos, associada a edema submucoso e fibrose	Rara, mucosa e submucosa, não associada a edema e fibrose
Abscesso de criptas	Presente, em pequeno número	Comum
Granulomas (sarcoides)	Comuns	Ausentes
Úlceras aftoides	Comuns	Raras
Fissuras	Comuns	Ausentes
Submucosa	Normal, inflamada ou com espessura reduzida	Normal ou com espessura reduzida
Agregados linfoides na submucosa	Quando presentes, sugerem DC, especialmente quando profundos	Geralmente ausentes
Hipertrofia de nervos	Comum	Rara
Pseudopólipos inflamatórios	Menos comuns	Comuns
Polipose filiforme, pólipos gigantes, pólipos pós-inflamatórios	Ocorrem	Ocorrem
Inflamação ileal	Comum	Mínima, em geral menos de 10 cm acometidos
Acometimento anal	Granulomas	Não específico
Linfonodos	Granulomas	Hiperplasia reacional

Displasia em Doenças Inflamatórias Intestinais

A neoplasia intraepitelial (displasia) é uma proliferação glandular neoplásica que pode ocorrer em um paciente com doença inflamatória intestinal, mas com aspectos macro e microscópicos que a distingue de um adenoma.[6] O risco de desenvolvimento de adenocarcinoma aumenta após 8-10 anos e é maior em pacientes com início precoce e extenso (pancolite) da doença. Considerando que invasão de adenocarcinoma pode ocorrer associada à neoplasia intraepitelial com alterações morfológicas relativamente discretas, a neoplasia intraepitelial de alto grau é diagnosticada em colites baseada em anormalidades menos severas do que os critérios para neoplasia intraepitelial em adenomas.[7] As displasias podem ser planas eu elevadas (*dysplasia associated lesion or mass* – DALM). O diagnóstico de DALM e de displasia de alto grau plana geralmente acarreta colectomia total.

COLITE INDETERMINADA E MOLÉSTIA INFLAMATÓRIA INTESTINAL NÃO CLASSIFICÁVEL

As lesões descritas nas seções anteriores nem sempre estão claramente presentes em biópsias e peças cirúrgicas. As principais condições clínicas em que as lesões não são específicas incluem as fases iniciais da doença, diarreia inflamatória em crianças, pacientes com doença hepática concomitante, pacientes sob tratamento e aqueles que apresentam doença fulminante. Nessas situações, o diagnóstico diferencial entre Doença de Crohn e Retocolite Ulcerativa em biópsias pode não ser estabelecido. Por isso, sugere-se utilizar o termo **doença inflamatória intestinal não classificável**, principalmente quando há leve e focal infiltrado linfoplasmocitário basal com ou sem alterações arquiteturais relevantes.[8] Biópsias de seguimento e revisões de biópsias prévias podem ajudar no estabelecimento de um diagnóstico mais preciso.

Em cerca de 10 a 15% das peças cirúrgicas de colectomias, o diagnóstico de doença de Crohn e de retocolite ulcerativa não pode ser estabelecido claramente. Nessas situações, o termo **colite indeterminada** deve ser empregado.[9]

REFERÊNCIAS BIBLIOGRÁFICAS

1. Xavier RJ, Podolsky DK. Unravelling the pathogenesis of inflammatory bowel disease. Nature 2007;448:427.
2. Cho JH. The genetics and immunopathogenesis of inflammatory bowel disease. *Nat Rev Immunol* 2008;8:458.
3. Noffsinger A, Fenoglio-Preiser C, Maru D *et al*. Inflammatory bowel disease in gastrointestinal diseases: atlas of nontumor pathology. Published by the American registry of pathology in collaboration with the Armed Forces Institute Of Pathology. Washington, DC 2007. p. 675-728.
4. Greenson JK, Odze RD. Inflammatory disorders of the large intestine. In: *Surgical pathology of the GI tract, liver, biliary tract and pancreas*. 2nd ed. Philadelphia: Saunders Elsevier, 2009. p. 355-94.
5. Haskell H, Andrews Jr CW, Reddy SI *et al*. Pathological features and clinical significance of "backwash" ileitis in ulcerative colitis. *Am J Surg Pathol* 2005;29:1472-81.
6. Hamilton SR, Vogelstein B, Kudo S. Carcinoma of the colon and rectum. In: World Health Organization. *Classification of Tumors. Pathology and genetics of tumors of the digestive system*. Lyon: IARC, 2000.
7. Svrcek M, Cosnes J, Beaugerie L *et al*. Colorectal neoplasia in Crohn's colitis: a retrospective comparative study with ulcerative colitis. *Histopathology* 2007;50:574-83.
8. Guindi M, Riddell RH. Indeterminate colitis. *J Clin Pathol* 2004;57:1233-44.
9. Geboes K, van Eyken P. Inflammatory bowel disease unclassified and indeterminate colitis: the role of the pathologist. *J Clin Pathol* 2009;62:201-5.

DOENÇA INFLAMATÓRIA INTESTINAL – ENTEROCOLITE INFECCIOSA AGUDA E A ENTEROCOLITE DA DOENÇA INFLAMATÓRIA INTESTINAL

Columbano Junqueira Neto

INTRODUÇÃO

Na prática clínica diária, frequentemente nos deparamos com pacientes que apresentam quadros diarreicos agudos associados a uma variedade de sinais e sintomas que dificultam a sua definição etiológica principalmente quando se trata de diferenciar colites infecciosas agudas graves e as colites agudas complicando uma doença inflamatória intestinal. As colites leves a moderadas infecciosas possuem um quadro diarreico de início súbito com mais de seis evacuações ao dia associadas à febre precoce, fezes frequentemente líquidas de coloração esverdeadas ou amareladas, fétidas e, às vezes, com sangue. Na doença inflamatória intestinal, habitualmente o início é insidioso, mas pode-se apresentar também de forma súbita ou mesmo abrir o quadro com uma colite aguda grave. Observa-se um menor número de evacuações, e a febre, quando presente, apresenta-se tardiamente. O exame físico é pouco revelador, a sensibilidade dolorosa é muito variada e vai depender da gravidade do quadro clínico. De uma maneira geral, dor intensa, predominante no flanco e fossa ilíaca esquerdos, pode sugerir colite e a presença de massa no flanco e fossa ilíaca direitos pode sugerir ileocolite de Crohn. A presença de fístulas ou abscessos perianais também pode sugerir doença de Crohn.[7,10]

COLITE AGUDA GRAVE

É uma complicação clássica da retocolite ulcerativa (RCUI) e pode evoluir de forma fatal em um curto período de tempo. Também pode ser observada na colite infecciosa e na doença de Crohn. [Seu diagnóstico se baseia na associação de critérios clínicos e biológicos e confirmados por critérios histopatológicos bem-definidos (biópsias colorretais).] A mortalidade pode chegar a 3%, indicando que os cuidados devem ser iniciados rapidamente e a equipe médica deve ser multidisciplinar e bem preparada.[14,16,17]

COLITE AGUDA GRAVE COMPLICANDO UMA DOENÇA INFLAMATÓRIA INTESTINAL (DII) AINDA NÃO CONHECIDA

As dificuldades diagnósticas muitas vezes, em função da gravidade do paciente, determinam a utilização de medidas empíricas de tratamento como a administração de antibióticos de amplo espectro enquanto aguardamos a chegada de exames.

Em se tratando de doença inflamatória intestinal podemos ter duas situações; a colite aguda inaugura a DII, ou se trata de uma crise de agudização em pacientes já em tratamento. Uma série recente sueca de Gustavssom[9] relatou que 21% dos pacientes apresentaram uma colite aguda grave como primeira manifestação da DII. De uma maneira geral, qualquer etiologia de diarreia aguda pode-se complicar com colites agudas graves.[8]

Na ausência de história de DII devemos descartar as causas infecciosas pesquisando bactérias enteropatogênicas (*Salmonella*, Shigela, Yersinia, E. coli enteropatogênica, Campilobacter), Clostridium difícil e suas toxinas, parasitoses intestinais principalmente amebíase. As causas infecciosas devem ser pesquisadas de forma sistemática em função dos riscos da corticoide-terapia empírica em pacientes sem história prévia de DII. A realização de coproculturas colhidas na admissão do paciente possui baixa sensibilidade assim como o parasitológico de fezes. A realização da retossigmoidoscopia sem preparo e com baixa insuflação, apesar da baixa especificidade do aspecto endoscópico-macroscópico, pode contribuir, de forma expressiva, em função da coleta de material para estudo microscópico. Achados endoscópicos como os pseudopólipos em meio à mucosa sã, a perda do padrão vascular e da desorganização das criptas podem sugerir DII.

COLITE AGUDA GRAVE COMPLICANDO UMA DII JÁ EM TRATAMENTO

As colites agudas graves comprometem cerca de 10 e 15% dos portadores de RCUI e podem surgir durante toda a vida destes pacientes,[6] sendo assim fundamental que se procure identificar um agente infeccioso desencadeando ou agravando a colite aguda grave.[13] A pesquisa do Clostridium difficile e suas toxinas nas fezes deve ser sistemática sendo responsável pela alta taxa de mortalidade destes pacientes.[1] Uma superinfecção pelo Citomegalovírus igualmente deverá ser pesquisada sobretudo nos pacientes corticoide-resistentes e aqueles em uso de imunossupressores. Sua definição etiológica repousa sobre algumas evidências:

- Presença de replicação viral por PCR ou antigenemia no soro.
- Detecção do vírus nas biópsias colônicas.
- Identificação dos efeitos citopatogênicos como as inclusões virais e o espessamento do endotélio capilar em biópsias.

Estas evidências, de uma maneira geral, assim como a decisão de iniciar ou não a terapêutica antiviral, não são consensuais, e a conduta deve ser tomada caso a caso.

AVALIAÇÃO CLÍNICA

Os critérios clínicos de gravidade das colites agudas graves são de pouca ajuda na definição etiológica, em se tratando de colites infecciosas ou crises de agudização na DII.

Os critérios de Truelove e Witts, descritos em 1955[18] depois modificado,[4] são inespecíficos e visam apenas à determinação da colite aguda grave e a necessidade de terapia mais ou menos agressiva. Posteriormente, foram publicados os critérios clínicos de Lichtiger[12] que também se mostraram inespecíficos e visam apenas a melhor identificação das colites agudas graves.

EXAMES HEMATIMÉTRICOS E BIOQUÍMICOS

A elevação dos leucócitos pode estar presente em qualquer processo inflamatório inespecífico, entretanto as reações leucemoides podem sugerir colite infecciosa, sobretudo às associadas ao Clostridium difficile. As elevações de marcadores sorológicos de inflamação como a proteína C reativa (PCR) e a velocidade de hemossedimentação (VHS) sugerem doença inflamatória intestinal. Alterações nas enzimas hepáticas colestáticas (fosfatase alcalina e a Gamagt) sugerem fortemente associação com colangite esclerosante primária associada a DII.[19]

A pesquisa de leucócitos fecais é inespecífica e pode estar positiva tanto nas colites infecciosas como na DII. A cultura de fezes é positiva em apenas 40 a 60% das colites infecciosas e quando negativa não descarta esta possibilidade.[3] A Lactoferrina fecal tem-se mostrado um exame promissor na detecção de processo inflamatório intraluminal principalmente quando se investiga doenças funcionais.[20] Na evolução da DII, sobretudo na Retocolite Ulcerativa, a interação entre o processo inflamatório autoimune e a microbiota colônica são fatores responsáveis pela frequente reativação da doença.[5] Os testes sorológicos envolvendo autoanticorpos, o ASCA e o P-ANCA se mostraram inespecíficos e de pouca utilidade na diferenciação entre colites infecciosas e DII.

EXAMES RADIOLÓGICOS

Os exames contrastados baritados estão contraindicados, e a realização de tomografias computadorizadas multslices, com aparelhos mais modernos de múltiplos canais, pode obter ótimas imagens identificando microperfurações ou estenoses, mas, de uma maneira geral, os achados são inespecíficos. As Enterorressonâncias podem ter um papel primordial na definição entre estenoses fibróticas e inflamatórias além do estudo de fístulas, mas, em se tratando de colites agudas graves, a utilização de contrastes hiperosmolares e o aumento do peristaltismo intestinal podem dificultar o diagnóstico. A presença de ectasia colônica superior a 6 cm em uma radiografia simples pode sugerir colite pseudomembranosa e contraindicar o exame endoscópico.

ASPECTO ENDOSCÓPICO

Em casos emergenciais onde o diagnóstico se faz necessário, podemos lançar mão de exames endoscópicos principalmente da retossigmoidoscopia (RSC) com aparelho flexível, este exame deverá ser feito sem preparo e com mínima insuflação em função da grande intolerância à solução fosfatada oral e às lesões locais induzidas pelo preparo retal com Fleet enemas, além, é claro, dos riscos de perfuração. A RSC flexível, na maioria dos casos, pode alcançar além do sigmoide e obter amostras para o estudo microscópico. O padrão desigual da inflamação das colites infecciosas contrasta com o padrão contínuo da DII.

ESTUDO MICROSCÓPICO

Os achados da microscopia podem em muito contribuir para a definição entre colite infecciosa e DII. Na RCUI, o epitélio superficial é a camada mais comprometida e de maneira constante. As glândulas apresentam apenas distúrbios da mucossecreção. Os abscessos de criptas são característicos e estão presentes em 20 a 45% dos casos. As criptas comprometidas estão repletas de tecido necrótico e polimorfonucleares. O córion é comprometido de forma acentuada onde as alterações vasculares são constantes. A muscular da mucosa apresenta-se comprometida pelo edema e o infiltrado inflamatório. A submucosa constitui o fundo das ulcerações, apresenta infiltrado inflamatório e, muitas vezes, microabscessos (Fig. 31-1).[15]

Na doença de Crohn, os achados mais característicos são: a irregularidade focal da arquitetura das criptas, a inflamação crônica linfoplasmocitária focal ou irregular, a presença de granulomas não caseosos e não associados às lesões das criptas, linfocitose intraepitelial na mucosa de delgado e a inflamação transparietal (Fig. 31-2).[11]

Na colite infecciosa, a arquitetura das criptas é normal, o infiltrado inflamatório é predominantemente agudo, não existe agregado de linfócitos ou células plasmáticas na base das criptas e não existem granulomas associados aos abscessos de criptas (Figs. 31-3 e 31-4).[2]

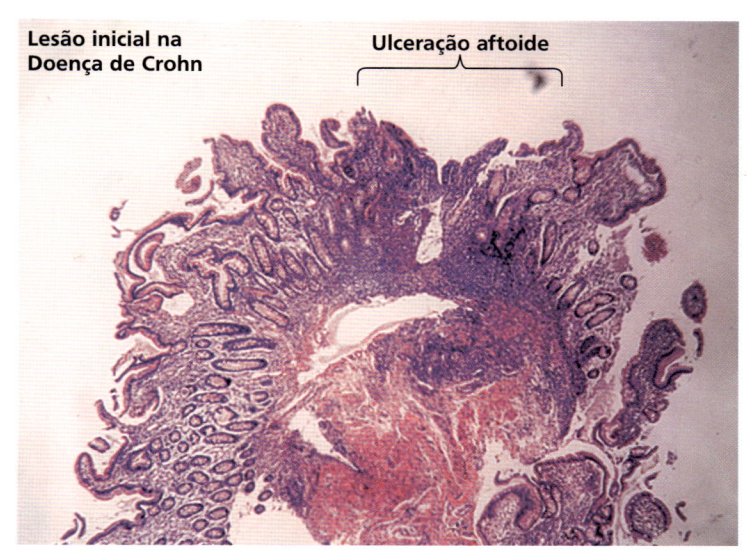

Fig. 31-1. Lesão inicial na doença de Crohn é caracterizada por ulceração da mucosa sobre folículo linfoide. Macroscopicamente, ela aparece como uma lesão puntiforme com fundo branco, sendo chamada de ulceração aftoide, do grego afta – ponto branco (Cortesia Heinrich Seidler).

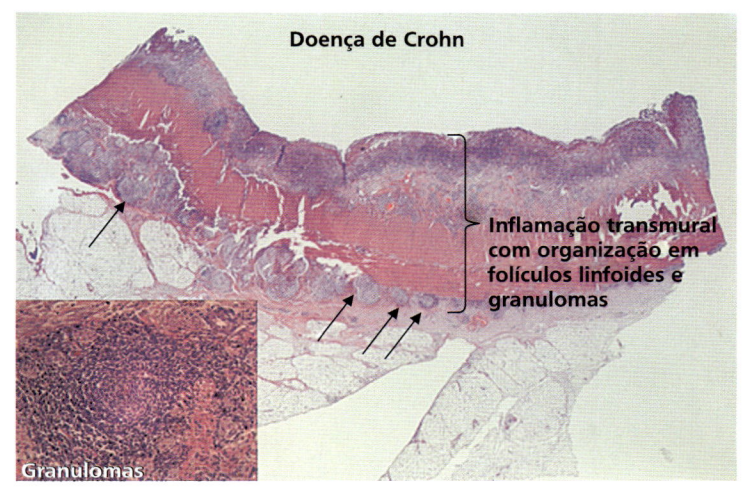

Fig. 31-2. A lesão inflamatória começa na mucosa, mas se desenvolve para uma lesão transmural, caracterizada por organização de células inflamatórias em folículos e granuloma (Cortesia Heinrich Seidler).

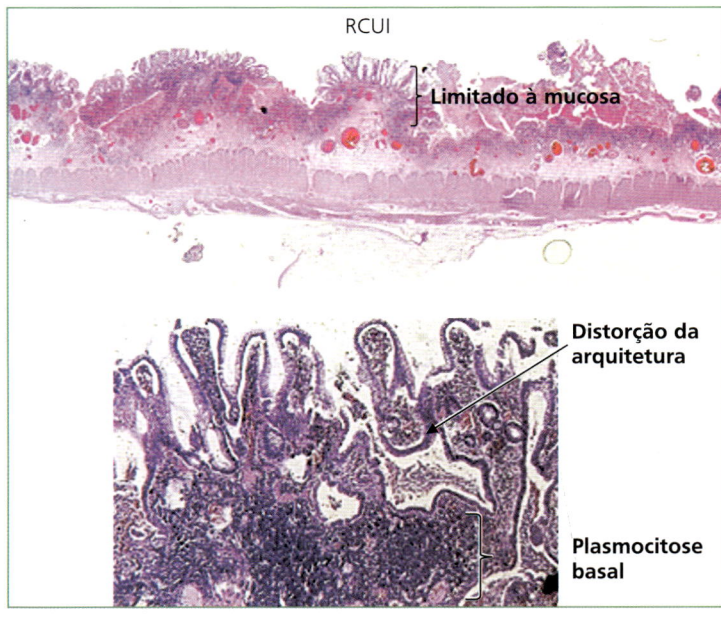

Fig. 31-3. Na RCUI, a mucosa apresenta distorção da arquitetura e plasmocitose basal, indicando a lesão inflamatória crônica. O infiltrado aparece limitado à mucosa ou porção superficial da submucosa (Cortesia Heinrich Seidler).

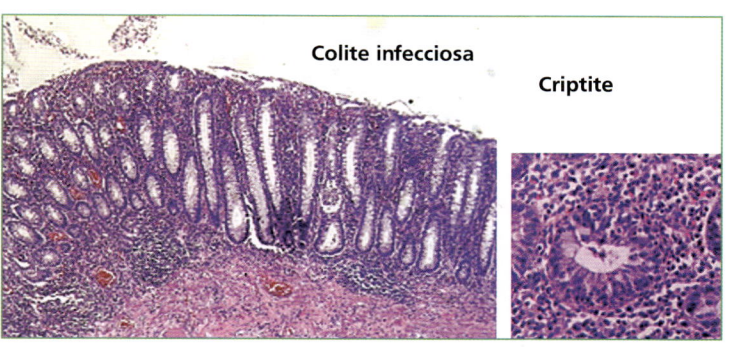

Fig. 31-4. Na colite infecciosa, como o estímulo antigênico é luminal, o infiltrado inflamatório apresenta distribuição preferencialmente superficial, sem formação de plasmocitose basal. Observa-se infiltrado neutrofílico permeando o epitélio de superfície e de criptas (criptite). Arquitetura epitelial permanece regular (Cortesia Heinrich Seidler).

De uma maneira geral, uma anamnese bem feita associada aos achados clinicolaboratoriais pode ajudar na definição entre as colites agudas graves infecciosas e as colites graves associadas à DII, entretanto, em alguns casos, teremos que lançar mão da retossigmoidoscopia com biópsias para melhor definição etiológica sempre com a finalidade de programação de uma terapêutica mais agressiva e adequada a cada caso.

REFERÊNCIAS BIBLIOGRÁFICAS

1. Ananthakrishnan AN, Mcginley EL et al. Excess hospitalization burden associated with Clostridium difficille in patients with inflammatory bowel disease. *Gut* 2008;57:205-10.
2. Bernardes P, Hecketsweiler P, Benozio M. Proposal of a system of criteria for the diagnosis of cryptogenetic inflammatory enterocolitis (Crohn's disease and hemorrhagic retocolitis). A cooperative study by the Cryptogenic Enterocolitis Study Group. *Gastroenterol Clin Biol* 1978;2:1047-54.
3. Carole Émile. La coproculture pour diagnostiquer les diarrhées bactériennes. *OPTBIO* 2010 Nov.; 21(444):18-19.
4. Chapman RW, Selby WS, Jewell DP. Controlled trail of intravenous metronidazole as an adjunct to corticosteroid in severe ulcerative colitis. *Gut* 1986;27:1210-12.
5. Comito D et al. Microbiota biodiversity in inflammatory bowel disease. *Italian J Pediatr* 2014;40:32.
6. Edwards FC, Truelove SC. The course and diagnosis of ulcerative colitis. *Gut* 1963;4:299-315.
7. Farahat K, Sobhani I, Bonnaud G et al. Rectocolite ulcérohémorragique: épidémiologie, physiopathologie, diagnostic, histoire naturelle et stratégie therapeutique. *Encycl Méd Chir Gatro-entérologie* 1999;9-059-a-109:24.
8. Gouin P, Veber B. Colites aiguës infectieuses graves. *Reanimation* 2008 May;17(3):197-205.
9. Gustavsson A, Halfvarson J, Magnuson A et al. Long-term colectomy rate afterintesnive intravenous corticosteroid therapy for ulcerative colitis prior to the immusuppressive treatment era. *Am J Gastroenterol* 2007;102:2513-19.
10. Haag LM, Siegmund B. Exploring & exploiting our 'other self' – Does the microbiota hold the key to the future therapy in Crohn's? *Best Pract Res Clin Gastroenterol* 2014;28:399-409.
11. Jenkins D, Balsitis M, Gallivan S. Guidelines for the initial biopsy diagnosis of suspected chronic idiopathic inflammatory bowel disease. *J Clin Pathol* 1997;50:93-105.
12. Lichtiger S, Present DH et al. Cyclosporine in severe ulcerative colitis refractory to steroid therapy. *N Engl J Med* 1994;30:1841-45.

13. Molina E, Delhom E, Gallix B Et al. Colites infectieuses de l'adulte: prise en charge diagnostique et thérapeutique. *ANTIBIO* 2002 Fév.;4(1):11-17.
14. Terrin G, Scipione A et al. Update in pathogenesis and prospective in treatment of necrotizing enterocolitis. *Biomed Res Int* 2014;2014:543765.
15. Thoedossi A, Spiegelhalter DJ, Jass J. Observer variation and discriminatory value of biopsy features in inflammatory bowel disease. *Gut* 1994;35:961-68.
16. Treton X, Laharie D. Prise en charge d'une colite aigue grave. *Gastroenterol Clin Biol* 2008;32:1030-37.
17. Truchis P, Truchis A. Diarrhées aiguës infectieuses. *La Presse Medical* 2007 Avril;36(4-C2):695-705.
18. Truelove SC, Witts LJ. Cortisone in ulcerative colitis; final reports on a therapeutic trial. *Br Med J* 1955;2:1041-48.
19. What's the best way to differentiate infectious colitis (Acute Self-Limited Colitis) from IBD? A Clinicians Guide to IBD. *Inflamm Bowel Dis* 2008;14(S2).
20. Zhou XL et al. Fecal lactoferrin in discriminating inflammatory bowel disease from Irritable bowel syndrome: a diagnostic meta-analysis. *BMC Gastroenterol* 2014;14:121.

ENTEROSCOPIA E DOENÇA INFLAMATÓRIA INTESTINAL

Jose Inácio Vieira Sanseverino

INTRODUÇÃO

A avaliação do intestino delgado até recentemente apresentava-se como um desafio médico, pois se trata de um órgão longo, de localização intraperitoneal e, portanto, de difícil acesso. Para melhorar esse acesso foram desenvolvidos alguns métodos que propiciaram a adequada avaliação do intestino delgado, tanto diagnóstica como terapêutica.

Entre os métodos disponíveis para avaliação do intestino delgado podemos citar a *push* enteroscopia, com capacidade de avaliar apenas uma porção proximal limitada do delgado, a videocápsula endoscópica, que avalia todo o delgado, porém não é terapêutica e a enteroscopia intraoperatória, um procedimento invasivo.

O desenvolvimento de métodos também invasivos, porém mais apropriados e com melhores resultados, tanto diagnóstico quanto terapêutico, permitiu uma grande evolução na avaliação do intestino delgado. Os exames responsáveis por esta evolução foram denominados de técnicas de enteroscopia profunda. Inicialmente, foi utilizada a enteroscopia de duplo-balão, seguida pela enteroscopia de balão único e, mais recentemente, pela enteroscopia espiral.

As indicações da enteroscopia são variadas e podem ter cunho diagnóstico ou terapêutico. Preferencialmente, a avaliação inicial pode ser realizada com a cápsula endoscópica e, posteriormente, a enteroscopia é indicada, quando há necessidade de intervenção terapêutica ou de biópsia.

As principais indicações diagnósticas e terapêuticas, assim como as contraindicações para a enteroscopia estão descritas nos Quadros 32-1 e 32-2.

Neste capítulo, abordaremos a enteroscopia de balão único, que se tornou disponível comercialmente em 2007, em especial na avaliação de doença inflamatória intestinal. O conceito de posicionar um balão na porção distal de um enteroscópio foi proposto em 1955 pelo Dr. Margot Shiner, que colocou um balão de borracha na extremidade distal de um tubo de biópsia duodenal.[1]

QUADRO 32-1. Principais indicações

Diagnósticas	Terapêuticas
Avaliação de sangramento gastrointestinal obscuro	Tratamento de hemorragia gastrointestinal
Avaliação e marcação com tatuagem em lesões suspeitas identificadas em exames de imagem	Polipectomias
Suspeita de lesões provocadas por AINEs	Dilatação de estenoses
Avaliação de doença de Crohn	Colocação de próteses em estenoses
Doença celíaca refratária	Retirada de corpo estranho
Detecção de pólipos em síndromes de poliposes	Mucossectomias
Em substituição a colonoscopias difíceis ou incompletas	Colocação de jejunostomia percutânea
Exame de estômago excluso ou de vias pancreatobiliares em pacientes com anatomia cirúrgica alterada	

QUADRO 32-2. Principais contraindicações

Contraindicações
- Ausência de consentimento informado
- Obesidade mórbida
- Gravidez
- Antecedentes de cirurgias abdominais múltiplas a condicionar aderências intestinais
- Distúrbios graves da coagulação (INR > 1,5; Plaquetas < 50.000)
- Doença cardiopulmonar ou neurológica instável (Infarto agudo do miocárdio, arritmias, insuficiência cardíaca descompensada, acidente vascular encefálico)
- Perfuração intestinal

A enteroscopia de balão único utiliza um enteroscópio de alta resolução e um *overtube* com um balão distal para auxiliar o avanço pelo intestino delgado. Utiliza a ponta flexível para ancorar o *scope* em vez de um segundo balão, como na enterosocopia de duplo-balão. O balão do *overtube* é então inflado, e a ponta do enteroscópio é endireitada. Com o balão do *overtube* inflado, o *scope* e o *overtube* são retirados, sanfonando o delgado sobre o *overtube*. O enteroscópio então avança. O ciclo de avanço e retirada é repetido até que não se possa mais avançar ou se alcance a lesão suspeita. O ponto de máxima inserção é frequentemente marcado com tatuagem.[2-4]

A experiência com a enteroscopia de balão único sugere que sua eficácia é similar àquela da enteroscopia de duplo-balão. O alcance da inserção no delgado varia de 133 a 270 cm para a técnica anterógrada e de 73 a 199 cm para a retrógrada. Entretanto, a taxa de enteroscopia total é menor, entre 0 a 24%.[4-7]

De acordo com trabalho sobre a experiência latino-americana em oito centros, onde foram avaliados 293 pacientes, 71% dos casos foram realizados por via anterógrada, com tempo médio de inserção de 58 minutos por via oral e 60 minutos por via retal. O comprimento médio de delgado avaliado foi de 176,9 cm para a via anterógrada e de 150 cm para a via retrógrada. O objetivo diagnóstico foi alcançado em 76,6% dos casos. As principais indicações foram sangramento gastrointestinal obscuro, diarreia, polipose, dor abdominal e doença de Crohn (DC). Terapia endoscópica foi realizada em 33,6%. A taxa de complicações foi de 1,6%.[8]

EROSÕES, ÚLCERAS E ESTENOSES NA DII DIAGNÓSTICO DIFERENCIAL E TERAPÊUTICA

A endoscopia gastrointestinal tem um papel importante na avaliação de suspeita de doença inflamatória intestinal (DII). Colonoscopia com ileoscopia, endoscopia digestiva alta e enteroscopia geralmente podem diagnosticar a DII, especialmente quando reforçados por resultados de histopatologia. Além disso, a ultrassonografia endoscópica tem utilidade considerável no diagnóstico e na avaliação da doença de Crohn (DC) anorretal complicada. Além de sua utilidade diagnóstica, a endoscopia digestiva tem um papel importante no estadiamento da gravidade da doença, na avaliação e no tratamento da estenose, na detecção de recidiva pós-operatória, na vigilância para neoplasias e avaliação pré-operatória, especialmente na DC.

Existem três achados endoscópicos maiores específicos para o diagnóstico de DC e que auxiliam em sua diferenciação com retocolite ulcerativa (RU): úlceras aftosas, padrão em paralelepípedo *(cobblestoning)* e lesões descontínuas. (Figs. 32-1 e 32-2)[9] As úlceras aftosas mais profundas envolvem toda a parede do intestino, ao contrário das úlceras na RC, que acometem somente a mucosa.[10] Úlceras lineares e serpiginosas podem ocorrer por toda extensão do cólon na DC. As lesões da DC são tipicamente descontínuas; podendo estar adjacentes a áreas de tecido nor-

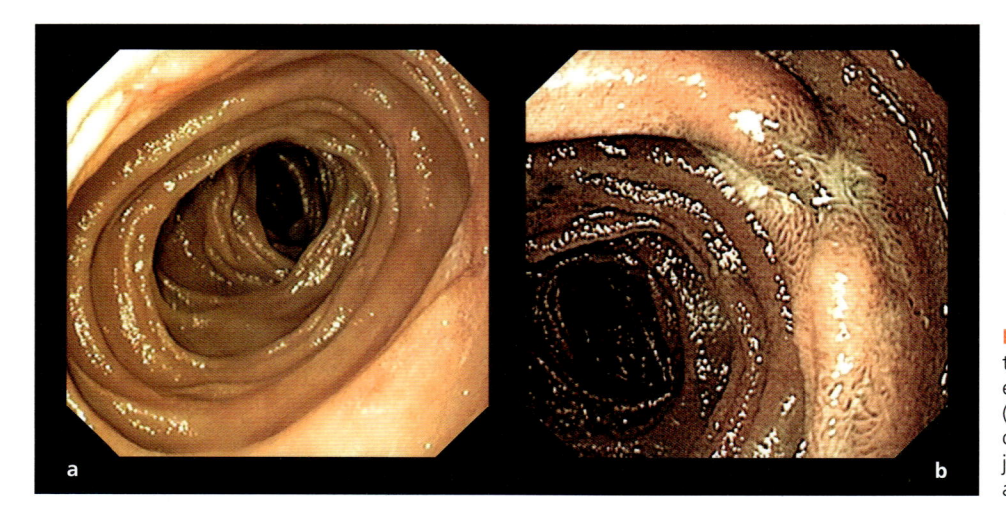

Fig. 32-1. Paciente de 31 anos com dor abdominal e tomografia computadorizada com reação inflamatória em jejuno e linfonodomegalias adjacentes.
(**a, b**) Enteroscopia evidenciou várias úlceras, menores que 5 mm, lineares, algumas com fibrina clara em jejuno e outras lesões com retração cicatricial e edema até jejuno médio.

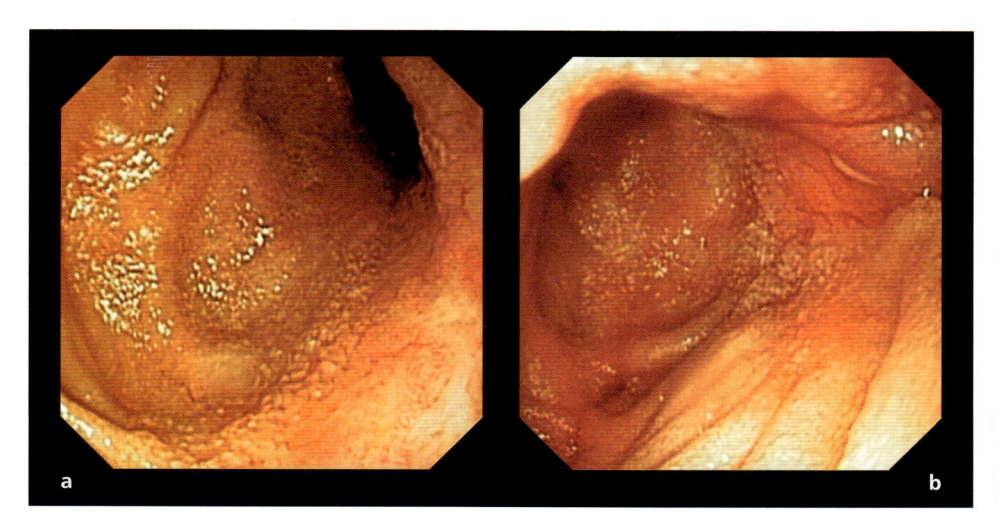

Fig. 32-2. Paciente de 57 anos com diarreia crônica.
(**a, b**) Ileoscopia demonstra retrações cicatriciais da mucosa e pelo menos 3 úlceras, a maior com 2 cm, edema e hiperemia.

mal, as denominadas lesões em salto *(skip áreas)*, ao contrário das lesões contínuas da RC (Figs. 32-3 e 32-4).[11] Outros achados endoscópicos da DC, porém não específicos incluem: mucosa retal normal, presença de vascularização normal adjacente ao tecido afetado, enquanto a perda da vascularização e a friabilidade são típicas da RC, e envolvimento isolado do íleo terminal, altamente sugestivo de DC. Ileíte terminal ou *"backwash ileitis"* pode ocorrer na RC, porém no contexto de pancolite. Ileoscopia deve ser sempre realizada na suspeita de DC. A relação entre a severidade endoscópica e clínica é relativamente fraca nas DII em geral, mas é significativa na DC.[12-14]

A apresentação clínica e radiográfica da DII pode ser confundida com outras desordens intestinais. Assim, a avaliação endoscópica é indispensável no diagnostico diferencial das DII. Entre tais patologias citam-se: colite infecciosa, colite pseudomembranosa, ileíte por AINEs, enterite actínica, colite isquêmica e colite associada à doença diverticular.

Na avaliação do intestino delgado, a *push* enteroscopia pode ser utilizada na avaliação da DC do intestino delgado médio-proximal. Dentre suas limitações estão a impossibilidade de avaliar totalmente o intestino delgado e as possíveis complicações relacionadas com os instrumentos e o *overtube*. A sua maior utilidade é a avaliação e biópsia de lesões suspeitas em exames radiológicos ou na cápsula endoscópica. Com a enteroscopia de balão único e duplo-balão a avaliação completa do delgado pode ser atingida em até 86% dos casos. Desvantagens incluem o desconforto do paciente e tempo prolongado de exame.[15]

Estenoses são uma das complicações mais comuns da DC. Em alguns casos, são sintomáticas e resistentes à terapia antiinflamatória e, nos casos de obstrução intestinal aguda, podem requerer correção cirúrgica (Fig. 32-5). Embora o tratamento cirúrgico seja eficaz no tratamento de estenoses da DC, uma alta taxa de reestenose pós-cirúrgica tem sido reconhecida, necessitando de cirurgia adicional. Para evitar os riscos e custos inerentes à ressecção cirúrgica repetida, dilatação endoscópica com balão tem sido proposta como uma opção de tratamento conservador para estenoses intestinais na DC, na qual a estenose é pneumaticamente dilatada, com balões de diferentes diâmetros. A principal indicação clínica da dilatação pneumática é o aparecimento de sintomas obstrutivos associados à estenose, especialmente pós-operatórias e menores do que 4 cm. Normalmente, é necessária mais de uma sessão para cada dilatação de estenose. Não é aplicada com frequência, possivelmente pela percepção do risco de perfuração e recorrência precoce da estenose, porém estudos demonstraram que a dilatação endoscópica tem uma alta taxa de sucesso, uma pequena chance de complicações, excelente resposta sintomática e resultados a curto e longo prazo. É uma técnica relativamente simples, que proporciona paliação eficaz dos sintomas em longo prazo com o mínimo de risco, em pacientes com estenose simples, sendo uma alternativa razoável para cirurgia.[16-18]

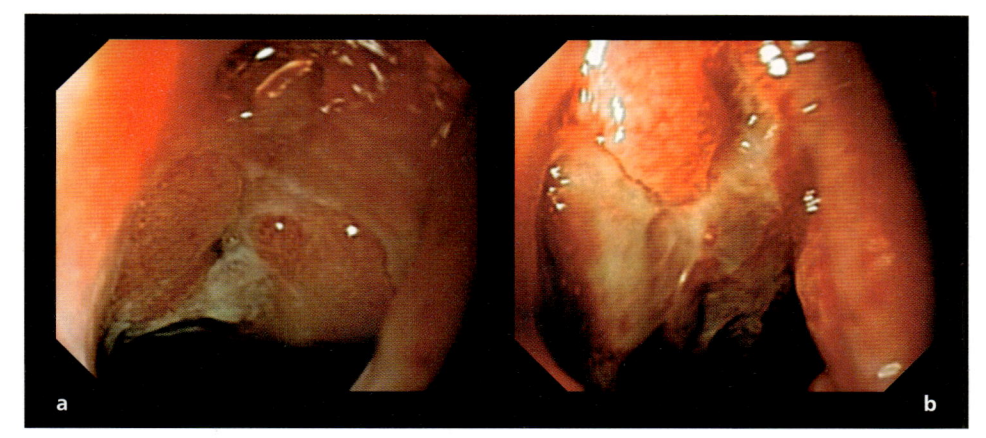

Fig. 32-3. Paciente de 34 anos com doença de Crohn. (**a, b**) Enteroscopia mostra várias úlceras serpiginosas intercaladas por mucosa com aspecto edemaciado e friável no íleo médio e terminal.

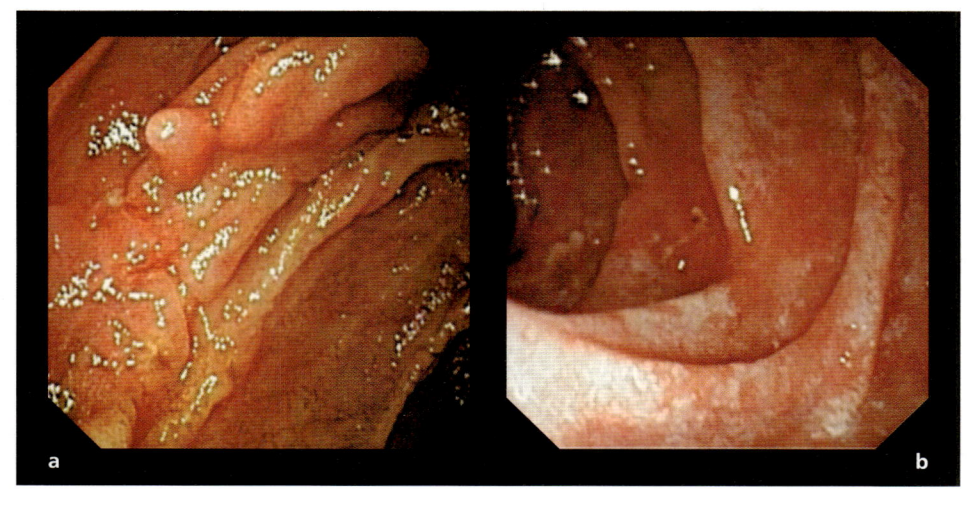

Fig. 32-4. Paciente de 32 anos com doença de Crohn. (**a, b**) Evidenciados edema, enantema, friabilidade, algumas ulcerações rasas e distorção da arquitetura em duodeno e jejuno médio.

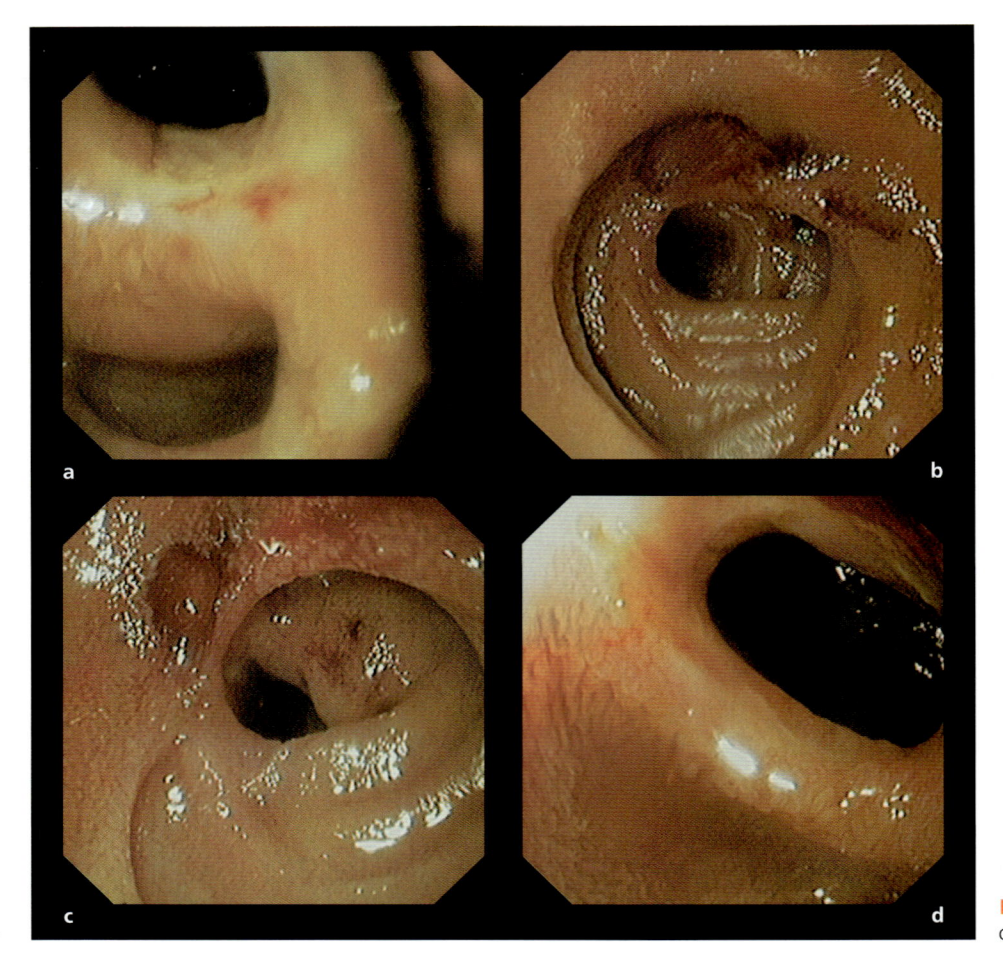

Fig. 32-5. (a-d) Paciente de 46 anos com estenose de delgado por doença de Crohn.

REFERÊNCIAS BIBLIOGRÁFICAS

1. Gerson LB, Flodin JT, Miyabayashi K, Ballon-assisted enteroscopy: technology and troubleshooting. *Gastrointest Endosc* 2008;6:1158-67.
2. Yamamoto H, Sekine Y, Sato Y et al. Total enteroscopy with a nonsurgical steerable double-balloon method. *Gastrointest Endosc* 2001;53:216-20.
3. Yamamoto H, Kita H, Sunada K et al. Clinical outcomes of double-balloon endoscopy for the diagnosis and treatment of small-intestinal diseases. *Clin Gastroenterol Hepatol* 2004;2:1010-16.
4. Tsujikawa T, Saitoh Y, Andoh A et al. Novel single-balloon enteroscopy for diagnosis and treatment of the small intestine: preliminary experiences. *Endoscopy* 2008;40:11-15.
5. Kawamura T, Yasuda K, Tanaka K et al. Clinical evaluation os a newly developed single-ballon enteroscope. *Gastrintest Endosc* 2008;68:1112-16.
6. Takano N, Yamada A, Watabe H et al. Single-balloon versus double-balloon endoscopy for achieving total enteroscopy: a randomized, controlled trial. *Gastrointest Endosc* 2011;73(4):734-39.
7. Jeon SR, Kim JO. Deep enteroscopy: which technique will survive? *Clin Endosc.* 2013;46(5):480-85.
8. Sanseverino JI, Landaeta J, Safatle-Ribeiro AV et al. Single Balloon Enteroscopy: Latin America Experience. *Gastrointest Endosc* 2009;69(5):AB195.
9. Pera A, Bellando P, Caldera D et al. Colonoscopy in inflammatory bowel disease. Diagnostic accuracy and proposal of an endoscopic score *Gastroenterology* 1987;92(1):181-85.
10. Waye JD. Endoscopy in inflammatory bowel disease: indications and differential diagnosis. *Med Clin North Am* 1990;74(1):51-65.
11. Waye JD. The role of colonoscopy in the differential diagnosis of inflammatory bowel disease. *Gastrointest Endosc* 1977;23(3):150-54.
12. Coremans G, Rutgeerts P, Geboes K et al. The value of ileoscopy with biopsy in the diagnosis of intestinal Crohn's disease. *Gastrointest Endosc* 1984;30(3):167-72.
13. Zwas FR, Bonheim NA, Berken CA et al. Ileoscopy as an important tool for the diagnosis of Crohn's disease: a report of seven cases. *Gastrointest Endosc* 1994;40(1):89-91.
14. Cellier C, Sahmoud T, Froguel E et al. Correlations between clinical activity, endoscopic severity, and biological parameters in colonic or ileocolonic Crohn's disease. A prospective multicentre study of 121 cases. The Groupe d'Etudes Thérapeutiques des Affections Inflammatoires Digestives. *Gut* 1994;35(2):231-35.
15. Yamamoto H, Kita H. Double-balloon endoscopy. *Curr Opin Gastroenterol* 2005;21(5):573-77.
16. Ljubiciæ N, Bisæanin A, Nikiæ I et al. Endoscopic balloon dilatation of postsurgical intestinal strictures in Crohn's disease: case report and review of the literature. *Acta Clin Croat* 2013;52(3):374-79.
17. Endo K, Takahashi S, Shiga H et al. Short and long-term outcomes of endoscopic balloon dilatation for Crohn's disease strictures. *World J Gastroenterol* 2013;19(1):86-91.
18. Legnani PE, Kornbluth A. Therapeutic options in the management of strictures in Crohn's disease. *Gastrointest Endosc Clin N Am* 2002;12(3):589-603.

DOENÇA CELÍACA

Paula Bechara Poletti ▪ Milena Perez Moreira ▪ Marcela Fortunato

INTRODUÇÃO

A doença celíaca (DC) é uma doença autoimune caracterizada pela intolerância ao glúten mediada por linfócitos T em indivíduos geneticamente predispostos após a exposição ao trigo, centeio e a cevada. É uma condição inflamatória do intestino delgado, caracterizada pela atrofia da mucosa e hiperplasia de criptas.[1] Também conhecida como espru celíaco, espru não tropical e enteropatia sensível ao glúten.

O diagnóstico é realizado pelo quadro clínico, testes sorológicos e pela biópsia duodenal. Os testes sorológicos podem ser usados para avaliar a aderência ao tratamento, avaliar pacientes com suspeita da doença e rastrear pacientes assintomáticos. O diagnóstico pode ser presumido quando houver a concordância entre os resultados sorológicos e histológicos, e confirmado quando houver resolução dos sintomas após dieta sem glúten.

O benefício do rastreamento nos pacientes assintomáticos ainda não está estabelecido, porém indivíduos de alto risco como parentes de primeiro grau acometidos pela doença celíaca e ou outras patologias autoimunes devem ser investigados.

Os sintomas podem-se manifestar em qualquer idade, desde a infância até a idade adulta. O tratamento é realizado pela retirada do glúten da dieta definitivamente.

EPIDEMIOLOGIA

A doença celíaca ocorre principalmente em brancos de ascendência norte-europeia. Relatos no ano de 1950 sugerem que a prevalência entre europeus variaram entre 1:4.000 e 1:8.000.

Nos últimos anos, vem ocorrendo um aumento no número de diagnósticos da doença pelo maior interesse dos profissionais da saúde e pelo aumento da sensibilidade e especificidade dos exames sorológicos e facilidade da realização de biópsias por meio de exames endoscópicos. Em um estudo transversal realizado nos Estados Unidos com 7.798 pacientes entre crianças e adultos, 1:141 tinham sido diagnosticados anteriormente com doença celíaca ou tiveram autoanticorpos IgA antitransglutaminase ou antiendomísio positivos. Estudos epidemiológicos usando esses testes associado a biópsias observaram prevalência de 1:70 para 1:300 em muitos países.[2,3]

PATOGÊNESE

Fatores genéticos, imunológicos e ambientais são importantes no desenvolvimento da doença celíaca. As prolaminas e gluteínas do trigo, centeio, cevada e aveia disparam a inflamação intestinal em indivíduos susceptíveis, ocorrendo a ativação das respostas imunológicas, celular e humoral. Após a ativação do sistema imune ocorre um aumento da permeabilidade intestinal a gliadina, componente tóxico do glúten. A expressão fenotípica da DC requer a presença de genes específicos pertencentes ao sistema HLA classe II: HLA DQ2 e HLA DQ8, sendo necessária, porém não suficiente para o desenvolvimento da doença.[4]

CLASSIFICAÇÃO[5]

A combinação da sorologia, fatores genéticos e da histologia resultaram na identificação de três formas de apresentação da doença, além da forma clássica. A doença celíaca pode-se apresentar da forma clássica ou típica, atípica, assintomática ou silenciosa e latente.

1. **Forma clássica:** pacientes apresentam sintomas de má absorção de nutrientes, com quadro de diarreia crônica, perda ponderal e sinais de desnutrição.
2. **Forma atípica:** pacientes podem apresentar sintomas digestivos discretos e/ou sintomas isolados de baixa estatura, osteoporose, anemia, manifestações psiquiátricas, irregularidade do ciclo menstrual etc.
3. **Forma assintomática ou silenciosa:** pacientes são assintomáticos, sendo diagnosticados acidentalmente após exames

sorológicos. Ocorre, frequentemente, entre familiares de primeiro grau de pacientes celíacos, com exames anticorpos e histologia alterada, revertendo após dieta isenta de glúten.
4. **Forma latente:** pacientes apresentam sorologia positiva, porém com histologia sem alterações.

DIAGNÓSTICO

Diagnóstico Sorológico

Os marcadores sorológicos devem ser usados dentro de um contexto clínico e utilizados como ferramenta auxiliar ao diagnóstico da doença Celíaca, mediante uma dieta contendo glúten[6] não devem ser usados como critério exclusivo para diagnóstico da DC.[7]

Outra aplicabilidade clínica dos testes sorológicos é a avaliação da aderência e seguimento dos pacientes à dieta isenta de glúten. Os estudos mostram que a sorologia positiva, 6 a 12 meses após dieta isenta de glúten pode, posteriormente, apresentar-se negativa.[7,8] Os testes sorológicos usados no diagnóstico de DC são: anticorpo antigliadina (AGA); anticorpo antiendomísio (EMA); anticorpo antitransglutaminase de tecido (TTG) e anticorpo antigliadina deaminada.

Anticorpos Antigliadina (AGA IgA) e Antigliadina Deaminada

Este é o marcador mais antigo e é determinado pelo método ELISA. A relevância clínica deste anticorpo é questionável por muitos autores e está em desuso.[9] Sua eficácia é de difícil definição, pois os dados disponíveis na literatura são heterogêneos e não permitem a comparação. Sua especificidade é de aproximadamente 90%, a sensibilidade é variável, em torno de 85-90%.[8,9] Alguns estudos recentes comprovam que a antigliadina deaminada pode aumentar a sensibilidade e especificidade dos anticorpos antigliadina, porém os anticorpos antiendomísio e antitransglutaminase ainda têm sua superioridade comprovada.[10]

Antiendomísio IgA (EMA)

É detectado por imunofluorescência indireta, um marcador de técnica elaborada, porém apresenta algumas desvantagens em comparação ao método ELISA, como demanda maior tempo para realização, considerado método operador-dependente, e custo elevado,[6,9,11,12] no entanto apresenta alta sensibilidade e especificidade, que varia entre 90-100%.[7]

Antitransglutaminase Tecidual (Anti-TTG IgA)

O anticorpo antitransglutaminase da classe IgA é considerado o melhor método de teste sorológico, é método de maior valor preditivo, também realizado por método ELISA, é recomendado como triagem inicial.[10]

Deficiência Seletiva de IgA

Deficiência de IgA é a mais comum imunodeficiência humana e é 10 a 15 vezes mais comum em pacientes com DC, aproximadamente 1,7 a 3% dos pacientes com DC tem essa deficiência, em virtude da baixa incidência desta patologia, recomenda-se dosagem de IgA somente em casos altamente suspeitos de deficiência de IgA,[6,8] a qual pode ser responsável por resultados falso-negativos nos testes sorológicos EMA, anti-tTG IgA e AGA IgA,[9,10] nesta situação a biópsia duodenal se impõe.[7]

Diagnóstico Histológico

Pelo menos duas biópsias devem ser obtidas do bulbo e quatro da segunda e da terceira porção duodenal.[13-16] A biópsia do intestino delgado deve ser realizada em todos os pacientes suspeitos, e o exame histopatológico deverá apresentar algumas das seguintes alterações: atrofia das vilosidades, hiperplasia das criptas e linfócitos intraepiteliais.[17] Os resultados anormais da biópsia podem confirmar o diagnóstico no contexto do ambiente clínico, que incluem sintomas, sorologias e exclusão de outros diagnósticos diferenciais.[17] Os achados histológicos podem ser classificados por Marsh,[18] sendo modificada por Oberhuber, os quais demonstraram haver uma sequência da progressão da lesão na mucosa do intestino delgado na doença celíaca (Quadro 33-1).

Endoscopia Digestiva

As alterações endoscópicas características da DC, porém não exclusivas, são: padrão em mosaico, serrilhamento da mucosa, redução e/ou ausência das pregas duodenais, mucosa com fissuras, arranhaduras ou fendas e vasos submucosos visíveis. No entanto, a mucosa duodenal pode apresentar-se inteiramente normal, porém apresentar alteração histológica.[10,17]

Enteroscopia de Duplo-Balão

É indicada na evolução dos casos refratários e no diagnóstico de complicações, como jejunite ulcerativa e/ou enteropatia associada ao linfoma de células T.[19,20]

Cápsula Endoscópica

A cápsula endoscópica permite uma estimativa sobre a totalidade do intestino delgado afetado. É indicada nos casos não responsivos a dieta e no diagnóstico de complicações.[21,22] Em um estudo com 43 pacientes com suspeita de doença celíaca, a cápsula apresentou a sensibilidade de 88% e especificidade de 91% para o diagnóstico de doença.[23] Entretanto, a cápsula foi menos sensível em um estudo entre os pacientes já com o diagnóstico da doença.[24] Neste estudo, foram incluídos 42 pacientes com doença celíaca refratária, 84 pacientes sem o diagnóstico de doença celíaca e 30 pacientes

QUADRO 33-1. Classificação de Marsh modificada	
Estádio 0	Mucosa pré-infiltrativa (normal)
Estádio I	Aumento do número de linfócitos intraepiteliais
Estádio II	Hiperplasia das criptas sem redução na altura dos vilos
Estádio IIIa	Atrofia parcial de vilos
Estádio IIIb	Atrofia subtotal dos vilos
Estádio IIIc	Atrofia completa dos vilos

com a forma não complicada da doença. Usando a histologia como padrão ouro, a cápsula apresentou sensibilidade de 56% e especificidade de 85% para a detecção de atrofia de vilosidades. Em dois destes pacientes, com doença celíaca refratária, a cápsula detectou um caso de jejunite ulcerativa e um caso de adenocarcinoma (Fig. 33-1).

TRATAMENTO

O tratamento consiste na dieta isenta de glúten, a qual deve ser mantida por toda a vida,[5] e correção das deficiências nutricionais como deficiência de ferro, cálcio, vitamina B12 e ácido fólico.

O monitoramento deve ser realizado por exame sorológico antitransglutaminase IgA, 6 meses após o início da dieta.

Em caso de persistência dos sintomas, deve-se pensar em transgressão à dieta e/ou ingestão inadvertida do glúten. Outras causas que devem ser investigadas são: outras intolerâncias ou alergias alimentares, má absorção da lactose ou frutose da dieta, síndrome do intestino irritável, insuficiência pancreática, supercrescimento bacteriano, colite microscópica e as complicações relacionadas com o consumo do glúten.

EVOLUÇÃO E PROGNÓSTICO

Indivíduos com doença celíaca têm maior risco de desenvolver neoplasia de esôfago, laringe, adenocarcinoma do intestino delgado e linfoma de linfócitos T intestinal.[25,26] O risco destas complicações parece estar diretamente associado ao consumo do glúten. Em pacientes com aderência à dieta, a possibilidade de desenvolver câncer é a mesma da população geral.[5]

CASO CLÍNICO

Paciente S.R.J., 56 anos, natural e procedente do interior do Estado de São Paulo, encaminhado ao serviço pela equipe de hematologia em fevereiro de 2014 em decorrência do diagnóstico de anemia ferropriva recidivante e perda ponderal de 12 kg em um período de seis meses. Hábitos: negava etilismo ou tabagismo, uso de medicamentos e outras patologias, hábito intestinal normal, história familiar negativa para neoplasia, doenças inflamatórias ou doenças autoimunes. Paciente esteve em seguimento irregular com hematologista por 20 anos, durante a investigação realizou endoscopia e colonoscopia em diversas ocasiões todas sem alterações, sangue oculto positivo nas fezes em duas ocasiões, sem relato de exteriorização de sangramento, exames laboratoriais evidenciaram persistência de anemia ferropriva e queda importante de índices hematimétricos. Indicada cápsula endoscópica durante investigação que evidenciou: áreas de hiperemia, erosões e mucosa de aspecto atrófico em jejuno. O diagnóstico de doença celíaca foi confirmado por meio de enteroscopia anterógrada com biópsia de jejuno e marcadores sorológicos positivos mediante dieta contendo glúten. Paciente está em seguimento com dieta isenta de glúten há 8 meses com melhora de índices hematimétricos e ganho ponderal (Fig. 33-2).

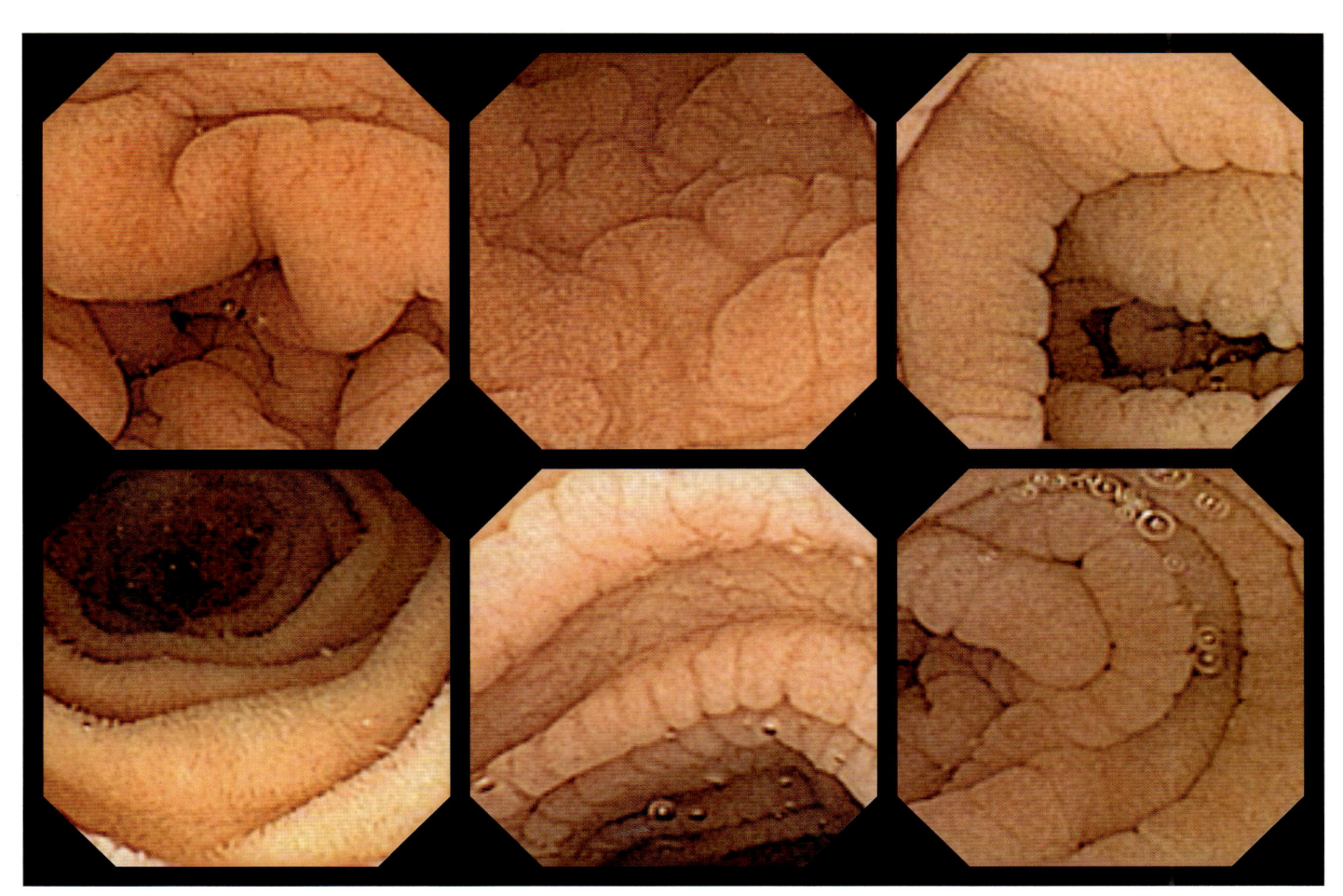

Fig. 33-1. Doença celíaca. Superfície serrilhada e aspecto em mosaico (Jean – François Rey – 2007).

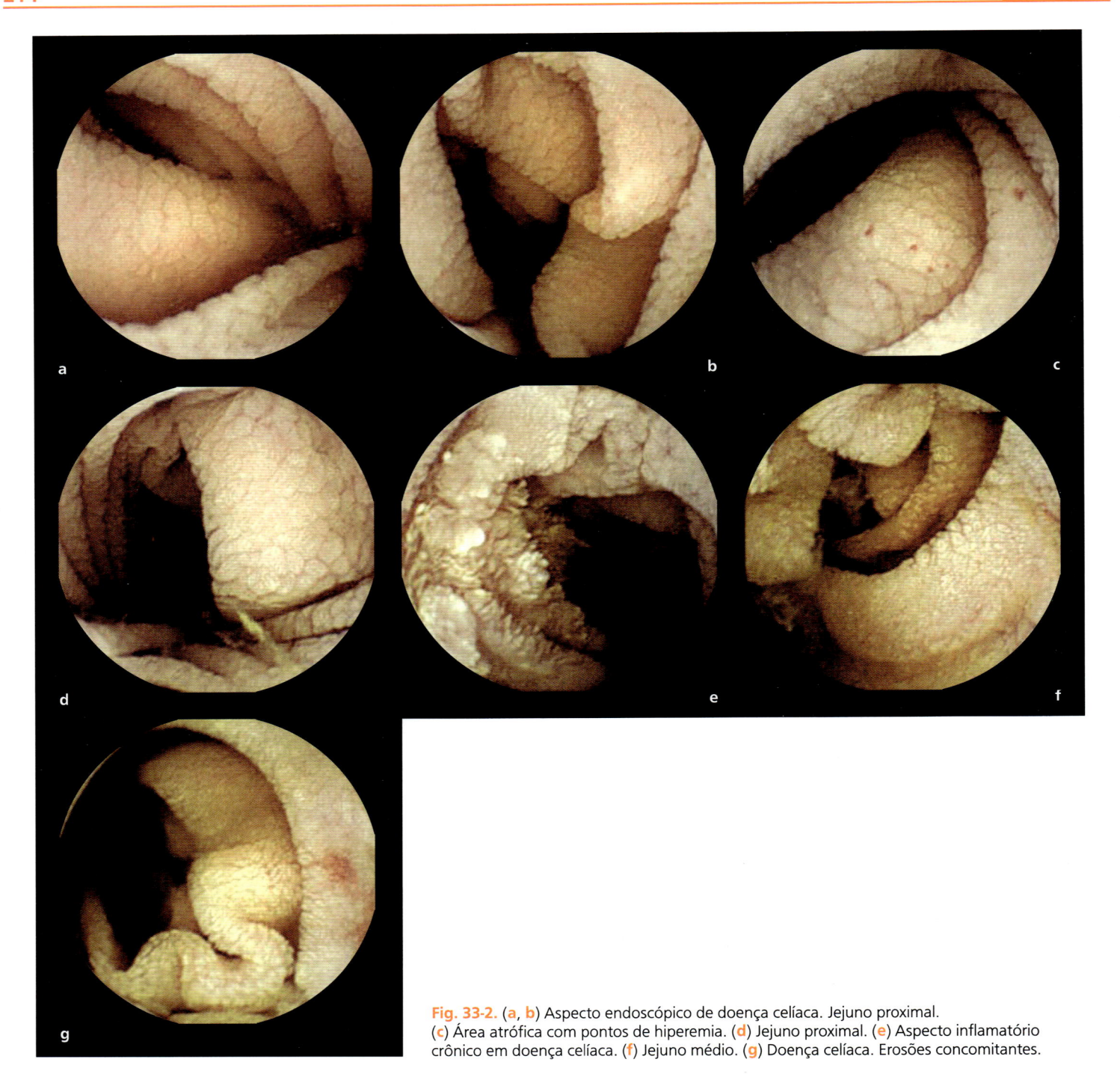

Fig. 33-2. (**a, b**) Aspecto endoscópico de doença celíaca. Jejuno proximal. (**c**) Área atrófica com pontos de hiperemia. (**d**) Jejuno proximal. (**e**) Aspecto inflamatório crônico em doença celíaca. (**f**) Jejuno médio. (**g**) Doença celíaca. Erosões concomitantes.

REFERÊNCIAS BIBLIOGRÁFICAS

1. Kelly CP, Lamont JT, Grover S. *Diagnosis of celiac disease*. Philadelphia, PA: Wolters Kluwer, 2014. Disponível em: <Healthwww.uptodate.com>
2. Rubio-Tapia A, Ludvigsson JF, Brantner TL et al. The prevalence of celiac disease in the United States. *Am J Gastroenterol* 2012;107:1538.
3. Gujral N, Freeman HJ, Thomson AB. Celiac disease: prevalence, diagnosis, pathogenesis and treatment. *World J Gastroenterol* 2012;18:6036.
4. Kagnoff MF. Overview and pathogenesis of celiac disease. *Gastroenterology* 2005;128:S10-18.
5. Kotze LMS. Doença celíaca. In: Lopes AC. (Ed.). *Tratado de clínica médica*. 2.ed. São Paulo: Roca, 2009. p. 973-90.
6. Health Quality Ontario. The Medical Advisory Secretaria. Clinical utility of serologic testing for celiac disease in ontario: an evidence-based analysis. *Ont Health Technol Assess Ser* 2010;10(21):1-111. Acesso em: 3 Ago. 2014. Disponível em: <http://www.health.gov.on.ca/english/providers/program/ohtac/tech/recommend/rec_celiac_20101210.pdf>
7. Hill ID. What are the sensitivity and specificity of serologic tests for Celiac Disease: do sensitivity and specificity vary in different populations? *Gastroenterology* 2005;128:S25-S32.
8. Rubio-tapia A et al. ACG clinical guidelines: diagnosis and management of celiac disease. *Am J Gastroenterol* 2013;108:656-76. Acesso em: 5 Jul. 2014. Disponível em: <http://www.nature.com/ajg/journal/v108/n5/full/ajg201379a.html>
9. Silva TS, Furlanetto TW. Diagnóstico de doença celíaca em adultos. *Rev Assoc Med Bras São Paulo* 2010;56(1):122-26. Acesso em: 23 Set. 2014. Disponível em: <http://www.scielo.br/scielo.php?script=sci_arttext&pid=S0104-42302010000100027&lng=pt&nrm=iso>
10. AGA Institute. AGA Institute medical position statement on the diagnosis and management of celiac disease. *Gastroenterology* 2006;131(6):1977-80.
11. Rostom A, Murray JA, Kagnoff MF. American Gastroenterological Association (AGA) Institute technical review on the diagnosis and management of celiac disease. *Gastroenterology* 2006;131(6):1981-2002.
12. Ferreira CT, Segal F. Projeto Diretrizes Sociedade Brasileira de Endoscopia Digestiva 2010.
13. Evans KE, Aziz I, Cross SS et al. A prospective study of duodenal bulb biopsy in newly diagnosed and established adult celiac disease. *Am J Gastroenterol* 2011;106:1837.
14. Kurien M, Evans KE, Hopper AD et al. Duodenal bulb biopsies for diagnosing adult celiac disease: is there an optimal biopsy site? *Gastrointest Endosc* 2012;75:1190.

15. Green PH, Cellier C. Celiac disease. *N Engl J Med* 2007;357:1731.

16. Pais WP, Duerksen DR, Pettigrew NM *et al.* How many duodenal biopsy specimens are required to make a diagnosis of celiac disease? *Gastrointest Endosc* 2008;67:1082.

17. Kav T, Sivri B. Is enteroscopy necessary for diagnosis of celiac disease? *World J Gastroenterol* 2012;18(31):4095-101. Acesso em: 5 Ago. 2014. Disponível em: <http://www.ncbi.nlm.nih.gov/pubmed/22919241>

18. Oberhuber G, Granditsch G, Vogelsang H. The histopathology of celiac disease: time for standardized report scheme for pathologists. *Eur J Gastroenterol Hepatol* 1999;11:1185.

19. Fry LC, Bellutti M, Neumann H *et al.* Utility of double-balloon enteroscopy for the evaluation of malabsorption. *Dig Dis* 2008;26:134.

20. Hadithi M, Al-toma A, Oudejans J *et al.* The value of double-balloon enteroscopy in patients with refractory celiac disease. *Am J Gastroenterol* 2007;102:987.

21. Culliford A, Daly J, Diamond B *et al.* The value of wireless capsule endoscopy in patients with complicated celiac disease. *Gastrointest Endosc* 2005;62:55-61.

22. Daum S, Wahnschaffe U, Glasenapp R *et al.* Capsule endoscopy in refractory celiac disease. *Endoscopy* 2007;39:455-58.

23. Kurien M, Evans KE, Aziz I *et al.* Capsule endoscopy in adult celiac disease: a potential role in equivocal cases of celiac disease? *Gastrointest Endosc* 2013;77:227.

24. Rondonotti E, Spada C, Cave D *et al.* Video capsule enteroscopy in the diagnosis of celiac disease: a multicenter study. *Am J Gastroenterol* 2007;102:1624.

25. Kotze PG, Kotze LMS, Camargo JFC *et al.* Lymphoma of the small intestine. Case report. *Applied Cancer Research* 2009;29:119-22.

26. Kotze LMS. Celiac disease in Brazilian patients: associations, complications and causes of death. Forty years of clinical experience. *Arq Gastroenterol* 2009;46:261-69.

CÁPSULA ENDOSCÓPICA NOS PÓLIPOS, TUMORES E POLIPOSES DO INTESTINO DELGADO

Gregorio Feldman ▪ Paula Peruzzi Elia ▪ Gutemberg Correia da Silva
Alvaro Augusto Guimarães Freire ▪ José Mauro Teixeira ▪ Newton Teixeira dos Santos

TUMORES DE INTESTINO DELGADO

As neoplasias do intestino delgado são pouco comuns e, na maior parte das vezes, são benignas. Elas podem ser divididas em: benignas, malignas, neuroendócrinas e metastáticas.[2,9]

Após a introdução da enteroscopia por cápsula (EC) na prática clínica, foi possível avaliar que a frequência dos tumores do intestino delgado é maior do que publicado previamente (2%), atingindo 2,4 a 9,6% dos pacientes submetidos a este exame[19]. A maior parte dos tumores identificados por EC são os adenocarcinomas, seguidos dos carcinoides, linfomas, sarcomas e hamartomas.[11,12,29,30] (Fig 34-1). Os tumores estromais do trato gastrointestinal (TGI) correspondem a cerca de 32% dos casos. Outras lesões com aspectos neoplásicos são pólipos inflamatórios, linfangiomas, linfangiectasias, hemangiomas, hamartomas, adenomas e lipomas.

O tumor metástatico mais comumente encontrado no intestino delgado é o melanoma, mas outras metástases, incluindo a de câncer de cólon e carcinoma hepatocelular, também já foram descritas (Fig. 34-2).[19]

Os tumores do intestino delgado são localizados no jejuno (40-60%) seguidos do íleo (25-40%) e duodeno (15-20%). As principais limitações da EC na detecção dos tumores de delgado são a incapacidade de se obter biópsias e de diferenciar edema de

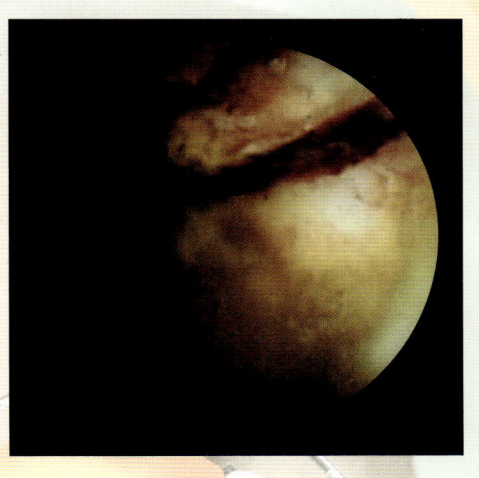

Fig. 34-2. Melanoma.

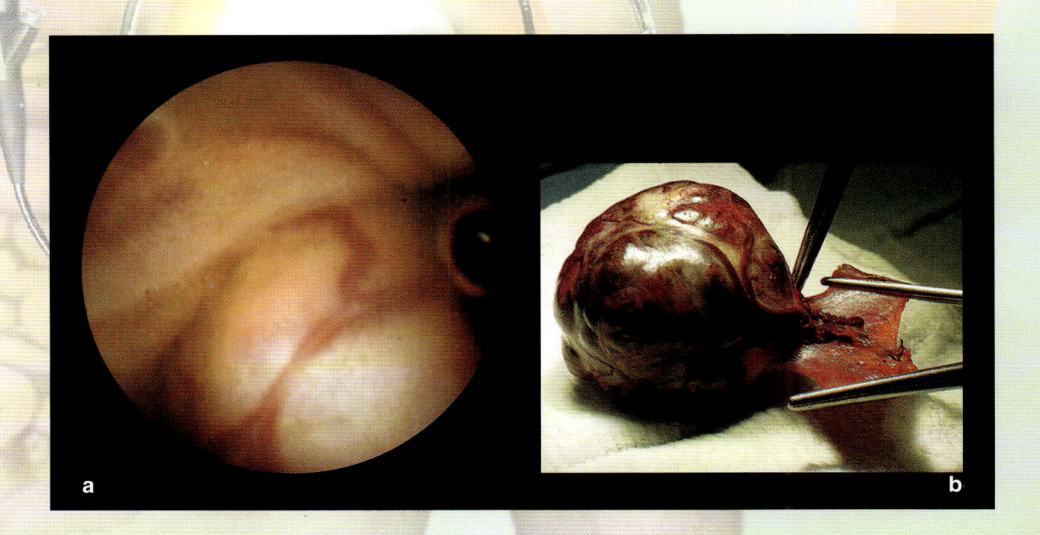

Fig. 34-1. (a, b) Leiomiossarcoma.

mucosa de um tumor de paredes lisas.[4,5,13-15] Embora alguns sistemas de pontuação e algumas escalas automatizadas tenham sido desenvolvidos para melhorar a sensibilidade e a especificidade do diagnóstico desses tumores, mais estudos são necessários para que estes índices sejam incorporados aos algoritmos clínicos.[15]

Os sintomas dos tumores do delgado são frequentemente inespecíficos, como dor abdominal, anemia por sangramento oculto, obstrução intestinal, sangramento agudo e emagrecimento.

O lipoma pode causar obstrução intestinal e crises de sangramento por intussuscepção. Os tumores desmoides podem ser palpáveis.

Os adenocarcinomas podem levar à icterícia obstrutiva e melena. Os carcinoides podem ocasionar crises de *flushing* e diarreia.[29]

Os tumores do intestino delgado correspondem a 5 a 7% dos sangramentos gastrointestinais obscuros, sendo a causa mais comum deste tipo de sangramento em pacientes menores de 50 anos.

O diagnóstico destes tipos de tumores são frequentemente tardios quando se utilizam métodos de imagem tradicionais. Geralmente, a cápsula endoscópica diagnostica estes tumores quando se tem em média 3,6 a 5 procedimentos prévios negativos.[7,18,19,22,27] A EC estima satisfatoriamente a localização do tumor quando comparado com cirurgias ou autópsias.[20,21]

A EC costuma ter como indicação a avaliação dos tumores do intestino delgado em 3 a 4% dos casos.[8,10,25,26] O rápido trânsito através do jejuno proximal, duodeno e região periampular são fatores que limitam a investigação do intestino proximal e da região periampular por este método.[1,3,15]

Em recente revisão da casuística da Gastroendo, foram analisadas 226 EC realizadas em um período entre 2005 e 2013. A maior parte dos pacientes (58%) eram do sexo feminino. A principal indicação para a realização deste exame foi a pesquisa de sangramento obscuro em 77% dos pacientes, seguido de diarreia em 7%. O diagnóstico mais frequente foram as lesões vasculares em 39% dos casos, o exame foi normal em 26% e erosões jejunoileais foram encontradas em 9% dos pacientes. Os pólipos do intestino delgado foram identificados em 18 pacientes (8%), as lesões subepiteliais em 3 casos (1%) e as lesões vegetantes em 2 pacientes (0,9%) (Figs. 34-3 a 34-5).

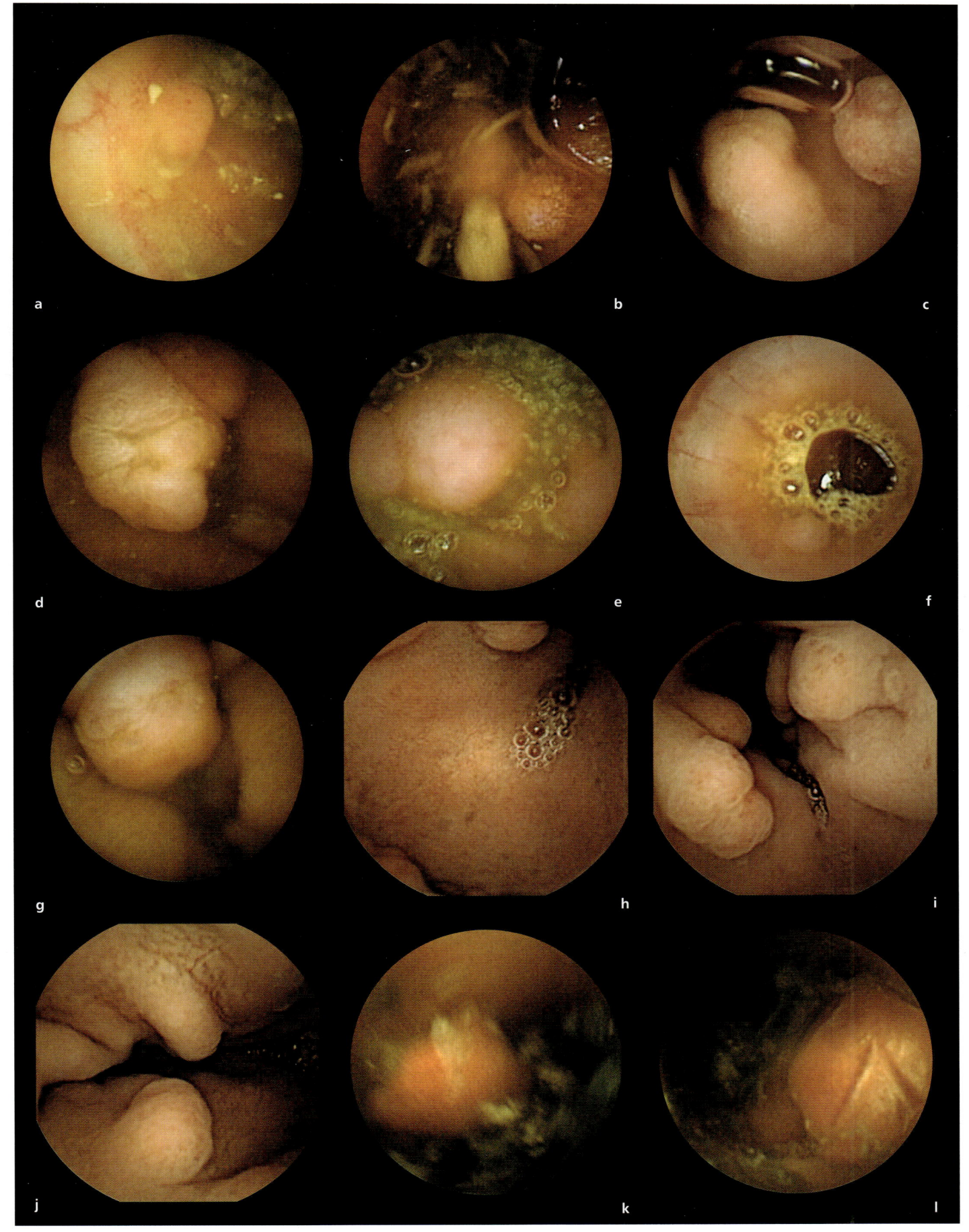

Fig. 34-3. Pólipos. (**a**) Pólipo em íleo médio. (**b**) Pólipo em íleo terminal. (**c**) Pólipo em jejuno. (**d**, **e**) Pólipo pediculado em jejuno. (**f**) Pólipo séssil em íleo terminal. (**g**) Pólipo subpediculado em jejuno. (**h-j**) Pólipos sésseis duodenais. (**k**, **l**) Lesão polipoide em íleo médio.

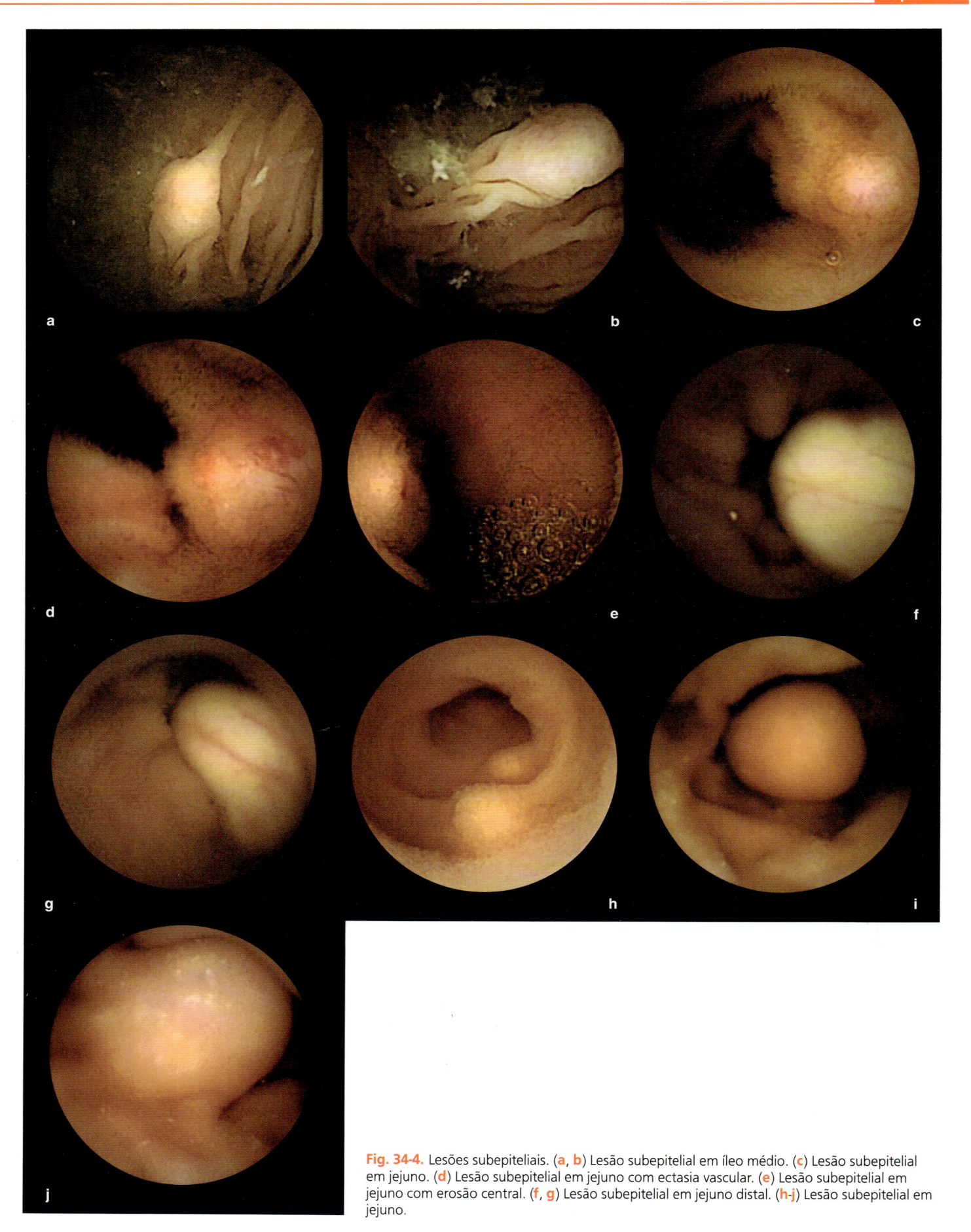

Fig. 34-4. Lesões subepiteliais. (**a**, **b**) Lesão subepitelial em íleo médio. (**c**) Lesão subepitelial em jejuno. (**d**) Lesão subepitelial em jejuno com ectasia vascular. (**e**) Lesão subepitelial em jejuno com erosão central. (**f**, **g**) Lesão subepitelial em jejuno distal. (**h-j**) Lesão subepitelial em jejuno.

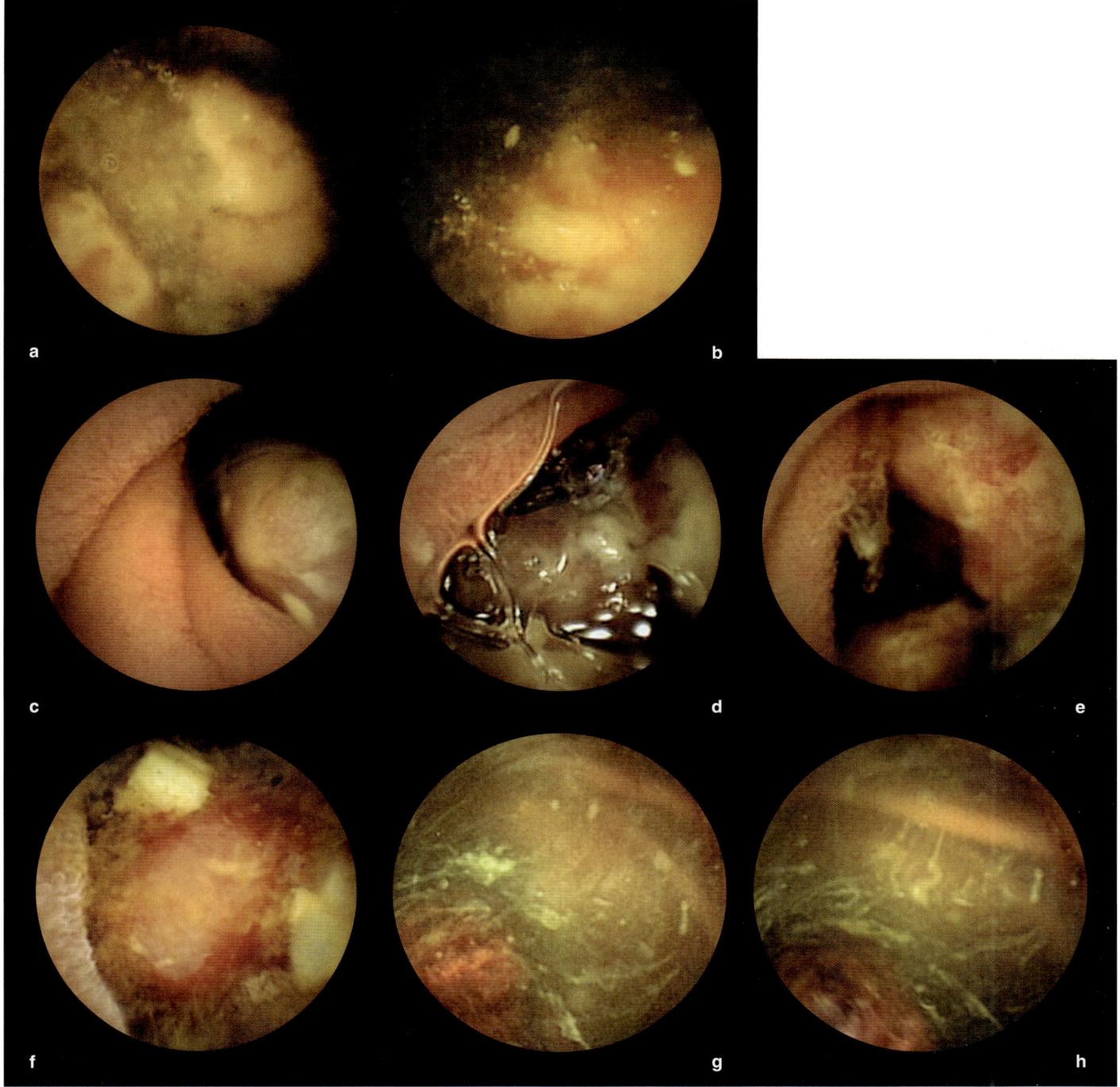

Fig. 34-5. Lesões vegetantes. (**a**, **b**) Lesão vegetante e infiltrante em íleo terminal. (**c-e**) Lesão vegetante e estenosante em jejuno. (**f**) Lesão vegetante e estenosante em jejuno com sangramento ativo. (**g**, **h**) Lesão vegetante em jejuno.

PÓLIPOS E POLIPOSE INTESTINAL

Os pólipos intestinais podem ser esporádicos ou em associação com as síndromes genéticas que predispõem a neoplasias do intestino delgado.[24] A presença de múltiplos pólipos colorretais, particularmente associados à história familiar de câncer colorretal, deve levar à suspeita de uma síndrome polipoide.[29] Duas síndromes polipoides, a síndrome de Peutz-Jeghers e a polipose adenomatosa familiar (PAF), correspondem à principal indicação de realizar enteroscopia por cápsula nas poliposes intestinais.[2,16,17,24]

Pacientes com câncer colorretal não polipoide hereditário (HNPCC) também apresentam elevado risco de adenocarcinoma de delgado. No entanto, a necessidade de rastreamento (*screening*) de pólipos no delgado, nesta síndrome, ainda não está muito bem-definida.[6,24]

Os adenomas esporádicos do intestino delgado são os adenomas tubulares, adenomas vilosos e adenomas das glândulas de Brunner. Os adenomas das glândulas de Brunner correspondem a 10% dos tumores de duodeno, podendo atingir grandes proporções, causando obstrução ou sangramento pelo TGI (Fig. 34-6).

Existem algumas evidências de que os adenomas de delgado podem evoluir para a sequência adenoma-carcinoma semelhante a do carcinoma colorretal, mas há pouca literatura a respeito do adenoma não ampular, e apesar de não haver um consenso bem estabelecido, muitos clínicos recomendam ressecção para evitar

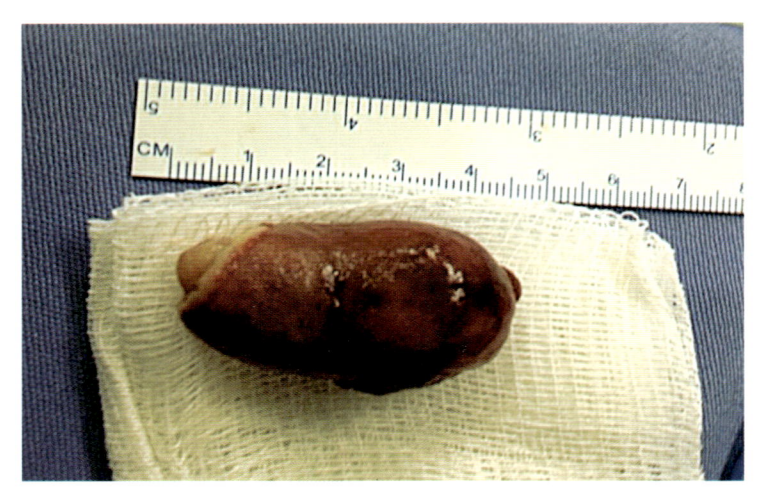

Fig. 34-6. Hamartoma das glândulas de Brunner.

transformação maligna.²⁴ Normalmente, se recomenda a ressecção quando o tumor compreende mais que 33% da circunferência duodenal.²⁴

A síndrome de Peutz-Jeghers se caracteriza por uma síndrome de hereditariedade autossômica dominante. Os pólipos são do tipo hamartoma e ocorrem, principalmente, no intestino delgado (70 a 90% dos casos), podendo ocorrer também no estômago e no cólon.²⁸ Esses pacientes apresentam pigmentação melânica nos lábios e mucosa oral, eventualmente também em pálpebras, mãos e pés (Fig. 34-7). Os sintomas clínicos correspondem à obstrução intestinal, sangramento nas fezes e dor abdominal.²⁴ Pólipos grandes podem levar à invaginação em cerca de 50% dos pacientes. Há um maior risco de câncer do TGI e outros tumores.

A EC na síndrome de Peutz-Jeghers permite avaliar o número, o tamanho e a localização dos pólipos.³¹ E as suas limitações estão relacionadas com a incapacidade de avaliar o tipo histológico e o grau de displasia.³¹

A polipose adenomatosa familiar (PAF) é outra síndrome polipoide hereditária, com acometimento autossômico dominante. Nesta síndrome, os pacientes apresentam centenas e até milhares de pólipos adenomatosos em todo o cólon e reto. Os pólipos têm um alto potencial de malignização, e espera-se que dos 40 aos 50 anos de idade já haja transformação maligna de, pelo menos, um pólipo.

A presença de hipertrofia do epitélio pigmentar da retina é fator preditivo de PAF e tem sido utilizada como marcador para rastrear estes pacientes.

Os pacientes com PAF também apresentam risco associado de outras malignidades como duodeno, papila de Vater, tiroide, glândula suprarrenal e pâncreas. Cerca de 70% dos pacientes com PAF apresentam pólipo adenomatoso no duodeno e 5 a 10% apresentam adenoma gástrico.³¹ Nos pacientes submetidos à colectomia, o câncer de duodeno e o ampular são as maiores causas de morte.³¹,³² A incidência e o significado clínico de pólipos adenomatosos no jejuno e no íleo são pouco conhecidos.

Nos pacientes com PAF, recomenda-se a avaliação rotineira da papila de Vater usando o duodenoscópio de visão lateral. A EC pode ser usada de forma adicional, para avaliar a presença de polipose jejunal distal, que parece ser uma situação pouco frequente.³¹

Outras síndromes polipoides incluem a síndrome de Turcot, uma síndrome autossômica recessiva rara em que os pacientes apresentam adenoma do cólon associado a tumores cerebrais (glioblastomas e meduloblastomas), manchas cutâneas de cor marrom e carcinoma basocelular do couro cabeludo.

A síndrome polipoide hiperplásica apresenta pólipos hiperplásicos múltiplos, grandes e/ou localizados em cólon direito, particularmente em pacientes com história familiar ou pessoal de câncer.

A polipose juvenil se caracteriza pela presença de múltiplos pólipos hamartomatosos por todo o trato gastrointestinal, geralmente em menores que 10 anos de idade. Os pólipos predominam em região colorretal (98%) seguidos de estômago (13%) e intestino delgado em 6%.³¹,³²

A síndrome de Riley-Bannayan-Ruvalcaba ocorre pela mutação do cromossomo 10q.²³ Há pólipos hamartomatosos colorretais associados à macrocefalia, lipomas e hemangiomas.

A síndrome de Cowden apresenta mutações no gene PTEN, caracteriza-se por pólipos hamartomatosos e hiperplásicos em todo o TGI, incluindo esôfago, associados a hamartomas orocutâneos da face, hamartomas pulmonares e tumores de mama, da tireoide ou do cólon.

A EC tem sido usada para avaliar a presença de tumores e lesões polipoides em pacientes com síndromes de polipose hereditária, sendo mais utilizada naqueles com polipose adenomatosa familiar e síndrome de Peutz-Jeghers.³¹,³² A sua principal indicação é na detecção de pólipos menores que 15 mm no delgado distal de pacientes com PAF, que, frequentemente, não são detectados por

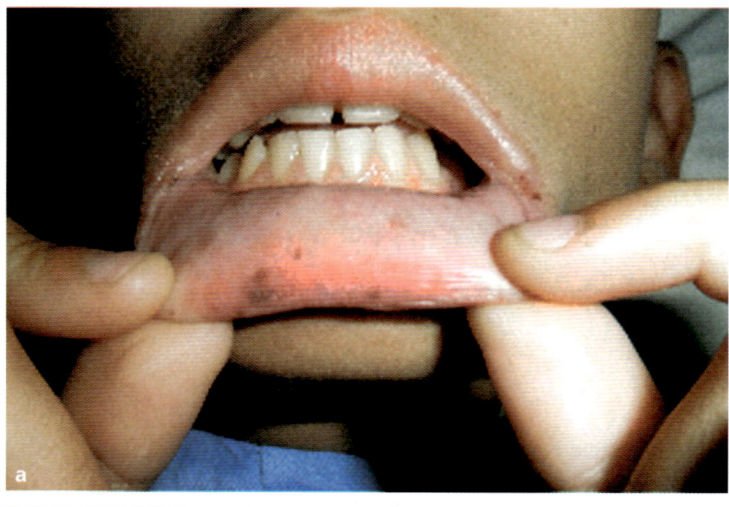

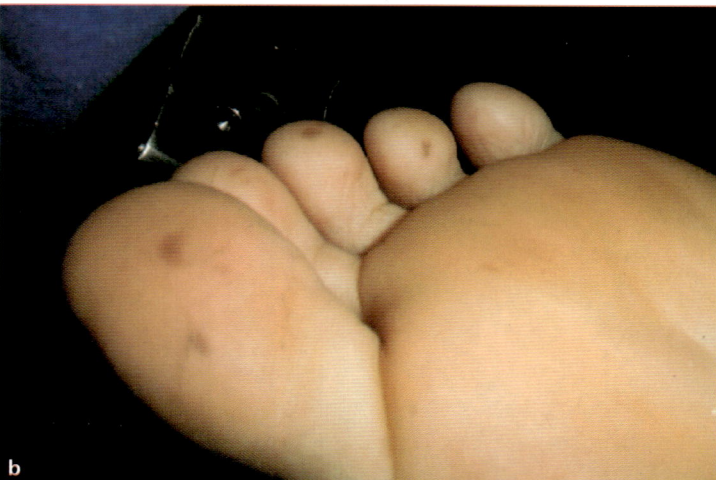

Fig. 34-7. (a, b) Pigmentação melânica em lábios e pés.

outro método de imagem.[15] Conforme já descrito anteriormente, não tem boa sensibilidade para tumores da papila ou tumores da região ampular ou periampular.[19]

Alguns autores reportaram que EC tem taxa de detecção de pólipos na síndorme de Peutz-Jeghers semelhante à enteroscopia por duplo-balão.[17] A acurácia da detecção dos pólipos na EC parece ser semelhante a da ressonância magnética para pólipos maiores que 15 mm, tendo taxa de detecção maior em pólipos de 5 a 15 mm, e os pólipos menores que 5 mm de intestino delgado são detectados exclusivamente pela EC.[17] Entretanto, permite apenas visão parcial dos pólipos grandes, enquanto a ressonância magnética permite avaliar o tamanho e o sítio dos pólipos detectados.[19]

Podemos concluir que a enteroscopia por cápsula revolucionou o diagnóstico de patologias do intestino delgado, de forma não invasiva e indolor. Ainda apresenta limitações em relação à coleta de materiais para biópsias e terapêutica. Em um futuro próximo, este método poderá adquirir novas funções como sistema de magnificação de imagens, biópsias guiadas e liberação de medicamentos.[1,19]

REFERÊNCIAS BIBLIOGRÁFICAS

1. American Society of Gastrointestinal Endoscopy. Obscure gastrointestinal bleeding. *Gastrointest Endosc* 2003;58(5):651-55.
2. Baba ER, Safatle-Ribeiro AV, Sousa Jr AFS. *Tratado de endoscopia digestiva diagnostica e terapêutica: intestino delgado, colon e reto. Pólipos e polipose colônica.* São Paulo: Atheneu, 2008. p. 93-120, cap. 9,
3. Chong A, Miller A, Taylor A et al. Randomised controlled trial of polyethyelene glycol administration prior to capsule endoscopy. *Gastrointest Endosc* 2004;5(59):179.
4. Delvaux M, Laurent V, Klopp I et al. Intestinal tumors: frequently revealed by an Obscure Digestive Bleeding (ODB) and More Easily Duagnosed by Capsule Endoscopy (VCE). *Gastrointest Endosc* 2005;5(61):162.
5. Delvaux M, Soussan EB, Laurent V et al. Clinical evaluation of the "M2A patency capsule" system before a capsule endoscopy procedure (VCE), in patients with suspected intestinal stenosis. *Gastrointest Endosc* 2005;5(61):162.
6. Dray X, Vahedi K, Valleur P et al. Is there any need for video capsule endoscopy evalution in postduodenal small-bowel polyps detection in familial adenomatous polyposis? *Gastrointest Endosc* 2007;3(66):634.
7. Dulai GS, Jensen DM. Severe gastrointestinal bleeding of obscure origin. *Gastrointest Endosc Clin N Am* 2004;14:101-13.
8. Erber JA, Erber WF, Sagiv SK et al. Wireless capsule endoscopy in suspected crohn's disease: correlation of findings with IBD serology. *Gastrointest Endosc* 2006;5(63):660.
9. Fogaça H, Abrahão LJ, Elia PP et al. *Rotinas em gastroenterologia clínica: doenças dos intestinos. Tumores benignos do intestino delgado e do colon.* Rio de Janeiro: Atheneu, 2001. p. 65-79, cap. 20,
10. Freire AAG, Feldman G, Silva GC Et al. Sangramento gastrointestinal crônico: oculto e/ou obscuro. In: FBG. *Condutas em gastroenterologia.* Revinter, Rio de Janeiro, 2004. p. 164-66.
11. Freire AAG, Feldman G, Silva GC Et al. Sangramento gastrointestinal crônico: oculto e/ou obscuro. In: Gastroproct. São Paulo: Lemos, 2003. p. 107-12.
12. Freire AAG, Feldman G, Silva GC et al. Enteroscopia por cápsula. Impacto na terapêutica dos sangramentos e tumores. In: SOBED. *Endoscopia gastrointestinal terapêutica.* São Paulo: Tecmed, 2007. p. 621-27.
13. Friedland S, Wu K, Soetikno RM. A pilot study of capsule endoscopy reading by a nurse endoscopist. *Gastrointest Endosc* 2004;5(59):179.
14. Friedman S. Comparison of capsule endoscopy to other modalities in small bowel. *Gastrointest Endosc Clin N Am* 2004;14:51-60.
15. Goenka MK, Majumder S, Goenka U. Capsule endoscopy: present status and future expectation. *World J Gastroenterol* 2014 Aug. 7;20(29):10024-37.
16. Honda W, Ohmiya N, Arakawa D et al. Diagnosis and Treatment of small intestinal tumors/Polyps at Double-Balloon Enteroscopy (DBE) and Capsule Endoscopy (CE). *Gastrointest Endosc* 2006;5(63):660.
17. Hosoe N, Naganuma M, Ogata H. Current status of capsule endoscopy through a whole digestive tract. JGES-DEN 10.1111/den.12380. *Dig Endosc* 2014 Sept. 11.
18. Johanssen S, Boivin M, Lochs H et al. The yield of wireless capsule endoscopy in the detection of neuroendocrine tumors in comparison with CT enteroclysis. *Gastrointest Endosc* 2006;4(63):660-65.
19. Ladas SD, Triantafyllou K, Spada C et al. European Society of Gastrointestinal Endoscopy (ESGE): recommendations (2009) on clinical use of video capsule endoscopy to investigate small-bowel, esophageal and colonic diseases. *Endoscopy* 2010;42:220-27.
20. Lewis BS. The utility of capsule endoscopy in obscure gastrointestinal bleeding. *Tech Gastrointest Endosc* 2003;5(3):115-20.
21. Liangpunsakul S, Maglinte DDT, Rex DK. Comparison of wireless capsule endoscopy and conventional radiologic methods in the diagnosis of small bowel disease. *Gastrointest Endoscopy Clin N Am* 2004;14:43-50.
22. Mata A, Llach J, Castells A et al. A prospective trial comparing wireless capsule endoscopy and barium contrast series for small-bowel surveillance in hereditary GI polyposis syndromes. *Gastrointest Endosc* 2005 May;61(6):721-25.
23. Polyposis Syndromes. Preliminary Results of a Comparative Study with Barium Contrast Series. *Gastrointest Endosc* 2004;5(59):179.
23. Mata A, Llach J, Castells A et al. A prospective trial comparing wireless capsule endoscopy and barium contrast series for small-bowel surveillance in hereditary GI polyposis syndromes. *Gastrointest Endosc* 2004;6(61):721-25.
24. Maranki JL, Haluszka O. Endoscopic therapy of small-bowel neoplasms. *Tech Gastrointest Endosc* 2012;14:112-16.
25. May A, Nachbar L, Schneider M. Prospective comparison of push enteroscopy and push-and-pull enteroscopy in patients with suspected small-bowel bleeding. *Am J Gastroenterol* 2006;101(9):2016-24.
26. Nakamura M, Niwa Y, Ohmiya N et al. Accuracy of localization of small bowel disorder detected by capsule endoscopy. *Gastrointest Endosc* 2006;5(63):660.
27. Pennazio M. Enteroscopy in the diagnosis and management of obscure gastrointestinal bleeding. *Gastrointest Endosc Clin N Am* 2009;19:409-26.
28. Quilici FA, Quilici LCM. *Endoscopia digestiva – Diagnóstico e tratamento. Pólipos e poliposes.* Rio de Janeiro: Revinter, 2013. p. 425-36, cap. 50.
29. Rockey DC. Approach to the patient with obscure gastrointestinal bleeding. *Tech Gastrointest Endosc* 2003;5(3):104-8.
30. Rondonotti E, Pennazio M, Italian Club for Capsule Endoscopy, European Capsule Endoscopy Group, Iberian Group of Capsule Endoscopy. Small Bowel Tumors Detected By Video Capsule Endoscopy (VCE): Preliminary Data from the ECEG (European Capsule Endoscopy Group) Database. *Gastrointest Endosc* 2007;5(65):90.
31. Schulmann K, Schmiegel W. Capsule endoscopy for small bowel surveillance in hereditary intestinal polyposis and non-polyposis syndromes. *Gastrointest Endosc Clin N Am* 2004;14:149-58.
32. Sturniolo GC, Leo V, Vettorato MG et al. Capsule endoscopy for the evaluation of small bowel: great expectations still waiting to be met. *Gastrointest Endosc* 2004;5(59):179.

Lesões Polipoides do Intestino Delgado e a Enteroscopia Endoscópica

Jose Inácio Vieira Sanseverino

A avaliação endoscópica e o estudo das doenças do intestino delgado sempre foram um desafio para o gastroenterologista. Os métodos endoscópicos disponíveis para avaliação deste órgão são a enteroscopia por sonda (não mais utilizada mas com papel histórico), enteroscopia intraoperatória, enteroscopia de empurrar (push) com ou sem auxílio de tubo ao redor do aparelho, o overtube, e a enteroscopia por cápsula. Desenvolvida por Yamamoto et al. em 2001, a enteroscopia pela técnica de duplo-balão (DBE) tem-se difundido universalmente como opção diagnóstica e terapêutica e, posteriormente, esta técnica foi adaptada para a técnica de balão único (SBE).[1]

A enteroscopia endoscópica com auxílio de balão (DBE ou SBE) executada através da abordagem por via anterógrada ou retrógada, possibilita o diagnóstico e, muitas vezes, o tratamento de lesões da mucosa do intestino delgado. A terapêutica dessas lesões inclui procedimentos de escleroterapia, dilatação de estenoses, posicionamento de sondas, retirada de corpo estranho e a polipectomia.

Os tumores do intestino delgado são infrequentes, mas cerca de metade deles são malignos. Em uma série de 303 enteroscopias feitas em 179 pacientes[2] por anemia/sangramento digestivo, obstrução, suspeita de tumor carcinoide ou síndrome de Peutz-Jeghers, foram encontrados tumores no intestino delgado de 50 pacientes (28%):

- *Hamartomas na síndrome de Peutz-Jeghers:* 16 pacientes (32%).
- *Adenocarcinoma:* 7 (14%).
- *Linfoma:* 6 (12%).
- *Tumor carcinoide:* 4 (8%).
- *Melanoma e tumor estromal gastrointestinal (GIST):* 3 cada (6% cada).
- *Adenoma, lipoma e pólipos inflamatórios:* 2 cada (4% cada).

- *Tumores de células granulares, linfangioma cavernomatoso, fibrolipoma, pólipo de Cronkite-Canada e metástases:* 1 cada (2%).

Lee BI et al., encontraram tumores no intestino delgado em 112 (17,4%) dos 645 pacientes avaliados por enteroscopia (DBE):[3]

- *Pólipos benignos:* 38 (34%).
- *GIST/leiomiomas:* 29 (25,9%).
- *Linfomas:* 18 (16%).
- *Adenocarcinomas:* 14 (12,5%).
- *Lesões metastáticas ou tumores invasivos:* 5 (4,4%).
- *Lipomas:* 5 (4,4%).
- *Tumores císticos:* 3 (2,6%).

Em outro estudo, Imaoka H et al. encontraram uma incidência de 8,8% de pacientes com tumores no intestino delgado, de 227 pacientes submetidos à enteroscopia. Os tumores estavam localizados no jejuno em 14 pacientes (70%) e no íleo em 6 (30%), sendo:[4]

- *Adenocarcinoma primário:* 8 (40%).
- *Linfoma:* 5 (25%).
- *Câncer metastático:* 4 (20%).
- *GIST, tumor carcinoide e pólipo inflamatório:* 1 cada (5% cada).

A técnica de polipectomia no intestino delgado é extrapolada da técnica aplicada na colonoscopia, e sua aplicabilidade e segurança são similares, apesar dos estudos serem mais escassos.[5] Há poucas séries amplas sobre polipectomia em enteroscopia por balão, uma delas estudou 47 exames em 16 pacientes com síndrome de Peutz-Jeghers, onde foram achados 178 pólipos e realizadas 48 polipectomias, com 3 complicações (6,4% – uma perfuração e 2 hemorragias).[6] Em outra série com 46 polipectomias, ocorreram 5 complicações: 2 hemorragias e 3 perfurações. Nesta série foi tecnicamente impossível realizar polipectomia em 2 casos.[7]

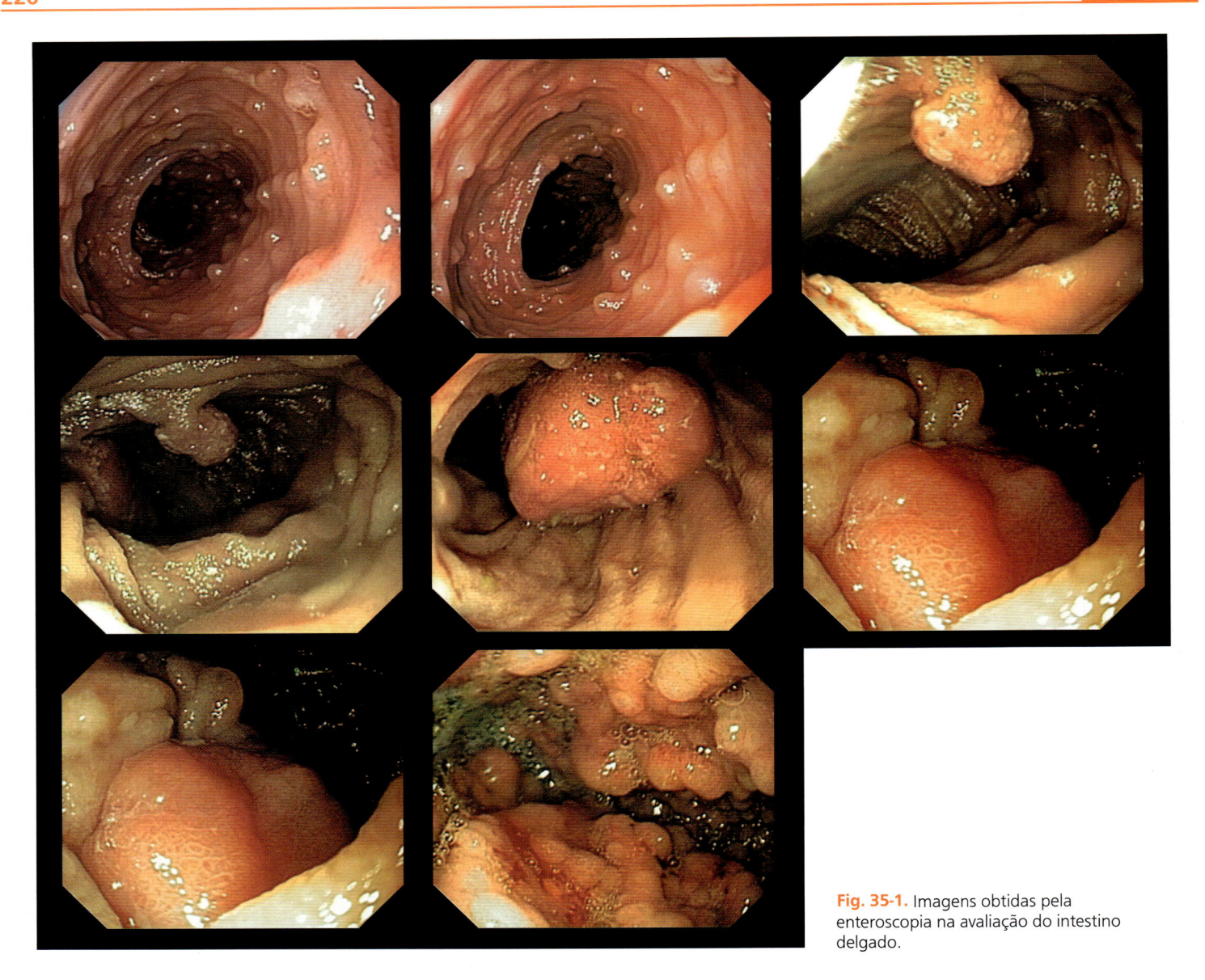

Fig. 35-1. Imagens obtidas pela enteroscopia na avaliação do intestino delgado.

Para *DBE*, as complicações para procedimentos diagnósticos parecem ser pequenas (0,4-0,8%), sendo a pancreatite a complicação mais grave se for utilizada a via anterógrada. Nos exames terapêuticos, a taxa de complicação pode ser de 3-4%, sendo as mais comuns a perfuração e o sangramento, mas, em exames com maior complexidade terapêutica como a ressecção de pólipos volumosos, esta taxa pode subir para 10%. Achados e resultados semelhantes são encontrados também para a técnica de *SBE*.[8]

- *Síndromes polipoides*: nas síndromes polipoides, como a de Peutz-Jeghers, a polipectomia por enteroscopia endoscópica tem se mostrado segura e eficaz em evitar laparotomias de urgência,[9] mas não há evidência de que a avaliação de rotina do intestino delgado desses pacientes deva ser feita. A enteroscopia endoscópica só é indicada se pólipos clinicamente relevantes são identificados previamente, preferencialmente com enterorressonância ou exame de cápsula endoscópica. A enterorressonância é uma alternativa promissora à cápsula endoscópica para a avaliação do intestino delgado em adultos nestes casos. Embora a cápsula endoscópica pareça ser mais confortável para o paciente, a enterorressonância parece ser mais sensível para detectar pólipos grandes e ser mais confiável para avaliar o seu tamanho (Fig. 35-1).[10]

REFERÊNCIAS BIBLIOGRÁFICAS

1. Ohtsuka K *et al.* Diagnosis and treatment of small bowel diseases with a newly developed single balloon endoscope. *Dig Endosc* 2008;20:134-37.
2. Kopácová M *et al.* Small intestinal tumours. *Gastroenterol Res Pract* 2013;2013:702536.
3. Lee BI *et al.* Clinical characteristics of small bowel tumors diagnosed by double-balloon endoscopy. *Dig Dis Sci* 2011 Oct.;56(10):2920-27.
4. Imaoka H *et al.* Characteristics of small bowel tumors detected by double balloon endoscopy. *Dig Dis Sci* 2011 Aug.;56(8):2366-71.
5. JM Bordas *et al.* Utilidad de la enteroscopia de simple y de doble balón. *Gastroenterol Hepatol* 2009;32(6):424-30.
6. Plum N *et al.* Peutz-Jeghers syndrome: endoscopic detection and treatment of small bowel polyps by double-balloon enteroscopy. *Z Gastroenterol* 2007;45:1049-55.
7. May A *et al.* Endoscopic interventions in the small bowel using double-ballon enteroscopy feasibiliaty and limitations. *Am J Gastroenterol* 2007;102:527-35.
8. Pohl J. ESGE Guidelines: flexible enteroscopy in small-bowel diseases. *Endoscopy* 2008;40(7):609-18.
9. Sakamoto H *et al.* Nonsurgical management of small-bowel polyps in Peutz-Jeghers syndrome with extensive polypectomy by using double-balloon endoscopy. *Gastrointest Endosc* 2011 Aug.;74(2):328-33.
10. Gupta A *et al.* A prospective study of MR enterography versus capsule endoscopy for the surveillance of adult patients with Peutz-Jeghers syndrome. *AJR Am J Roentgenol* 2010;195(1):108-16.

TUMORES NEUROENDÓCRINOS

José Celso Ardengh

INTRODUÇÃO

Os tumores neuroendócrinos (TNE) do sistema digestório ocorrem no estômago/duodeno (25%), reto (14%), apêndice vermiforme (12%) e pâncreas em menor frequência.[1,2] O tumor carcinoide (TC) é o mais frequente de todos os TNE e se localizam frequentemente na parede do trato digestório, enquanto os outros: insulinoma, vipoma, somatostatinoma e glucagonoma têm como sítio preferencial a glândula pancreática, além da parede do sistema digestório.[3] Os TNEs gastrointestinais estão sendo diagnosticados com mais frequência. Os últimos dados de vigilância epidemiológica americana mostraram que, nos últimos 35 anos, o número de TNE/carcinomas do intestino delgado aumentou em cerca de 300 a 500%.[4,5] A causa desse impressionante aumento é desconhecida e é, muitas vezes, atribuída ao fato de que imagens de alta resolução e a endoscopia estão sendo usadas mais comumente na prática clínica diária, além da imuno-histoquímica na patologia.[6]

Outros fatores de risco para pequenos TCs incluem o álcool e o tabagismo em um estudo,[7] mas não em outro, no sexo feminino e uma história familiar positiva de câncer.[6] Pequenos TCs podem ocorrer com maior frequência em síndromes hereditárias pouco frequentes. Especificamente com a desordem autossômica dominante, chamada de neoplasia endócrina múltipla do tipo 1 (NEM-1), onde há um aumento na ocorrência de gastrinomas duodenais e com a doença de von Recklinghausen (neurofibromatose 1; NF-1) há um aumento da ocorrência de somatostatinomas duodenais, caracteristicamente periampulares.[8-11]

Os TCs gastrointestinais são malignos e enigmáticos, embora de crescimento lento se comparado ao adenocarcinoma, podem-se comportar de forma agressiva.[1,3] Sua epidemiologia é mal conhecida em razão de sua raridade.[2] Manifestam-se por efeito de massa, sangramento, obstrução ou até com perfuração, resultado da sua detecção acidental durante cirurgia de emergência. Seus sintomas relacionam-se à secreção de aminas e peptídeos diversos. O diagnóstico bioquímico é estabelecido pela elevação sérica da cromogranina A (CGA), da serotonina ou através dos níveis urinários do ácido 5 hidroxi-indolacético (5-HIAA).[1] O estudo histológico se faz pela imuno-histoquímica (cromogranina + e sinaptofisina +).[1]

Quanto à localização essa pode ser determinada pela endoscopia, cintilografia com receptores de somatostatina (CRS), tomografia computadorizada helicoidal (TCH) ou pela ecoendoscopia (EE).[1,2,12] Para os TC gástricos (TCG), duodenais (TCD) e retais (TCR) pequenos, a remoção endoscópica parece ser o tratamento mais adequado.[1,2] A sobrevivência total de 5 anos para os TC do apêndice é de 98%, para os TCG é de 81%, TCR de 87%, TCD pequenos de 60%, os do cólon de 62%, e os TCG avançados de 33%.[1]

À EE, são frequentemente hipoecoicos e se desenvolvem na mucosa e submucosa.[13] Sua característica superficial explica a frequente positividade da biópsia endoscópica. Às vezes, eles se desenvolvem na muscular própria sendo ecogênicos e difíceis de diferenciar dos Schwanomas, nesse caso a biópsia endoscópica será negativa, pois se apresentam como tumores subepiteliais.[13,14] A EE faz parte do arsenal diagnóstico nos casos de TC secretores onde o tumor primitivo não é conhecido, permitindo a identificação dos tumores intraparietais gástricos ou duodenais.[15] Este capítulo centrar-se-á de forma clara na discussão da patogenia, diagnóstico e opções de tratamento atualmente em prática para o TCG do tipo I e TCDs incluindo os não funcionantes e os produtores de gastrina sérica causadores da síndrome de Zollinger-Ellison (SZE).

GENERALIDADES

Tumores Carcinoides Duodenais

Os TC do intestino delgado, especialmente os localizados no duodeno (TCD), são cada vez mais detectados em estágios iniciais e facilmente tratáveis (com diâmetro ≤ 10 mm).[16-18] Esses pequenos tumores são, na sua maioria, não funcionantes (hormônio inativo) e geralmente não causam qualquer desconforto ou sintoma aos pacientes. Eles são geralmente diagnosticados durante uma EGD que está sendo realizada por outras razões.[16-18] No caso dele apresentar hipersecreção hormonal (SZE ou carcinoide), a situação é diferente e mais delicada, mas felizmente isso é raro! Os TCDs funcionantes geralmente têm metástases no momento do diagnóstico.[17,19,20] Atualmente, cerca de 22% de todos os TCs do intestino delgado surgem no duodeno enquanto o íleo continua a ser o local mais frequente no intestino delgado (> 70%).[21]

No geral, o aumento da detecção precoce da TC do intestino delgado tem levado a um melhor prognóstico.[21,22] A taxa de sobrevivência de cinco anos subiu de 51,9% em 1970 e 1980 para 60,5% na década de 1990.[23] Em uma análise atual de 1999 a 2004, Strosberg *et al.* observaram uma sobrevivência média em cinco anos de 75%.[24] A proporção de doença avançada (no momento do diagnóstico) caiu de 31,3% na década de 1970 e 1980 para 22,4% na década de 1990 e, finalmente, a < 18,9% entre 2002-2004.[24] O manejo desses tumores avançados se localizados no intestino delgado tem recebido muita atenção, porém o tratamento clínico de um TC no intestino delgado detectado precocemente tem recebido pouca atenção. O tratamento baseia-se em uma confiável classificação dos TCs do intestino delgado. Em muitos países, os TCs intestinais bem diferenciados são classificados como carcinoides do intestino delgado. A terminologia, muitas vezes, serve para categorizar os tumores do intestino delgado em duodenal, do intestino médio e ileal.[24]

PATOGÊNESE

Tumores Carcinoides do Intestino Delgado

Os TCs do intestino delgado são como aqueles encontrados em outros sítios, classificados de acordo com a OMS em: **TCs bem diferenciados, carcinoma neuroendócrino (NEC, do inglês "neuroendocrine carcinoma") bem diferenciado** (definido pela presença de metástases, ou infiltração na muscular própria e/ou invasão vascular) e **carcinoma neuroendócrino pouco diferenciado**.[10,11] O primeiro apresenta como marcadores principais a sinaptofisina e a CRGA, enquanto os casos de NEC e os NEC pouco diferenciados (subtipos de células pequenas e grandes) marcam a sinaptofisina e muito raramente a CRaGA. O termo tumor carcinoide (TC) deve ser usado tanto para o tumor carcinoide bem diferenciado, como para os NECs bem diferenciados, enquanto os NECs pouco diferenciados devem ser chamados de carcinomas neuroendócrinos pouco diferenciados ou simplesmente NEC.

Nos últimos anos, uma classificação TNM com base no tamanho do tumor, profundidade de invasão e presença de nódulos linfáticos metastáticos e/ou metástases a distância foi proposta (Quadro 36-1). Ambos os TCs (G1 e G2) considerados bem diferenciados e enquanto o G3 caracteriza o NEC pouco diferenciado. Destaca-se que os TCs diferenciados são muito mais comuns do que os NECs pouco diferenciado.

Os TCs e os NECs do intestino delgado geralmente ocorrem no duodeno ou no íleo. O jejuno e o divertículo de Meckel são locais raros. Os TCs não funcionantes do duodeno são frequentes, esporádicos (não herdados), bem diferenciados e de crescimento lento.[10] Entre os funcionantes, os que produzem gastrina são os mais comuns (62%), seguidos pelos tumores que produzem somatostatina (18-21%), paragangliomas gangliocíticos (9%) e tumores que podem produzir vários hormônios como a serotonina ou calcitonina (5,6%). Os NECs são raros (1,8%).[18] Aqueles produtores de gastrina geralmente estão localizados no duodeno proximal, são menores que 20 mm e limitados à mucosa/submucosa. Nesses pacientes, metástases linfonodais são encontradas em 11 a 50%, e metástases a distância são observadas em menos de 10% dos casos. Por outro lado, os tumores produtores de somatostatina ocorrem predominantemente na região ampular e/ou periampular. Normalmente, envolvem a muscular própria, tem tamanho maior que 2 cm e o risco de metástase é maior que 50%.[18] No entanto, mesmo tumores com diâmetro inferior a 1 e 2 cm podem apresentar metástases em nódulos linfáticos periduodenais.[25,26] No fígado, as metástases são raras. Em caso de recidiva, o fígado é o local mais comum de metástase. Aproximadamente 20 a 30% dos somatostatinomas associam-se a NF-1.

Os paragangliomas gangliocíticos caracterizam-se por sua diferenciação celular trifásica consistindo de células neuroendócrinas (produção de somatostatina e/ou polipeptídeo pancreático), fusiformes (células de Schwann) e células ganglionares. Eles costumam ocorrer na região periampular e seguem um curso benigno. No entanto, ocasionalmente, tumores grandes (tamanho > 2 cm) podem-se espalhar para gânglios linfáticos locais, principalmente atribuível ao componente endócrino da lesão.[25,26] Os NECs ocorrem principalmente na região ampular. Eles geralmente se apresentam em estágios avançados, ou seja, com nódulos linfáticos, metástases hepáticas ou a distância. A média de tempo de sobrevida em pacientes com metástases é de 14,5 meses.[27]

Tumores Carcinoides Duodenais Funcionantes

Aproximadamente 50% dos esporádicos (não herdados) são produtores de gastrina e associam-se à SZE. Esses tumores são chamados clinicamente de gastrinomas. Eles são bem diferenciados, crescem lentamente e localizam-se na sua imensa maioria (60 a 75%)

QUADRO 36-1. Proposta de classificação para os tumores neuroendócrinos do intestino delgado[10,11]

Grau	Contagem de mitoses (10 CAP)†	Índice Ki-67 (%)§
G1	< 2	≤ 2
G2	2-20	3-20
G3	> 20	> 20

† 10 CAP: campo de alta potência = 2 mm², pelo menos 40 campos (ampliação de 40 ×) avaliaram em áreas de maior densidade mitótica;
§ MIB1 anticorpos,% de 2.000 células tumorais em áreas de maior marcação nuclear.

no duodeno e só raramente no pâncreas.[10] Cerca de 20 a 30% dos pacientes com SZE têm MEN1 e, nesta condição, a maioria, senão todos os pacientes, têm seus gastrinomas no duodeno.[28-30] Uma diferença importante entre um gastrinoma esporádico e o MEN1 é que os últimos são sempre múltiplos. Metástases em linfonodos regionais têm sido relatadas em 50-90% dos gastrinomas duodenais. Essas metástases linfonodais podem ser muito maiores que a primária que pode ser inferior a um milímetro de tamanho e podem ser erroneamente considerados tumores pancreáticos, especialmente se eles estão localizados na margem superior da cabeça do pâncreas ou como um nódulo linfático. Metástases locais linfáticas parecem ter pouca influência na sobrevivência de pacientes com SZE. A taxa de sobrevivência de 10 anos dos pacientes com gastrinoma duodenal (59%) é significativamente melhor do que para pacientes com gastrinomas pancreáticos (9%), provavelmente porque as metástases para o fígado são mais frequentes nos tumores pancreáticos que naqueles localizados no duodeno.

Um TC produtor de serotonina é incomum no duodeno. Depreende-se que apenas um TCD excepcionalmente pode dar origem à síndrome carcinoide clássica, associada a metástases hepáticas.

MÉTODOS DE IMAGEM

A endoscopia com múltiplas biópsias é a ferramenta padrão para o diagnóstico das TCs. Para o estadiamento dessas lesões pode-se usar a tomografia computadorizada e a CRS. Além disso, a EE está sendo usada, com mais frequência, na definição da profundidade e invasão do tumor. Nossa experiência está cada vez mais galgada em seus achados para a possível remoção desses tumores. A TCH do abdome e pelve pode ser uma modalidade adequada para a avaliação da disseminação local e metástase a distância. No entanto, ela não é capaz de detectar lesões carcinoides. Um estudo demostrou, que 40% dos pacientes submetidos à TCH tinham evidência de tumor primário como espessamento da parede gástrica.[31]

A CRS tem sido usada desde o início dos anos 1990 para identificar TC primários e metástases à distância, pois, na maioria dos casos, eles expressam receptores de somatostatina. Em comparação a tomografia computadorizada convencional, a CRS tem melhor sensibilidade e especificidade.[32] No entanto, CRS não detecta 10 a 15% dos tumores que não expressam os receptores de somatostatina.[33] Além disso, o limite de detecção do tamanho do tumor é de cerca de 0,5 cm, tornando extremamente difícil sua identificação no estômago pois a maioria é pequena e multicêntrica. As imagens obtidas também fornecem uma avaliação anatômica relativamente pobre. Em um estudo, a CRS demonstrou anormalidade em apenas 30% dos pacientes com TCG tipo I.[31,33] Na melhor das hipóteses, a sensibilidade do CRS na localização de um TCG pode ser de 75%, com uma especificidade de 95% e um valor preditivo positivo e negativo de 63 e 97%, respectivamente.[34]

Estudos têm demonstrado que a EE não é a modalidade de imagem ideal para o diagnóstico de um TC duodenal.[35] Fato este que nós concordamos de forma inconteste. No entanto, ela é útil, fornecendo dados fundamentais pré-operatórios a respeito de um TC duodenal.[36] Ela é precisa em identificar a profundidade da lesão, definir a camada de origem e a possibilidade de extirpação de um TC, por meio da endoscopia digestiva.[37] O aspecto de um TC à EE é hipoecoico, homogêneo de limites bem-definidos e pode ser encontrado na primeira, segunda e terceira camadas (Fig. 36-1). Mas a informação mais importante fornecida pela EE é se a lesão pode ser ressecada de forma segura por via endoscópica ou se a mesma deve ser enviada à cirurgia. Isso se baseia, principalmente, no acometimento ou não da muscular própria.

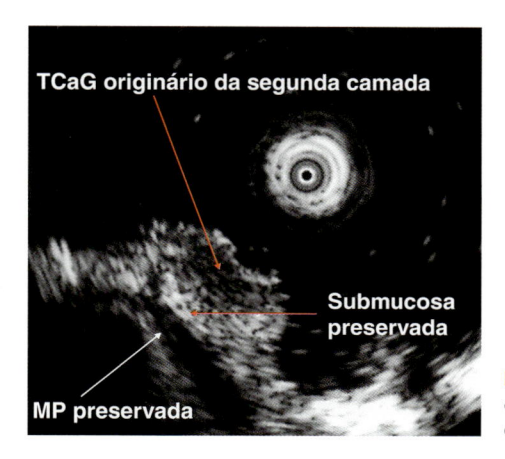

Fig. 36-1. Tumor carcinoide reparado pela ecoendoscopia.

DOENÇA METASTÁTICA

As metástases hepáticas frequentemente revelam a presença de um TC. Os métodos convencionais de imagem (US, TCH e RM) devem ser utilizados na tentativa de excluir outras metástases à distância, mas falham na identificação dos tumores primitivos. A pesquisa da lesão primitiva é fundamental para a adoção de uma estratégia terapêutica curativa (extirpação do tumor e hepatectomia) e a pesquisa do tumor intrapancreático ou da parede do sistema digestório repousa sobre a endoscopia e EE (Figs. 36-2 e 36-3). As metástases hepáticas podem ser tratadas por ablação com radiofrequência e embolização isolada ou com substâncias citotóxicas. O transplante hepático raramente pode apresentar algum tipo de benefício nesses casos.[1]

Fig. 36-2. (**a**) Visão endoscópica do duodeno de paciente com suspeita de gastrinoma. (**b**) O exame ecoendoscópico revelou a presença de nódulo periduodenal.

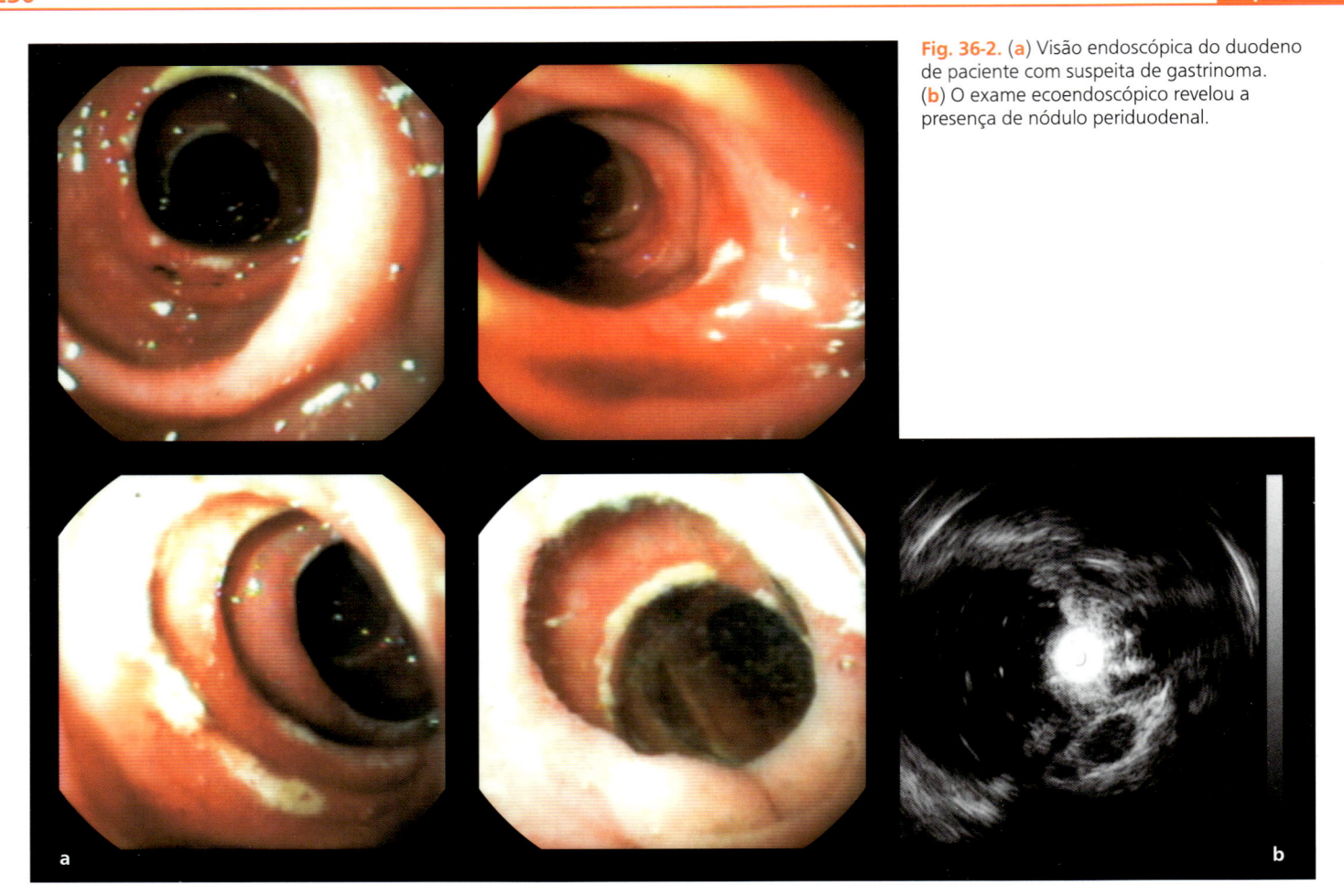

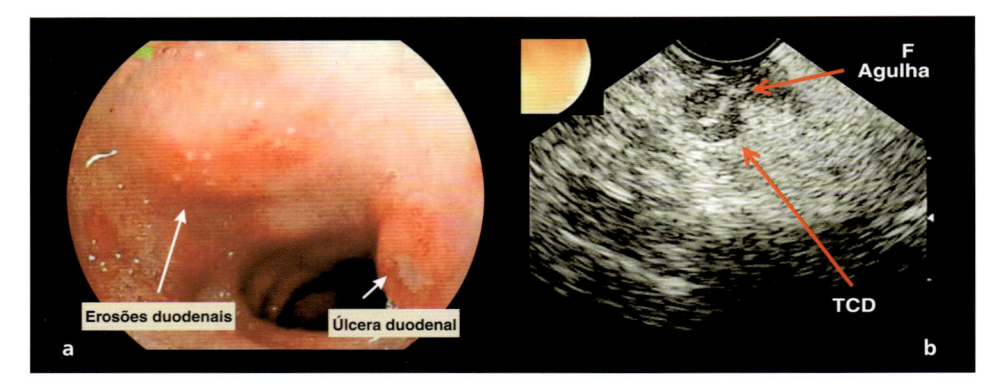

Fig. 36-3. (**a**) Visão endoscópica de outro paciente com suspeita de gastrinoma. (**b**) A ecoendoscopia mostra o momento da punção sobre um nódulo suspeito periduodenal. A biópsia confirmou a presença de gastrinoma.

TRATAMENTOS

Tratamento dos Tumores Carcinoides Duodenais

A diferenciação histológica, a localização, o tipo, a biologia, o estágio do tumor e as circunstâncias individuais devem ser levadas em consideração no planejamento terapêutico.[38] O tratamento dos TCDs não funcionantes e bem diferenciados, sem fatores de risco para metástases, limitados a mucosa/submucosa, com até 10 mm de tamanho e sem invasão vascular podem ser removidos por via endoscópica, pois esses tumores têm baixo risco para o desenvolvimento de metástases linfonodais ou à distância (Fig. 36-4).[4] O uso recente da EE para avaliar a invasão duodenal desse tumor e identificar a presença de metástases linfáticas é possível e particularmente importante para estabelecer um estádio adequado da lesão.[8] Uma vez que os TCDs podem infiltrar a submucosa, várias técnicas endoscópicas têm sido consideradas. Hoje em dia, a mucosectomia é a mais amplamente realizada. O objetivo da ressecção endoscópica é remover o tumor completamente (ressecção R0). Até agora, nenhuma recorrência do tumor têm sido observada após uma polipectomia/mucosectomia que afetasse o prognóstico geral do paciente.

Mesmo assim, o tratamento continua a ser controverso para os TCD não funcionantes, bem diferenciados (G1), limitados à mucosa/submucosa, com 10 a 20 mm de tamanho, sem invasão angiolinfática e sem metástases. Ambos os tratamentos, cirúrgico e endoscópico, são possíveis nessa situação.[8] De qualquer forma, estudos mais rígidos e controlados sobre essas duas formas de abordagens ainda devem ser realizados.[11] Por outro lado, há amplo consenso de que em pacientes com TCD não funcionantes e maiores que 20 mm, bem como os gastrinomas esporádicos devem ser submetidos à cirurgia.[39] Os TCD não funcionantes, bem diferenciados (G1, G2), com fatores de risco para doença metastá-

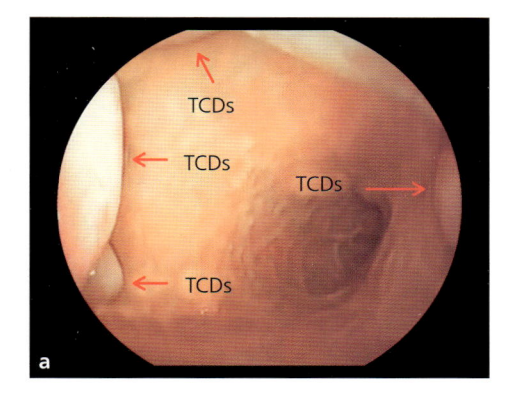

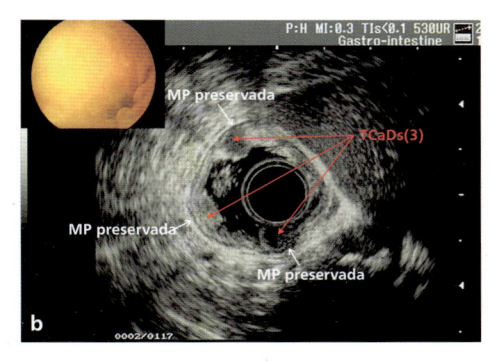

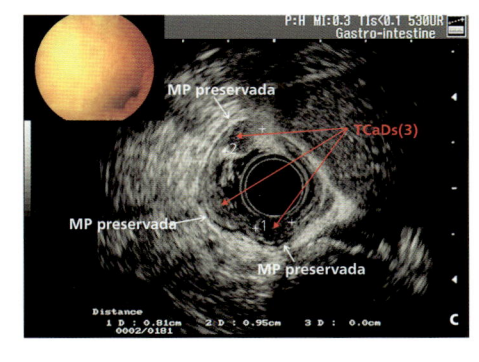

Fig. 36-4. Paciente com múltiplos tumores duodenais.[4] (a) Visão endoscópica. (b, c) Visão ecoendoscópica de dois diferentes nódulos hipoecoicos.

tica, que se estendam além do submucosa (T2-T4) ou apresentem linfonodos locorregionais e/ou comprometimento vascular representam risco prognóstico relevante, portanto, eles devem ser tratados cirurgicamente (Fig. 36-5).[39] No entanto, muitos pacientes no momento do diagnóstico são idosos e têm comorbidades significativas. Por esta razão, a decisão sobre se a cirurgia nesses casos necessita de uma discussão interdisciplinar com terapia individualizada. Por sua vez, os TCD indiferenciados são raros, com mais de 30 casos relatados.[40] Esses são tumores altamente invasivos (G3), com linfonodos regionais e/ou metástases a distância que se apresentam geralmente no momento do diagnóstico, e a maioria dos pacientes morrem da doença.[40] No caso incomum de um paciente sem metástases a distância em exames de imagem, com o diagnóstico de um NEC, a ressecção cirúrgica deve ser considerada (Quadro 36-2).[40]

TRATAMENTO DOS GASTRINOMAS DUODENAIS

O gastrinoma esporádico: ou seja, aquele sem MEN1, pode apresentar metástases em 40 a 70% do casos e até mesmo os tumores menores que 10 mm já podem exibir nódulos linfáticos metastáticos periduodenais e/ou peripancreáticos.[11] Com isso em mente, a ressecção cirúrgica do tumor, independe do tamanho e deve-se associar à linfadenectomia como terapia de escolha nos casos de gastrinoma duodenal esporádico.[11] A SZE pode ser tratada a longo prazo e de forma eficaz com os inibidores da bomba de prótons (IBP), mas o paciente deve decidir se é contra a cirurgia, ou por apresentar alto risco ou se a doença já se encontra em estádio avançado.[8,11]

O tempo de duplicação de células bem diferenciadas de um gastrinoma é superior a 180 dias, pacientes com mais de 65 anos, hoje em dia, muitas vezes morrem de outra doença e não de um gastrinoma bem diferenciado, mesmo se os mesmos não sofram tratamento cirúrgico. Cerca de 25% dos gastrinomas duodenais associam-se a MEN1.[8,11] Isso porque o TCD quase sempre é múltiplo, pequeno, e cerca de 40 a 70% têm metástase no momento do diagnóstico. Nesses casos, a cirurgia agressiva não é recomendada, pois pacientes com MEN1 geralmente não são curados pela cirurgia.[8,11] Portanto, a SZE associada ao MEN1 tem que ser tratada de forma mais eficaz e por longos períodos com um inibidor de bom-

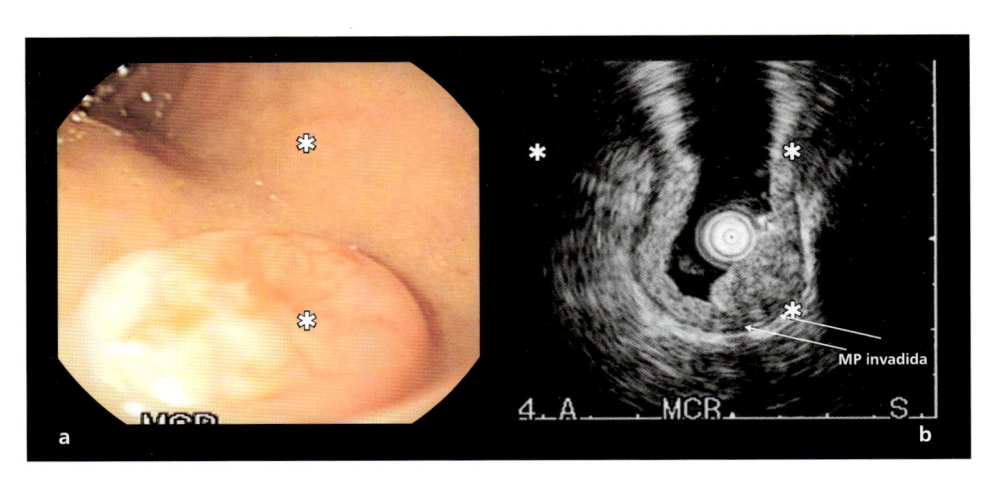

Fig. 36-5. Paciente com tumor neuroendócrino duodenal. (a, b) Imagem endoscópica revelou que a lesão não é superficial não podendo ser removida endoscopicamente.

QUADRO 36-2. Terapia dos TC duodenais

Tamanho	Sem fatores de risco		Com fatores de risco[†]
	< 1 cm	1-2 cm	
TCD esporádico (sem hipergastrinemia ou NEM1)	Mucossectomia	Cirurgia (em caso de risco cirúrgico: mucossectomia com seguimento)	Cirurgia
Gastrinoma esporádico	Cirurgia[§]	Cirurgia[§]	Cirurgia[§]
Gastrinoma e NEM1	Tratamento com IBP e seguimento (ou cirurgia)	Cirurgia (particularmente se o gastrinoma crescer) ou terapia com IBP associada a seguimento	Cirurgia (ou IBP com seguimento em gastrinoma G1 e/ou com risco cirúrgico

[†]Fator de risco para metástase com angioinvasão (grau histológico G2-G3), com infiltração da muscular própria ou tamanho maior que 2 cm ou nódulos linfáticos metastáticos;
[§]Cirurgia é a terapia de escolha no gastrinoma esporádico (sem metástases a distância). Em idosos, o tratamento conservador pode ser preferido à cirurgia.
TCD, tumor carcinoide duodenal; IBP, inibidor da bomba de prótons; NEM1, neoplasia endócrina múltipla tipo1; G1 e G2, bem diferenciado; G3, pouco diferenciado (graduação histológica: G1 [Ki-67 de 0 a 2%]; G2 [Ki-67 de 3-20%]; G3 [Ki-67 > 20%]).

ba de prótons.[41] Além disso, a presença de hiperparatireoidismo, nesses pacientes, pode tornar o controle da hipersecreção gástrica mais difícil com doses mais frequentes e maiores de IBP.[41] Portanto, é recomendável que o hiperparatireoidismo deva ser tratado adequadamente (ressecção cirúrgica de pelo menos 3 paratireoides) e seguir os pacientes com cuidado, pois eles podem apresentar recidiva.[41] Seguindo-se esses parâmetros pacientes com SZE associado a MEN1 devem ser tratados em clínicas especializadas, onde a opção cirúrgica deve ser considerada apenas em centros especializados e somente após uma discussão interdisciplinar do tratamento individualizado de cada paciente (Quadro 36-2).

Tratamento dos TC Localizados na Papila Duodenal

Cerca de 20% dos TCDs se localizam na região periampular e/ou ampular. Nessa localização, eles devem ser submetidos a um tratamento especial, pois eles podem ter um curso clínico e atividade biológica diferente se comparada a outros TCDs. Os maiores que 2,0 cm, com frequência, causam icterícia, no entanto, no início, se pequenos, são cada vez mais diagnosticados incidentalmente em pacientes assintomáticos (Fig. 36-6a, b). Infelizmente, não existem estudos controlados sobre o tratamento adequado desses pequenos tumores localizados na região papilar. A papilotomia endoscópica (Fig. 36-6c, d), ampulectomia e ressecção cirúrgica do tumor podem ser curativas se a doença se encontrar no seu início (Fig. 36-6e). Por outro lado, pacientes com TCD ampulares > 2 cm a ressecção à Whipple, ou a duodenopancreatectomia com preservação pilórica ou até mesmo a duodenectomia podem ser consideradas como tratamento de escolha.[42] O tratamento endoscópico para tumores em fase inicial caracteriza-se por baixa morbimortalidade. A limitação óbvia de uma ampulectomia de um tumor endoluminal é que a drenagem linfática pode, possivelmente, estar afetada sem ser imperceptível na avaliação antes da intervenção. Essa situação é o oposto de um procedimento cirúrgico. Assim sendo, a dissecação linfática cirúrgica não só permite uma preparação ideal do local, mas também remove possíveis metástases desses nódu-

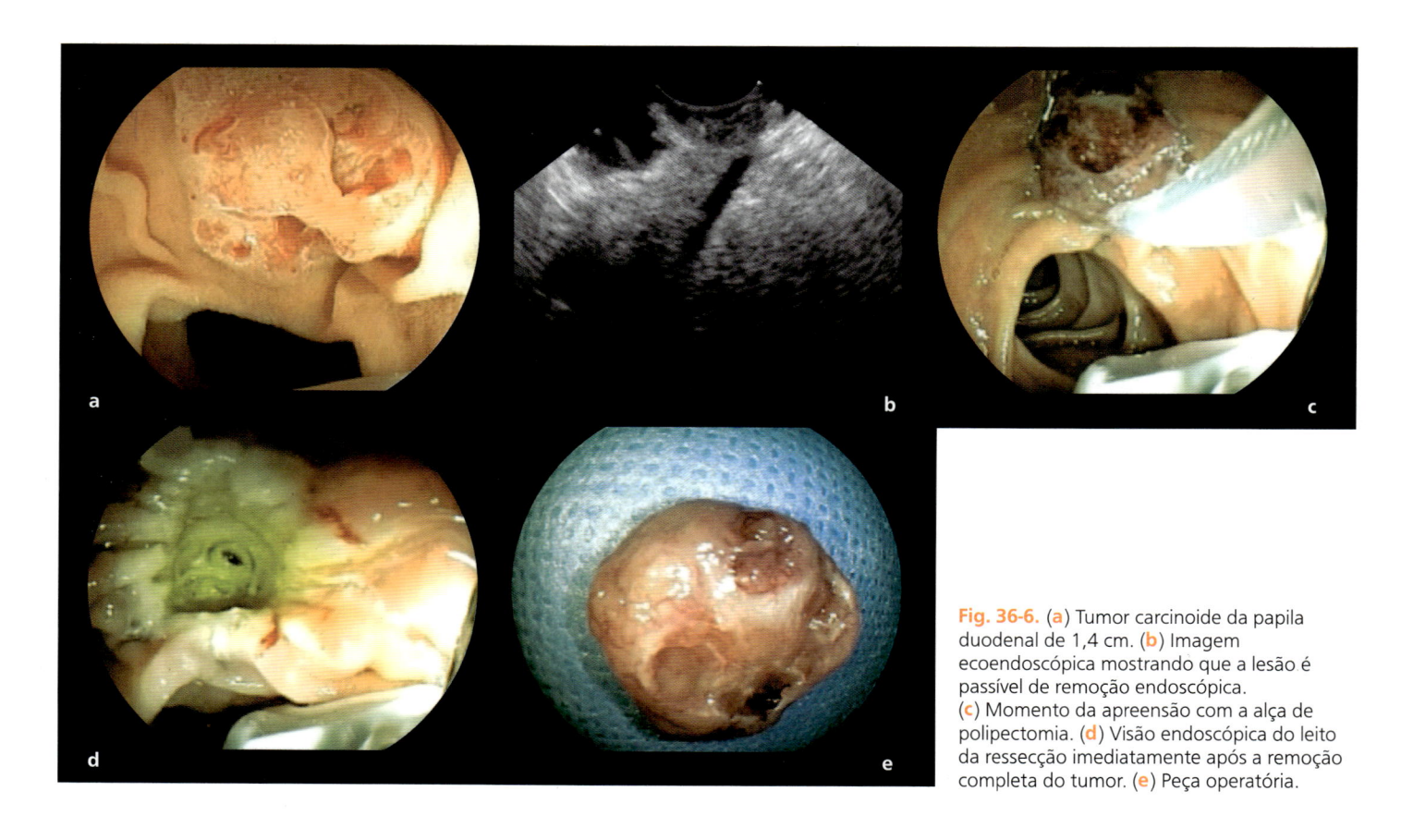

Fig. 36-6. (a) Tumor carcinoide da papila duodenal de 1,4 cm. (b) Imagem ecoendoscópica mostrando que a lesão é passível de remoção endoscópica. (c) Momento da apreensão com a alça de polipectomia. (d) Visão endoscópica do leito da ressecção imediatamente após a remoção completa do tumor. (e) Peça operatória.

los. A desvantagem da ressecção cirúrgica com dissecção de linfonodos é a elevada morbidade e letalidade. Mas devemos enfatizar que a frequência de metástases linfonodais em tumores bem diferenciados (G1) até o momento é desconhecida, assim sendo o autor tem a tendência em realizar o tratamento desse tumor através de uma ampulectomia ampla, com controle periódico por exames de imagem.

Os procedimentos cirúrgicos propostos para esses pacientes devem ser realizados em centros especializados, que apresentam baixa morbimortalidade. Por outro lado, se há preferência pela ressecção endoscópica de um TCD ampular bem diferenciado (G1), o paciente deve ser encaminhado para um centro especializado nesse tipo de abordagem. Em virtude da biologia tumoral favorável de um TCD ampular bem diferenciado, menor que 20 mm de diâmetro, se completamente ressecado (R0) o prognóstico presuntivo desse paciente é bom ou excelente. Se durante o acompanhamento, metástases linfáticas são detectadas, uma cirurgia radical deve ser considerada. Lembrar que antes do tratamento definitivo doenças associadas devem ser pesquisadas, como: a neurofibromatose tipo 1 ou MEN1.[8,25] Pacientes idosos, com TCD ampulares bem diferenciados apresentam comorbidades significativas, nessa situação de alto risco, opta-se pelo tratamento conservador ou pela abordagem endoscópica. A abordagem terapêutica para TCD localizados, pouco diferenciados (G3) envolve a ressecção cirúrgica agressiva, e se possível associação com quimioterapia sistêmica.[40]

Tratamento Clínico

TCDs com síndrome carcinoide são raros, mas, quando isso acontece, o tratamento é realizado com os análogos da somatostatina. Eles são os agentes iniciais de escolha para controlar os sintomas da síndrome carcinoide.[43] A sua eficácia chega a 90%, no entanto, com o tempo, esses análogos podem-se tornar ineficazes, e o tratamento com interferon-2α pode ser considerado.[43] O tratamento com os análogos da somatostatina ou interferon provocam uma resposta tumoral citostática e, raramente, causam a diminuição no tamanho do tumor.[39,43]

Resultados e técnicas do tratamento endoscópico

Várias técnicas têm sido descritas para a ressecção endoscópica desses tumores:

A) Técnica convencional com alça de polipectomia.
B) Uso de injeção de várias soluções com posterior apreensão pela alça de polipectomia.
C) Aspiração da lesão com "cap".
D) Apreensão da lesão com banda elástica para posterior remoção.[15]

A técnica de ressecção endoscópica usando alça de polipectomia com ou sem a injeção submucosa de solução salina têm sido aplicada para a remoção de diminutos carcinoides. Nishimori et al.[14] utilizaram a EE para guiar a injeção salina em dois casos de TC duodenais e promoveram a ressecção ecoguiada. Em um deles, foi possível a elevação e a separação completa da lesão em relação à muscular própria, optando-se pela ressecção endoscópica. Em outro isso não foi possível, optando-se pela cirurgia. Esse relato comprova não só o valor da EE para o estádio locorregional, como também dá ao exame uma possibilidade de controle ecoguiado da terapia.

Yoshikane et al.[44] acreditam que diminutos TCG ou duodenais confinados à submucosa possam ser removidos endoscopicamente, mas para que isso ocorra é necessária à avaliação da EE pré-operatória, para determinar com segurança a ressecção. O mesmo autor avaliou a utilidade da EE em 29 pacientes com TC gastrointestinais (5 gástricos, 7 duodenais e 17 retais). A característica ecográfica de praticamente todas as lesões foi de homogeneidade e hipoecogeneicidade, com margens limitadas e lisas (Fig. 36-5b, c). A maioria deles se encontrava na terceira camada. A acurácia da EE em determinar a classificação T e N foi de 75%, para ambas as categorias. Os autores concluem que a EE é útil para o estádio locorregional (TN) desses tumores (Figs. 36-5b, c; e 36-6b).

Algumas vezes, a obtenção de tecido pela biópsia endoscópica não permite ao patologista o diagnóstico histológico, principalmente se a lesão apresentar aspecto subepitelial. Nessa situação, a EE-PAAF pode ser útil, pois permite esse diagnóstico após a coleta de material do centro do TC, possibilitando o diagnóstico (Fig. 36-4b).[45]

As complicações mais frequentes são: sangramento e perfuração. As taxas de sua ocorrência são relativamente baixas; o sangramento é mais comum e varia de 0 a 7,7%, geralmente é autolimitado e/ou pode ser tratado efetivamente por procedimentos endoscópicos, particularmente nos TCG.[15] A EE pode ser usada para identificar estruturas vasculares com uma sensibilidade de até 100%.[46] A perfuração pode ocorrer entre 2 a 4,3%, sendo que esse tipo de complicação também pode ser tratado endoscopicamente. O Quadro 36-3 faz uma revisão da literatura sobre o tratamento endoscópico dos TCG e duodenais, e mostra os resultados do autor nos últimos 8 anos com o uso da ecoendoscopia para avaliação e ressecção.

PERSPECTIVAS

Os TCD serão diagnosticados com muito mais frequência no futuro. O rápido avanço tecnológico na descrição de perfis moleculares tumorais irão identificar moléculas e biomarcadores que possam prever corretamente sua agressividade biológica em um futuro próximo. Esses biomarcadores terão um significado clínico importante, particularmente no tratamento de lesões incidentais. Esses pacientes devem ser monitorados para cânceres secundários (estômago, cólon, próstata nos homens, de mama em mulheres) que se associam em 15 a 25% dos casos.

A realização de uma polipectomia endoscópica de pólipos duodenais é rápida, segura, permitindo o diagnóstico e o tratamento da esmagadora maioria das lesões. Essa conduta é a melhor forma de abordagem, já que é difícil distinguir macroscopicamente diminutas elevações benignas de tumores carcinoides.

QUADRO 36-3. Revisão da literatura sobre o tratamento endoscópico dos tumores carcinoides gastroduodenais

Autor e ano	Nº de casos	Perfuração	Sangramento	Remoção completa	Seguimento
Kajiyama, 1996	3 (Cap, BE, P)	–	–	87-74%	–
Yoshikane, 1998	7 TCaD (P)	1/7 (14%)	0%	100%	6-46 m
Ichikawa, 2003	5 TCaG (P)	–	–	100%	6-66 (32 m)
Varas, 2003	9 (P) e 1 (BE)	0%	0%	100%	–
Higashino, 2004	8 TCaG	0%	0%	75%	30 m
Martinez, 2004	22 (P) e 2 (BE) 21 TCa com 24 Tus	0%	1 (4%)	100%	12 m
Varas, 2009	13 TCaG (P e BE)	1/13 (7,7%)	0%	100%	12 m
Hopper, 2009	8TCaG 7/8 tipo 1 e 1/8 tipo 3	0%	0%	100%	–
Muro, 2009	4TCaG	0	0	100%	18 m
Varas, 2010	13 TCaG/4 TCaD	1 (4,3%)	0%	90,5%	–
Ardengh	16 TCaG/13 TCaD	2 (6,8%) 1 óbito (3,4%)	0%	72,4%	16 m
Total	132	3,7%/óbito 0,7%	0,7%	57-100% (86%)	4-76 m

Cap, polipectomia com Cap; BE, ligadura elástica; P, polipectomia; Tus, tumores.

REFERÊNCIAS BIBLIOGRÁFICAS

1. Modlin IM, Kidd M, Latich I et al. Current status of gastrointestinal carcinoids. *Gastroenterology* 2005;128:1717-51.
2. Norton JA. Intra-operative procedures to localize endocrine tumours of the pancreas and duodenum. *Ital J Gastroenterol Hepatol* 1999;31(Suppl 2): S195-97.
3. Modlin IM, Moss SF, Chung DC et al. Priorities for improving the management of gastroenteropancreatic neuroendocrine tumors. *J Nati Cancer Inst* 2008;100:1282-89.
4. Scherubl H, Schwertner C, Steinberg J et al. Neuroendocrine tumors of the small bowels are on the rise: early tumors and their management. *Z Gastroenterol* 2010;48:406-13.
5. Yao JC, Hassan M, Phan A et al. One hundred years after "carcinoid": epidemiology of and prognostic factors for neuroendocrine tumors in 35,825 cases in the United States. *J Clin Oncol* 2008;26:3063-72.
6. Hassan MM, Phan A, Li D et al. Risk factors associated with neuroendocrine tumors: A U.S.-based case-control study. *Int J Cancer* 2008;123:867-73.
7. Chen CC, Neugut AI, Rotterdam H. Risk factors for adenocarcinomas and malignant carcinoids of the small intestine: preliminary findings. *Cancer Epidemiol Biomarkers Prev* 1994;3:205-7.
8. Hoffmann KM, Furukawa M, Jensen RT. Duodenal neuroendocrine tumors: Classification, functional syndromes, diagnosis and medical treatment. *Best Pract Res Clin Gastroenterol* 2005;19:675-97.
9. Jensen RT, Gibril F, Termanini B. Definition of the role of somatostatin receptor scintigraphy in gastrointestinal neuroendocrine tumor localization. *Yale J Biol Med* 1997;70:481-500.
10. Jensen RT, Niederle B, Mitry E et al. Gastrinoma (duodenal and pancreatic). *Neuroendocrinology* 2006;84:173-82.
11. Jensen RT, Rindi G, Arnold R et al. Well-differentiated duodenal tumor/carcinoma (excluding gastrinomas). *Neuroendocrinology* 2006;84:165-72.
12. Zimmer T, Ziegler K, Liehr RM et al. Endosonography of neuroendocrine tumors of the stomach, duodenum, and pancreas. *Ann N Y Acad Sci* 1994;733:425-36.
13. Lachter J, Chemtob J. EUS may have limited impact on the endoscopic management of gastric carcinoids. *Int J Gastrointest Cancer* 2002;31:181-83.
14. Nishimori I, Morita M, Sano S et al. Endosonography-guided endoscopic resection of duodenal carcinoid tumor. *Endoscopy* 1997;29:214-17.
15. Varas-Lorenzo MJ, Munoz-Agel F, Espinos-Perez JC et al. Gastrointestinal carcinoid tumors. *Rev Esp Enferm Dig* 2010;102:533-37.
16. Annibale B, Azzoni C, Corleto VD et al. Atrophic body gastritis patients with enterochromaffin-like cell dysplasia are at increased risk for the development of type I gastric carcinoid. *Eur J Gastroenterol Hepatol* 2001;13:1449-56.
17. D'Adda T, Candidus S, Denk H et al. Gastric neuroendocrine neoplasms: tumour clonality and malignancy-associated large X-chromosomal deletions. *J Pathol* 1999;189:394-401.
18. Solcia E, Fiocca R, Rindi G et al. Endocrine tumors of the small and large intestine. *Pathol Res Pract* 1995;191:366-72.
19. Kagawa J, Honda S, Kodama M et al. Enterocromaffin-like cell tumor induced by Helicobacter pylori infection in Mongolian gerbils. *Helicobacter* 2002;7:390-97.
20. Safatle-Ribeiro AV, Ribeiro Jr U, Corbett CE et al. Prognostic value of immunohistochemistry in gastric neuroendocrine (carcinoid) tumors. *Eur J Gastroenterol Hepatol* 2007;19:21-28.
21. Modlin IM, Tang LH. Approaches to the diagnosis of gut neuroendocrine tumors: the last word (today). *Gastroenterology* 1997;112:583-90.
22. Sjoblom SM. Clinical presentation and prognosis of gastrointestinal carcinoid tumours. *Scand J Gastroenterol* 1988;23:779-87.
23. Rappel S, Altendorf-Hofmann A, Stolte M. Prognosis of gastric carcinoid tumours. *Digestion* 1995;56:455-62.
24. Strosberg J, Gardner N, Kvols L. Survival and prognostic factor analysis in patients with metastatic pancreatic endocrine carcinomas. *Pancreas* 2009;38:255-58.
25. Garbrecht N, Anlauf M, Schmitt A et al. Somatostatin-producing neuroendocrine tumors of the duodenum and pancreas: incidence, types, biological behavior, association with inherited syndromes, and functional activity. *Endocr Relat Cancer* 2008;15:229-41.
26. Makhlouf HR, Burke AP, Sobin LH. Carcinoid tumors of the ampulla of Vater: a comparison with duodenal carcinoid tumors. *Cancer* 1999;85:1241-49.
27. Sata N, Tsukahara M, Koizumi M et al. Primary small-cell neuroendocrine carcinoma of the duodenum – A case report and review of literature. *World J Surg Oncol* 2004;2:28.
28. Anlauf M, Garbrecht N, Henopp T et al. Sporadic versus hereditary gastrinomas of the duodenum and pancreas: distinct clinico-pathological and epidemiological features. *World J Gastroenterol* 2006;12:5440-46.
29. Donow C, Pipeleers-Marichal M, Schroder S et al. Surgical pathology of gastrinoma. Site, size, multicentricity, association with multiple endocrine neoplasia type 1, and malignancy. *Cancer* 1991;68:1329-34.
30. Pipeleers-Marichal M, Somers G, Willems G et al. Gastrinomas in the duodenums of patients with multiple endocrine neoplasia type 1 and the Zollinger-Ellison syndrome. *N Engl J Med* 1990;322:723-27.
31. Dakin GF, Warner RR, Pomp A et al. Presentation, treatment, and outcome of type 1 gastric carcinoid tumors. *J Surg Oncol* 2006;93:368-72.
32. Yoshikane H, Goto H, Niwa Y et al. Endoscopic resection of small duodenal carcinoid tumors with strip biopsy technique. *Gastrointest Endosc* 1998;47:466-70.
33. Warner RR. Monoamine oxidase deficiency: a cause of symptomatic hyperserotoninemia in the absence of carcinoid. *Arch Inte Med* 2002;162:1647-48; author reply 48.
34. Gibril F, Jensen RT. Comparative analysis of diagnostic techniques for localization of gastrointestinal neuroendocrine tumors. *Yale J Biol Med* 1997;70:509-22.

35. Eckardt AJ, Wassef W. Diagnosis of subepithelial tumors in the GI tract. Endoscopy, EUS, and histology: bronze, silver, and gold standard? *Gastrointest Endosc* 2005;62:209-12.
36. Ichikawa J, Tanabe S, Koizumi W *et al*. Endoscopic mucosal resection in the management of gastric carcinoid tumors. *Endoscopy* 2003;35:203-6.
37. Chak A. EUS in submucosal tumors. *Gastrointest Endosc* 2002;56:S43-48.
38. van der Lely AJ, de Herder WW. Carcinoid syndrome: diagnosis and medical management. *Arq Bras Endocrinol Metabol* 2005;49:850-60.
39. Eriksson J, Stalberg P, Nilsson A *et al*. Surgery and radiofrequency ablation for treatment of liver metastases from midgut and foregut carcinoids and endocrine pancreatic tumors. *World J Surg* 2008;32:930-38.
40. Nilsson O, Van Cutsem E, Delle Fave G *et al*. Poorly differentiated carcinomas of the foregut (gastric, duodenal and pancreatic). *Neuroendocrinology* 2006;84:212-15.
41. Jensen RT. Management of the Zollinger-Ellison syndrome in patients with multiple endocrine neoplasia type 1. *J Int Med* 1998;243:477-88.
42. Hartel M, Wente MN, Hinz U *et al*. Effect of antecolic reconstruction on delayed gastric emptying after the pylorus-preserving Whipple procedure. *Arch Surg* 2005;140:1094-99.
43. Scherubl H, Faiss S, Zeitz M. Neuroendocrine tumors of the gastrointestinal tract–diagnosis and therapy. *Dtsch Med Wochenschr* 2003;128(Suppl 2):S81-83.
44. Yoshikane H, Suzuki T, Yoshioka N *et al*. Duodenal carcinoid tumor: endosonographic imaging and endoscopic resection. *Am J Gastroenterol* 1995;90:642-44.
45. Acs G, McGrath CM, Gupta PK. Duodenal carcinoid tumor: report of a case diagnosed by endoscopic ultrasound-guided fine-needle aspiration biopsy with immunocytochemical correlation. *Diagn Cytopathol* 2000;23:183-86.
46. Kumon RE, Olowe K, Faulx AL *et al*. EUS spectrum analysis for in vivo characterization of pancreatic and lymph node tissue: a pilot study. *Gastrointest Endosc* 2007;66:1096-106.

Enteroscopia em Tumores do Intestino Delgado

Adriana Vaz Safatle-Ribeiro ■ Fauze Maluf Filho

INTRODUÇÃO

Apenas 5% das neoplasias gastrointestinais se desenvolvem no intestino delgado, apesar deste órgão compreender 70 a 80% da extensão total do trato gastrointestinal.[1]

Hemorragia gastrointestinal obscura, emagrecimento, diarreia, dor abdominal e obstrução intestinal correspondem às apresentações clínicas mais comuns. Contudo, em decorrência da inespecificidade dos sintomas, do baixo grau de suspeição e da dificuldade de avaliação do intestino delgado, o diagnóstico destas lesões é geralmente realizado em fase avançada.

Com o advento da cápsula endoscópica, da enteroscopia assistida por balão (EAB), seja de duplo-balão (EDB) ou de balão único (EBU), e da enteroscopia espiral (EE), houve melhora do diagnóstico dos tumores do intestino delgado.[2-8]

A suspeita de tumor representa uma das principais indicações de EAB. As indicações representam sangramento gastrointestinal obscuro, espessamento de alça ou suspeita por outros métodos como radiológico ou CE.[9]

Não há consenso em relação ao melhor método diagnóstico diante da suspeita de tumor do intestino delgado. Metanálise comparando EDB e CE demonstrou serem métodos equivalentes no diagnóstico.[10]

Em pequena série, ambos CE e EDB identificaram tumores subepiteliais grandes em 8 de 9 pacientes (89%). Nos casos positivos de CE, EDB subsequente parece ser conduta apropriada para exame endoscópico detalhado.[11]

Tanto a CE como a EAB devem ser consideradas previamente à cirurgia ou à enteroscopia intraoperatória quando se suspeita de tumor do delgado. Ambos os métodos são seguros, úteis e com alta taxa diagnóstica.[12]

EAB permite o exame de todo o intestino delgado, biópsias mesmo em posições profundas, além de tatuagem que possibilita maior facilidade durante abordagem cirúrgica minimamente invasiva. Adicionalmente, possibilita a terapêutica, como: hemostasia, polipectomia, mucosectomia, dilatação e passagem de próteses.[13-15]

Por outro lado, a tomografia computadorizada pode identificar pacientes que se beneficiarão da EAB e indicar a melhor rota de introdução do aparelho.[16]

Após CE positiva, lesões com média ou alta probabilidade de malignidade necessitam de EAB ou cirurgia para diagnóstico histológico. EAB é também indicada quando a suspeita é alta, mesmo com CE e enterotomografia negativas.[17-21]

Adicionalmente, EAB pode ser indicada para confirmar a presença de tumor subepitelial, já que a CE pode ter resultado falso-positivo, em decorrência de abaulamentos transitórios no lúmen simulando o diagnóstico.[18,22] Em pacientes com baixa probabilidade de malignidade, devem ser conduzidos com base nos resultados da TC ou RM ou mesmo repetir a CE.[23]

Com relação à incidência de tumores, em uma série envolvendo 555 pacientes (768 EDB e 37 EE), 20 pacientes tiveram tumores malignos do intestino delgado (3,6%), sendo os mais frequentes: neuroendócrinos, adenocarcinomas, GISTs e linfomas.[15]

Em estudo retrospectivo multicêntrico, de 645 pacientes submetidos à 877 EDB, incluindo-se tumores benignos e malignos do intestino delgado, a incidência foi de 17,4%, dentre os quais 38 corresponderam a pólipos benignos, 29 GISTs, 18 linfomas, 14 adenocarcinomas, 5 metastáticos, 5 lipomas entre outros.[24]

Em estudo italiano em um único centro, 14 pacientes foram diagnosticados com tumor em 148 procedimentos de EBU (9,5%), sendo 7 adenocarcinomas, 4 GISTs, 1 melanoma, 1 tumor do nervo autonômico gastrointestinal e 1 adenoma.[25]

TUMORES BENIGNOS

Leiomioma

Corresponde ao tumor benigno mais comum, compreendendo aproximadamente 25% dos casos, seguido dos lipomas, adenomas, hamartomas e angiomas. Em geral, são lesões únicas, umbilicadas, com ulceração central, recobertas por epitélio normal.[26]

Lipoma

Tumor benigno, geralmente diagnosticado incidentalmente durante a endoscopia, cirurgia ou autópsia. Ao exame endoscópico, tem cor alaranjada, apresentando sinal do travesseiro positiva à compressão com pinça de biópsia (Fig. 37-1).

EAB pode ser indicada para tratamento de grandes tumores benignos, como lipoma, sendo feita através da colocação de *endoloop (loop-and-let-go)*.[27]

Adenoma

Corresponde a tumor benigno, porém com alta taxa de malignidade, sendo, portanto, quando diagnosticado, indicada a remoção endoscópica. A maioria dos adenomas é única, embora possa ser múltipla, especialmente quando associada a uma síndrome hereditária como polipose múltipla hereditária. Todos os pacientes submetidos à ressecção local necessitam de controles endoscópicos periódicos para assegurar que a ressecção tenha sido completa e controlar a recidiva (Fig. 37-2).

Pacientes com polipose adenomatosa familial (PAF) apresentam risco até 300 vezes maior que a população geral de desenvolver adenocarcinoma de duodeno e da ampola de Vater. Seguimento endoscópico com biópsia é necessário nestes pacientes, já que, muitas vezes, a mucosa aparentemente normal pode conter adenoma. Cromoendoscopia deve ser realizada para aprimorar a detecção de tais lesões.[28-30]

EAB deve ser indicada nos pacientes com polipose duodenal avançada e naqueles submetidos à gastrectomia e duodenopancreatectomia com reconstrução em Y de Roux.[31,32]

Hamartomas

A síndrome de Peutz-Jeghers caracterizada pela presença de pólipos hamartomatosos é considerada doença benigna, contudo está associada a risco maior de adenocarcinoma no intestino delgado. Em geral, os pólipos são múltiplos e variam em número e tamanho (Fig. 37-3). Podem-se manifestar clinicamente com hemorragia gastrointestinal e obstrução intestinal em virtude da intussuscepção. Atualmente, EAB tem sido utilizada rotineiramente no acompanhamento das síndromes polipostas, permitindo ressecções locais e diminuindo o risco da síndrome do intestino curto decorrente de múltiplas ressecções intestinais. Nos casos complexos, com

Fig. 37-1. Lipoma de jejuno médio.

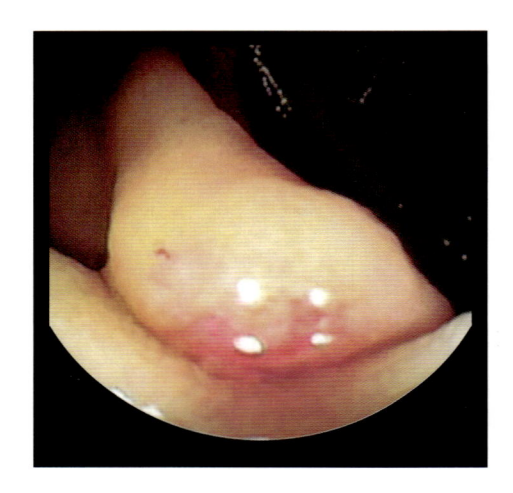

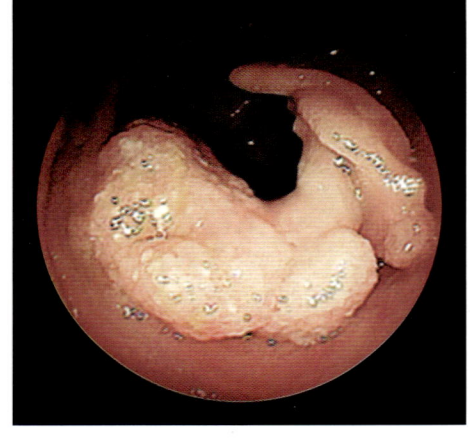

Fig. 37-3. Lesão hamartomatosa jejunal em paciente com síndrome de Peutz-Jeghers.

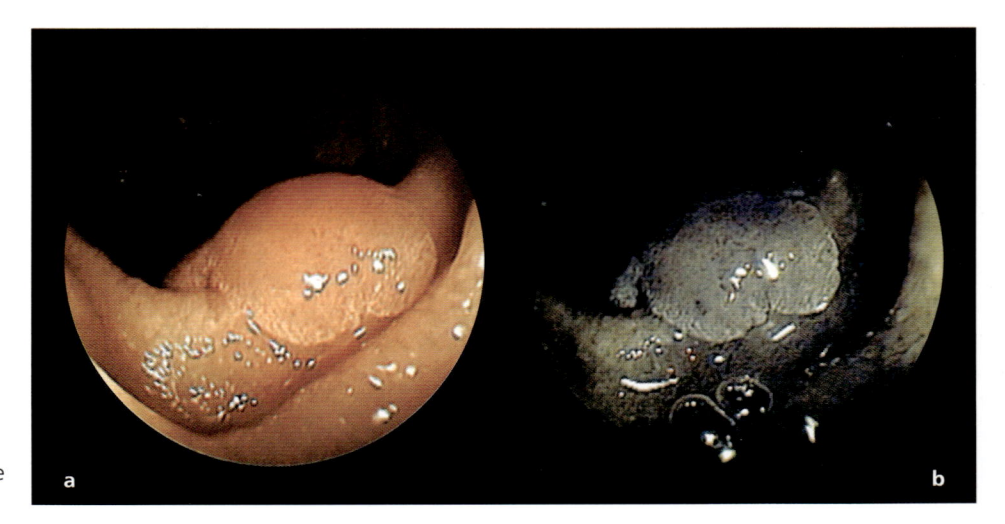

Fig. 37-2. (a, b) Imagens endoscópicas de adenoma de duodeno, sem e com cromoscopia.

muitos pólipos grandes e ressecções intestinais prévias, a enteroscopia assistida por laparoscopia representa método útil para lise de bridas e polipectomias em um único procedimento.[33-37]

Angiomas

Angiomas são tumores originados de vasos linfáticos (linfangiomas) ou sanguíneos (hemangiomas) e constituem cerca de 7% dos tumores benignos. Apesar de serem neoplasias benignas podem causar hemorragia intensa (Figs. 37-4 e 37-5).[38,39]

TUMORES MALIGNOS

Cerca de 90% dos tumores malignos do intestino delgado são representados por quatro tipos histológicos: tumor neuroendócrino, adenocarcinoma, linfoma e tumor estromal gastrointestinal (GIST). Tumores menos frequentes incluem: tumor do nervo autonômico gastrointestinal, sarcoma, plasmocitoma e fibrohistiocitoma.[9]

A incidência de tumores malignos no intestino delgado aumenta com a idade, sendo frequente entre 60 e 70 anos. Em 90% dos casos, são diagnosticados após os 40 anos.[40,41]

Neuroendócrino

Cerca de 95% dos tumores neuroendócrinos do trato gastrointestinal são bem diferenciados (carcinoides). Ocorrem com maior frequência no íleo. Podem ser multicêntricos em cerca de 30% dos casos. Os carcinoides múltiplos ocorrem em pacientes mais jovens e apresentam maior chance de desenvolver a síndrome carcinoide, sendo o prognóstico pior. Outros tumores neuroendócrinos menos comuns incluem: paraganglioma gangliocítico, somatostatinomas, vipomas e schwanomas.[42,43] Embora a investigação do intestino delgado através da cápsula ou EAB enriqueça as possibilidades diagnósticas dos tumores neuroendócrinos, ela deve ser realizada em casos selecionados, especialmente naqueles com exames prévios positivos.[44]

Adenocarcinoma

Adenocarcinoma de intestino delgado corresponde à segunda neoplasia maligna mais frequente. A Figura 37-6 demonstra lesão vegetante e infiltrativa de jejuno. EAB com biópsia possibilita diagnóstico e orienta a conduta terapêutica.

No duodeno, a segunda porção duodenal é o local de maior incidência do adenocarcinoma (74%), seguida da terceira (13%), quarta (9%) e primeira (4%) porções. Tumores localizados no duodeno proximal podem necessitar de duodenopancreatectomia e nas porções distais, de enterectomia. Lesões precoces, especialmente os pólipos, podem ser removidas endoscopicamente.[45]

EAB representa método fundamental no diagnóstico de tumores em pacientes com anatomia alterada por meio de reconstruções gástricas (Y de Roux e Billroth II). A Figura 37-7 demonstra neoplasia de coto duodenal em paciente submetido à gastrectomia com reconstrução a Billroth II. EAB foi necessária para diagnóstico em decorrência de alça aferente longa.

Linfoma

Entre os tumores malignos, representa a terceira neoplasia maligna mais comum no intestino delgado, correspondendo a 15 a 20%. Tendem a envolver o jejuno em 35% dos casos, o íleo em 53% dos casos, e o duodeno em 12% dos casos, podendo ser manifestação de doença sistêmica ou primária.[46,47] Os linfomas do intestino delgado formam um grupo heterogêneo, sendo a maioria das lesões originárias de células do tipo B do tecido linfoide (Fig. 37-8). Outros tipos incluem: doença imunoproliferativa do intestino delgado (IPSID ou doença da cadeia alfa ou linfoma do Mediterrâneo);

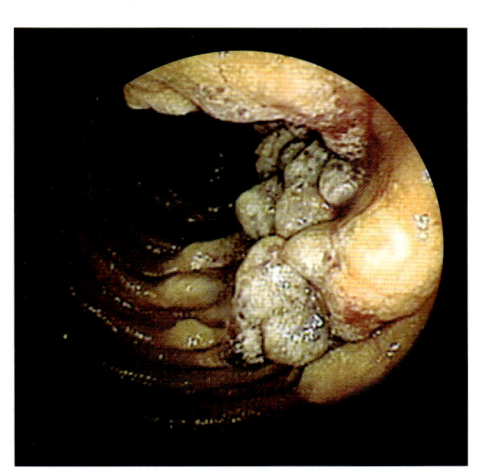

Fig. 37-4. Imagem endoscópica de jejuno com linfangioma evidenciando lesão friável e de coloração esbranquiçada.

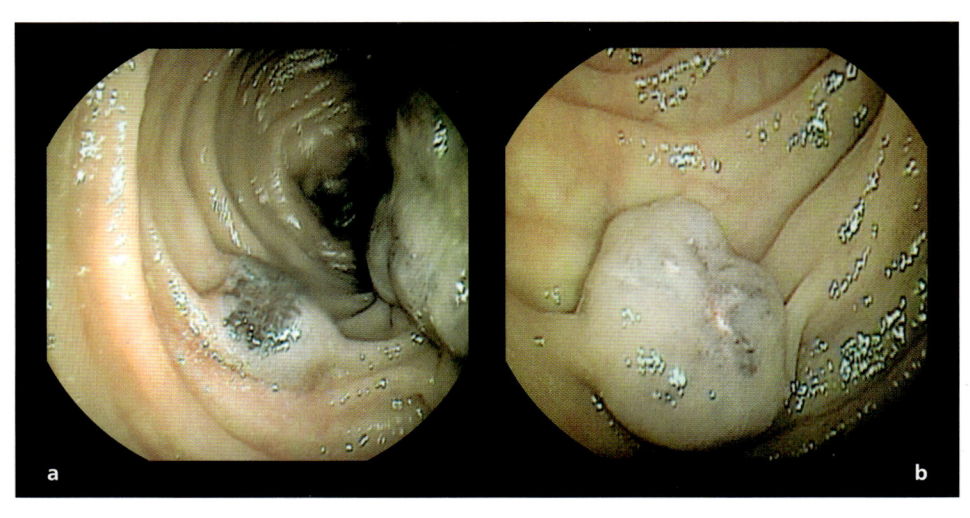

Fig. 37-5. (a, b) Múltiplos hemangiomas de jejuno em paciente com história de sangramento. Lesão de aspecto subepitelial com prega em ponte evidente.

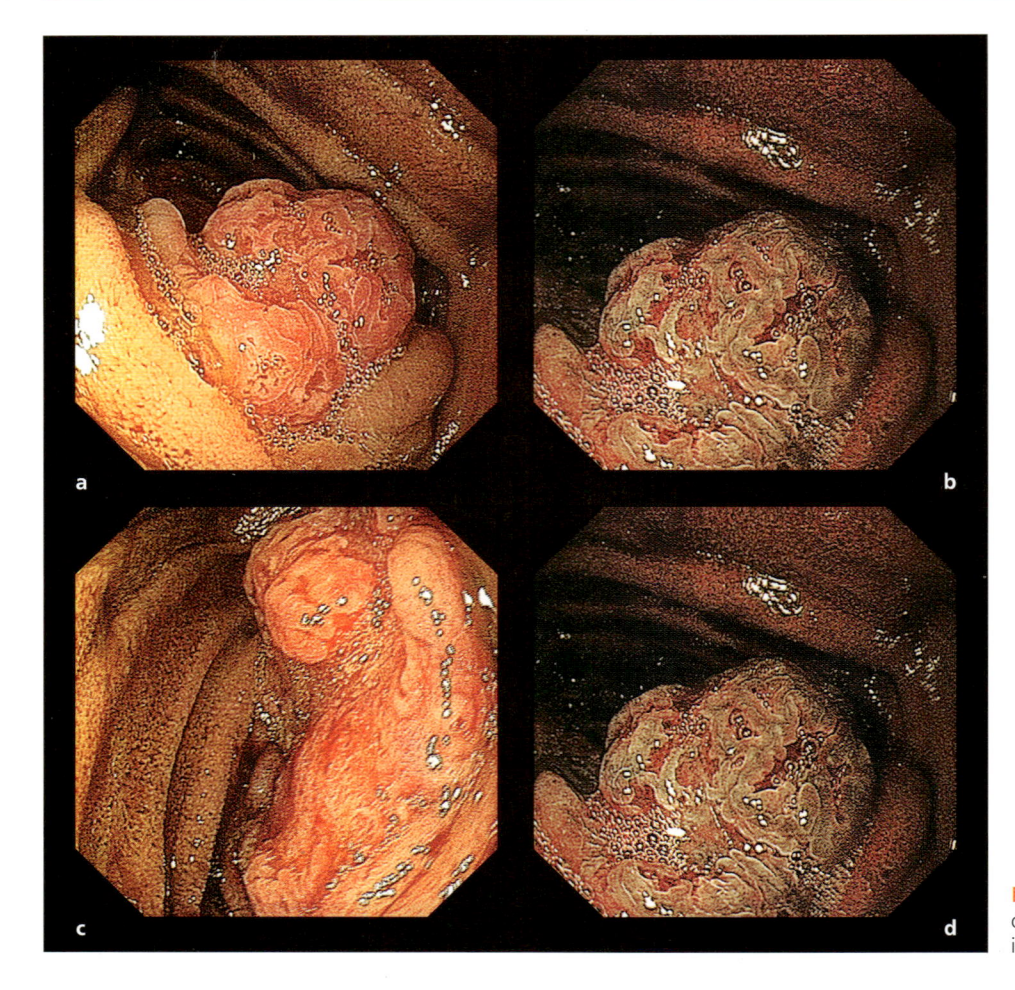

Fig. 37-6. (a-d) Adenocarcinoma moderadamente diferenciado de jejuno médio: lesão vegetante, infiltrativa e de acometimento circunferencial.

linfoma de células do manto; linfoma tipo Burkitt; linfoma folicular e linfocítico; e linfomas associados à imunodeficiência (AIDS, terapias imunossupressoras).

Pacientes com linfoma primário do intestino delgado diagnosticados por EAB podem ser encaminhados para quimioterapia com bom prognóstico, muitas evitando o procedimento cirúrgico.[48,49]

Tumores de origem mesenquimal ou estromal

Os tumores gastrointestinais derivados do estroma compreendem um grupo de tumores de origem não epitelial que se caracterizam por proliferação imatura das células epitelioides ou fusiformes a partir da camada muscular da parede do trato gastrointestinal. Podem originar-se de células de origem muscular, células da bainha nervosa (sistema nervoso autônomo) e células mesenquimais primitivas (células intersticiais de Cajal, denominados GIST ou *gastrointestinal stromal tumors*) (Figs. 37-9 e 37-10).[50]

Os tumores estromais originados do tecido muscular são os leiomiomas e leiomiossarcomas. Os tumores de origem no tecido nervoso do plexo mioentérico denominam-se schwanomas e tumor autonômico do nervo gastrointestinal. Há ainda os tumores de origem indeterminada, denominados indiferenciados. Os tumores estromais podem ter comportamento benigno ou maligno.

GIST são tumores que se originam de células mesenquimais do trato gastrointestinal que expressam, na sua maioria, a proteína

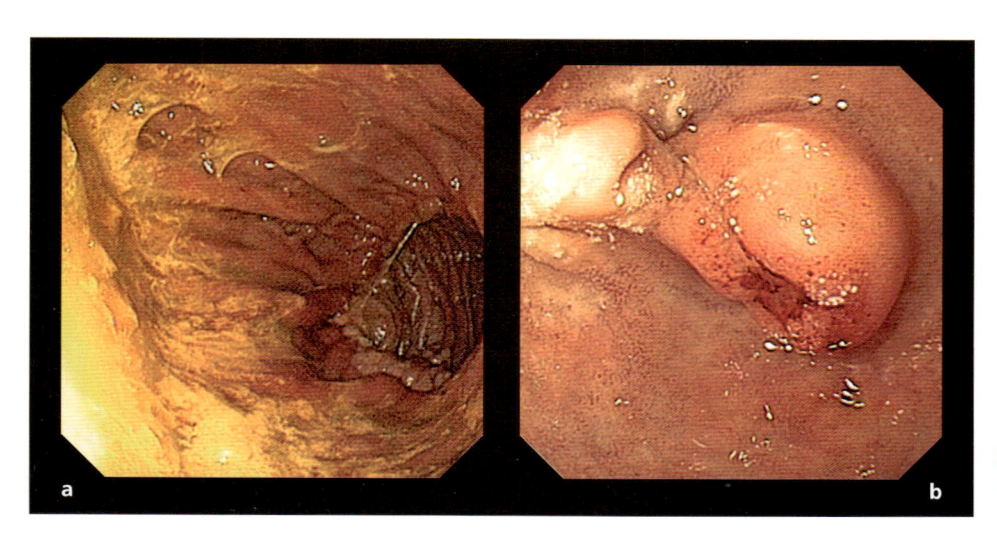

Fig. 37-7. (a, b) Paciente submetido à gastrectomia a Billroth II com neoplasia de coto duodenal, cuja biópsia revelou adenocarcinoma pouco diferenciado.

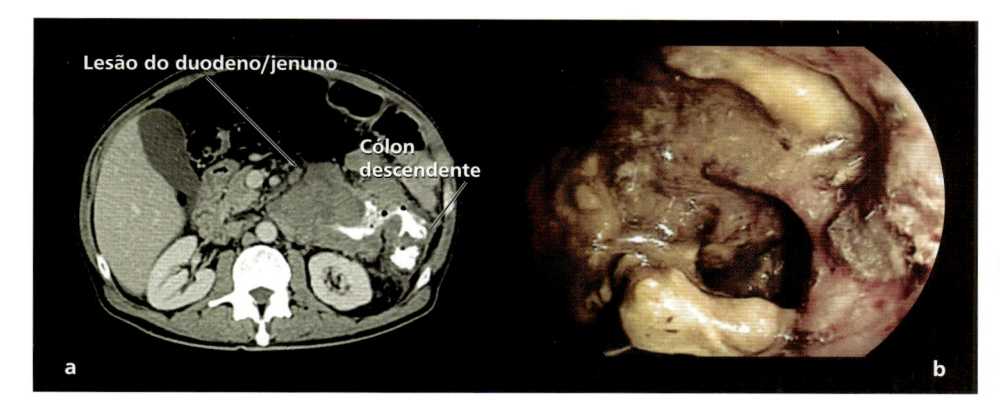

Fig. 37-8. (a) Tomografia computadorizada demonstrando fístula duodenocólica em paciente com linfoma não Hodgkin de grandes células B de intestino delgado. (b) Imagem endoscópica evidenciando lesão ulcerada, infiltrativa e de acometimento circunferencial em região de ângulo de Treitz, destacando a fístula.

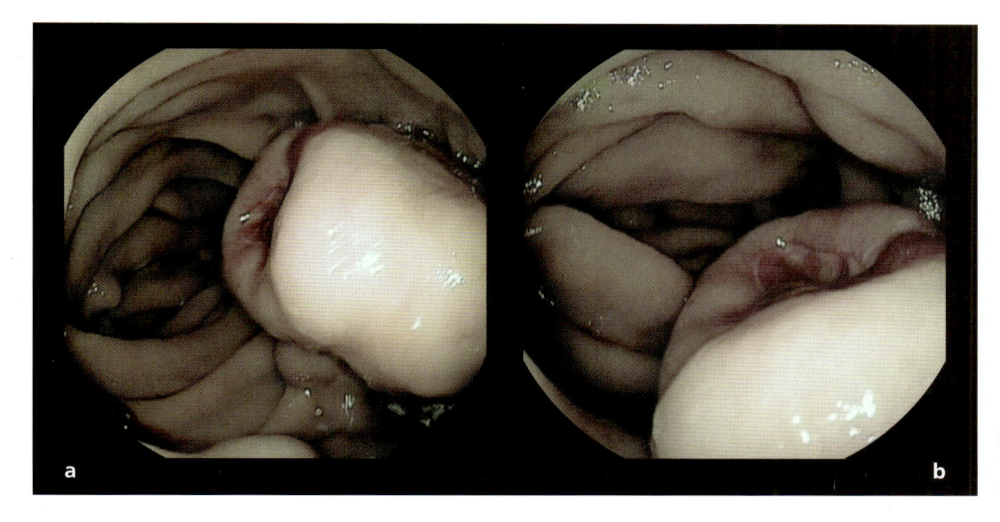

Fig. 37-9. (a, b) GIST de jejuno: lesão elevada subepitelial com área de ulceração central em paciente com quadro de melena.

do protooncogene c-kit. A proteína também conhecida como CD117 está localizada na membrana celular e possui atividade tirosina quinase, atuando como receptor de fator de crescimento. No GIST, ocorre mutação no gene desta molécula resultando em ativação da proliferação celular, inibição da apoptose e angiogênese. O número de mitoses e o tamanho do tumor são considerados fatores preditivos mais importantes de malignidade.[51]

Metastáticos

Metástases de tumores no intestino delgado podem ocorrer por disseminação, via sanguínea ou linfática ou por infiltração direta. Podem ser decorrentes de melanoma, câncer de mama, câncer de pulmão entre outros. Porém, estas metástases são diagnosticadas em taxas que variam de apenas 1,5 a 4,4% dos pacientes. Elas podem ocorrer durante o diagnóstico da lesão primária ou décadas mais tarde, como sinal de recorrência. A suspeita deve ser feita em pacientes com história prévia de tumor que apresentem alteração no hábito intestinal, obstrução intestinal ou sangramento gastrointestinal obscuro. O diagnóstico, porém, é, em geral, realizado tardiamente, já que a maioria dos pacientes se apresenta de forma assintomática. A ressecção cirúrgica é a melhor conduta terapêutica, com melhor prognóstico quando na ausência de linfonodos acometidos.[26] A Figura 37-11 ilustra imagens endoscópicas de metástase de melanoma em duodeno.

Tratamento endoscópico paliativo

A obstrução do intestino delgado por afecções malignas pode ser completa ou parcial, sendo, em geral, de difícil abordagem. O tratamento cirúrgico representa a melhor opção terapêutica curativa ou mesmo paliativa, mas nem sempre é possível. Em geral, são pacientes com más condições cirúrgicas, em detrimento ao estádio avançado da doença, nos quais a passagem de uma prótese metálica autoexpansível pode representar opção terapêutica paliativa. Tal tratamento endoscópico paliativo parece ter vantagens em relação ao cirúrgico com menores taxas de morbimortalidade, hospitalização mais curta e alívio precoce dos sintomas. Deve, porém, ser realizado em centros de referência, com equipamento adequado.[52,53]

A ausência de carcinomatose peritoneal e de estenose múltipla do intestino delgado são importantes para o sucesso clínico.[54-55]

As próteses colocadas no intestino delgado são mais usadas em pacientes com obstrução de duodeno proximal.[56]

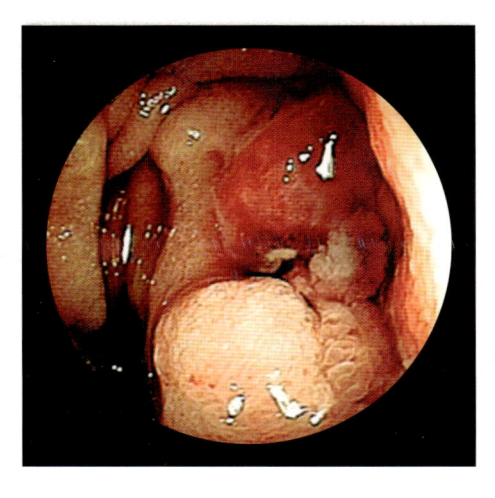

Fig. 37-10. GIST de jejuno: lesão elevada e ulcerada em paciente com hemorragia evidente e HB = 5 g/dL

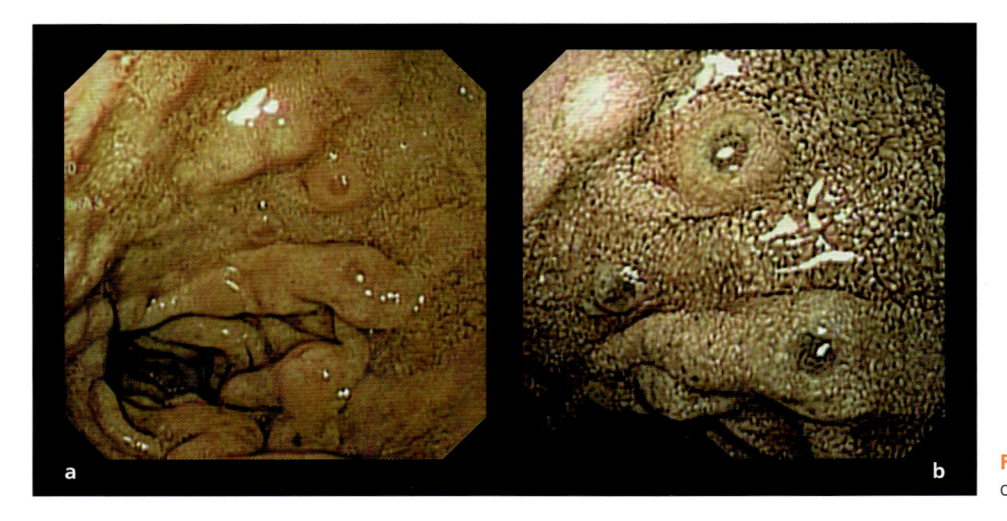

Fig. 37-11. (**a**, **b**) Múltiplas lesões elevadas de duodeno decorrentes de metástase de melanoma.

Séries de pacientes submetidos à colocação de prótese em intestino delgado proximal, envolvendo 36, 46 e 48 pacientes foram relatadas com sucesso técnico de 92%.[57-59]

Com o desenvolvimento da EAB e EE, pode ser realizada a colocação de prótese metálica autoexpansível em lesões de jejuno e íleo não alcançáveis pelos métodos de endoscopia e colonoscopia convencionais, assim como naqueles com anatomia alterada em Y de Roux. O calibre do canal acessório dos enteroscópios não permite a inserção da prótese, contudo, os *overtubes* tanto espiral como os de balão podem ser usados como meios de facilitação da introdução da mesma.[60-64]

A primeira descrição de colocação de prótese de intestino delgado, através de EDB, foi feita em 2004, por Yamamoto *et al.* Os autores relataram seu uso em dois pacientes em uma série de 123 pacientes. Desta maneira, mesmo removendo o endoscópio, o diâmetro dos acessórios passou a não ser fator limitante pelo tamanho do canal do endoscópio. Adicionalmente, a extensão necessária dos acessórios passou a ser mais curta, já que são inseridos através do *overtube* de 145 cm ao invés do endoscópio de 230 cm. Outra vantagem deste método é a possibilidade de manter fixa a posição do *overtube*, através da insuflação do seu balão distalmente à lesão, permitindo, assim, a transposição da prótese além da lesão.[65]

Em 2006, Ross *et al.* demonstraram passagem de prótese através de EDB, em duodeno distal, em paciente com neoplasia metastática de células pequenas de pulmão com compressão de órgão por acometimento linfonodal. Após a transposição da lesão estenótica, marcação da porção distal da lesão com clipe metálico e passagem de fio-guia pelo canal de biópsia do endoscópio, retirou-se o endoscópio permanecendo o *overtube* além da porção distal da lesão. Sob fluoroscopia, prótese esofágica de 15 × 18 cm foi avançada por dentro do *overtube* e sobre o fio-guia, através da estenose.[62]

Hayashi *et al.* também relataram um caso de câncer jejunal estenosante a 30 cm do ângulo de Treitz com múltiplas metástases hepáticas, em que a paciente recusou-se ao tratamento proposto de derivação cirúrgica, sendo colocada prótese metálica autoexpansiva de 10 cm através de EDB. Após 5 dias, EDB foi repetida para confirmação da posição correta da prótese, sem complicação.[66]

Da mesma maneira, na Korea, Kim *et al.* realizaram tratamento por meio de ressecção curativa após a colocação de prótese e quimioterapia em paciente de 54 anos de idade com adenocarcinoma de jejuno localmente invasivo.[67]

Por meio da EE, Lennon *et al.* descreveram dois casos de colocação de prótese em pacientes com obstrução maligna. A configuração espiral assegura a fixação na alça e a posição adequada da ponta distal do endoscópio. Sob fluoroscopia, após introdução do sistema espiral, transposição da lesão com o fio-guia e inserção do mesmo de forma estável na alça, retira-se o aparelho mantendo-se o *overtube* na porção mais proximal possível à lesão. A prótese é então inserida sobre o fio-guia e por dentro do *overtube*. Antes da liberação da prótese, o *overtube* é ligeiramente tracionado para fora pela rotação anti-horária. A prótese é assim deflagrada através da estenose, colocando sua porção média no ponto médio da estenose. Em ambos pacientes, o endoscópio foi posteriormente introduzido sob o *overtube* para confirmação da posição correta da prótese sobre a área estenótica.[68]

Complicações podem ocorrer, e as mais frequentes são: a recorrência de sintomas obstrutivos associados à obstrução da prótese e à migração da mesma. No caso da obstrução da prótese e não existindo abscesso ou complicações maiores (obstrução intestinal, sangramentos ou grandes perfurações), existe a opção de se colocar outra prótese por dentro da área estenótica. Quanto à retirada da prótese migrada, pode-se utilizar aparelho de duplo canal, o colonoscópio ou mesmo o enteroscópio com auxílio de pinças de corpo estranho ou alças de polipectomia. Perfuração e sangramento são complicações mais raras, porém mais graves. Formações de tecido de granulação tanto na porção proximal como distal da prótese e sangramento podem ser tratados por meio da coagulação com plasma de argônio.[69,70]

REFERÊNCIAS BIBLIOGRÁFICAS

1. de Franchis R, Rondonotti E, Abbiati C et al. Small bowel malignancy. *Gastrointest Endosc Clin N Am* 2004;14:139-48.
2. May A, Nachbar I, Ell C. Double-balloon enteroscopy (push-and-pull enteroscopy) of the small bowel: feasibility and diagnostic and therapeutic yield in patients with suspected small bowel disease. *Gastrointest Endosc* 2005;62:62-70.
3. Mönkemüller K, Fry LC, Belluti M et al. Balloon-assisted enteroscopy: unifying double-balloon and single-balloon enteroscopy. *Endoscopy* 2008;40:537.
4. Tsujikawa T, Saitoh Y, Andoh A et al. Novel single-balloon enteroscopy for diagnosis and treatment of the small intestine; preliminary experiences. *Endoscopy* 2008;40:11-15.
5. Yamamoto H, Kita H, Sunada K et al. Clinical outcomes of double-balloon endoscopy for the diagnosis and treatment of small-intestinal diseases. *Clin Gastroenterol Hepatol* 2004;2:1010-16.
6. Mensink PB, Haringsma K, Yamada Y et al. Diagnostic yield of double-balloon enteroscopy: a multicenter survey. *Endoscopy* 2007;39:613-15.
7. Akerman PA, Agrawal D, Cantero D et al. Spiral enteroscopy with the new DSB overtube: a novel technique for deep peroral small-bowel intubation. *Endoscopy* 2008;40:974-78.
8. Akerman PA, Agrawal D, Chen W et al. Spiral enteroscopy: a novel method of enteroscopy by using the Endo-Ease Discovery SB overtube and a pediatric colonoscope. *Gastrointest Endosc* 2009;69:327-32.
9. Cangemi DJ, Patel MK, Gomez V et al. Small bowel tumors discovered during double-balloon enteroscopy: analysis of a large prospectively collected single-center database. *J Clin Gastroenterol* 2013 Oct.;47(9):769-72.
10. Pasha SF et al. Double-balloon enteroscopy and capsule endoscopy have comparable diagnostic yield in small-bowel disease: a meta-analysis. *Clin Gastroenterol Hepatol* 2008 June;6(6):671-76.
11. Hirano A et al. Comparison of capsule endoscopy and double balloon endoscopy for the diagnosis of submucosal tumor of the small bowel. *Dig Endosc* 2012 July;24(4):287.
12. Riccioni ME et al. Advance in diagnosis and treatment of small bowel tumors: a single-center report. *Surg Endosc* 2012;26:438-41.
13. Safatle-Ribeiro AV, Kuga R, Ishida R et al. Is double-balloon enteroscopy an accurate method to diagnose small-bowel disorders? *Surg Endosc* 2007;21(12):2231-36.
14. Rondonotti E, Pennazio M, Toth E et al. (European Capsule Endoscopy Group; Italian Club for Capsule Endoscopy - CICE; Iberian Group for Capsule Endoscopy). Small-bowel neoplasms in patients undergoing video capsule endoscopy: a multicenter European study. *Endoscopy* 2008;40(6):488-95.
15. Partridge BJ, Tokar JL, Haluszka O et al. Small bowel cancers diagnosed by device-assisted enteroscopy at a US. Referral center: a five-year experience. *Dig Dis Sci* 2011 Sept.;56(9):2701-5.
16. Yen HH, Chen YY, Yang CW et al. Clinical impact of multidetector computed tomography before double-balloon enteroscopy for obscure gastrointestinal bleeding. *World J Gastroenterol* 2012 Feb. 21;18(7):692-97.
17. Huprich JE, Fletcher JG, Alexander JA et al. Obscure gastrointestinal bleeding: evaluation with 64-section multiphase CT enterography– Initial experience. *Radiology* 2008;246:562-71.
18. Ross A, Mehdizadeh S, Tokar J et al. Double balloon enteroscopy detects small bowel mass lesions missed by capsule endoscopy. *Dig Dis Sci* 2008;53:2140-43.
19. Mavrogenis G, Coumaros D, Renard C et al. Jejunal gastrointestinal stromal tumor missed by three capsule endoscopies. *Endoscopy* 2011 Aug.;43(8):735-36; author reply 737
20. Postgate A, Despott E, Burling D et al. Significant small-bowel lesions detected by alternative diagnostic modalities after negative capsule endoscopy. *Gastrointest Endosc* 2008 Dec.;68(6):1209-14.
21. Chong AK, Chin BW, Meredith CG. Clinically significant small-bowel pathology identified by double-balloon enteroscopy but missed by capsule endoscopy. *Gastrointest Endosc* 2006 Sept.;64(3):445-49.
22. Girelli CM, Porta P, Colombo E et al. Development of a novel index to discriminate bulge from mass on small-bowel capsule endoscopy. *Gastrointest Endosc* 2011;74:1067.
23. Dye CE, Gaffney RR, Dykes TM et al. Endoscopic and radiographic evaluation of the small bowel in 2012. *Am J Med* 2012 Dec.;125(12):1228.e1-1228.e12.
24. Lee BI, Choi H, Choi KY et al. Clinical characteristics of small bowel tumors diagnosed by double-balloon enteroscopy: KASID Multi-Center Study. *Dig Dis Sci* 2011 Oct.;56(10):2920-27.
25. Riccioni ME, Cianci R, Urgesi R et al. Advance in diagnosis and treatment of small bowel tumors: a single-center report. *Surg Endosc* 2012 Feb.;26(2):438-41.
26. Blanchard DK, Budde JM, Hatch GF 3rd et al. Tumors of the small intestine. *World J Surg* 2000 Apr.;24(4):421-29.
27. Veloso R et al. Endoloop ligation ("loop-and-let-go") of a large ileal lipoma by balloon-assisted enteroscopy. *Endoscopy* 2012;44(Suppl 2).
28. Rossini FP, Risio M, Pennazio M. Small bowel tumours and polyposis syndromes. *Gastrointest Endosc Clin N Am* 1999;9(1):93-114.
29. Mönkemüller K, Fry LC, Ebert M et al. Feasibility of double-balloon enteroscopy-assisted chromoendoscopy of the small bowel in patients with familial adenomatous polyposis. *Endoscopy* 2007;39:52-57.
30. Yano T, Yamamoto H. Vascular, polypoid, and other lesions of the small bowel. *Best Pract Res Clin Gastroenterol* 2009;23(1):61-74.
31. Matsumoto T, Esaki M, Yanaru-Fujisawa R et al. Small intestinal involvement in familial adenomatous polyposis: Evaluation by double-balloon endoscopy and intraoperative enteroscopy. *Gastrointest Endosc* 2008;68:911-19.
32. Langers AM, De Vos tot Nederveen Cappel WH et al. Double balloon endoscopy for detection of small-bowel adenomas in familial adenomatous polyposis after pancreaticoduodenectomy according to Whipple. *Endoscopy* 2008 Sept.;40(9):773-74
33. Ross AS, Dye C, Prachand VN. Laparoscopic-assisted double-balloon enteroscopy for small-bowel polyp surveillance and treatment in patients with Peutz-Jeghers syndrome. *Gastrointest Endosc* 2006;64(6):984-88.
34. Rondonotti E et al., Double-balloon endoscopy in clinical practice: Where are we now? *Rev Dig Endosc* 2012;24:209-19.
35. Gao H, van Lier MG, Poley JW et al. Endoscopic therapy of small-bowel polyps by double-balloon enteroscopy in patients with Peutz-Jeghers syndrome. *Gastrointest Endosc* 2010;71:768-73.
36. Sakamoto H, Yamamoto H, Hayashi Y et al. Nonsurgical management of small-bowel polyps in Peutz-Jeghers syndrome with extensive polypectomy by using double balloon endoscopy. *Gastrointest Endosc* 2011;74:328-33.
37. Kopácová M, Bures J, Ferko A et al. Comparison of intraoperative enteroscopy and double-balloon enteroscopy for the diagnosis and treatment of Peutz-Jeghers syndrome. *Surg Endosc* 2010;24:1904-10.
38. Hsu SJ, Chang YT, Chang MC et al. Bleeding jejunal lymphangioma diagnosed by double-balloon enteroscopy. *Endoscopy* 2007;39:E5-E6.
39. Safatle-Ribeiro AV, Iriya K, Couto DS et al. Secondary lymphangiectasia of the small bowel: utility of double balloon enteroscopy for diagnosis and management. *Dig Dis* 2008;26(4):383-86.
40. Ojha A, Zacherl J, Scheuba C et al. Primary small bowel malignancies: single-center results of three decades. *J Clin Gastroenterol* 2000 Apr.;30(3):289-93.
41. Bilimoria KY, Bentrem DJ, Wayne JD et al. Small bowel cancer in the United States: changes in epidemiology, treatment, and survival over the last 20 years. *Ann Surg* 2009;249(1):63-71.
42. Kloppel G, Perren A, Heitz PU. The gastroenteropancreatic neuroendocrine cell system and its tumors: the WHO classification. *Ann N Y Acad Sci* 2004;1014:13-27.
43. Maggard MA, O'Connell JB, Ko CY. Updated population-based review of carcinoid tumors. *Ann Surg* 2004;240(1):117-22.
44. Bellutti M, Fry LC, Schmitt J, Seemann M et al. Detection of neuroendocrine tumors of the small bowel by double-balloon enteroscopy. *Dig Dis Sci* 2009 May;54(5):1050-58.
45. Safatle-Ribeiro AV, Franzini TA, Kuga R et al. Double-balloon enteroscopy in the diagnosis of an adenocarcinoma of the fourth portion of the duodenum: report of a case. *Clinics* 2007 June;62(3):353-56.
46. Nakamura S, Matsumoto T, Iida M et al. Primary gastrointestinal lymphoma in Japan: a clinicopathologic analysis of 455 patients with special reference to its time trends. *Cancer* 2003;97(10):2462-73.
47. Safatle-Ribeiro AV, Kuga R, Mendes DC et al. Enteroscopia de duplo-balão para diagnóstico de linfomas de intestino delgado: relatos de casos. *GED* 2006;25(4):125-29.
48. Akamatsu T, Kaneko Y, Ota H et al. Usefulness of double balloon enteroscopy and video capsule endoscopy for the diagnosis and management of primary follicular lymphoma of the gastrointestinal tract in its early stages. *Dig Endosc* 2010;22:33-38.
49. Kobayashi H et al. Clinical outcome of non-surgical treatment for primary small intestinal lymphoma diagnosed with double-balloon endoscopy. *Leuk Lymphoma* 2013 Apr.;54(4):731-36.
50. Hirota S. Gastrointestinal stromal tumors: their origin and cause. *Int J Clin Oncol* 2001 Feb.;6(1):1-5. Review.
51. DeMatteo RP, Gold JS, Saran L et al. Tumor mitotic rate, size, and location independently predict recurrence after resection of primary gastrointestinal stromal tumor (GIST). *Cancer* 2008 Feb. 1;112(3):608-15.
52. Byzer LS, Liebling RW, Delaney HM et al. Small bowel obstruction: the role of non-operative treatment in simple intestinal obstruction and predictive criteria for strangulation obstruction. *Surgery* 1981;89:407-13.
53. Díte P, Lata J, Novotný I. Intestinal obstruction and perforation-the role of the gastroenterologist. *Dig Dis* 2003;21(1):63-67.

54. Dormann A, Meisner S, Verin N et al. Self-expanding metal stents for gastroduodenal malignancies: systematic review of their clinical effectiveness. *Endoscopy* 2004;36:543-50.
55. Graber I, Dumas R, Filoche B, Boyer J, Coumaros D, Lamouliatte H et al. (Société Française d'Endoscopie Digestive – SFED). The efficacy and safety of duodenal stenting: a prospective multicenter study. *Endoscopy* 2007;39(9):784-7, 2007.
56. Nevitt AW, Vida F, Kozarek RA Et al. Expandable metallic prostheses for malignant obstructions of gastric outlet and proximal small bowel. *Gastrointest Endosc* 1998;47(3):271-76.
57. Mosler P, Mergener KD, Brandabur JJ et al. Palliation of gastric outlet obstruction and proximal small bowel obstruction with self-expandable metal stents: a single center series. *J Clin Gastroenterol* 2005;39(2):124-28.
58. Phillips MS, Gosain S, Bonatti H et al. Enteral stents for malignancy: a report of 46 consecutive cases over 10 years, with critical review of complications. *J Gastrointest Surg* 2008;12(11):2045-50.
59. Gukovsky-Reicher S, Lin RM, Sial S et al. Self-expandable metal stents in palliation of malignant gastrointestinal obstruction: review of the current literature data and 5-year experience at Harbor-UCLA Medical Center. *Med Gen Med* 2003;5(1):16.
60. Oiwa M, Kagawa S, Kishimoto H et al. Stent placement using a double-balloon endoscope for malignant duodenal obstruction with Roux-en-Y Anastomosis-a case report. *Gan To Kagaku Ryoho* 2012 Nov.;39(12):2372-74.
61. Park JJ, Cheon JH. Malignant small bowel obstruction: the last frontier for gastrointestinal stenting. *J Gastroenterol Hepatol* 2012 July;27(7):1136-37.
62. Ross AS, Semrad C, Waxman I et al. Enteral stent placement by double balloon enteroscopy for palliation of malignant small bowel obstruction. *Gastrointest. Endosc* 2006;64:835-37.
63. Espinel J, Pinedo E. A simplified method for stent placement in the distal duodenum: enteroscopy overtube. *World J Gastrointest Endosc* 2011;3:225-27.
64. Lee H, Park JC, Shin SK et al. Preliminary study of enteroscopy-guided, self-expandable metal stent placement for malignant small bowel obstruction. *J Gastroenterol Hepatol* 2012;27:1181-86.
65. Yamamoto H, Kita H, Sunada K et al. Clinical outcomes of double-balloon endoscopy for the diagnosis and treatment of small-intestinal diseases. *Clin Gastroenterol Hepatol* 2004;2:1010-16.
66. Hayashi Y, Yamamoto H, Kita H et al. Education and imaging. Gastrointestinal: metallic stent for an obstructing jejunal cancer. *J Gastroenterol Hepatol* 2006 Dec.;21(12):1861.
67. Kim HK, Ko BM, Park JK et al. A case of locally invasive obstructive jejunal cancer with curative resection after stenting and chemotherapy. *Korean J Gastroenterol* 2010;56:54-58.
68. Lennon A, Chandrasekhara V, Shin EJ et al. Spiral-enteroscopy-assisted enteral stent placement for palliation of malignant small-bowel obstruction (with video). *Gastrointest Endosc* 2010;71:422-25.
69. Harding CK, Parker MC. Incomplete large bowel obstruction caused by a duodenal stent. *Surg Endosc* 2001;15(9):1043.
70. Ozutemiz O, Tekin F, Oruc N et al. Ileal obstruction after duodenal metallic stent placement. *Endoscopy* 2007;39(Suppl 1):E288.

CÁPSULA ENDOSCÓPICA × ENTEROSCOPIA

Glaciomar Machado

CASO 1

Homem de 22 anos de idade, com vários episódios de melena. Diversas endoscopias digestivas altas (EDG) e colonoscopias (CS) não revelaram a causa do sangramento. Uso habitual de AINEs.

A cápsula endoscópica mostrou ulceração de bordas regulares e nítidas, localizada no íleo, com área de sangramento (Fig. 38-1a).

A enteroscopia com balão único confirmou a lesão. A área hemorrágica foi fulgurada com plasma de argônio com sucesso (Fig. 38-1b, c).

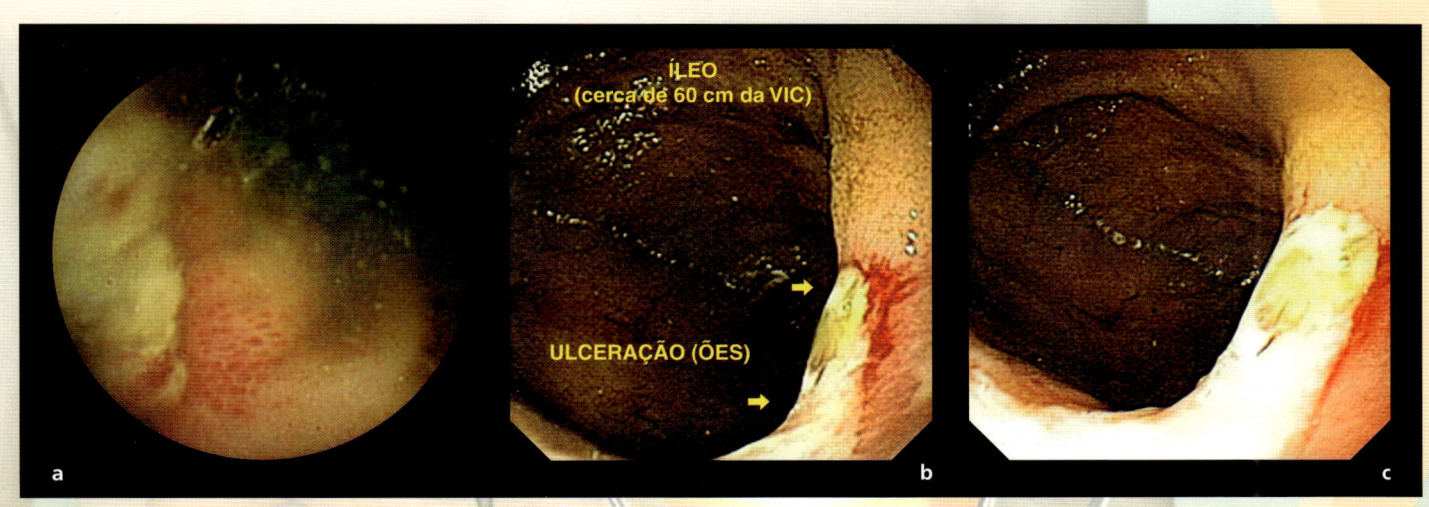

Fig. 38-1. (a-c) Imagens da cápsula endoscópica e da enteroscopia.

CASO 2

Homem de 62 anos de idade, com anemia ferropriva persistente nos últimos 9 anos. Medicado com sulfato ferroso sem resultado. Diarreia e dor abdominal episódicas. Diversas endoscopias digestivas altas e colonoscopias (outro serviço) não esclarecedoras.

A enteroscopia com cápsula endoscópica mostrou mucosa ileal grosseira, friável, com ulcerações e área de estenose (Fig. 38-2a-c).

A enteroscopia com balão mostrou estas alterações em detalhe e detectou uma fístula ileocólica. A biópsia confirmou o diagnóstico de doença de Crohn (Fig. 38-2d-g).

Submetido à enterectomia com evolução satisfatória (Fig. 38-2h, i).

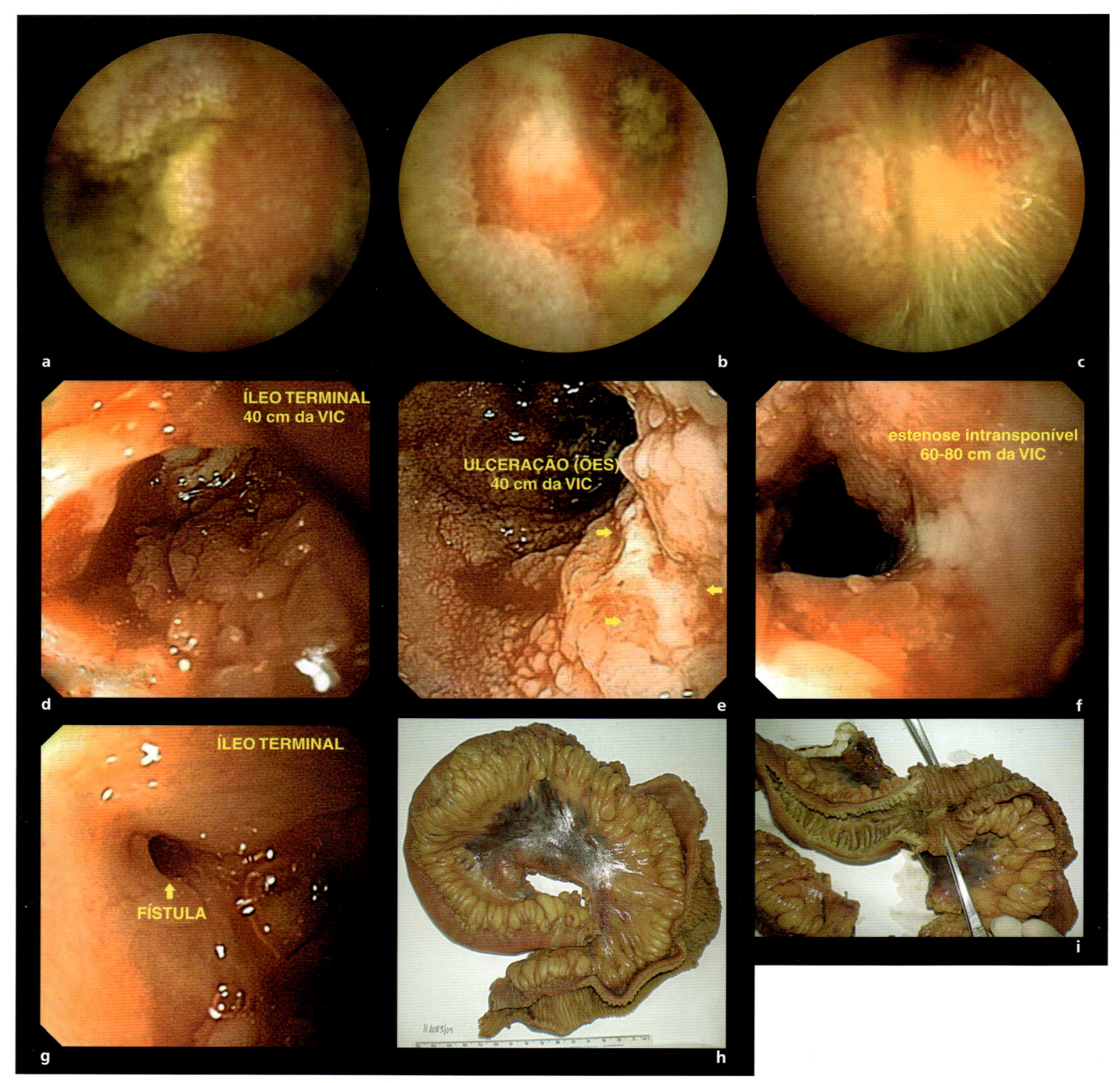

Fig. 38-2. (a-i) Imagens da cápsula endoscópica, da enteroscopia e da peça cirúrgica de enterectomia (íleo) com cavalgamento do mesentério sobre as alças, área de estenose e ulceração serpinginosa.

CASO 3

Homem de 70 anos de idade com episódios frequentes de melena e diversas EGD e CS sem evidenciarem a causa do sangramento.

A cápsula endoscópica detectou sangramento ativo em jejuno proximal originado de angiodisplasia (Fig. 38-3a-c).

O sangramento foi abordado com enteroscópio de balão único e coibido por eletrofulguração com plasma de argônio (Fig. 38-3d).

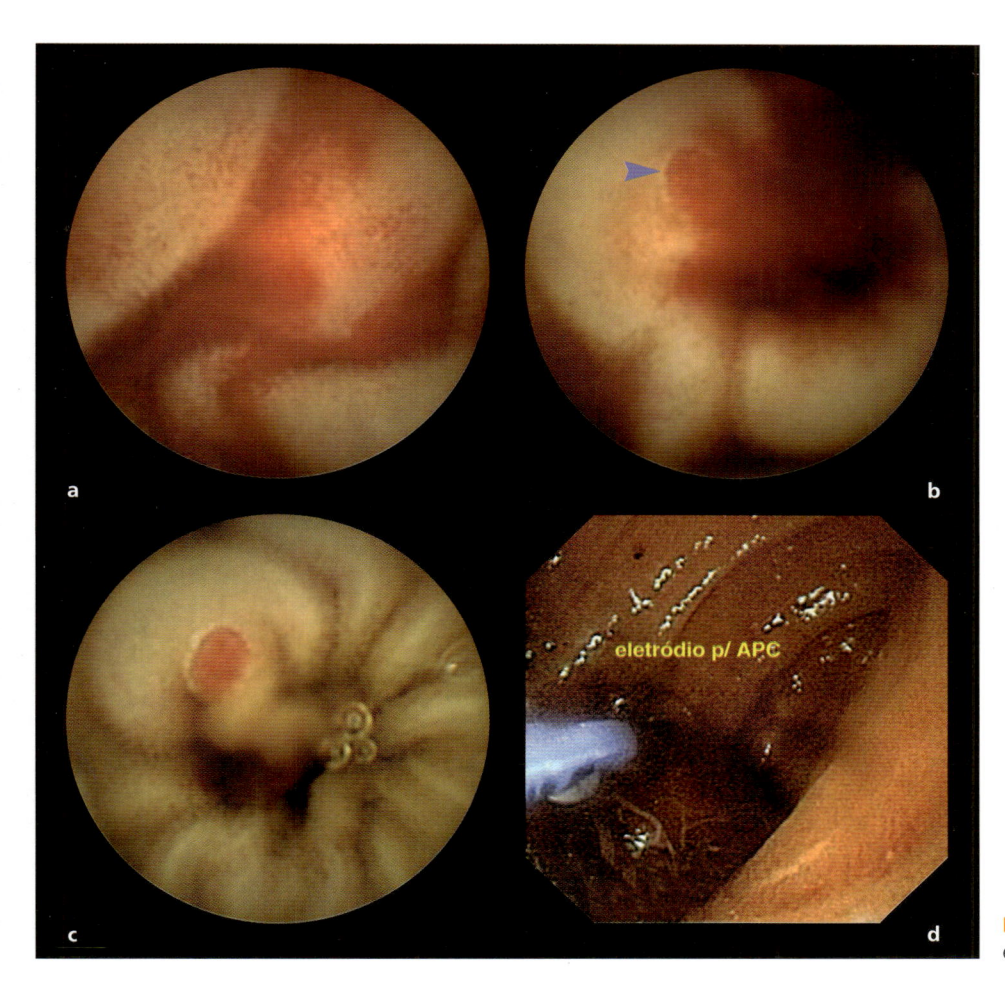

Fig. 38-3. (a-d) Imagens da cápsula endoscópica e da enteroscopia.

CASO 4

Homem de 46 anos de idade, com quadro clínico de perda de peso (5 kg) e anemia ferropriva de cerca de 8 meses de duração. Pesquisa de sangue oculto positiva. EGD e CS não identificaram a causa do sangramento. Nos últimos 30 dias, vários episódios de dor abdominal.

A enteroscopia com cápsula endoscópica mostrou tumoração vegetante e infiltrante, com estenose intransponível localizada no íleo proximal (Fig. 38-4a-c).

Encaminhado à cirurgia, a tumoração predominantemente infiltrante diminuindo a luz do íleo com a cápsula endoscópica junto à lesão (Fig. 38-4d, e).

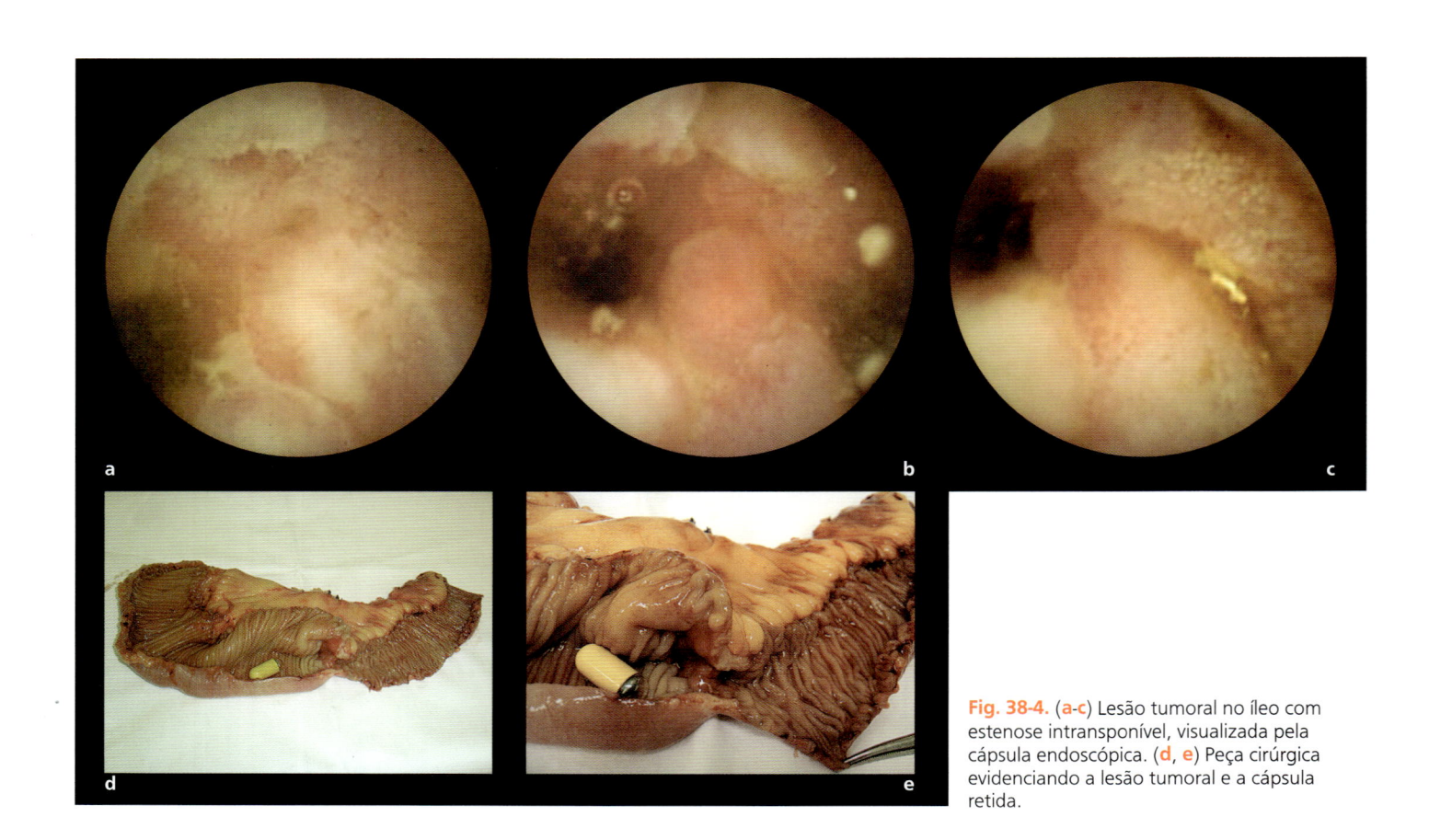

Fig. 38-4. (**a-c**) Lesão tumoral no íleo com estenose intransponível, visualizada pela cápsula endoscópica. (**d, e**) Peça cirúrgica evidenciando a lesão tumoral e a cápsula retida.

CASO 5

Homem, 65 anos, encaminhado ao nosso serviço em 24 de outubro de 2005, relatando episódio de vultosa hematoquezia ocorrido há 48 horas, com hematócrito de 28%. História de anemia ferropriva crônica, de origem não determinada, e pesquisa de sangue oculto nas fezes positiva desde junho de 2005. Várias endoscopias digestivas altas e baixas, em outros serviços, não demonstraram a causa do sangramento. A videoendoscopia digestiva alta, realizada em nosso serviço, mostrou papila de Vater com ulceração de bordos salientes e irregulares, sem sinais de sangramento e sem comprometimento do óstio papilar – fluxo biliar mantido: bile no lago mucoso do estômago, no duodeno descendente e no jejuno; paciente anictérico. Realizadas biópsias (Fig. 38-5a1).

Em continuidade à ileocolonoscopia, pequeno sangramento pela válvula ileocecal, sugerindo originar-se no delgado. Em 25/10/2005, enteroscopia com cápsula endoscópica mostrou vegetação arredondada, de coloração vermelho-violácea, superfície irregular, friável, apresentando sangramento ativo e ocupando a quase totalidade do diâmetro do jejuno (Fig. 38-5a2-a4).

Encaminhado para tratamento cirúrgico. Importante ressaltar que, há 8 anos, o paciente havia sido submetido à papilotomia endoscópica e extração de cálculo biliar residual pós-colecistectomia por via laparoscópica.

Decorridas 48 horas da realização da endoscopia digestiva alta, a histopatologia das biópsias da papila de Vater (Dra. Heloisa Novaes) revelou melanoma metastático (Fig. 38-5a5, a6).

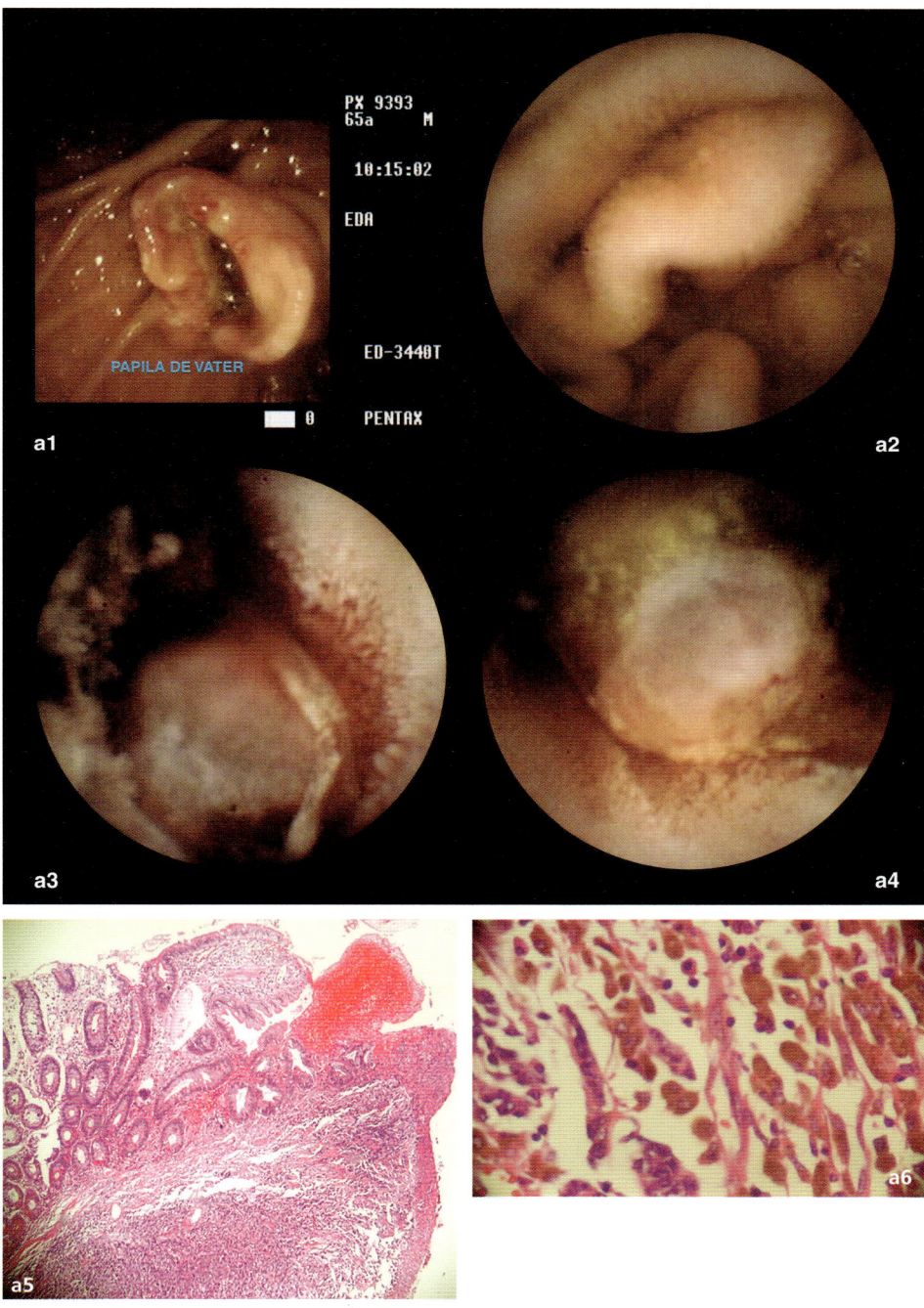

Fig. 38-5. (**a1**) Imagem endoscópica. (**a2-a4**) Cápsula endoscópica. (**a5, a6**) Histologia.

Dentre os exames pré-operatórios, a radiografia de tórax mostrou nódulos densos bem-definidos, de bordos irregulares, sugestivos de metástases, em ambos os pulmões (Fig. 38-5b1).

À tomografia computadorizada, nódulos sólidos de dimensões variadas, com densidade de partes moles, de contornos regulares e limites bem-definidos, distribuídos de forma esparsa pelo parênquima pulmonar, ratificando o resultado da radiografia de tórax (Fig. 38-5b2, b3).

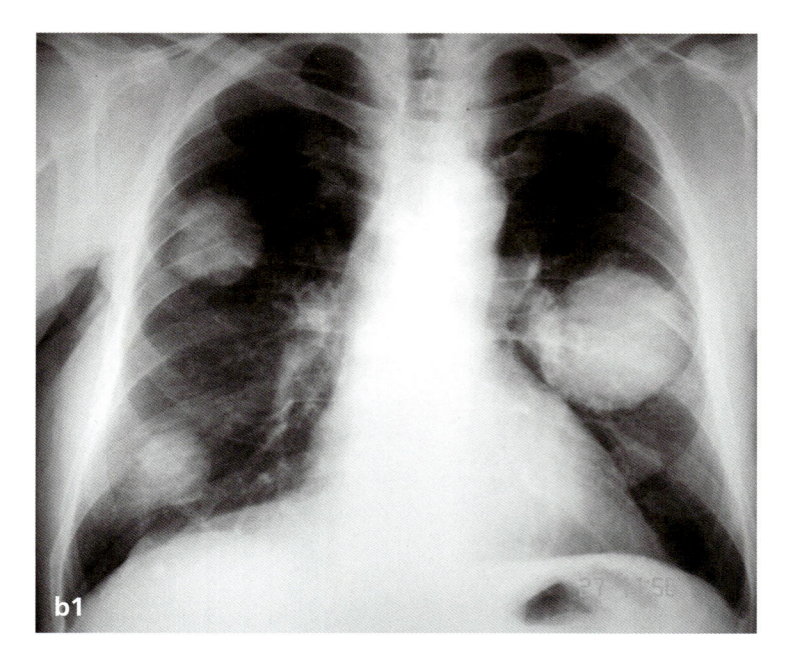

Fig. 38-5. (**b1**) Raio X de tórax. (**b2**, **b3**) Tomografia computadorizada de tórax.

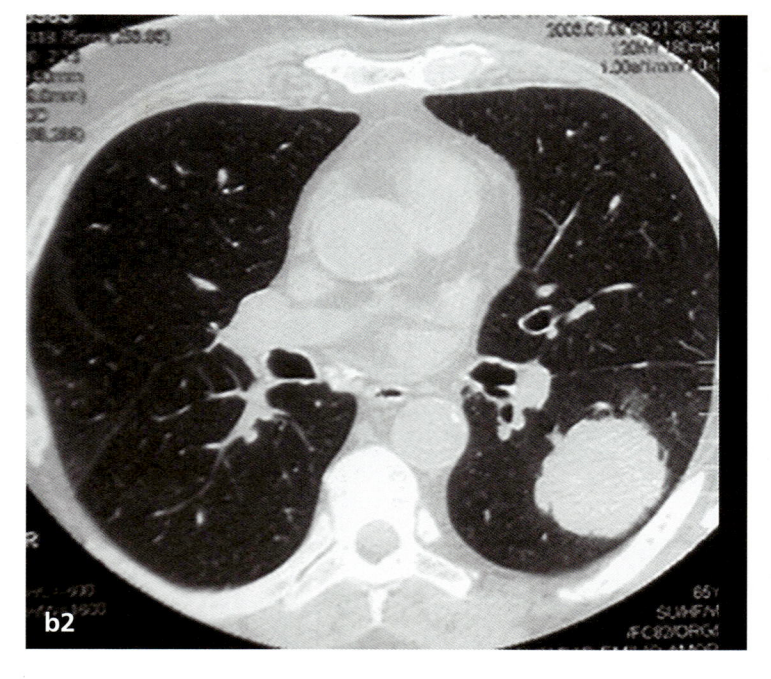

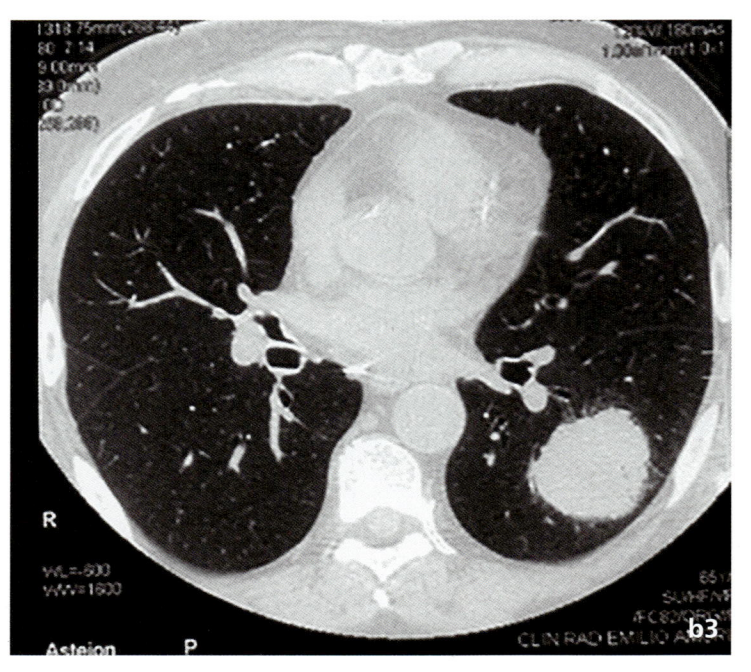

O PET-CT foi sugestivo de tecido neoplásico captante de fluordesoxiglicose marcada com flúor-18 em nódulos pulmonares, duodeno e jejuno (Fig. 38-5c1).

A cirurgia, realizada pelo Dr. Celso Marques Portela em novembro de 2005, confirmou a presença de lesão polipoide e ulcerada medindo 15 × 7 cm, com o maior eixo no sentido transverso, poupando, apenas, 1 cm da circunferência do jejuno, chamando a atenção à presença de áreas castanho-escuras. Realizada enterectomia segmentar (Fig. 38-5c2, c3).

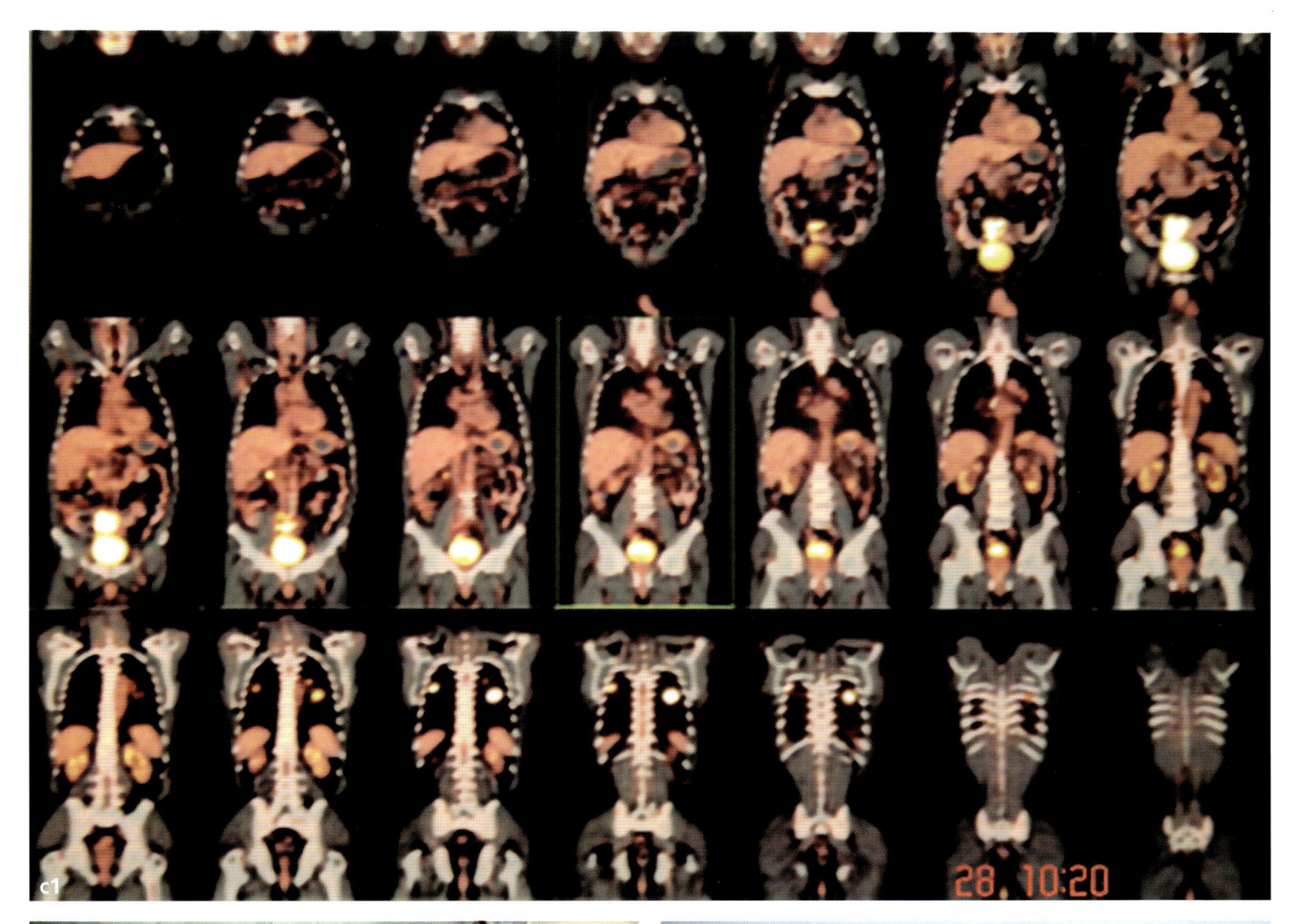

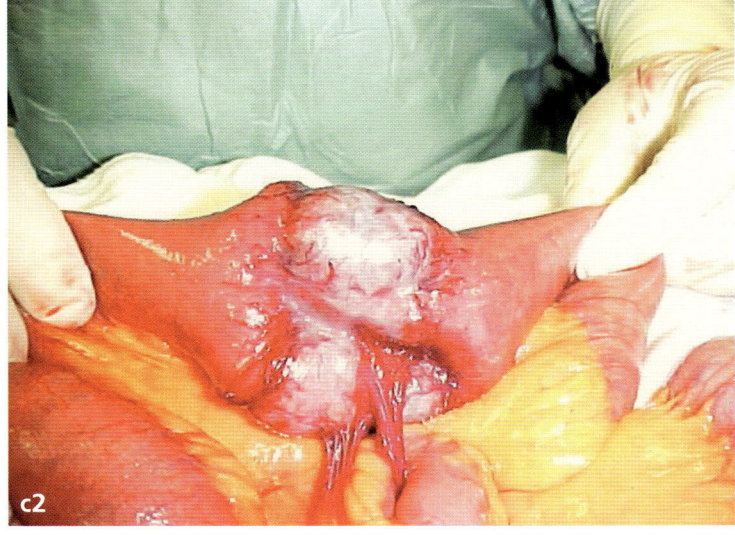

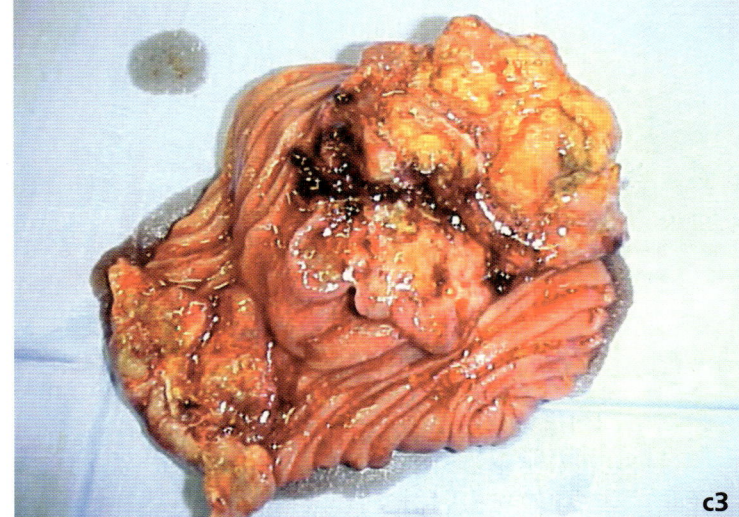

Fig. 38-5. (c1) PET-CET. (c2, c3) Peça cirúrgica.

A histopatologia da peça cirúrgica (Dra. Heloisa Novaes) mostrou neoplasia composta por proliferação atípica de células epiteliais com arranjos variados, ora de aspecto fusiforme, ora dispostas em ninhos circundados por trama conjuntiva, ora em maciços com áreas de necrose e hemorragia. Células com acentuado pleomorfismo, núcleos volumosos, nucléolos evidentes, figuras de mitose e pigmento citoplasmático castanho abundante. Monstruosidades celulares. Conclusão diagnóstica: melanoma metastático (Fig. 38-5d1, d2).

A imuno-histoquímica foi positiva para HMB 45 (Fig. 38-5d3).

Em 21 de junho de 2006, portanto, 7 meses após a cirurgia, o paciente apresentou quadro clínico de obstrução do tubo digestivo alto. Ao exame radiológico simples do abdome, distensão gasosa do estômago e interrupção à altura do terço proximal/médio do duodeno descendente, confirmado à radiografia com contraste iodado (Fig. 38-5d4-d6).

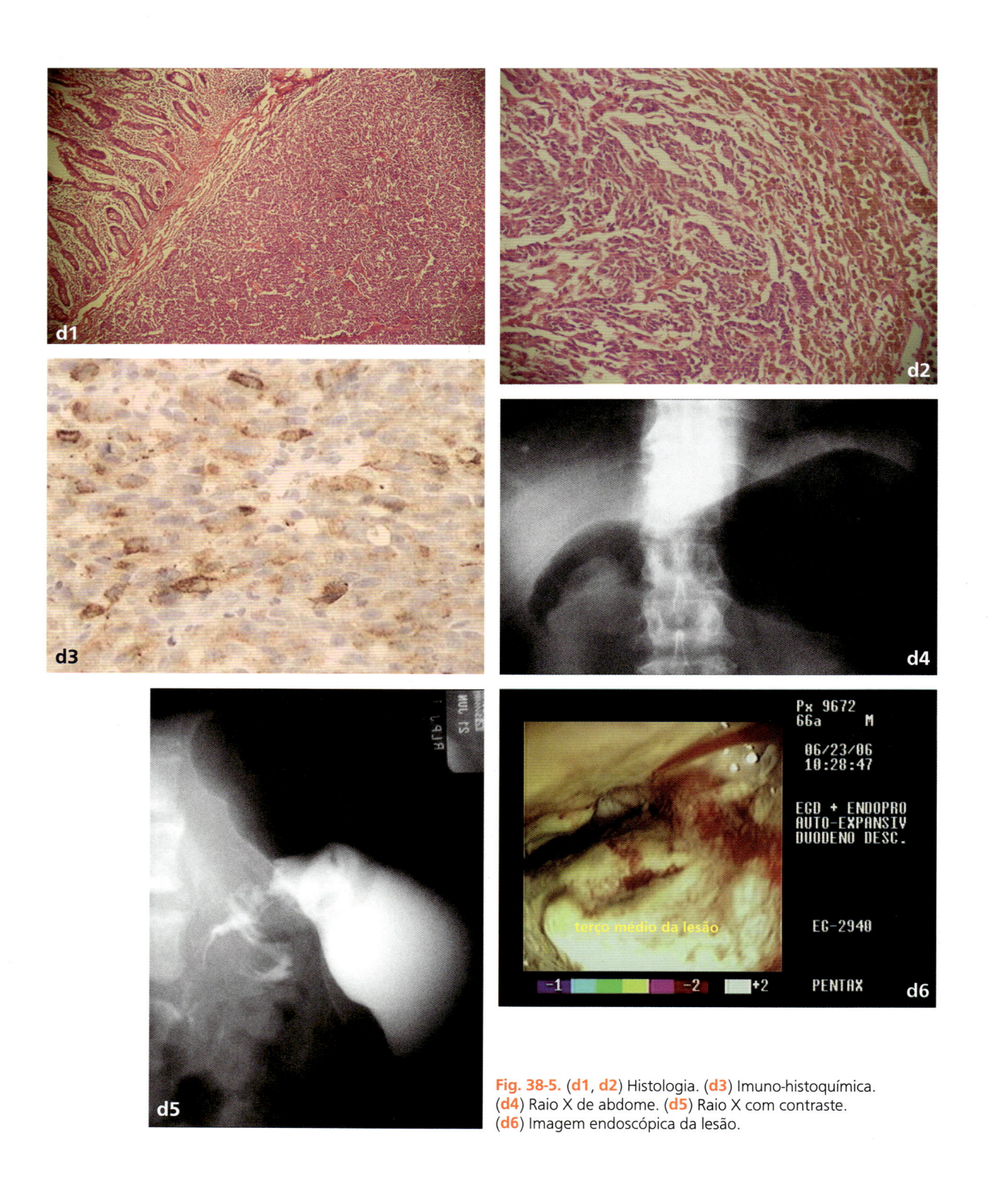

Fig. 38-5. (**d1**, **d2**) Histologia. (**d3**) Imuno-histoquímica. (**d4**) Raio X de abdome. (**d5**) Raio X com contraste. (**d6**) Imagem endoscópica da lesão.

A endoscopia digestiva alta mostrou estenose tumoral da segunda porção duodenal até próximo ao ângulo inferior. Optamos por dilatar a área estenosada com balão hidrostático, antes de colocarmos um *stent* metálico duodenal (Fig. 38-5e1-e3).

A seguir, implantação de *stent* metálico autoexpansivo, cuja extremidade distal ficou muito próxima da neoplasia, sendo necessária a colocação de um segundo *stent* por dentro do primeiro, estendendo-se distalmente ao primeiro, em posição desejável (Fig. 38-5e4-e8).

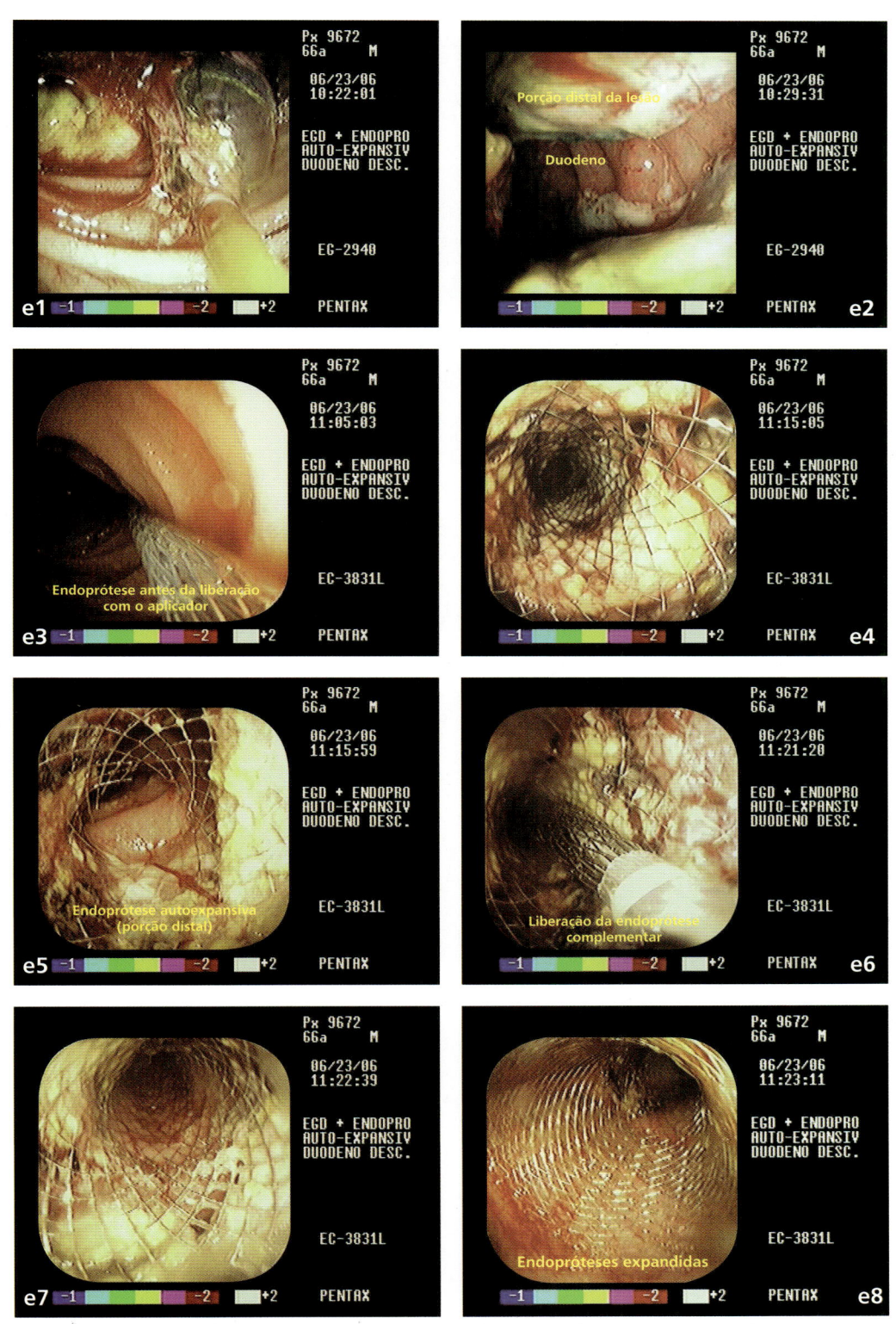

Fig. 38-5. (e1-e8) Imagens endoscópicas da dilatação e da passagem de próteses.

Decorridas 24 horas, o exame radiológico com contraste iodado, mostrou o *stent* bem posicionado, totalmente expandido e pérvio (Fig 38-5f1, f2).

Em 26/06/2006, quadro clínico e laboratorial de icterícia obstrutiva. A ultrassonografia (Fig. 38-5f3, f4) mostrou a prótese duodenal pérvia e compressão extrínseca do colédoco por extensas metástases tumorais intra-abdominais.

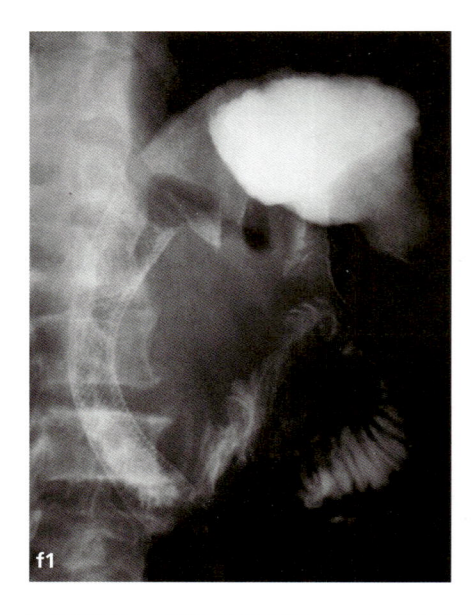

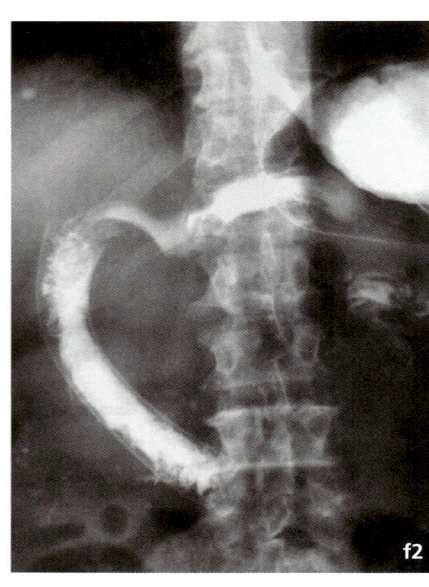

Fig. 38-5. (**f1**, **f2**) Imagens do raio X contrastado e (**f3**, **f4**) da ultrassonografia abdominal.

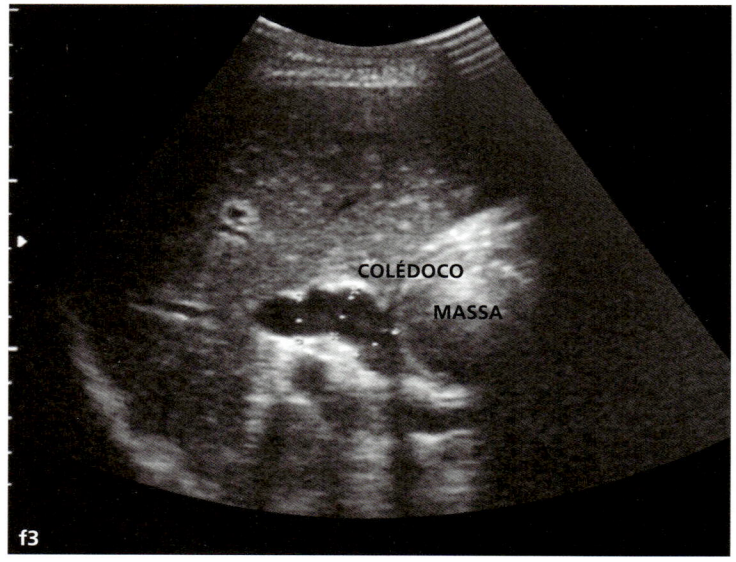

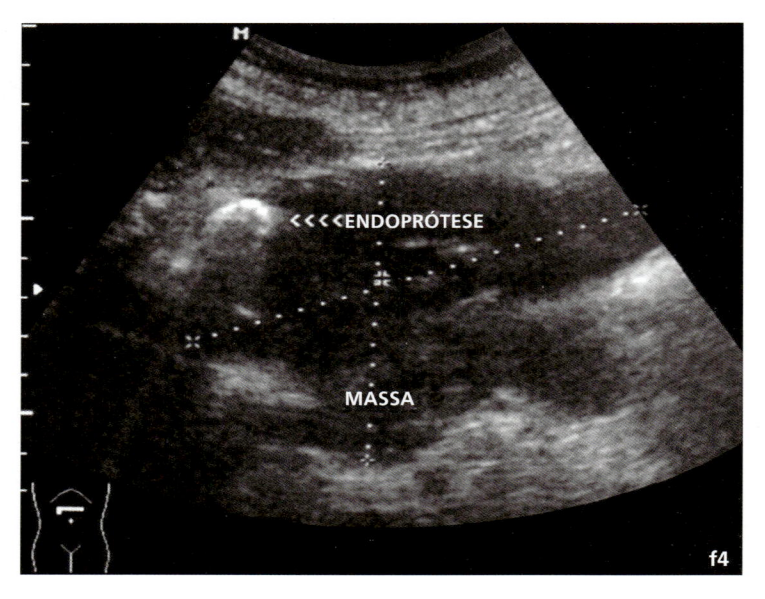

Como o *stent* duodenal impossibilita o acesso à papila de Vater e às vias biliares por via endoscópica, o paciente foi encaminhado ao radiologista-intervencionista, Dr. Amarino de Oliveira Júnior. Foi introduzido um *stent* metálico autoexpansivo por via percutânea (Fig. 38-5g).

A icterícia regrediu, e o paciente evoluiu para o óbito 3 meses depois.

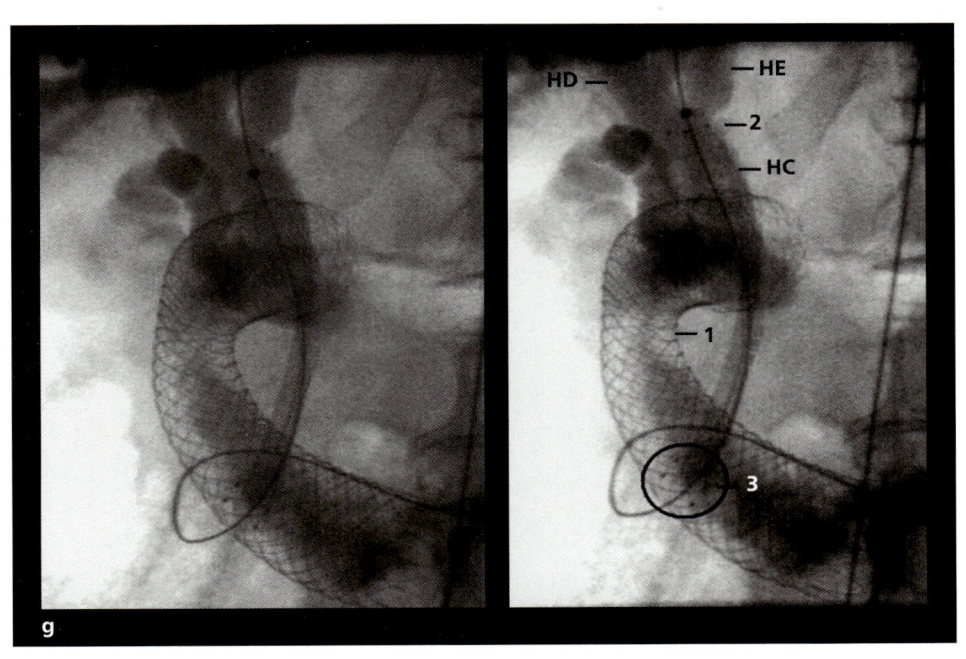

Fig. 38-5. (g) Passagem de prótese metálica em via biliar por via percutânea.

ÍNDICE REMISSIVO

Entradas acompanhadas por um *f* ou *q* em itálico indicam Figuras e Quadros, respectivamente.

A

Adenocarcinoma
  de íleo, 6*f*
    sangramento ativo, 6*f*
  do jejuno, 33*f*, 48*f*
  no ID, 239
    enteroscopia em, 239
Adenoma
  de jejuno, 107*f*
  no ID, 238
    enteroscopia em, 238
AINEs
  estenose por uso de, 47*f*
  úlcera por uso de, 47*f*
    de delgado, 107*f*
  uso crônico de, 76
    avaliação de, 76
      enteroscopia na, 76
Alça
  jejunal, 140*f*
    biliopancreática, 140*f*
    comum, 140*f*
Alteração(ões) Vascular(es)
  do ID, 129-137
    casos clínicos, 134
    classificação, 130
    diagnóstico, 130
    epidemiologia, 129
    fisiopatologia, 129
    tratamento, 134
Anastomose
  biliodigestiva, 144
    abordagem da, 144
    detalhes técnicos na, 144
  em Y de Roux, 115*f*
  hepaticojejunal, 115*f*
    estenose puntiforme de, 115*f*
  jejunojejunal, 140*f*
Anel
  erosão de, 115*f*
  para o interior do estômago
    excluso, 115*f*
  pós-cirurgia bariátrica, 115*f*
Anemia
  por deficiência, 44*f*
    de ferro, 44*f*
      algoritmo para investigação de, 44*f*
Angiectasia(s), 21*f*, 40*f*, 47*f*, 74*f*, 129*f*
  do delgado, 108*f*
    DBE, 108*f*
    VCE, 108*f*
  gástrica, 47*f*
    mínima, 47*f*
  jejunal, 47*f*
    não sangrante, 47*f*
    sangrando, 47*f*
  no ceco, 26*f*
    colonoscopia com, 26*f*
  no cólon, 33*f*
  no íleo, 33*f*
    terminal, 33*f*
  no jejuno, 26*f*
    distal, 26*f*
    proximal, 26*f*
  plana(s), 4*f*, 55*f*
    de jejuno, 4*f*
    em íleo proximal, 55*f*
Angioma(s)
  no ID, 239
    enteroscopia em, 239
Antro
  retrovisão do, 140*f*
ASGE (*American Society for Gastrointestinal Endoscopy*), 19*f*, 20*f*

B

BAE (Enteroscopia Assistida com Balões), *ver* EAB
Bário
  fluoroscopia com, 197
    no diagnóstico, 197
      da DII, 197
Bolsite, 168
Brunner
  glândulas de, 222*f*
  hamartoma das, 222*f*
Brunneroma
  ulcerado, 122*f*
  e sangrante, 122*f*
  na EBU, 122*f*

C

Cálculo(s)
  biliares, 115*f*
    retirada de, 115*f*
    pós-hepaticojejunal, 115*f*
Câncer
  rastreamento do, 54
    papel da CCE no, 54
  do cólon, 54
  de reto, 54
Capella
  cirurgia de, 125-128
  HDA após, 125-128
Cápsula(s), 14*f*
  colônica, 64
    na panendoscopia, 64
  de emergência, 31-35
  na hemorragia digestiva, 31-35
    obscura aberta, 31-35
  de patência, 8, 17
  de teste Agile, 176*f*
  em crianças, 7
  entérica(s), 11-22
    diferentes, 14*q*
      características das, 14*q*
    na hemorragia de origem obscura, 11-22
      contraindicações da CE, 16
      endoscopia fisiológica, 16
      enteroscopias, 17
      papel da CE, 18
      preparo do exame, 14
      rotina do exame, 15
      sistema da CE, 13
      técnica do exame, 14
  esofágica, 63, 64*f*
CCD (*Charge-Coupled Device*), 2, 13
CCE (Cápsula de Cólon/*Cólon Cápsule Endoscopy*), 49-57
  acurácia, 52
  CCE-1, 49, 50
  CCE-2, 49, 50
  contraindicações, 55
  evacuação da, 54*f*
    natural, 54*f*
  exame, 51
    antevéspera do, 51
    condições do, 54
    dia do, 51
    leitura do, 51
    preparo para adultos, 51
  excreção da, 54
  indicações, 55
  orientações pós-exame, 55
  papel no rastreamento do câncer, 54
    de cólon, 54
    de reto, 54
  pontos anatômicos, 52-53*f*
  preparo para, 59-61
    escala de classificação do, 61*q*
  resumo, 55
  retenção da, 57*f*
  situação atual, 54
CCE-1 (Cápsula de Cólon de Primeira Geração), 49, 50
CCE-2 (Cápsula de Cólon de Segunda Geração), 49, 50, 59*f*
  na panendoscopia, 65*f*
  no ID, 57*f*
CCR (Câncer Colorretal), 59
CE (Cápsula[s] Endoscópica[s])
  características das, 102*f*
  colônica, 64
  e enteroscopia, 134
    estudo de caso, 134
  e panendoscopia, 63-72
    preparo, 65
    rotina do exame, 66, 67*f*
  em geriatria, 43-48
    achados endoscópicos, 45*f*
    imagens da, 46
    indicações clínicas, 45*f*
  em pacientes pediátricos, 37-41
    capacidade diagnóstica, 39
    complicações, 39
    indicações, 38
      doença inflamatória intestinal, 39
      outras, 39
      pólipos, 39
      polipose, 39
      por idade, 38*t*
      SOO, 38
    preparo, 38
    técnica do exame, 37
  endoscopia fisiológica, 16
  esofágica, 63, 64*f*
  esquemas, 3*f*
  exames com, 64
    do duodeno, 64
    do estômago, 64
  exames de, 16
    contraindicações dos, 16
    cápsula de patência, 17
    gestantes, 16
    impactação da, 16
    marca-passo, 16
    retenção da, 16
  na hemorragia digestiva, 31-35
    obscura aberta, 31-35
      cápsula de emergência, 31-35
      relato de caso, 34
  nas poliposes do ID, 217-223
  no diagnóstico, 196
    da DII, 196
  nos pólipos do ID, 217-223
  nos tumores do ID, 217-223
  papel na DC, 189-192
    avanço nas técnicas, 189
      de imagem, 189
      endoscópicas, 189
    caso clínico, 189
    colite ulcerativa, 191
    DII, 191
    estabelecida, 190
    retenção da, 191
      com suspeita de estenose, 191
      sem suspeita de obstrução, 191
    suspeita, 190

papel na DII, 169-179
  complicações da, 175
  exame, 171
    contraindicações aos, 172
    preparo do, 171
    rotina do, 172
    técnica do, 171
  imagens de, 177
    DC, 177
  indicações da, 172
    avaliação da DC, 174
    diagnóstico diferencial, 175
    suspeita diagnóstica de DC, 173
  sistema da, 170
papel no manejo da DC, 181-186
  de ID, 181-186
    achados, 181
    complicações, 185
    limitações, 186
    perspectivas, 186
    quando indicar, 183
sitema de, 2f, 13
  Given Imaging, 2f
tamanhos, 3f
versus EAB, 102
  poliposes, 103
  SDOO, 102
  tumores, 103
versus EDB, 79q, 89
versus enteroscopia, 245-255
  caso 1, 245
  caso 2, 246
  caso 3, 247
  caso 4, 248
  caso 5, 249
visão geral, 1-9
  de patência, 8
  em crianças, 7
  indicações, 2
  outros problemas, 8
    gravidez, 8
    limitações, 8
    marca-passo, 8
    retenção, 8
    tempo de leitura, 8
  preparo para o exame, 7
    ID, 7
  riscos da, 7
  tipos disponíveis, 1
    no mercado, 2
CECDAI (Índice de Atividade da Doença de Crohn pela Cápsula Endoscópica), 19q
Ceco
  angiectasia no, 27f
  colonoscopia com, 26f
Cintilografia
  em sangramento intestinal, 161-163
    para pesquisa de, 161
      mucosa gástrica ectópica, 162
Cirurgia
  bariátrica, 78f, 115f
    EDB em, 78f
    estômago excluso após, 115f
      erosão de anel para o interior do, 115f
  de Capella, 125-128
    HDA após, 125-128
  prévia, 139-140
    enteroscopia com, 139-140
    estudo de caso, 139

CMOS (Complementary Metal-Oxide-Semiconductor), 2, 13
Colangite(s)
  de repetição, 115f
Colite
  aguda grave, 203, 204
    complicando DII, 203, 204
      ainda não conhecida, 203
      já em tratamento, 204
  indeterminada, 202
  ulcerativa, 191
    papel da CE, 191
    na DC, 191
Cólon
  angiectasia no, 33f
  câncer do, 54
    rastreamento do, 54
      papel da CCE no, 54
  DII de, 184
    não classificada, 184
  divertículo de, 55f
  pólipos de, 53f
  preparo do, 51
    para adultos, 51
      em boas condições, 51
  tumor de, 71f
Colonoscopia
  com angiectasia, 26f
  no ceco, 26f
  no diagnóstico, 196
    da DII, 196
Corpo
  gástrico, 140f
Corpo Estranho
  remoção de, 89
    EDB na, 89
  retirada de, 115f
    de vias biliares, 115f
      pós-derivação biliodigestiva em Y de Roux, 115f
CPA (Coagulação com Plasma de Argônio), 74f, 87
CPER (Colangiopancreatografias Endoscópicas Retrógradas), 106
CPRE (Colangiopancreatografia Retrógrada Endoscópica)
  enteroscopia por balão para, 143-149
    na anatomia alterada cirurgicamente, 143-149
      aspectos técnicos, 143
      complicações, 149
      considerações, 149
      indicações, 143
Criança(s)
  cápsula em, 7

D

DAE (Device Assisted Enteroscopy), 31
DBE (Enteroscópio de Duplo-Balão), 104
  da Fujinon, 84f, 86q, 98f
    com overtube, 84f
    overtube montado sobre, 98f
    tipos de, 86q
  desenvolvimento do, 84
  tipos de, 86q
DC (Doença de Crohn), 47f, 48f
  ativa, 114f
    com subestenose, 114f
    com úlceras, 114f

atividade da doença, 166
  IADC, 166q
  conhecida, 183
    monitorar, 183
  de ID, 181-186
    papel da CE no manejo da, 181-186
      achados, 181
      complicações, 185
      limitações, 186
      perspectivas, 186
      quando indicar, 183
  diagnóstico, 166, 174, 183
    do ID, 183
    escore Rutgeerts, 167, 168q
    estabelecido, 174
      avaliação com CE de, 174
    índice de Harvey-Bradshaw, 167q
  do delgado, 107f
    vários aspectos de, 107f
  e RCU, 201q
    diferenças histopatológicas entre, 201q
  EDB na, 88
  enteroscopia na, 76
  epidemiologia, 165
  estenose por, 33f, 76f
  HIM por, 28
  imagens de CE, 177
  investigação da, 174
    recomendações, 174
      ECCO, 174
      OMED, 174
  manifestações, 165, 166
    clínicas, 165
    extraintestinais, 166
  papel da CE na, 173, 189-192
    avanço nas técnicas, 189
      de imagem, 189
      endoscópicas, 189
    caso clínico, 189
    colite ulcerativa, 191
    DII, 191
    estabelecida, 190
    retenção da, 191
      com suspeita de estenose, 191
      sem suspeita de obstrução, 191
    suspeita, 173, 190
      diagnóstica, 173
  recorrência da, 184
    pós-operatória, 184
  suspeita de, 189f
    algoritmo diagnóstico da, 189f
  úlceras por, 33f
VCE na, 103
visão do patologista, 200
  aspectos, 200
    clínicos, 200
    patológicos, 200
  DII, 202
    displasia em, 202
DDW (Digestive Disease Week), 12
Deficiência
  de ferro, 44f
    anemia por, 44f
      algoritmo para investigação de, 44f
Dieulafoy
  lesões de, 130f
DII (Doença Inflamatória Intestinal), 181
  CE na, 39

de cólon, 184
  não classificada, 184
  displasia em, 202
  enterocolite da, 203-205
    aspecto endoscópico, 204
    avaliação clínica, 204
    colite aguda grave, 203
      complicando, 203, 204
    estudo microscópico, 204
    exames, 204
      bioquímicos, 204
      hematimétricos, 204
      radiológicos, 204
  enterocolite infecciosa, 203-205
    aguda, 203-205
      aspecto endoscópico, 204
      avaliação clínica, 204
      colite aguda grave, 203
        complicando, 203, 204
      estudo microscópico, 204
      exames, 204
        bioquímicos, 204
        hematimétricos, 204
        radiológicos, 204
  enteroscopia e, 207-210
    contraindicações, 207q
    diagnóstico diferencial, 208
    erosões, 208
    estenoses, 208
    indicações, 207q
    terapêutica, 208
    úlceras, 208
  mínimo requirido para diagnóstico da, 195-197
    avaliação clínica, 195
    exames, 195, 196
      endoscópicos, 196
      histopatológico, 196
      laboratoriais, 195
      por imagem, 196
  no ID, 165-168
    DC, 165
    RCUI, 168
  papel da CE na, 169-179, 191
    complicações, 175
    exame(s), 171
      contraindicações aos, 172
      preparo do, 171
      rotina do, 172
      técnica do, 171
    imagens, 177
      DC, 177
    indicações, 172
      avaliação da DC, 174
      diagnóstico diferencial, 175
      suspeita diagnóstica de DC, 173
    sistema da, 170
  visão do patologista, 199-202
    colite indeterminada, 202
    DC, 200
    moléstia inflamatória intestinal, 202
    não classificável, 202
    RCU, 199
Divertículo
  de cólon, 55f, 56f
  de Meckel, 28, 35f, 107f
    à TC, 35f
    HIM por, 28
    pequena abertura do, 35f

Índice Remissivo

úlcera junto à abertura do, 35*f*
  de íleo, 35*f*
mucosa gástrica no, 35*f*
válvula ileocecal e, 56*f*
Doença
  celíaca, 3, 5*f*, 21*f*, 40*f*, 47*f*, 76, *114f*, 211
    caso clínico, 213
    diagnóstico, 212
      AGA IgA, 212
      antigliadina deaminada, 212
      anti-TTG IgA, 212
      CE, 212
      deficiência seletiva de IgA, 212
      EDB, 212
      EMA, 212
      endoscopia digestiva, 212
      histológico, 212
      sorológico, 212
    enteroscopia na, 76
    epidemiologia, 211
    evolução, 213
    patogênese, 211
    prognóstico, 213
    tratamento, 213
  de Whipple, 47*f*, 48*f*
  metastática, 229
Duodeno, 140*f*

E

EAB (Enteroscopia Assistida com Balões), 101
  CE *versus*, 102
  complicações, 151-152
    gerais, 151*q*
  EE e, 118
    comparação entre, 118
  outras situações, 105
  precauções, 151-152
EBU (Enteroscopia de Balão Único)
  brunneroma ulcerado, 122*f*
    e sangrante, 122*f*
  lipoma, 122*f*
    em íleo médio, 122*f*
    ulcerado, 122*f*
ECCO (Organização Europeia de Colite e Crohn)
  recomendações da, 174, 175, 177
    CE na DC, 175
      com diagnóstico, 175
    CE na investigação, 174, 175
      da DC, 174
      da DII não classificada, 175
      da RCUI, 175
    complicações da CE, 177
      na investigação da DII, 177
      no monitoramento da DII, 177
EDA (Endoscopia Digestiva Alta), 31, 34, 139
  no diagnóstico, 196
    da DII, 196
EDB (Enteroscopia de Duplo-Balão), 6, 74, 76*f*, 79*q*, 82
  aspectos técnicos da, 97-100
    composição do sistema, 97
    consentimento, 99
    versus limitações técnicas, 99
  CE *versus*, 79*q*
  em cirurgia bariátrica, 78*f*
  esquema de introdução da, 85*f*
    por via oral, 85*f*
  estudo de caso, 135
polipectomia, 78*f*
relatos de casos, 91-95
resultados de, 87
EE (Enteroscopia em Espiral), 101, 104, 117-119
  complicações, 118
  contraindicações, 119
  e EAB, 118
    comparação entre, 118
  overtube para, 105*f*
  progressos técnicos da, 119
    futuros, 119
  técnica, 117
EESDC (Escore Endoscópico Simples da Doença de Crohn), 167
  valores do, 168*q*
EGD (Esofagogastroduodenoscopia), 25
EMB (Enteroscopia de Monobalão), 74, 111-115
  aspectos clínicos, 113
  exame, 112
  indicações da, 112
  sistema de, 111
  técnicas de inserção da, 112
Endo-Ease Advantage
  introdução no intestino, 75*f*
Endoscópio
  de Frazer, 83*f*
    com balões, 83*f*
  tipo sonda, 73
    enteroscopia por, 73
Enterografia(s)
  enterorressonância, 153-156
    ÊNTERO-RM, 155
  enterotomografia, 153-156
    ÊNTERO-TC, 153
  métodos de exame de imagem não invasivos, 153-156
    nas patologias do ID, 153-156
      para diagnóstico, 153-156
      para controle de tratamento, 153-156
Enteropatia
  actínica, 57*f*
ÊNTERO-RM (Enterografia por Ressonância Magnética), 155
Enteroscopia(s)
  CE *versus*, 245-255
    caso 1, 245
    caso 2, 246
    caso 3, 247
    caso 4, 248
    caso 5, 249
  CE, 18
  com cirurgia prévia, 139-140
    relato de caso, 139
  com fibroscópio, 82*f*
    tipo sonda, 82*f*
  e DII, 207-210
    contraindicações, 207*q*
    diagnóstico diferencial, 208
    erosões, 208
    estenoses, 208
    indicações, 207*q*
    terapêutica, 208
    úlceras, 208
  endoscópica, 225-226
    lesão polipoide e a, 225-226
      do ID, 225-226
  guiada por balão, 17
  início de uma nova fase, 81-95
com balão único, 89
  complicações, 86
  contraindicações, 86
  dificuldades técnicas, 85
  do tipo *push*, 82
  EBU, 89
    especificações do, 89*q*
  EDB, 82, 87, 91
    relatos de casos, 91
    resultados de, 87
  enteroscópio de duplo-balão, 84
    desenvolvimento do, 84
    tipos de, 86*q*
  evolução da, 81
  experiências iniciais, 85
  indicações, 86
  interface CE, 89
    versus EDB, 89
  peroperatória, 82, 83*f*
  recursos, 85
no diagnóstico, 196
  da DII, 196
onde estamos?, 101-108
  CE, 102
    versus EAB, 102
  com balões, 104
  EAB, 105
    outras situações, 105
  espiral, 104
  IOE, 106
  onde chegamos, 106
  VCE, 101
pólipos, 121-123
  e poliposes, 121-123
por balão, 143-149
  para CPRE, 143-149
    na anatomia alterada cirurgicamente, 143-149
por sonda, 15
visão geral, 73-79
  com espiral, 75
  complicações, 77
  contraindicações, 77
  EDB, 74, 76*f*, 78*f*, 79*q*
  EMB, 74
  EP, 74
  indicações terapêuticas, 77
  IOE, 73
  PE, 73
  por endoscópio, 73
    tipo sonda, 73
  principais indicações das, 75
    SGIO, 75
    DC, 76
    doença celíaca, 76
    outras, 76
    pólipos, 76
    poliposes, 76
    tumores, 76
    uso crônico de AINEs, 76
  resumo, 76
  principais indicações, 76
Enteroscópio
  tipo *push*, 82*f*
ÊNTERO-TC (Enterografia por Tomografia Computadorizada), 153
EP (Enteroscopia Profunda), 74
  principais indicações, 76
Epitelização
  colunar, 69*f*, 70*f*, 71*f*
    do esôfago distal, 69*f*, 70*f*, 71*f*
    pequena, 69*f*, 71*f*
Erosão(ões), 68*f*, 71*f*
  aftoides, 40*f*
  com hematita, 72*f*
  congestiva, 69*f*
  de anel, 115*f*
    para o interior do estômago excluso, 115*f*
      pós-cirurgia bariátrica, 115*f*
  pequenas, 40*f*
Escore(s)
  de Lewis, 182*q*
  diagnósticos, 182
  Rutgeerts, 167, 168*q*
    na DC, 167, 168*q*
Esofagite
  erosiva, 69*f*, 70*f*, 71*f*
Esôfago, 71*f*
  distal, 69*f*, 70*f*
    epitelização colunar do, 69*f*, 70*f*
    pequena, 69*f*
  exame do, 64
    com CE, 64
Espiral
  enteroscopia com, 75
Estenose
  no íleo, 35*f*
    com sangramento, 35*f*
  por AINEs, 33*f*, 47*f*
  por DC, 33*f*, 76*f*
  puntiforme, 115*f*
    de anastomose, 115*f*
      hepaticojejunal, 115*f*
  suspeita de, 191
    retenção da CE com, 191
      na DC, 191
Estômago, 72*f*
  exame do, 64
    com CE, 64
  excluso, 115*f*
    pós-cirurgia bariátrica, 115*f*
    erosão de anel para o interior do, 115*f*
    gastropatia por exclusão em, 115*f*
Exame
  com cápsula entérica, 14
    preparo, 14
    rotina do, 15
    técnica, 14
  com CE, 7, 8, 64
    do esôfago, 64
    do estômago, 64
    preparo, 7
    tempo de leitura do, 8
  de panendoscopia, 66, 67*f*
    rotina do, 66, 67*f*

F

Ferro
  anemia por deficiência de, 44*f*
    algoritmo para investigação de, 44*f*
FICE
  foto colonoscópica com, 33*f*
Fissura, 40*f*
Fluoroscopia
  com bário, 197
    no diagnóstico, 197
      da DII, 197
Foto
  colonoscópica, 33*f*
    com FICE, 33*f*

Frazer
  endoscópio de, 83*f*
    com balões, 83*f*
Fujinon
  DBE da, 84*f*, 86*q*, 98*f*
    com *overtube*, 84*f*
    overtube montado sobre, 98*f*
  tipos de, 86*q*
Fundo
  gástrico, 140*f*

G

Gastrinoma(s)
  duodenais, 231
    tratamento dos, 231
Gastropatia
  congestiva, 69*f*
  por exclusão, 115*f*
    em estômago excluso, 115*f*
      pós-cirurgia bariátrica, 115*f*
Geriatria
  CE em, 43-48
    achados endoscópicos, 45*f*
    imagens da, 46
    indicações clínicas, 45*f*
Gestante(s)
  CE e, 16
GIST, 22*f*
Glândula(s)
  de Brunner, 222*f*
    hamartoma das, 222*f*
Gravidez
  CE e, 8

H

Hamartoma
  das glândulas de Brunner, 222*f*
  no ID, 238
    enteroscopia em, 238
Harvey-Bradshaw
  índice de, 167*q*
    na DC, 167*q*
HBC (*Human Body Comunication*), 13
HDA (Hemorragia Digestiva Alta), 12, 158
  após cirurgia de Capella, 125-128
HDB (Hemorragia Digestiva Baixa), 12, 157
HDI (Hemorragia Digestiva Intermediária)
  causas de HIM, 25
  conceitos, 25-30
  considerações gerais, 25-30
  diagnóstico, 28
  manejo clínico, 28
Hematoquezia, 29*f*
  com repercussão hemodinâmica, 27*f*, 28*f*
Hemorragia(s)
  de origem obscura, 11-22
    cápsula entérica na, 11-22
      contraindicações da CE, 16
      endoscopia fisiológica, 16
      enteroscopias, 17
      papel da CE, 18
      preparo do exame, 14
      rotina do exame, 15
      sistema da CE, 13
      técnica do exame, 14
  digestiva, 12, 25-30, 31-35
    de origem obscura, 25-30
      conceitos, 25-30
      considerações gerais, 25-30

do ID, 25*q*
  causas de, 25*q*
média, 12
obscura aberta, 31-35
  CE na, 31-35
do ID, 25*q*, 157-160
  conduta, 157
  diagnóstico, 157
  embolização nas, 157-160
    complicações, 160
    resultados, 160
  estudo angiográfico, 159
    contraindicações ao, 159
  etiologia, 157
  papel da arteriografia nas, 157-160
    complicações, 160
    resultados, 160
gastrointestinal, 158*q*
  de origem obscura, 158*q*
    etiologia da, 158*q*
HGIO (Hemorragia Gastrointestinal Obscura Oculta), 44
HIM (Hemorragia do Intestino Médio)
  causas de, 25
    divertículo de Meckel, 28
    doença de Crohn, 28
    lesões vasculares, 26
    menos comuns, 28
    tumores, 27
  diagnóstico, 28
  investigação por imagem na, 160*q*
    métodos de, 160*q*
  manejo clínico, 28

I

IADC (Índice de Atividade da Doença de Crohn), 166*q*
IC (Ileocolonoscopia), 104
ICCE (Consenso Internacional de Cápsula Endoscópica)
  algoritmo do, 34
ID (Intestino Delgado)
  alterações vasculares do, 129-137
    casos clínicos, 134
    classificação, 130
    diagnóstico, 130
    epidemiologia, 129
    fisiopatologia, 129
    tratamento, 134
  CCE-2 no, 57*f*
  DC de, 181-186
    papel da CE no manejo da, 181-186
      achados, 181
      complicações, 185
      limitações, 186
      perspectivas, 186
      quando indicar, 183
  DII no, 165-168
    DC, 165
    RCUI, 168
  hemorragias do, 25*q*, 157-160
    causas, 25*q*
    conduta, 157
    diagnóstico, 157
    embolização nas, 157-160
      complicações, 160
      resultados, 160
    estudo angiográfico, 159
      contraindicações ao, 159

etiologia, 157
papel da arteriografia nas, 157-160
  complicações, 160
  resultados, 160
indicações da CE para, 2
  DC, 3
  doença celíaca, 3
  linfoma de, 7*f*
  SGIO, 2
  tumores do, 6
lesão no, 32*q*
lesão polipoide do, 225-226
  e a enteroscopia endoscópica, 225-226
proximal, 77*f*
  adenoma do, 77*f*
    grande, 77*f*
sangramento do, 75*q*
  por idade, 75*q*
tumores do, 6, 88, 217-223, 237-242
  CE nos, 217-223
  EDB nos, 88
  enteroscopia em, 237-242
    benignos, 238
    malignos, 239
úlceras de, 76*f*, 181*f*
úlceras no, 181*f*
Ileíte
  de refluxo, 168
Íleo
  adenocarcinoma de, 6*f*
    sangramento ativo, 6*f*
  distal, 56*f*, 190*f*
    e válvula ileocecal, 56*f*
  estenose no, 35*f*
    com sangramento, 35*f*
  médio, 77*f*, 122*f*, 219*f*
    lesão polipoide em, 219*f*
    lipoma em, 122*f*
    pólipo em, 219*f*
    pólipo gigante de, 77*f*
      polipectomia de, 77*f*
  proximal, 33*f*, 55*f*
    angiectasia plana em, 55*f*
    úlceras isquêmicas no, 33*f*
  terminal, 33*f*, 219*f*
    angiectasia no, 33*f*
    pólipo em, 219*f*
      séssil, 219*f*
  úlceras de, 35*f*
    junto a abertura do divertículo, 35*f*
    de Meckel, 35*f*
Imagem (ns)
  da CE, 46
Impactação
  da CE, 16
Infecção
  por microsporídia, 114*f*
  em jejuno, 114*f*
IOE (Enteroscopia Intraoperatória), 17, 73, 101, 106
Isótopo(s)
  marcados, 197
    exames com, 197
      no diagnóstico da DII, 197

J

Jejuno
  adenocarcinoma do, 33*f*
  adenoma de, 107*f*

angiectasias de, 4*f*
  planas, 4*f*
angiectasias no, 26*f*
  distal, 26*f*
  proximal, 26*f*
infecção em, 114*f*
  por microsporidia, 114*f*
lesão em, 48*f*
  polipoide, 48*f*
médio, 123*f*
  leiomioma em, 123*f*
    ulcerado, 123*f*
pólipo em, 219*f*
  pediculado, 219*f*
  subpediculado, 219*f*
proximal, 122*f*
  pólipos em, 122*f*
    harmartomatosos, 122*f*
sésseis, 219*f*
  duodenais, 219*f*
úlcera de, 21*f*
variz em, 114*f*
  ectópica, 114*f*
    clipagem de, 114*f*

K

Kaposi
  sarcoma de, 21*f*, 22*f*

L

Laudo
  programa de, 15*f*
    tela do, 15*f*
Leiomioma
  no ID, 238
    enteroscopia em, 238
  ulcerado, 123*f*
    em jejuno médio, 123*f*
Leiomiossarcoma
  no ID, 217*f*
Lesão(ões)
  de Dieulafoy, 130*f*
  evidenciadas, 32*q*
  hemorrágicas, 134*f*
    tratamento das, 134*f*
  no delgado, 32*q*
  polipoide, 48*f*, 219*f*, 225-226
    do ID, 225-226
      e a enteroscopia endoscópica, 225-226
    em íleo médio, 219*f*
    em jejuno, 48*f*
  subepiteliais, 220*f*
  vasculares, 26, 33*f*, 47*f*, 130*f*, 131-133*f*
    com sangramento, 33*f*, 47*f*
      ativo, 47*f*
    diagnóstico das, 131-133*f*
    do TGI, 130*f*
      classificação endoscópica das, 130*f*
    HIM por, 25
Linfoma, 22*f*
  de ID, 7*f*, 239
    enteroscopia em, 239
  do delgado, 48*f*
Lipoma
  na EBU, 122*f*
    em íleo médio, 122*f*
      ulcerado, 122*f*
  no ID, 238
    enteroscopia em, 238

Índice Remissivo

M

Marca-Passo
 CE e, 8, 16
MAV (Malformação Arteriovenosa), 88, 130*f*
Meckel
 divertículo de, 28, 35*f*
  à TC, 35*f*
  HIM por, 28
  pequena abertura do, 35*f*
  úlcera junto à abertura do, 35*f*
  de íleo, 35*f*
Melanoma
 metástase de, 47*f*
  com sinais de sangramento, 47*f*
  recente, 47*f*
 no ID, 217*f*
Metástase
 de melanoma, 47*f*
  com sinais de sangramento, 47*f*
  recente, 47*f*
Microendoscópio
 20 mm, 9*f*
Microrrobótica
 no futuro, 9*f*
Microsporídia
 infecção por, 114*f*
  em jejuno, 114*f*
Miofibromatose
 intestinal, 29*f*
  multicêntrica, 29*f*
Moléstia Inflamatória
 intestinal, 202
  não classificável, 202
   visão do patologista, 202
MRE (Enterografia por Ressonância Magnética), 3
Mucosa
 cicatrização da, 190*f*
  padrão de, 190*f*
 gástrica, 35*f*, 162
  ectópica, 162
   cintilografia para pesquisa de, 162
  no divertículo, 35*f*
 intestinal/gástrica, 35*f*
  transição, 35*f*

O

OMED (Organização Mundial de Endoscopia Digestiva)
 recomendações da, 174, 175, 177
  CE na DC, 175
   com diagnóstico, 175
  CE na investigação, 174, 175
   da DC, 174
   da DII não classificada, 175
   da RCUI, 175
  complicações da CE, 177
   na investigação da DII, 177
   no monitoramento da DII, 177

P

Paciente(s) Pediátrico(s)
 CE em, 37-41
  capacidade diagnóstica, 39
  complicações, 39
  indicações, 38
   doença inflamatória intestinal, 39
   outras, 39
   pólipos, 39
   polipose, 39
   por idade, 38*t*
   SOO, 38
  preparo, 38
  técnica do exame, 37
Panendoscopia
 cápsula colônica na, 64
 CE e, 63-72
  preparo, 65
  rotina do exame, 66, 67*f*
 com PillCam cólon, 68*f*
  erosões, 68
  úlceras, 68
Papila
 duodenal, 56*f*, 232
  TC na, 232
   tratamento dos, 232
Patência
 cápsula de, 8, 17
PE (*Push* Enteroscopia), 17, 73, 82, 103
Peutz-Jeghers
 síndrome de, 6*f*, 41*f*, 77*f*, 123*f*
  pólipos em portador de, 123*f*
   harmartomatosos, 123*f*
Pigmentação
 melânica, 222*f*
  em lábios, 222*f*
  em pés, 222*f*
Piloro
 sob visão retrógrada, 140*f*
  pelo bulbo duodenal, 140*f*
 visualização do, 115*f*
  pós-*bypass* gástrico, 115*f*
Polipectomia
 de pólipo gigante, 77*f*
  de ílio médio, 77*f*
 técnica de injeção, 78*f*
Pólipo(s), 71*f*
 adenomatoso único, 123*f*
  pediculado, 123*f*
  e ulcerado, 123*f*
 de cólon, 53*f*
 do ID, 217-223
  CE nos, 217-223
 em íleo, 219*f*
  médio, 219*f*
  terminal, 219*f*
  séssil, 219*f*
 em jejuno, 219*f*
  pediculado, 219*f*
  subpediculado, 219*f*
 em pacientes pediátricos, 39
  CE nos, 39
 enteroscopia nos, 76
 gástricos, 69*f*
 gigante, 77*f*
  de íleo médio, 77*f*
  polipectomia de, 77*f*
 harmartomatoso(s), 122*f*, 123*f*
  em jejuno proximal, 122*f*
  em portador de síndrome de Peutz-Jeghers, 123*f*
 sangrante, 122*f*
 jejunais, 41*f*
 sésseis, 219*f*
 duodenais, 219*f*
Polipose(s)
 CE, 103
  versus EAB, 103
 do ID, 217-223
  CE, 217-223
 em pacientes pediátricos, 39
  CE em, 39
 enteroscopia nas, 76
Preparo
 para CCE, 59-61
  escala de classificação do, 61*q*
 para exame, 7, 14
  de cápsula entérica, 14
  de CE, 7
   para ID, 7
 para panendoscopia, 65
PSOF (Pesquisa de Sangue Oculto nas Fezes), 30

R

Radiografia Simples
 abdominal, 196
  no diagnóstico, 196
   da DII, 196
RCU (Retocolite Ulcerativa)
 DC e, 201*q*
  diferenças histopatológicas entre, 201*q*
 de difícil controle, 175
  diagnóstico diferencial da, 175
 visão do patologista, 199
  aspectos, 199
   clínicos, 199
   patológicos, 199
RCUI (Retocolite Ulcerativa Inespecífica)
 bolsite, 168
 ileíte de refluxo, 168
RDT (Enterite pós-Radioterapia), 31
Reconstrução(ões)
 em Y de Roux, 143*q*
  procedimentos cirúrgicos nas, 143*q*
Recorder, 15*f*
Refluxo
 ileíte de, 168
Retenção
 da CE, 8, 16, 191
  com suspeita de estenose, 191
  no esôfago, 8
  no estômago, 8
  sem suspeita de obstrução, 191
Reto
 câncer de, 54
  rastreamento do, 54
  papel da CCE no, 54
RM (Ressonância Magnética)
 no diagnóstico, 197
  da DII, 197
RSC (Retossigmoidoscopia), 204
 no diagnóstico, 196
  da DII, 196
Rutgeerts
 escore, 167, 168*q*
  na DC, 167, 168*q*

S

Sangramento
 ativo, 6*f*
  adenocarcinoma, 6*f*
  de íleo, 6*f*
 digestivo, 75*q*, 87
  alto, 75*q*
  baixo, 75*q*
  de causa obscura, 87
   EDB no, 87
  do ID, 75*q*
  por idade, 75*q*
 estenose com, 35*f*
  de íleo, 35*f*
 intestinal, 161-163
  cintilografia em, 161-163
   para pesquisa de, 161
 lesão vascular com, 33*f*
 no delgado, 32*q*
 ou lesões evidenciadas, 32*q*
 recente, 47*f*
  melanoma com sinais de, 47*f*
   metástase de, 47*f*
  vivo, 48*f*
   no íleo proximal, 48*f*
Sarcoma
 de Kaposi, 21*f*, 22*f*
SBE (Enteroscópio de Balão Único), 104*f*
 especificações do, 89*q*
 Olympus, 89*f*
SDOO (Sangramento Digestivo de Origem Obscura)
 CE, 102
  versus EAB, 102
SE (Enteroscopia Espiral), *ver* EE
Sensor (es), 15*f*
SGIO (Sangramento Gastrointestinal Obscuro), 2, 31
 enteroscopia no, 75
SGIOA (Sangramento Gastrointestinal Obscuro Aberto), 31, 32*q*
ShapeLock™, 74*f*
SII (Síndrome do Intestino Irritável), 181
Síndrome
 de Peutz-Jeghers, 6*f*, 41*f*, 77*f*, 123*f*
  pólipos em portador de, 123*f*
   harmartomatosos, 123*f*
Sistema
 de cinturão, 38*f*
  adaptado ao exame, 38*f*
  em criança, 38*f*
SOO (Sangramento de Origem Obscura), 11
 em paciente pediátrico, 38
  CE no, 38
 papel da cápsula entérica no. 18
Subestenose
 DC com, 114*f*
  ativa, 114*f*

T

Tatuagem
 com tinta da Índia, 86*f*
TC (Tomografia Computadorizada)
 no diagnóstico, 197
  da DII, 197
TC (Tumore Carcinoide), 227
 do ID, 228
  patogênese, 228
 na papila duodenal, 232
  tratamento dos, 232
TCD (Tumores Carcinoides Duodenais), 227
 funcionantes, 228
 patogênese, 228
 generalidades, 228
 terapia dos, 232*q*
 tratamento, 230

TCG (Tumores Carcinoides Gástricos), 227
TCH (Tomografia Computadorizada Helicoidal), 217
TCR (Tumores Carcinoides Retais), 227
THH (Telangiectasia Hemorrágica Hereditária), 26
TNE (Tumores Neuroendócrinos), 227-234
   doença metastática, 229
   generalidades, 228
      TCD, 228
   métodos de imagem, 229
   no ID, 239
      enteroscopia em, 239
   patogênese, 228
      TC, 228
         do ID, 228
      TCD, 228
         funcionantes, 228
   perspectivas, 233
   tratamentos(s), 230
      clínico, 233
      dos gastrinomas duodenais, 231
      dos TCDs, 230
      dos TCs, 232
         na papila duodenal, 232
      endoscópico, 233
         resultados do, 233
         técnicas do, 233
Transição
   mucosa intestinal/gástrica, 35f
Tumor(es)
   avaliação de, 76
      enteroscopia na, 76
   CE, 103
      versus EAB, 103
   de cólon, 71f
   do ID, 6, 88, 217-223, 237-242
      CE nos, 217-223
      de origem, 240
         estromal, 240
         mesenquimal, 240
      EDB nos, 88
      enteroscopia em, 237-242
         benignos, 238
         malignos, 239
         metastáticos, 241
   HIM por, 27

U

Úlcera(s), 68f
   aftoide, 48f
   AINEs, 21f
   bulbares, 115f
      pós-*bypass* gástrico, 115f
   calosa, 190f
      em íleo distal, 190f
   circunferenciais, 40f
   DC com, 114f
      ativa, 114f
   de ID, 76f, 107f
      por AINE, 107f
   de íleo, 35f
      junto a abertura do divertículo, 35f
      de Meckel, 35f
   de jejuno, 21f
   em cicatrização, 5f
      em área com fibrose, 5f
   em final de cicatrização, 5f
   gástrica, 140f
      pré-pilórica, 140f
   isquêmicas, 33f
      no íleo, 33f
      proximal, 33f
   linear, 40f, 190f
   no ID, 181f
   pequenas, 40f
   por AINEs, 33f
   por doença de Crohn, 33f
   por uso de AINEs, 47f
Ultrassonografia
   no diagnóstico, 196
      da DII, 196

V

Válvula
   ileocecal, 56f
      e divertículo, 56f
      íleo distal e, 56f
Variz
   ectópica, 114f
      em jejuno, 114f
         clipagem de, 114f
VCE (Enteroscopia com Cápsula), 101
Videoendoscópio(s)
   detalhes técnicos dos, 104q

W

Whipple
   doença de, 47f, 48f
Work Station, 15f